U0199588

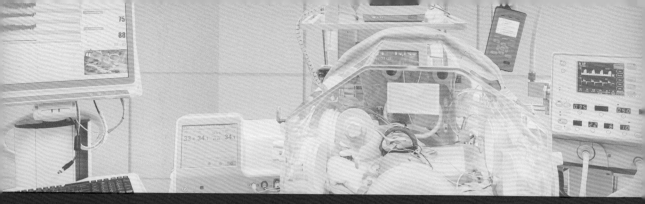

新生儿治疗技术

主　编　周　伟　周文浩
副主编　孟　琼　蔡　成　何振娟
编　者（按姓氏笔画排序）

王铭杰　中南大学湘雅医院
刘丹阳　上海交通大学医学院附属新华医院
农绍汉　广东省人民医院
邱建武　粤北人民医院
何振娟　上海交通大学医学院附属新华医院
余彦亮　深圳市妇幼保健院
张　红　大理白族自治州儿童医院
陈　超　四川大学华西第二医院
林冰纯　深圳市妇幼保健院
周　伟　广州市妇女儿童医疗中心
周文浩　复旦大学附属儿科医院
孟　琼　广东省第二人民医院
洪文超　上海交通大学医学院附属儿童医院
顾晓琼　广州市妇女儿童医疗中心
翁博雯　上海交通大学医学院附属儿童医院
程国强　复旦大学附属儿科医院
蔡　成　上海交通大学医学院附属儿童医院
蔡岳鞠　广州市妇女儿童医疗中心
熊小云　深圳市妇幼保健院
颜崇兵　上海交通大学医学院附属儿童医院

人民卫生出版社
·北京·

版权所有，侵权必究！

图书在版编目（CIP）数据

新生儿治疗技术 / 周伟，周文浩主编 . —北京：
人民卫生出版社，2022.6（2022.10重印）
　ISBN 978-7-117-33155-5

　Ⅰ.①新…　Ⅱ.①周…②周…　Ⅲ.①新生儿疾病 —
治疗　Ⅳ.①R722.105

中国版本图书馆 CIP 数据核字（2022）第 088054 号

人卫智网　www.ipmph.com	医学教育、学术、考试、健康， 购书智慧智能综合服务平台	
人卫官网　www.pmph.com	人卫官方资讯发布平台	

新生儿治疗技术
Xinsheng'er Zhiliao Jishu

主　　编：周　伟　周文浩
出版发行：人民卫生出版社（中继线 010-59780011）
地　　址：北京市朝阳区潘家园南里 19 号
邮　　编：100021
E - mail：pmph @ pmph.com
购书热线：010-59787592　010-59787584　010-65264830
印　　刷：北京华联印刷有限公司
经　　销：新华书店
开　　本：787 × 1092　1/16　　印张：30
字　　数：674 千字
版　　次：2022 年 6 月第 1 版
印　　次：2022 年 10 月第 2 次印刷
标准书号：ISBN 978-7-117-33155-5
定　　价：198.00 元

打击盗版举报电话：010-59787491　E-mail：WQ @ pmph.com
质量问题联系电话：010-59787234　E-mail：zhiliang @ pmph.com
数字融合服务电话：4001118166　　E-mail：zengzhi @ pmph.com

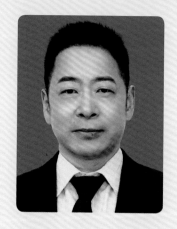

周　伟　广州市妇女儿童医疗中心新生儿科主任医师、教授,博士研究生导师。

广东省医学会新生儿学分会主任委员,广东省基层医药学会新生儿专业委员会主任委员,广州市医学会新生儿科学分会名誉主任委员,广东省医师协会围产医学医师分会常务委员会委员,中华医学会儿科学分会新生儿学组委员,中华医学会儿科学分会儿童免疫接种委员会委员,中国医师协会新生儿科医师分会常务委员会委员,中国医药教育协会新生儿专业委员会副主任委员,中国医疗器械行业协会新生儿医疗分会副理事长,海峡两岸医药卫生交流协会新生儿学专业委员会副主任委员。

长期从事儿科学和新生儿医学教学、临床与科研工作,对早产儿的管理及新生儿脑损伤的诊治与研究具有较深的造诣,已在学术期刊上发表论文 220 余篇。主编《实用新生儿治疗技术》《新生儿无创呼吸支持技术》,主译《儿科学现代诊断与治疗》(第 20 版),参与编写专著 13 部。先后主持和参与省、市级科技攻关及省自然科学基金项目研究 15 项。获广东省科学技术奖三等奖,广州市科学技术奖二等奖、三等奖各 1 项。2016 年被广州市卫生健康委员会遴选为广州市卫生“医学重点人才”。现系《中华围产医学杂志》《中华实用儿科临床杂志》《中华新生儿科杂志》《国际儿科学杂志》《中国当代儿科杂志》《中国实用儿科杂志》《临床儿科杂志》《广州医科大学学报》编委,《中国生育健康杂志》常务编委,《中国小儿急救医学》特约编委。

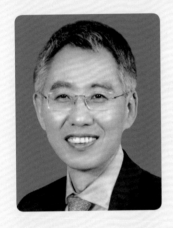

周文浩 复旦大学附属儿科医院副院长,主任医师、教授,博士研究生导师。

中华医学会儿科学分会新生儿学组组长,上海医学会新生儿学组组长,上海市出生缺陷防治重点实验室副主任。专业方向为新生儿危重症诊治临床及转化研究,重点涉及新生儿脑病和新生儿罕见病方向,先后建立中国新生儿神经重症联盟和中国新生儿基因组计划。承担国家自然科学基金重点项目、重点国际合作项目等 9 项、国家重点研发计划等省部级重点项目 12 项。发表论文 230 多篇,其中 *Nature Medicine*,*JAMA Pediatrics*,*Developmental Cell* 等专业 SCI 论文 130 余篇。先后获省部级科学技术进步奖二等奖 4 次,获专利 10 项。主编全国高等学校教材《儿科人文与医患沟通》(第 1 版、第 2 版)和《胎儿新生儿脑损伤》等专著 12 部。担任《中国循证儿科杂志》执行副主编、《中国当代儿科杂志》副主编和《中华新生儿杂志》副总编。入选教育部新世纪优秀人才计划、上海市领军人才和上海市优秀学术带头人。获第七届中国儿科卓越贡献医师(2019 年)和全国学习雷锋、志愿服务先进个人(2003 年)。

随着医学的进步，新生儿疾病总的诊疗水平不断提高，新生儿病死率得到进一步降低。各种生命支持技术的应用与推广无疑起到了非常重要的作用。2010年，我们曾编写并出版了《实用新生儿治疗技术》一书，受到广大儿科、新生儿科医护人员的好评。十余年过去了，新生儿治疗技术不断完善和进步，也呈现出一些新的理念、新的方法。为了适应新生儿医学的发展，满足临床更加切实的需求，我们再次组织广州市妇女儿童医疗中心、复旦大学附属儿科医院、上海交通大学医学院附属新华医院、上海交通大学医学院附属儿童医院、中南大学湘雅医院、四川大学华西第二医院、广东省人民医院、广东省第二人民医院、深圳市妇幼保健院、粤北人民医院、大理白族自治州儿童医院的20位从事新生儿医学临床与研究工作的专家共同撰写了这本关于新生儿治疗技术的儿科参考书。该书在《实用新生儿治疗技术》一书的基础上进行了较大程度的修改、补充和更新，并融入了近年相关的诊疗常规、指南或专家共识，旨在更全面、更系统、更先进地介绍各种适于新生儿的诊疗技术，以方便广大儿科、新生儿科医护人员在临床应用诊疗技术时参考、学习。

本书共分23章，包括新生儿复苏、非机械通气的氧气吸入疗法、无创正压通气、常频机械通气、高频振荡通气、液体通气、体外膜氧合、一氧化氮吸入疗法、新生儿腹膜透析、新生儿连续性血液净化、血浆置换、输血疗法、换血疗法、光照疗法、新生儿液体疗法、早产儿喂养、新生儿胃肠外营养、高压氧治疗、亚低温治疗、干细胞移植治疗、危重新生儿的转运、新生儿抚触、袋鼠式护理。主要介绍了各种技术的工作原理（机制）、适应证和禁忌证、技术操作、并发症及其防治、监测和注意事项等。本书内容突出实用技术的临床应用，反映国内外危重症新生儿救治与生命支持技术的新理论、新知识、新进展。本书紧密结合临床，实用性强，适合各类医学院校师生、各级医疗机构的儿科、新生儿科医护人员、特别是中、初级和基层医护人员阅读。期望本书的出版发行，为普及、规范和提高新生儿治疗技术及其水平，不断提高新生儿救治能力，降低新生儿病死率发挥积极的促进作用。

　　本书出版之际,恳切希望广大读者在阅读过程中不吝赐教,欢迎发送邮件至邮箱 renweifuer@pmpf.com,或扫描封底二维码,关注"人卫儿科学",对我们的工作予以批评指正,以期再版时修订完善,更好地为大家服务。

周　伟　周文浩

2022 年 5 月

目 录

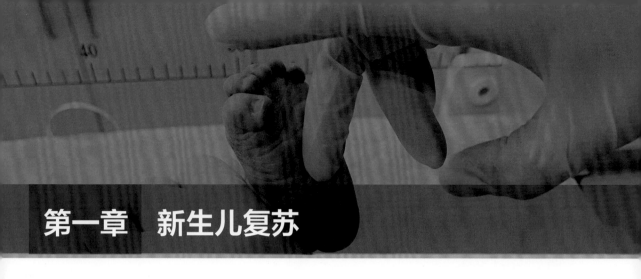

第一章　新生儿复苏

2014 年,世界卫生组织、联合国儿童基金会联合发布了《每个新生儿:终结可预防死亡的行动计划》,确定了到 2035 年全球新生儿生存与健康的战略目标、策略和措施,提出了消除可预防新生儿死亡这一重要目标。目前,导致新生儿死亡的主要原因包括早产/低出生体重、出生窒息、先天畸形和感染等。世界卫生组织指出,这些导致新生儿死亡的原因,许多是可以通过简单实用、成本低廉的适宜技术来避免的,新生儿复苏技术就是其中之一。新生儿复苏是帮助和保障新生儿出生时平稳过渡的重要生命支持技术,掌握并更广泛地应用规范的复苏技能,每年将会有数以万计的新生儿预后得以改善。

第一节　复苏前的准备

在每次分娩时至少有 1 名合格掌握新生儿初步复苏、正压通气的医护人员在场,其职责是照料新生儿。高危孕妇分娩时需要组成有新生儿科医师参加的复苏团队,能全面掌握复苏技术。多胎妊娠孕妇分娩时,每名新生儿都应有专人负责。

一、产前咨询

分娩前需询问的 4 个问题:足月还是早产(预估胎龄多少)？羊水有无胎粪污染？单胎还是多胎妊娠？母婴有高危因素吗(例如产前 4 小时内是否应用过镇静麻醉药、产时有否大出血等)？存在围产期高危因素(表 1-1)的分娩新生儿需要复苏的可能性增加,了解这些高危因素可使参加复苏的人员对复苏的可能性有更好的预见性。

二、组成团队

每所医院必须培养和训练一支合格、熟练掌握复苏技术的队伍,当有围产高危因素的孕妇分娩时,复苏团队能立即到场。每次分娩所需人员取决于围产高危因素、团队成员的资质和现场情况(胎儿数量、医院条件等);复杂的复苏现场将需要4个或以上的医务人员参与。复苏团队到场后需做产前咨询,确定团队负责人,进行复苏前讨论,预估可能遇到的问题,分配成员工作职责和做好复苏计划。团队负责人需要熟知新生儿复苏流程并有很强的领导能力,应站在能直接观察和指挥团队成员工作的位置。

表 1-1 可能增加新生儿复苏需要的围产期高危因素

产前高危因素	
孕周小于 36 周	羊水过少
孕周大于或等于 41 周	胎儿水肿
子痫或先兆子痫	巨大胎儿
妊娠高血压	胎儿生长受限
多胎妊娠	重要的胎儿畸形或异常
胎儿贫血	无产前检查
羊水过多	
产时高危因素	
急诊剖宫产	产时出血
产钳或吸引器助产	绒毛膜羊膜炎
臀先露或其他异常先露	母亲在分娩前 4 小时内使用麻醉剂
胎监提示胎儿窘迫	肩难产
产妇使用全身麻醉剂	羊水内有胎粪污染
产妇使用硫酸镁治疗	脐带脱垂
胎盘早剥	

三、准备物品

分娩现场应备有复苏所需的全部用品和设备,做到每日应对照"复苏物品核查表"(表1-2)检查,确保其功能正常。在每次高危分娩前再次确认物品齐备并处于正常待用状态。

表 1-2 复苏物品核查表

操作步骤	物品
保暖	预热的辐射保暖台及温度传感器、预热的毛巾或毛毯、婴儿帽子、塑料袋或保鲜膜(<32 周)、预热的床垫(<32 周)
清理气道	肩垫、吸引球、负压吸引器、10F 和 12F 吸痰管、胎粪吸引管
监测及评估	听诊器、心电监测仪和电极片、脉搏血氧饱和度仪及传感器、目标血氧饱和度值表格
正压通气	自动充气式气囊、T-组合复苏器、足月儿和早产儿面罩、6F 和 8F 胃管、注射器
给氧	氧源、空氧混合仪、吸氧导管
气管插管	喉镜、0 号和 1 号镜片(00 号可选)、导管芯(金属导丝)、气管导管(2.5mm、3.0mm、3.5mm)、软尺和气管插管深度表、防水胶布、剪刀、喉罩通气道
给药	1:10 000(0.1mg/ml)肾上腺素,生理盐水,1ml、5ml、10ml、20ml、50ml 注射器
脐静脉置管	脐静脉导管、三通、脐静脉置管所需其他物品(脐静脉穿刺包)

第二节 复苏的基本程序

"评估-决策-措施"的程序在整个复苏中不断重复（图1-1），评估主要基于3个指标：呼吸、心率、脉搏血氧饱和度。通过评估这3个指标中的每一项来确定每一步骤是否有效，其中，心率是最重要的指标。2021年中国新生儿复苏流程图见图1-2。

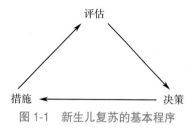

图1-1 新生儿复苏的基本程序

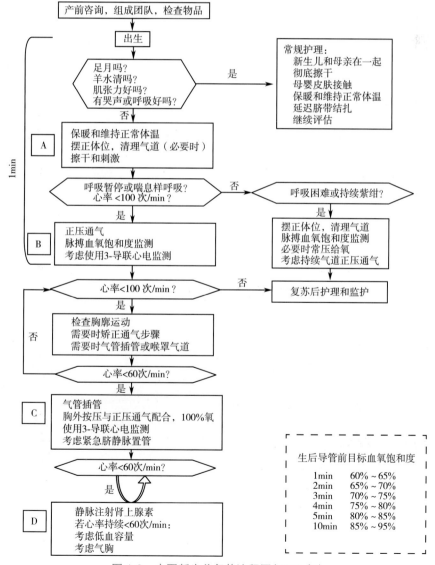

图1-2 中国新生儿复苏流程图（2021年）

3

第三节 复苏的最初步骤

一、快速评估

对每位新生儿出生后应立即评估 4 项指标：①足月吗？②羊水清吗？③肌张力好吗？④有哭声或呼吸好吗？

如 4 项均为"是"，则将婴儿和母亲放在一起、彻底擦干、母婴皮肤接触、保暖和维持正常体温、延迟脐带结扎，并继续评估，进行常规护理。

如 4 项中有 1 项为"否"，则需进入复苏流程，开始初步复苏。

如羊水有胎粪污染，则进行活力评估以决定是否需要气管插管进行胎粪吸引管吸引胎粪。

二、初步复苏

1. 保暖和维持正常体温 分娩间温度设置为 24~26 ℃。提前预热辐射保暖台，足月儿辐射保暖台温度设置为 32~34 ℃，早产儿根据中性温度设置。所有新生儿均需擦干头部并保暖。足月新生儿即用预热毛巾包裹、擦干后置于辐射保暖台上（图 1-3）。对胎龄 <32 周的早产儿可将其头部以下躯体和四肢包裹在清洁塑料袋内，或用塑料薄膜包裹后（均无需擦干）置于保暖台上，摆好体位后继续初步复苏。新生儿体温（腋下）应维持在 36.5~37.5 ℃。

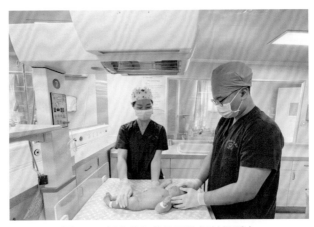

图 1-3 新生儿复苏使用的辐射保暖台

2. 摆正体位 置新生儿头轻度仰伸位（鼻吸气位），避免过度仰伸及屈曲（图 1-4）。为使新生儿保持正确体位，可在肩下放一折叠毛巾（约 2cm 高度）作为肩垫。

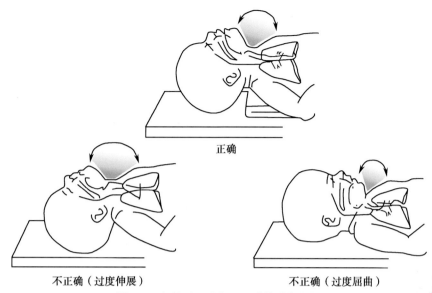

正确

不正确（过度伸展）　　　　　　　不正确（过度屈曲）

图 1-4　复苏时正确与不正确的头部位置

3. 必要时清理气道　不需常规进行口鼻咽部及气道吸引,避免诱发心动过缓和呼吸抑制。如新生儿气道有较多分泌物且呼吸不畅或有气道梗阻,可用吸引球或吸痰管(10F 或14F)清理气道,先口后鼻(图 1-5)。短暂轻柔地吸引足以清除分泌物,注意吸引不要过强和过深,吸引负压应为 80~100mmHg。

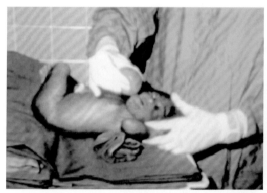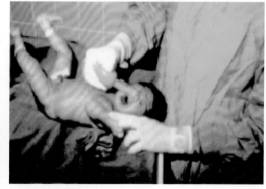

图 1-5　无胎粪情况下的气道清理

4. 羊水胎粪污染时的处理　当羊水粪染时,应首先做新生儿活力评估,新生儿有活力是指呼吸有力、心率>100 次/min、肌张力好;以上三项只要有一项不好,即评为新生儿无活力。如新生儿有活力则继续初步复苏;当新生儿无活力时,应在 20 秒内完成气管插管及胎粪吸引(图 1-6,图 1-7)。实施气管内吸引胎粪时,如有胎粪吸引管,可将胎粪吸引管直接连接气管导管。吸引时,复苏者用手指按住胎粪吸引管的侧孔使其产生负压,边吸引边退出气管导管,3~5 秒内完成。如第一次胎粪吸引时胎粪吸引管中可见有胎粪被吸引出,则观察患儿呼吸、心率、肌张力是否有好转,如有好转可以继续胎粪吸引;如较胎粪吸引前变差,则停止胎粪吸引,立即进行正压通气,以保证氧气的供应。如果不具备插管条件,即使新生儿无活力时,也应快速清理口鼻后立即用气囊面罩开始正压通气。

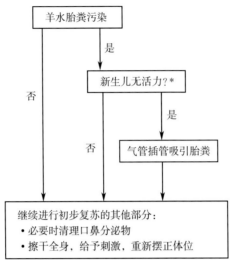

*无活力:肌张力低、无呼吸或抽泣样呼吸、
心率＜100次/min,3项具备其中1项

图 1-6 羊水胎粪污染时的处理

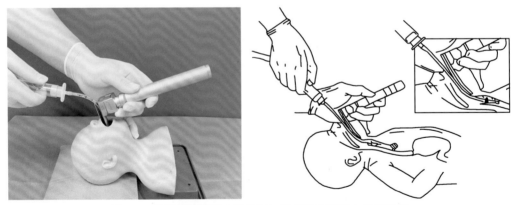

图 1-7 使用喉镜看到声门并用气管导管从气管内吸出胎粪

5. **擦干和刺激** 判断气道通畅后需用预热毛巾快速彻底擦干新生儿头部、躯干和四肢,并拿掉湿毛巾(图 1-8)。彻底擦干即是对新生儿的刺激以诱发自主呼吸。如仍无自主呼吸,可轻拍、弹其足底或摩擦背部 2 次以诱发自主呼吸(图 1-9),若仍无效,需要正压通气。

6. **必要时常压给氧** 当新生儿自主呼吸好但有轻度呼吸困难或中央性青紫(表现为面、躯干和黏膜发绀)时可先给予常压给氧(图 1-10)。如果使用 100% 的氧仍无明显改善,应给予正压通气。

彻底擦干

拿开湿毛巾

重新摆正头部

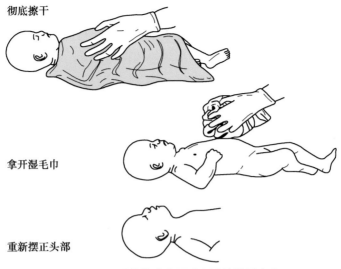

图 1-8　用预热的洁净干毛巾尽快擦干全身

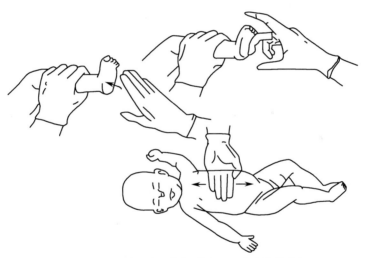

图 1-9　用手拍打或手指轻弹患儿足底或摩擦背部

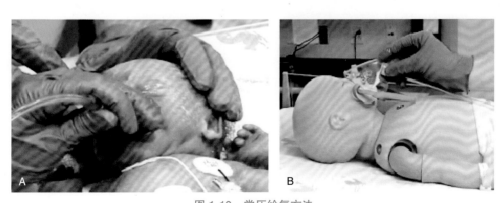

图 1-10　常压给氧方法

A. 氧气导管常压给氧；B. 氧气面罩常压给氧。

7. 评估呼吸和心率　经初步复苏后，应观察新生儿呼吸、心率以确定新生儿对初步复苏是否有反应。心前区听诊是最初评估心率的首选方法，一般采用 6 秒听心率法评估心率，以免因过长时间听心率而耽误复苏过程。如果心前区听诊无法确定心率，需迅速连接脉搏血氧饱和度仪或三导联心电监护仪评估心率。

第四节　正压通气

一、正压通气指征

新生儿复苏成功的关键是建立有效的通气。绝大多数新生儿经上述处理后在出生后 30 至 60 秒内出现规律的自主呼吸，如果经初步复苏后患儿仍然：①呼吸暂停或喘息样呼吸；②心率<100 次/min，需要立即实施有效的正压通气。如果新生儿有自主呼吸，心率>100 次/min，但有呼吸困难或持续发绀，应清理气道，监测脉搏血氧饱和度，可常压给氧或给予持续气道正压通气。早产儿更容易出现肺泡塌陷，功能残气量不能维持进而出现呼吸困难，因此，有自主呼吸的早产儿进行正压通气时建议使用带有呼气末正压的 T- 组合复苏器进行复苏。

二、正压通气的操作

在新生儿窒息中提供正压通气的最常用设备是新生儿复苏气囊和 T- 组合复苏器。使用 T- 组合复苏器进行面罩通气可能会减少新生儿窒息中的插管次数，并提高存活率。

（一）新生儿复苏气囊面罩正压通气

1. 压力　通气压力需要 20~25cmH$_2$O，少数病情严重的初生儿可进行 2~3 次 30cmH$_2$O 的压力通气，有利于肺膨胀。

2. 新生儿复苏气囊　国内主要使用自动充气式新生儿复苏气囊（图 1-11），新生儿气囊容量为 200~750ml。自动充气式气囊可在没有压缩气源时自动膨胀充气。不挤压气囊也一直处于膨胀状态，挤压气囊的力度和速度决定了吸气峰压，一般不能提供呼气末压；有条件时最好使用具备呼气末正压的复苏囊并配备压力表。使用前要检查减压阀是否打开。面罩的形状有圆形和解剖形（图1-12），解剖形面罩用起来更方便，可使患儿更舒适，密闭性也会更好。

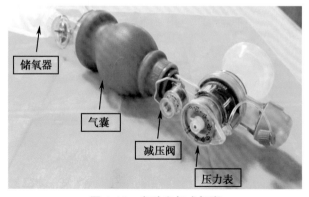

图 1-11　自动充气式气囊

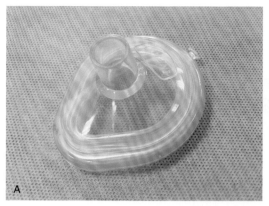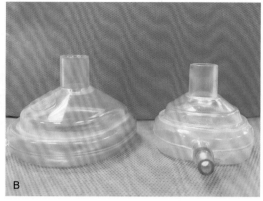

图 1-12 用于新生儿复苏的解剖形（A）和圆形（B）面罩

3. 手法及频率 以拇指和示指形成 C 形固定面罩,需选择适合不同胎龄新生儿的面罩,要求能够全部包住新生儿口鼻,贴合严密,但不要盖住眼睛或超过下颌(图 1-13),在正压通气期间最大程度减少面罩泄漏。不正确的面罩放置会导致气体在面罩周围泄漏,不能达到复苏效果;而对面罩施加过大的压力可能会导致面部软组织损伤。初始通气频率选择:40~60 次 /min,正压通气的吸气时间宜 ≤ 1 秒。

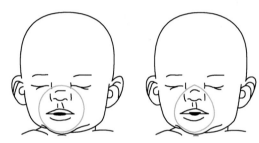

图 1-13 圆形和解剖形面罩的正确放置

4. 用氧 复苏时推荐使用空氧混合仪和脉搏血氧饱和度仪。足月儿和胎龄 ≥35 周早产儿开始复苏时可用空气进行复苏,早产儿开始可给予 21%~30% 浓度的氧进行复苏;再根据血氧饱和度值调整给氧浓度,使氧饱和度达到目标值。需要胸外按压时给氧浓度可提高到 100%。无法配备空氧混合仪的医疗单位,可利用自动充气式气囊提供的供氧浓度进行调节;有四种氧浓度可用:自动充气式气囊不连接氧源时,氧浓度为 21%(空气);连接氧源,不加储氧器,可得到约 40% 浓度的氧;连接氧源,加储氧器得 100%(袋状)或 90%(管状)浓度的氧。

新生儿复苏时单纯肉眼观察很难准确判断患儿青紫改善情况,所以正压通气开始时,有条件的单位均需要连接脉搏血氧饱和度监护仪,方便监测患儿血氧饱和度,并根据目标血氧饱和度值进行吸入氧浓度的调整。脉搏血氧饱和度仪的传感器应放在新生儿动脉导管前位置(即右侧的上肢,手腕或手掌的中间表面)。

5. 判断通气的有效性 有效的正压通气表现为胸廓起伏良好,心率迅速增加,肤色开始转红,血氧饱和度快速上升。如达不到有效通气,需进行矫正通气(MRSOPA):快速检查面罩和面部之间是否密闭(mask,M)、重新调整头位为鼻吸气位(reposition,R)、清除分泌物(suck,S)、使新生儿的口张开(open mouth,O)、调高气道压力(pressure,P)或必要时进行气管插管(airway,A)正压通气。需特别注意宫内缺氧时间长会抑制胎儿的呼吸运动,并在出生后导致新生儿呼吸暂停和声门关闭,声门仅在自主呼吸运动期间打开,而在呼吸暂停期间保持关闭,这可能是导致正压通气效果不佳的原因,因此必要时可以通过调高通气压力或是改为气管插管进行正压通气。

6. 留置胃管 持续气囊面罩正压通气大于 2 分钟可导致胃充盈,而且容易将胃内容物(主要为羊水)反流至气管内,导致窒息加重,增加抢救难度。故应常规经口插入 8F 胃管,用注射器抽气并保持胃管远端处于开放状态,有利于正压通气时进入胃内的气体排出。

(二)T- 组合复苏器(T-Piece 复苏器)

T- 组合复苏器(图 1-14)是一种由气流控制、有压力限制的复苏装置,能提供恒定的吸气峰压和呼气末正压。临床上最早用于早产儿的复苏,更能提高效率和安全性。

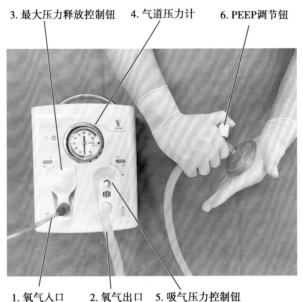

图 1-14 T- 组合复苏器

1. 指征 用于足月儿和早产儿正压通气。

2. 用法 连接气源,最好是空氧混合仪,先设定初始参数:吸气峰压 20~25cmH$_2$O、呼气末正压 5cmH$_2$O(早产儿建议用 6~9cmH$_2$O)。封闭气体出口,可以调节呼气末压的大小;封闭气体出口同时按压 T 形管的开口时,可以调节吸气峰压的大小。操作者通过拇指或示指关闭或打开 T 形管的开口,可人工控制呼吸频率及吸气时间,使气体由 T- 组合复苏器的新生儿气体出口经面罩或气管插管直接进入新生儿气道。恒定的呼气末压更适合早产儿的复苏。而且操作容易,使用灵活,压力输出稳定,不易疲劳。

三、喉罩

喉罩通气道(laryngeal mask airway,LMA)是一种小型面罩,带有连接到硅胶导气管的充气袖带(图 1-15)。操作者右手拿 LMA,经口插入并紧沿硬腭向下滑入,无需喉镜或其他器械。当装置完全插入时,喉罩腔正好位于喉部开口上方,袖带贴合下咽部的轮廓,给袖带充气后,不容易脱出。由于 LMA 直接贴合在喉部开口处,因此通气更直接,可为上气道梗阻(如小下颌畸形等)带来的通气困难提供正压通气。

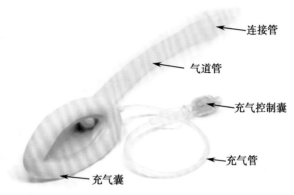

连接管

气道管

充气控制囊

充气管

充气囊

图 1-15　喉罩通气道

新生儿复苏指南推荐对胎龄大于 34 周的新生儿可以使用 LMA 作为气管插管的替代方法。目前的证据表明,在对严重窒息的足月儿进行复苏期间,LMA 可能是一个适当的替代方案。相比于面罩通气,在新生儿复苏过程中使用 LMA,新生儿需要人工通气的总通气时间和平均出现自主呼吸时间较短。如果复苏团队在气管插管方面没有足够的技能和 / 或在资源匮乏的情况下,喉罩由助产士使用也是安全的,但在新生儿早期死亡或中度至重度缺氧缺血性脑病(hypoxic ischemic encephalopathy,HIE)的发病方面并不优于面罩。

在紧急心肺复苏过程中,即使是经验丰富的复苏者有时也可能需要长时间的尝试才能成功地为新生儿气管插管。此外,对于气道阻塞和颅面异常(如罗班序列征)的婴儿,可能气管插管比较困难。在这些婴儿中,喉罩通气道可以替代气管内插管。特别推荐在欠发达地区、基层单位或没有足够气管插管技能的情况下使用。

第五节　气管插管

早产儿尤其是超未成熟儿、新生儿重度窒息、呼吸衰竭和先天性气道发育异常等可能单纯的面罩正压通气效果不佳,需要立即气管插管以确保气道开放、提高氧合并获得足够的通气。而新生儿气道有其独特的解剖特点如口腔和气道较小、舌体较大、分泌物多、声门外观不典型等,使插管过程复杂化。气管插管是每一位新生儿科医生需掌握的关键技术。

一、适应证

1. 如有羊水胎粪污染,且新生儿的呼吸、心率、肌张力受到抑制时,需要气管内吸引胎粪。
2. 气囊面罩正压通气无效或需长时间正压通气。

3. 胸外按压时,气管插管有利于胸外按压与正压通气更好的配合。

4. 需要经气管内注入药物时,包括肺表面活性物质、肾上腺素等。

5. 特殊复苏情况,如先天性膈疝、极低或超低出生体重儿、严重感染、严重心肺疾病等。

二、操作

(一) 操作前准备

在产房、手术室、新生儿室和急救室应随时准备进行气管插管必需的器械和用品,并且能够随时组成掌握气管插管的抢救团队。

1. 气管导管及导丝 上下直径一致,有刻度标示,不带气囊,内径为 2.0~4.0mm 不同型号的管径的气管导管。一般选用金属或含金属材质,有一定硬度,可弯曲的导丝;导丝插入气管导管时,前端不可超过管端,根据新生儿出生体重或胎龄选用不同规格型号的气管导管(表 1-3)。

表 1-3 新生儿气管导管规格型号的选择

导管内径 /mm	新生儿体重 /g	胎龄 / 周
2.5	<1 000	<28
3.0	1 000~2 000	28~34
3.5	2 000~3 000	34~38
3.5~4.0	>3 000	>38

2. 普通喉镜 包含镜柄和镜片,新生儿常用镜片分为三种型号:00 号主要用于超低出生体重儿,0 号主要用于早产儿,1 号主要用于足月儿(图 1-16)。确定镜片后,将镜片连接到镜柄上,检查光源是否良好。

3. 可视喉镜 因新生儿的呼吸储备少和高耗氧量,要求抢救时置管要快,而且因为视线阻挡,限制了喉镜在临床教学中的应用。可视喉镜可以帮助受训者识别气道中的解剖结构并提高插管的成功率。可视喉镜分为以下几类:集成通道喉镜、带视频管心针的喉镜和刚性刀片喉镜。可以在产房或新生儿重症监护治疗病房(neonatal intensive care unit, NICU)中紧急进行,也可以在非紧急情况下进行,优点是可以显示会厌是否上抬、声门是否打开,因此可减少插管尝试的次数(图 1-17)。

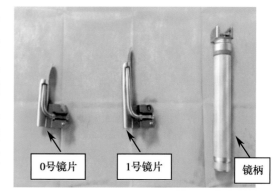

图 1-16 喉镜

4. 其他物品 听诊器、胶布(固定气管插管)、吸引装置包括吸痰管、胎粪吸引管、脉搏血氧饱和度监护仪等。

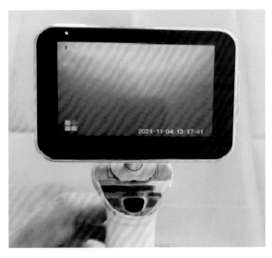

图 1-17　可视喉镜

（二）经口气管插管操作

1. **插入喉镜**　选择合适的镜片，连接好，左手持喉镜。将喉镜柄夹在拇指与前 3 个手指间，镜片朝外（图 1-18）。为保证喉镜不会晃动，将小指靠在新生儿颏部。最好有第二个人帮助控制头部，呈"鼻吸气"位（图 1-19）。打开口腔，镜片沿着舌面右侧滑入，将舌推至口腔左侧，缓慢放入镜片直至其顶端达会厌软骨谷（图 1-20）。

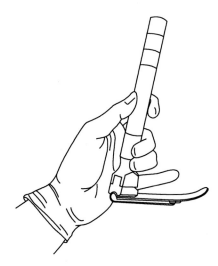

图 1-18　新生儿插管持喉镜的正确手势

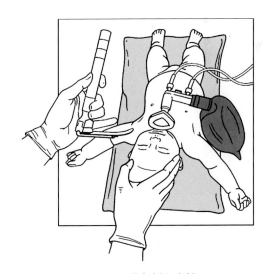

图 1-19　准备插入喉镜

2. **暴露声门**　能正确插入气管导管的关键在于很好地暴露声门。采用一抬一压手法。轻轻抬起镜片（图 1-21），上抬时需将整个镜片平行于镜柄方向轻轻上提（图 1-22），不要以上牙槽为支点上撬，使会厌软骨抬起即可暴露声门，否则容易损伤口咽部黏膜。如不能完全暴露，操作者可以用自己的小指或由助手向下稍用力压环状软骨使气管下移，有助于暴露声门（图 1-23）。

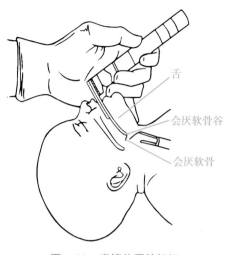

图 1-20 喉镜位置的标记

舌

会厌软骨谷

会厌软骨

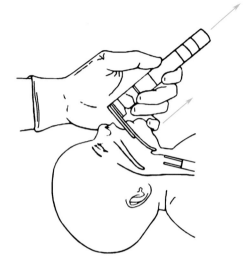

图 1-21 提起镜片暴露喉开口位置

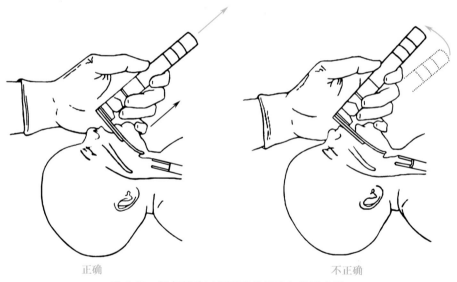

正确

不正确

图 1-22 提起镜片以暴露喉的正确与错误方法

3. **插管** 右手持导管,沿口腔右侧置入含金属管芯的气管导管,看准声门,当声门张开时,插入导管顶端,直到导管上的声带线达声门水平(图 1-24)。注意患儿口唇处的导管"cm"标记。如声门关闭,等待其开放。声门关闭时不要硬行插管。如果在 20 秒内声门未张开,暂停插管,行气囊面罩人工呼吸。待心率和肤色改善后重新再试。插入将管端置于声门与气管隆嵴之间,导管约进入声门下 1cm 时,退出喉镜,小心固定导管(图 1-25),拔出管芯(图 1-26),继续将导管推至估算长度,插入深度见表 1-4(也可按体重 +5.5cm 或 6cm 来估算)。连接气囊面罩或 T- 组合复苏器,确定导管是否在气管内及大致深度,使用胶布固定在口唇周围。

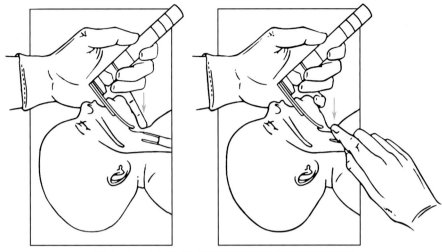

图 1-23　由操作者或助手压环状软骨以改善可见度

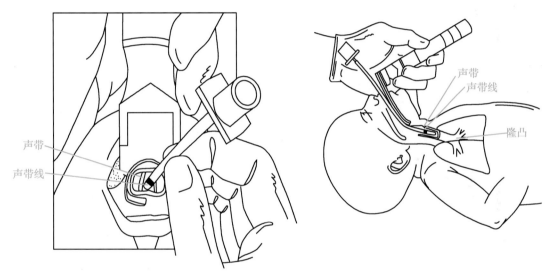

图 1-24　在声带间插入气管导管的正确位置

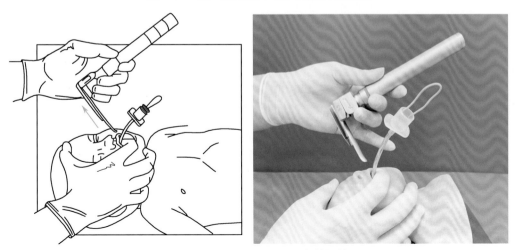

图 1-25　撤出喉镜时固定气管插管

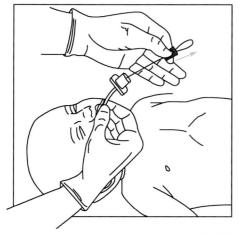
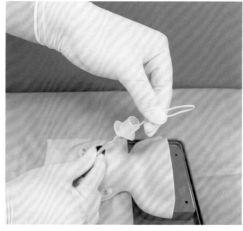

图 1-26　将金属芯从气管导管中拔出

表 1-4　不同出生体重新生儿气管导管插入深度

出生体重 /g	插入深度 /cm
<750	6
750~1 000	6~7
1 000~2 000	7~8
2 000~3 000	8~9
3 000~4 000	9~10

4. **操作时限**　整个操作要求在 20~30 秒内完成。

5. **胎粪吸引**　羊水污染伴无活力时,需要连接胎粪吸引管进行胎粪吸引(图 1-27),但每次插管吸引不要超过 5 秒;如未见胎粪吸出,则无需重复操作;如首次吸引见有胎粪被吸出,可进行二次吸引;如前一次插管吸引后出现心率明显减慢、患儿情况变差,则应停止吸引,先行正压通气以保证患儿氧合避免缺氧;根据恢复情况待情况稳定后再考虑是否再行胎粪吸引。

(三)经鼻腔气管插管

检查鼻腔有无畸形、异物堵塞;选择合适的导管,不需要管芯,从一侧鼻腔插入气管导管;左手持喉镜,缓慢放入镜片直至其顶端达会厌软骨谷,用 Magill 插管钳将穿过鼻后腔的气管导管缓慢送入声门下约 1cm,退出喉镜,通气,并确定深度。

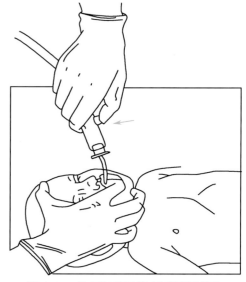

图 1-27　使用气管导管、胎粪吸引管和连接吸引器抽吸气管内胎粪

经鼻腔气管插管可用于长期气管插管的患儿,有利于固定,不容易脱管,减少口腔分泌物。但缺点是需要的管径偏小,容易损伤鼻腔,插管难度大于经口气管插管,一般不用于紧急抢救。

(四)判断气管导管位置

1. **声带线法** 导管声带线与声带水平吻合。

2. **胸骨上切迹摸管法** 操作者或助手的小指尖垂直置于胸骨上切迹上,当导管在气管内前进时小指尖触摸到管端,则表示管端已达气管中点。

3. **根据体重估算或计算** 参照表1-4。

(五)确定插管成功的方法

1. 胸廓起伏对称,听诊双肺呼吸音一致,胃区无呼吸声或气过水声,无扩张。

2. 呼气时导管内可见气雾。

3. 心率、血氧饱和度快速上升,肤色转红,新生儿反应好转。

4. 新生儿心率、血氧饱和度改善不明显时,需要注意是否导管插入太深,进入右主支气管,听诊时右肺呼吸音更响,可根据呼吸音调整管道位置。

第六节 胸外按压

对窒息新生儿进行初步复苏和有效的正压通气后,如仍无反应,心率低于60次/min,脉搏血氧饱和度未能达到目标血氧饱和度,可能伴有酸中毒,心肌功能受到抑制,心脏不能有力地收缩和泵血,此时单纯的正压通气并不能将氧气输送至全身,应开始胸外按压。胸外按压通过增加胸腔内压力,使血液循环至重要脏器,尤其是向大脑提供含氧血液。开始胸外按压前应进行气管插管并且吸氧浓度已逐渐提高至100%。

一、胸外按压指征

有效正压通气30秒后心率仍<60次/min。在正压通气同时须进行胸外按压。

二、胸外按压的方法

要进行有效的胸外按压需要两个人同时操作,一个人进行胸外按压,另外一个人继续正压通气。

1. **按压位置** 胸骨下1/3(两乳头连线中点下方),避开剑突(图1-28)。

2. **按压深度** 约为胸廓前后径的1/3,然后放松令心脏充盈(图1-29)。新生儿复苏过程中,主要困难是在胸外按压期间无法准确评估胸外按压深度。按压深度过小会导致心输出量不足,而按压深度过大会导致过度压缩,导致肋骨骨折、心脏挫伤和胸部损伤。按压和放松的比例为按压时间稍短于放松时间,放松时拇指或其他手指不能离开胸壁,不然会浪费

17

时间重新定位、丧失按压深度的控制和损伤心前区皮肤。

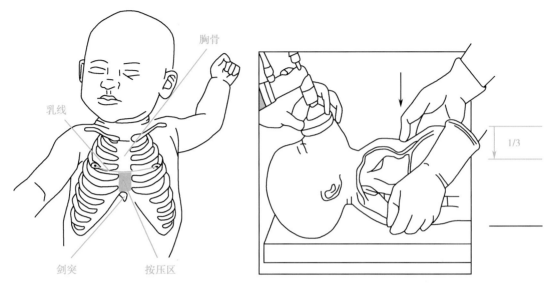

图 1-28　胸外按压的位置　　　　　　　图 1-29　胸外按压的深度为胸廓前后径的 1/3 左右

3. 按压方法

（1）拇指法：操作者双手拇指重叠或并列，拇指的指腹部按压胸骨，与其余四指双手环抱胸廓支撑背部，拇指第一关节应弯曲，垂直按压在胸骨和脊柱间的心脏区域；拇指法能更好地控制按压深度，产生更高的血压和冠状动脉灌注压，操作者不易疲劳，加之采用气管插管正压通气后，拇指法可以从婴儿的侧面或从新生儿的头部上方进行，不影响脐静脉插管，是胸外按压的首选方法。但如果新生儿体型太大而操作者手太小时无法有效操作。

（2）双指法：操作者右手示指和中指 2 个指尖放在胸骨上用指腹部进行按压，左手支撑背部。方便脐静脉置管，适合手掌偏小的复苏者。但按压时间长时更容易疲劳，按压深度较难控制。

胸外按压时，需气管插管正压通气，同时将氧浓度上调至 100%，并进行脉搏血氧饱和度和三导联心电监测，考虑脐静脉置管。

4. 胸外按压与正压通气的配合　新生儿复苏时，胸外按压需与正压通气配合进行。胸外按压与正压通气的比例应为 3∶1，即每 2 秒有 3 次胸外按压和 1 次正压通气，达到每分钟 90 次胸外按压和 30 次正压通气共 120 个动作。操作时，胸外按压者边按压边大声数"1-2-3- 呼吸"，正压通气者，听到"呼吸"时，正压通气 1 次。

5. 胸外按压时心率的评估　胸外按压开始后 60 秒新生儿的自主循环可能才得以恢复，因此在建立了协调的胸外按压和正压通气 60 秒后再评估心率。尽量避免中断胸外按压，因为按压中断后，冠状动脉灌注减少，延迟心脏功能的恢复。

三、停止胸外按压时机

正确的胸外按压配合正压通气后,当心率大于>60 次/min 时,可停止胸外按压,以 40~60 次/min 的频率继续正压通气。如心率<60 次/min,检查正压通气和胸外按压操作是否正确,以及是否给予了 100% 氧气。如果通气和按压操作皆正确,做紧急脐静脉置管,给予肾上腺素。

第七节　药物

新生儿的复苏很少需要药物治疗,因为低心率通常是由于胎儿氧含量极低或出生后肺充气不足造成的。建立通气是纠正低心率的最重要步骤。但是,如果在通过气管插管提供 100% 氧气的正压通气和胸外按压后心率仍低于 60 次/min,需要建立血管通路以输注肾上腺素和/或扩容治疗。

一、肾上腺素

1. **使用指征**　有效的气管插管正压通气和胸外按压 60 秒后,心率仍持续<60 次/min。

2. **剂量**　新生儿复苏应使用 1:10 000 的肾上腺素。静脉用量 0.1~0.3ml/kg(相当于 0.01~0.03mg/kg);气管内用量 0.5~1ml/kg(相当于 0.05~0.1mg/kg)。必要时 3~5 分钟重复 1 次。但如果对气管内肾上腺素的反应差,可在获得脐静脉通路后立即静脉给药。

3. **给药途径**　在产房环境中,建立血管通路的主要方法是脐静脉导管插入术,通过低位脐静脉导管注射肾上腺素可提供最快速、最可靠的药物输送,是首选方法。如果在脐静脉置管尚未建立,可以气管内快速注入。若需重复给药,则应选择静脉途径。如果静脉通路不可行,骨髓腔内途径可能是一个合理的选择,这取决于当地的设备、培训和经验的可用性。不推荐使用外周静脉穿刺给予肾上腺素。

二、扩容剂

1. **使用指征**　有低血容量、怀疑失血或休克的新生儿在对其他复苏措施无反应时可考虑使用扩容剂。如经有效的正压通气和胸外按压后仍然持续性心动过缓,心率低于 60 次/min,同时怀疑有低血容量的可能,包括面色苍白、大动脉脉搏搏动微弱、毛细血管再充盈时间延长(>3 秒),可考虑使用扩容剂。如无低血容量表现或急性失血史,不常规扩容。

2. **扩容剂**　首选生理盐水。当大量失血时,也可在分娩现场选择未交叉配血的 O 型血液(或交叉配血后选择同型血)。不推荐使用碳酸氢钠。

3. **方法**　首次剂量为 10ml/kg,经脐静脉或骨髓腔内 5~10 分钟缓慢推入。因失血而休克的新生儿可能对通气、胸外按压和/或肾上腺素的初始复苏反应不佳,必要时可重复扩容

1 次。不推荐经外周静脉进行扩容处理。

三、脐静脉置管术

1. 脐静脉 是复苏时静脉给药的最佳途径,用于注射肾上腺素以及扩容剂。可插入 3.5F 或 5F 的脐静脉导管。新生儿复苏进行胸外按压时即可考虑开始脐静脉插管,为给药做准备。

2. 置管方法 常规消毒铺巾,沿脐根部用线打一个活结,如切断脐带后出血过多,可拉紧此结止血。在离皮肤约 2cm 处用手术刀切断脐带,可在 11、12 点位置看到大而壁薄的脐静脉。脐静脉导管连接三通和 5ml 注射器,注射器内预充以生理盐水,导管尖端深入脐根部以下 2~4cm,抽吸有回血即可使用,注意防止穿破脐静脉(图 1-30)。早产儿插入脐静脉导管要稍浅。

四、胫骨骨髓腔穿刺术

脐静脉置管过程可能需要几分钟,或脐静脉导管置管失败时,可以建立胫骨骨髓腔内(intraosseous,IO)通路。与脐静脉导管插入相比,IO 插入速度更快;且即使在循环受

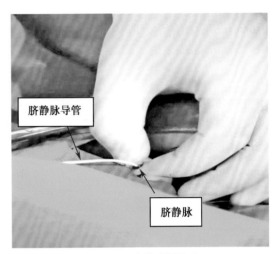

图 1-30 脐静脉置管术

损和休克期间,骨髓腔穿刺也容易成功。复苏时一般选用左、右胫骨,将骨穿针针头插入骨髓腔内即可将药物快速给至 IO 血管系统。2020 年美国新生儿复苏指南指出,如果脐静脉通路不可行,IO 途径是新生儿复苏期间血管通路的合理替代方案。

第八节　复苏后监护

接受正压通气、气管插管、胸外按压和/或肾上腺素的新生儿初步稳定后需转新生儿重症监护病房接受密切监护和治疗。监护内容包括:体温管理,生命体征监测,早期发现并发症。注意监测血氧饱和度、心率、血压、血细胞比容、血糖、血气分析及血电解质等。及时对脑、心、肺、肾及胃肠等器官功能进行评估,早期发现异常并适当干预,以减少死亡和伤残。

一、体温监测

1. 预防体温过低 目前的新生儿复苏指南建议将非窒息新生儿的体温维持在 36.5~37.5℃,直至稳定。如果出现体温过低(低于 36℃)的新生儿应立即复温,以避免与体

温过低相关的并发症发生(包括死亡风险增加、脑损伤、低血糖和呼吸窘迫)。有证据表明，升温可以迅速(0.5℃/h)或缓慢(低于 0.5℃/h)完成，结果没有显著差异，应注意避免过热。预防体温过低仍然是新生儿复苏的重点。出生后体温过低仍较常见，在较低胎龄和出生体重的婴儿中发生率更高。

2. **亚低温治疗** 复苏后，胎龄 ≥ 35 周的新生儿应根据产前有无宫内窒迫、脐动脉血气和 / 或生后 1 小时内血气分析、患儿有无神经系统症状，以确定是否符合亚低温治疗的标准。如果符合，应在出生后的前 6 小时内开始亚低温治疗。对于胎龄 ≥ 37 周的窒息足月儿，主动降温是可行且安全的，以达到 33~34℃ 的目标体温。由于窒息婴儿的氧气消耗和能量产生减少、表面积大、皮肤潮湿而薄，窒息新生儿的体温调节受损，并且体温下降速度常高于非窒息婴儿。具有潜在较高脑损伤程度的婴儿降温可能会更快，因为他们的天然保护机制受到抑制。尽早开始亚低温治疗可能会防止脑组织损伤恶化。因此，应在初始稳定后或在新生儿转运期间开始亚低温处理。在社区医院或偏远 / 农村地区，被动降温是尽早启动亚低温治疗的良好替代方案。然而，对于疑似 HIE 的窒息新生儿在新生儿复苏过程中如何处理体温，既没有证据也没有明确的建议。

3. **胎龄 <32 周早产儿的体温管理** 可置于合适的中性温度暖箱或采用体温伺服系统的暖箱保暖。对胎龄 <32 周早产儿复苏时也可采用不擦干用塑料袋(薄膜)包裹进行保温。

二、监测血糖

需要新生儿复苏(尤其是重度窒息)的婴儿中低血糖很常见，并且与较差的结局相关，应监测这些婴儿的低血糖并进行适当治疗。部分复苏后的婴儿也可能出现高血糖。为避免血糖异常，应定期监测血糖，低血糖者静脉给予葡萄糖。

三、监测呼吸、循环、血压等生命体征

1. 早产儿由于肺发育不成熟，通气阻力大，不稳定的间歇正压给氧易造成肺损伤。因正压通气需要恒定的吸气峰压及呼气末正压，推荐使用 T- 组合复苏器进行正压通气。对于胎龄 <32 周、有自主呼吸或呼吸困难的早产儿，产房内尽早使用带加温、加湿气体的持续气道正压通气，根据病情选择性使用肺表面活性物质。

2. 由于早产儿大脑生发层基质的存在，易造成室管膜下脑室内出血。心肺复苏时要特别注意保温、保持头正中位、避免使用高渗药物、注意操作轻柔、维持颅压稳定，防止颅内出血。

3. 新生儿窒息后，早产儿因缺氧缺血易发生坏死性小肠结肠炎，应密切观察，延迟或微量喂养。注意尿量、心率和心律。

4. 早产儿对高动脉氧分压非常敏感，易发生氧损害。需要规范用氧，复苏开始时给氧浓度应低于 65%，并进行脉搏血氧饱和度或血气的动态监测，复苏后应使血氧饱和度维持在 90%~95%。

5. 保持血容量的稳定，多巴胺、多巴酚丁胺和肾上腺素经常用于窒息后新生儿血压的稳定，近年来米力农、去甲肾上腺素和加压素的使用有所增加。以上血管活性药物的使用效

果常依赖于是否有足够的血容量;因此,在进行心血管支持治疗前通常应首先对低血压新生儿进行补液或扩容。对于出血性低血容量的新生儿,例如与胎盘早剥相关的窒息,可能需要先补充丢失的血容量,以对正性肌力药或血管加压药产生适当的血流动力学反应。因此,复苏后的新生儿必须仔细评估血管内容量状态。

四、终止复苏

研究发现,在出生后 10 分钟仍持续需要新生儿复苏的新生儿中,存活率约为 40%,其中约有 11% 的存活者没有严重的神经系统损伤发生。要考虑到诸如胎龄、是否存在先天性异常、是否采取了及时、正确、积极和充分的复苏干预等背景因素。2020 年美国新生儿复苏指南提出:出生后 20 分钟仍没有检测到心率,很少可以存活。建议从伦理角度考虑,在"出生后约 20 分钟"可以考虑结束复苏。但应个体化决定是否终止复苏,经与团队和患儿监护人讨论,最终做出继续复苏或停止复苏的决定。

第九节　早产儿复苏

早产儿出生时的复苏更多的是"稳定"而非单纯的"复苏",对于有发生早产可能的孕妇,应做好积极的产前准备工作,早产儿出生时和出生后早期做好各脏器结构和功能的保护,采取更为"温和"的复苏措施。早产儿出生时复苏应遵循常规的新生儿复苏指南的要求进行复苏,此外,还需要注意采取恰当的保护性措施,以达到更好的复苏效果。

一、产前会诊和复苏团队的建立

导致孕妇早产的因素,如孕中晚期感染、母亲妊娠期疾病(如妊娠糖尿病、妊娠高血压综合征等)、产道因素(如宫颈松弛)、习惯性早产或流产以及胎儿本身因素等。产前做好产、儿科医生会诊制度,提前做好分娩前的各项准备措施,包括给予产前糖皮质激素、抗分娩药物和抗生素的合理使用,适时终止妊娠。对于救治能力不足的分娩单位,应采取宫内转运的方式将存在早产高危因素的孕妇及时转运到有早产儿抢救经验的围产医学中心,可以显著降低早产儿的病死率。

几乎所有的超早产儿在出生时均需帮助才能建立自主呼吸并维持正常的血氧交换,以度过生命的最初阶段。每个分娩现场均应有经验的复苏人员在场,如胎龄 ≤28 周,则至少需要有 2 名以上复苏人员参加,尽可能进行"温柔"复苏。在施救的同时,应注意避免医源性损伤,以保证高质量的预后。

二、产前糖皮质激素的应用

有早产可能的孕妇接受一个疗程的产前糖皮质激素,可以降低早产儿死亡和呼吸窘迫综合征（respiratory distress syndrome，RDS）风险、还可以降低早产儿脑室内出血，以及 NEC 的风险。2019 年，欧洲 RDS 防治指南也明确提出：从有存活可能孕周到孕 34 周，有高危因素的孕妇应给予单疗程产前激素，第一疗程产前激素使用后超过 1~2 周，胎儿孕周仍小于 33 周，再次发生早产危险时，可以考虑使用第二个疗程产前皮质激素。

三、产房中的体温管理

复苏时或复苏后的低体温不但可能引起代谢率增加、酸碱平衡紊乱、呼吸问题如 RDS、喂养困难、水肿、低血糖及出血倾向等，在极低出生体重儿还易引起肺出血及颅内出血等，且早产儿的病死率显著增加。保持产房、手术室合适的室温，将辐射抢救台预热至 32~34℃，或根据早产儿的出生胎龄置于中性温度下。对于胎龄<32 周的早产儿，复苏时可不擦干，立即将其头部以下躯体和四肢放在清洁的塑料袋内或用塑料薄膜包裹，戴棉绒帽子以减少头部散热；复苏完成后应使用转运暖箱或预热毯子包裹转运至 NICU。需要供氧时，应注意气体的加温和加湿。建议早产儿体温应始终维持在 36.5~37.5℃；注意监测体温变化，避免体温过高（>37.5 ℃）或过低（<36.5℃）。

四、延迟脐带结扎

胎儿从出生过渡到新生儿阶段，肺部有效通气的建立，随之出现的肺毛细血管开放，气体的交换从胎儿期的胎盘循环向出生后的肺循环过渡。如在肺通气开始之前过早结扎脐带，有 30%~50% 的血容量留在胎盘和脐带血管内，胎龄越小，胎盘脐带内滞留的相对血容量越大，可引起早产儿循环血量不足。延迟脐带结扎（delayed cord clamping，DCC）可以保持早产儿在脐带完整、通过胎盘的气体和营养交换不中断的情况下，先建立良好的通气。通过延迟结扎脐带，随着有效通气的建立，可使这部分血液进入初生婴儿的循环，减少生后低血压或器官低灌注的发生。早产儿 DCC 可增加胎盘输血，有助于血流动力学稳定，降低新生儿脑室内出血（intraventricular hemorrhage，IVH）和新生儿坏死性小肠结肠炎（necrotizing enterocolitis of newborn，NEC）等的发生风险，减少低血压的发生和早产儿的输血次数；此外，还可能增加转移各种高浓度的干细胞，这种与生俱来的干细胞疗法可能促进极早产儿的免疫机能和损伤修复能力。所有早产儿（包括极早产儿）在条件允许时，均可延迟至少 1 分钟结扎脐带。

某些情况下，如单绒毛膜双羊膜囊双胎、多胎妊娠、胎盘早剥、前置胎盘、严重胎儿窘迫等，DCC 可能存在不确定的风险；可考虑采用脐带挤压（umbilical cord milking，UCM）的方法作为 DCC 的替代，沿着完整或游离的脐带从胎盘端向胎儿端重复挤压 2~4 次，进入胎儿循环中的血量可达到同样的效果，但可能存在血压或血容量在较短时间内剧烈波动的风险，实际应用中应慎重。不推荐对超早产儿实施 UCM。

五、复苏时的用氧管理

早产儿复苏过程中，使用高浓度氧或低浓度氧复苏均可能造成组织器官的损害。特别是对于胎龄<28 周的早产儿复苏,使用较低浓度或空气复苏可能延迟心率恢复正常的时间并有可能增加死亡风险;而使用高浓度氧进行复苏,又可能造成组织器官的过氧损害,增加支气管肺发育不良(broncho-pulmonary dysplasia,BPD)或早产儿视网膜病(retinopathy of prematurity,ROP)的风险。2019 年欧洲 RDS 防治指南建议对胎龄<28 周者以 30% 氧浓度开始复苏,胎龄 28~31 周者可使用 21%~30% 氧浓度开始复苏,胎龄 ≥ 32 周者使用 21% 氧浓度(空气)开始复苏。对于我国部分基层医院没有配备空氧混合仪,2016 年中国新生儿复苏指南建议,早产儿开始给 21%~40% 浓度的氧进行复苏。

在复苏过程或 NICU 的救治过程中,同样应避免血氧饱和度的波动,使用脉搏血氧饱和度监测仪。复苏时如未达到目标血氧饱和度,应以每分钟 10% 的速度提高吸氧浓度,直至达到目标血氧饱和度;不可快速增加吸氧浓度,以避免血氧波动。

六、复苏时 CPAP 或 PEEP 的应用

早产儿由于肺发育不成熟,呼吸肌不能产生足够的收缩力将肺泡扩张。因此,早产儿早期规律呼吸的建立往往是通过数次微弱的呼吸逐渐打开肺泡;同时由于肺泡内表面活性物质不足,稳定的功能残气维持非常困难;因此需要给予一定的气道正压[持续气道正压通气(continuous positive airway pressure,CPAP)或呼气末正压通气(positive end expiratory pressure,PEEP)]以维持适当的功能残气量。包括胎龄 23 周、24 周的超早产儿,大部分早产儿均有自主呼吸,因此,并非需要常规气管插管;气管插管仅限于无自主呼吸或对面罩正压通气无效的早产儿。早产儿复苏时建议使用能产生 PEEP 的 T- 组合复苏器进行复苏,初始可给予 6~9cmH$_2$O 的 PEEP,适当的 PEEP 不仅与维持适当的功能残气量相关,也对维持早产儿肺表面活性物质功能有益。对于出生时有自主呼吸的早产儿,即使吸入低浓度氧能够维持目标血氧饱和度,也应早期使用经鼻 CPAP 维持肺泡的持续开放,它可以降低气管插管率和使用肺表面活性物质的患儿数量。

七、产房中肺表面活性物质的应用

即使产前孕母使用了糖皮质激素,仍然有一部分早产儿肺泡内表面活性物质(pulmonary surfactant,PS)产生不足甚至缺乏,肺泡不能维持持续开放状态,肺毛细血管床也不能扩张,这部分早产儿需要在产房或手术室内分娩后尽快使用气管插管正压通气。产房中早产儿是否需要预防性使用 PS,一般只针对严重的早产(孕周<24~26 周)和存在高危因素者应用(如未用产前皮质激素或疗程不足等)。如出生时早产儿有自主呼吸,应先给予经鼻 CPAP,当 CPAP 压力 ≥6cmH$_2$O,吸入气氧浓度(fractional concentration of inspired oxygen,FiO$_2$)>0.3,仍不能稳定达到目标血氧饱和度的,可以尽早考虑给予气管内注入一剂 PS。气管内注入的方法可以采用气管插管、导管内注入 PS,然后随即拔管改经鼻 CPAP(INSURE 法),或微创注入法(LISA/MIST 法)。目前的研究显示采用 LISA/MIST 法与 INSURE 法同样有效,且减少了气管插管过程可能造成的气道损伤。

八、持续性肺膨胀

由于早产儿,特别是小胎龄早产儿,其最初的自主呼吸努力不足以很好地扩张肺泡和清除肺液,虽然可通过正压通气,达到扩张肺泡的目的,但对于极其脆弱的早产儿,如果正压通气使用不当,仅几次过潮气量的不当通气,即足以引起广泛的肺组织损伤。研究也发现,通过给予1~2次持续时间较长(15~20秒)的恒定正压(20~25cmH$_2$O),可使闭陷的肺泡更快地打开,肺液被更快地清除,且对维持功能残气量有较好的作用。但也有研究发现,显著增加了死亡和/或BPD的风险。因此,对于接受正压通气的早产儿,不建议常规使用超过5秒的持续性肺膨胀措施。

总之,对于早产儿复苏,应在常规推荐的新生儿复苏流程基础上,注意流程以外的保护性复苏措施,做到产前适时处理,产时"温和"复苏,在抢救生命的同时,更应关注后续高质量的生存。

第十节　重度窒息濒死儿的复苏

新生儿窒息是我国新生儿死亡的主要原因之一,而重度窒息濒死儿(简称濒死儿)又是其死亡的主要人群,其发生率占活产儿的0.25‰~1.3‰。50%~60%的濒死儿可复苏成功,且存活者中2/3都是正常的,即使是超低出生体重儿也有50%的存活机会。因此,对于"濒死儿"应采取积极复苏的态度,娩出时即刻实施有效、高质量通气和迅速恢复循环是"濒死儿"复苏的关键步骤。

一、重度窒息濒死儿的定义

重度窒息濒死儿是指出生时因窒息处于继发性呼吸暂停阶段的终末期,处于死亡边缘即"正在死亡"(be dying)的初生儿,亦称"近死产儿"(near stillborn infant)。临床表现为:在出生时面色灰暗苍白、无自主呼吸,全身瘫软没有肌张力,对复苏的刺激无反应,听诊完全无心跳或仅有偶尔的几次心跳;但经过有效的新生儿复苏后,患儿对复苏有反应,至1分钟、5分钟,甚至更长时间,能缓慢恢复心跳,此时进行Apgar评分可能得分,即通常所说的Apgar 0~1分儿。但在临床上应注意区别并非所有的"Apgar 0~1分儿"均为"濒死儿",更不能简单将重度窒息新生儿与"濒死儿"等同。另外,也应注意"死产"和"濒死儿"的区别。分娩过程中(无论是阴道分娩还是剖宫产)出现胎儿心跳停止,娩出后属于真正的"死产"还是"濒死儿"状态,在刻不容缓的复苏现场很难做出判断,此时采取即刻高质量的复苏是关键。濒死儿往往对复苏有反应,而真正"死产"儿则对复苏完全无反应。如果出生即刻,复苏医生犹豫、不作为或复苏不当,则往往将部分实际上属活产的"濒死儿"推入"死产"。全球每年有近三百万名所谓的"死产"儿,如果其中1%能得到积极正确的复苏,则每年将有 3 万名濒死儿得以最终抢救存活。

二、濒死儿的复苏流程图

新生儿复苏流程图作为一个通常情况下对分娩时新生儿的复苏,确可以减少新生儿窒息及其并发症的发生,但对濒死儿则应作为一种极端情况进行特殊处理,不能墨守成规,应该灵活掌握。在常规复苏流程的基础上可参考以下濒死儿复苏流程图(图 1-31),强调快而有序的复苏。

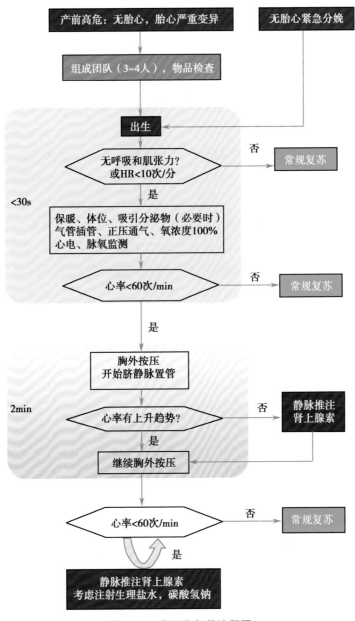

图 1-31 濒死儿复苏流程图

三、濒死儿复苏前的准备

1. **复苏器械的准备**　濒死儿的复苏必须分秒必争,复苏过程中的任何耽搁和延误都可能造成无可挽回的后果。因此,第一个分娩现场均应预先配足新生儿复苏设备和药品,做到随手可得、随时可用;对相关的复苏设备、器具和药品应指定责任人每天例行检查,复苏前再由复苏人员亲自检查是否完好无缺,并处于待用状态(如喉镜电池,灯是否足够亮);复苏完成后要及时做好有关清理、消毒和补充。

2. **人员准备**　每个分娩医院应组成至少一支人员相对固定的新生儿复苏团队,定期开展新生儿复苏技能培训和团队合作训练,团队成员应明确负责人和各自的分工,做好复苏计划。在濒死儿复苏现场最好有 3~4 名分工明确、配合密切、技术娴熟的复苏人员在场。主复苏者预先站在患儿头侧,负责体位、快速气管插管和正压通气;一名助手站在左侧或右侧,负责协助主复苏者行气管插管并在正压通气的同时进行胸外按压;另一名助手负责放置心电监测的电极片、脉搏血氧饱和度探头,并负责脐带处理,脐静脉置管或穿刺、给药(包括气管内和脐静脉)等;一名巡回医护人员负责氧气、吸引器、配药和传递物品等。

3. **识别产前高危因素**　产前高危因素包括胎盘早剥、产前大出血、子痫或重度子痫前期、严重胎儿窘迫、多胎妊娠、双胎输血综合征、严重围产期感染、孕妇发生意外如外伤和昏迷、过量使用镇静剂或麻醉剂,以及产前已明确的母儿严重疾病等;产程中突发的高危因素如脐带脱垂、打结、扭转,以及各种难产、急产、产时大出血等。以上情况除了进行快速正确的产科处理外,应及时通知新生儿复苏团队提前到达分娩现场。

四、濒死儿的复苏

(一)濒死儿的判断和初步处理

除了孕妇分娩前和分娩时的高危因素评估外,产时的胎心监护和产科医生、助产士的临床经验和判断也非常重要。濒死儿娩出时几乎无任何反应、亦无肌张力和呼吸动作;按 6 秒钟评估心率法,此时 6 秒内仅仅只能听到微弱的 0~1 次心跳,因此,出生时常常心率<10 次 /min。产科医生或助产士应该即刻断脐(用止血钳钳夹断脐,保留大部分脐带),同时迅速将患儿放在预热的复苏台上,头部朝向主复苏者,此时喉镜已打开并灯亮,复苏者左手持镜,右手拿好带管芯的气管插管,站好位置,立即行气管插管。

(二)人工通气和胸外按压

1. **复苏顺序**　气管插管正压通气是濒死儿复苏的关键措施,出生后即刻由技术熟练的复苏者完成气管插管人工通气,同时放置心电监护电极片和脉搏血氧饱和度监测探头。此时常规的吸痰、擦干、刺激等动作均需暂缓;气管插管行数次正压通气后,评估患儿心率是否有改善;如快速改善或心率>60 次 /min,则进入常规的复苏流程;如无改善或改善不明显(心率<60 次 /min),则即刻行胸外按压;另一助手则迅速行脐静脉穿刺或置管;全过程所耗时间越短则成功率越高,一般勿超 30 秒就应全部准确施行到位。胸外按压可以为心脏和大脑提供重要血流,强调 2 分钟无中断的正压通气配合胸外按压,操作过程中根据心电与脉

搏血氧监测评估复苏效果;如心率、脉搏血氧饱和度无上升,可尽早使用气管内或脐静脉内注入肾上腺素;如有上升趋势则可继续 2 分钟不间断的正压通气和胸外按压。切忌先行胸外按压再插管正压通气,因为没有肺泡通气的胸外按压是无效的,可能耽误组织器官恢复氧供的时间。经 2 分钟不间断的正压通气和胸外按压,再次评估心率,如心率>60 次 /min,则可转入常规复苏流程;如心率仍然<60 次 /min,则考虑再次使用肾上腺素或必要时扩容等处理。

2. 给氧方法 建议濒死儿复苏开始即可使用 100% 的氧气。同时考虑到复苏时人工通气的速率可能较普通复苏时快,因此建议氧气流量增至 10~15L/min,以保证复苏囊的储气袋始终充满,有较高浓度的氧气输出。一旦循环恢复,根据目标血氧饱和度值将吸入氧浓度调整到适当浓度。避免组织内氧过多,但同时要确保输送足够的氧。

3. 清吸气道 对于濒死儿的复苏,口咽部吸引可暂缓,除非咽喉部有较多分泌物影响插管时,气管插管正压通气后,复苏者可根据经验判断是否需进行气管内吸痰,评估缺氧与气道堵塞情况,原则是"谁重谁先行",目的是迅速恢复肺泡氧合。对羊水胎粪污染的患儿,若插管后见气管内有胎粪涌出,或感觉胎粪特别黏稠,堵塞气管导管,则应先行胎粪吸引管吸引。复苏团队应密切配合,尽可能缩短时间,以提高抢救成功率。

4. 高质量的心肺复苏 对于濒死儿的复苏,胸外按压与正压通气的频率按 90 次 /min 的胸外按压和 30 次 /min 的正压通气,可能并不能达到最好的效果,如果这样,可尝试提高各自速率,胸外按压按 120 次 /min,更接近正常新生儿心率,人工通气按 40~60 次 /min,以增加每分通气量,此时胸外按压与人工通气的比例不一定按 3:1 的比例配合进行。此外,要以足够的深度进行胸外按压,胸外按压深度为新生儿胸廓前后径的 1/3,保证每次按压后胸廓回弹,并尽可能避免按压中断。

濒死儿的高质量心肺复苏还包括:①新生儿气管插管人工通气时,对于正压通气的压力设置,按复苏指南一般初始压力约 20cmH$_2$O,无改善时增加至 30cmH$_2$O,并小心地提高直至 40cmH$_2$O,但对濒死儿逐渐提高压力的方法进行复苏可能会延误抢救时机。复苏者可根据个人经验(复苏时个人捏气囊的手感)和现场情况选择适当的初始压力,有效后再逐渐下调压力,维持适当的氧合;正压通气时也需注意避免发生气漏和过度通气。②强调围绕 2 分钟无中断的心肺复苏,建议新生儿分娩后尽早进行心率和氧饱和度的监测,不要因为"听心率、看呼吸"而中断正压通气和胸外按压。

(三)复苏用药

对于濒死儿复苏几乎一定会用药,且需要尽早使用。复苏前即应准备好相应药物,以备随时可用。一旦气管插管成功,在进行正压通气和胸外按压的同时,助产士就应处理脐带,行脐静脉插管。无论是气管内用药还是脐静脉给药,开始用药量要足够,气管内用药时每次使用 1:10 000 肾上腺素 1.0ml/kg;脐静脉内用药时剂量为 1:10 000 肾上腺素每次 0.3ml/kg,保证药物能充分进入血循环而发挥作用。如脐静脉置管不成功,可以考虑胫骨骨髓腔内用药,不建议外周静脉用药。

五、加强新生儿复苏后的处理

复苏后的治疗应包括继续进行适当的呼吸、循环支持，防治神经系统并发症等。其治疗的初始和长期目标包括：①转入有治疗能力的新生儿重症监护病房，在恢复有效循环后优化心肺功能和保证重要器官灌注；②加强呼吸、循环和脑功能的监测；③适当控制体温（包括亚低温）避免高温以促进神经功能恢复；④预测、治疗和防治多器官功能障碍，包括避免过度通气和用氧过多。

（余彦亮 林冰纯）

参 考 文 献

［1］桂永浩，薛辛东. 儿科学 [M]. 3 版. 北京：人民卫生出版社，2015：108-109.

［2］桂永浩，申昆玲. 儿科学 [M]. 2 版. 北京：人民卫生出版社，2021：53-55.

［3］韩玉昆，杨于嘉，邵肖梅，等. 新生儿缺氧缺血性脑病 [M]. 2 版. 北京：人民卫生出版社，2010：15-19.

［4］中华医学会围产医学分会新生儿复苏学组. 新生儿窒息诊断的专家共识 [J]. 中华围产医学杂志，2016，19 (1)：3-6.

［5］中国新生儿复苏项目专家组，中华医学会围产医学分会新生儿复苏学组. 中国新生儿复苏指南 (2021 年修订)[J]. 中华围产医学杂志，2022，25 (1)：4-12.

［6］AZIZ K, LEE HC, ESCOBEDO MB, et al. Part 5: Neonatal resuscitation 2020 American Heart Association guidelines for cardiopulmonary resuscitation and emergency cardiovascular care [J]. Pediatrics, 2021, 147 (1): 161-190.

［7］BRUCKNER M, LISTA G, SAUGSTAD OD, et al. Delivery room management of asphyxiated term and near-term infants [J]. Neonatology, 2021, 118: 487-499.

［8］MOSHIRO R, MDOE P, PERLMAN JM. A global view of neonatal asphyxia and resuscitation [J]. Front Pediatr, 2019, 11: 489.

［9］DANLADI J, SABIR H. Perinatal infection: A major contributor to efficacy of cooling in newborns following birth asphyxia [J]. Int J Mol Sci, 2021, 22 (2): 707.

［10］JOYNT C, CHEUNG PY. Cardiovascular supportive therapies for neonates with asphyxia-A literature review of pre-clinical and clinical studies [J]. Front Pediatr, 2018, 6: 363.

［11］BAIK N, O'REILLY M, FRAY C, et al. Ventilation strategies during neonatal cardiopulmonary resuscitation [J]. Front Pediatr, 2018, 6: 18.

［12］LINGAPPAN K, ARNOLD JL, FERNANDES CJ, et al. Videolaryngoscopy versus direct laryngoscopy for tracheal intubation in neonates [J]. Cochrane Database System Rev, 2018, 6: CD009975.

［13］QURESHI MJ, KUMAR M. Laryngeal mask airway versus bag-mask ventilation or endotracheal intubation for neonatal resuscitation [J]. Cochrane Database System Rev, 2005, 3: CD003314.

［14］ISABEL TC, ANNA PL, ANGEL SI. Oxygen and oxidative stress in the perinatal period [J]. Redox Biology, 2017, 12: 674-681.

［15］CHEN X, LI H, SONG J, et al. The resuscitation of apparently stillborn neonates: a peek into the practice in China [J]. Front Pediatr, 2020, 8: 231.

第二章 非机械通气的氧气吸入治疗

新生儿呼吸治疗的主要目的是保证生理需要的通气量，改善机体的供氧，纠正呼吸性酸中毒，防止乳酸性酸中毒和休克，减少肺血管阻力增高所致的心脏或动脉导管水平的右向左分流。氧气疗法是新生儿呼吸治疗的重要组成部分，其作用是提供适当浓度的氧，以提高血氧分压和血氧饱和度（saturation of blood oxygen，SO_2），从而保证组织的供氧，消除或减少缺氧对机体的不利影响。新生儿低氧血症是新生儿呼吸功能障碍的常见表现，因肺和/或全身疾病导致通气和/或换气的任何环节障碍所致，严重者伴组织缺氧，细胞代谢和器官功能损伤，出现不可逆损伤及严重神经系统后遗症，甚至威胁生命。新生儿出现呼吸功能障碍及低氧血症时，应当积极治疗原发病，适当增加供氧提高肺泡氧分压，改善通气、换气功能，纠正低氧血症。氧气疗法的方式包括非机械通气的氧气吸入治疗、以机械通气方式递送给氧（如各种无创正压通气、常频机械通气、高频振荡通气等），以及体外膜氧合方式进行生命支持等。国内外的许多研究已证实，氧如同其他药物一样，若使用不当会发生多种不良反应和并发症，如早产儿视网膜病（retinopathy of prematurity，ROP）和支气管肺发育不良（bronchopulmonary dysplasia，BPD）等，甚至造成中毒引起严重后果。目前国内外对新生儿氧疗方法及并发症的预防都有了新的认识，提出了新的措施。本章主要介绍非机械通气的氧气吸入治疗（以下简称"氧疗"）。

第一节　新生儿低氧血症的病因与病理生理

低氧血症是呼吸功能障碍时的常见表现，一般由通气/换气中任何环节的障碍所致，严重者伴有组织缺氧，导致细胞代谢和器官功能障碍，甚至威胁生命。机体对缺氧的耐受力远较 CO_2 潴留更低，因为体内氧储存量极少，正常成人包括功能残气量在内仅有 1.5L，而每分钟耗氧量>250ml，如果中断氧来源约 6 分钟即将耗尽体内氧储备。尤其是新生儿的重要组织器官如脑细胞对缺氧很敏感，持续严重缺氧常发生不可逆的损伤。

一、新生儿低氧血症的病因

（一）宫内缺氧的病因

1. **产妇血氧不足**　如产妇麻醉、心力衰竭、一氧化碳中毒等。

2. **产妇低血压**　如妊娠子宫压迫下腔静脉和主动脉、麻醉等。

3. **催产素使用不当**　引起强直性子宫收缩。

4. **胎盘供血不足**　如胎盘早剥、前置胎盘、妊娠高血压综合征等。

5. **脐带血流受阻**　如脐带受压、打结和脱垂。

6. **分娩异常**　如急产、滞产和臀位产等。

（二）生后缺氧的病因

1. **各种原因导致的重度贫血**　如新生儿出血症、新生儿溶血病等。

2. **休克**　如低血容量性休克、感染性休克等。

3. **中枢性呼吸功能低下**　由脑缺陷、麻醉或损伤（如颅内出血、缺氧缺血性脑病等）所致的呼吸障碍。

4. **氧合不足**　如重症青紫型先天性心脏病或各种肺部疾病（如肺炎、呼吸窘迫综合征、肺出血等）。

（三）新生儿缺氧易感因素

新生儿由于自身生理特点对缺氧的耐受性差，易致缺氧：新生儿胸腔较小，肺泡直径小，呼吸肌较弱、张力低，主要靠膈肌运动进行呼吸，当新生儿腹胀时易加重呼吸困难致低氧血症；呼吸频率快，故呼吸功大；神经系统功能欠健全，尤其早产儿呼吸中枢发育不完善，呼吸节律常不规则，甚至发生呼吸暂停；肺泡Ⅱ型上皮细胞发育不成熟，表面活性物质生成不足等，这些都是促使呼吸衰竭发生的危险因素。此外，胎儿出生后循环系统发生变化，脐带结扎，在开始呼吸后肺血管阻力降低，卵圆孔、动脉导管功能性关闭，如果肺循环阻力持续增高，可使其持续开放，形成右向左分流，加重低氧血症。新生儿血液的特点是血红蛋白中血红蛋白F（hemoglobin F，HbF）占 70%~80%，氧解离曲线左移，血红蛋白与氧亲和力较强，可加重组织缺氧。儿童对体液及电解质的需求也较大，在应激状态下易发生水电解质失衡，影响改善呼吸功能治疗的效果。因此，新生儿呼吸系统疾病时特别需要警惕呼吸衰竭发生的可能性。

二、低氧血症的病理生理变化

正常细胞功能依赖于持续不断的氧供，吸入氧通过肺泡毛细血管膜进入肺毛细血管血液中。肺泡氧压为 150mmHg（海平面高度，吸入空气），静脉血氧压为 40mmHg，线粒体中氧压为 10mmHg，这种氧压梯度构成氧向细胞传递的动力。

血液中的氧大部分与血红蛋白结合，小部分溶解于血浆。动脉血氧分压（arterial partial pressure of oxygen，PaO_2）与血红蛋白氧解离曲线的关系呈"S"形。当 $PaO_2 > 90$mmHg，曲线呈平台，血红蛋白几乎呈饱和状态。当 PaO_2 处于低值时，曲线陡直向下，氧可以迅速释放至组织。

氧与血红蛋白亲和力受 pH 值、2,3- 二磷酸甘油酸(2,3-diphosphoglyceric acid,2,3-DPG)、体温、胎儿血红蛋白的影响(图 2-1)。

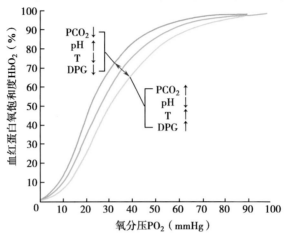

图 2-1　氧解离曲线及其影响因素

PCO$_2$：动脉血二氧化碳分压；PO$_2$：动脉氧分压；
DPG：2,3- 二磷酸甘油酸；T：体温。

氧容量和氧输送必须大于氧的消耗,才能保证组织有足够的氧。足够的氧含量依赖于正常的血红蛋白浓度和 PaO$_2$。氧向组织的传输取决于血容量、心率、心功能。

(一)急性缺氧时机体病理生理改变分期

第 Ⅰ 期(过度呼吸期):缺氧初期,呼吸活动加强,呼吸加深加快,心率稍增快,血压上升伴轻度呼吸性酸中毒,血 pH 值>7.25,持续 1~2 分钟。

第 Ⅱ 期(原发性呼吸暂停期):呼吸暂停,对刺激有反应,心率减慢,肌张力尚好,出现代谢性酸中毒,血 pH 值 7.25~7.0,此时呼吸虽抑制,但可以克服,持续 1~2 分钟。

第 Ⅲ 期(喘息期):呼吸深而不规则,心率减慢,酸中毒,血 pH 值 7.20~7.0,末梢血管收缩,血压降低,心肌缺氧,皮肤苍白,肌张力增强,持续 5~6 分钟。

第 Ⅳ 期(继发性呼吸暂停):呼吸停止,心率减慢,可低于 60 次 /min,血压下降,皮肤苍白,肌张力低下,血 pH 值<7.0,持续 5~6 分钟。

(二)低氧血症时机体组织细胞代谢改变

1. 能量生成不足和代谢性酸中毒　细胞的能量代谢主要在线粒体中进行。当 PaO$_2$ 降低至 4.0~4.7kPa(30~35mmHg)时,线粒体的能量代谢就转为无氧代谢。在无氧糖酵解情况下,产生三磷酸腺苷的数量只相当于有氧氧化的 1/20,不能满足细胞生存和维持各种功能的需要,引起一系列器官(尤其脑、心、肾等)功能代谢变化。缺氧导致糖酵解增强,生成的大量丙酮酸不能进入三羧酸循环进行氧化分解,乳酸蓄积,形成代谢性酸中毒。

2. 细胞内外离子分布紊乱　呼吸衰竭时,因缺氧而能量产生不足,导致 Na$^+$-K$^+$ 泵功能障碍,结果 K$^+$ 自细胞内移出而进入组织间液和血液,Na$^+$ 和 H$^+$ 进入细胞内取代 K$^+$。这种不正常的离子变动,加重了细胞内酸中毒,细胞外 K^+ 增加,细胞内渗透浓度增高,引起细胞内水肿。

3. 溶酶体酶释放　缺氧和酸中毒时,溶酶体稳定性降低(脆性增加和通透性降低),导致溶酶体膜破裂,溶酶体酶释放。释放出的强力的酸性水解酶,能直接破坏细胞本身的成分,引起细胞内消化、自溶而坏死。此时,在酸性环境中,溶酶体酶能激活缓激肽原为缓激肽,蛋白分解酶还作用于肥大细胞,引起组织胺、5- 羟色胺等活性物质释放。其次,溶酶体破裂还释出大量纤维蛋白溶酶原活化素,后者入血则可使纤溶酶原转化为纤溶酶,溶解纤维蛋白,破坏了凝血与纤溶过程中的动态平衡。

4. 新生儿缺氧时氧自由基与再灌注损伤　氧自由基的损伤机制包括:①破坏脂质细胞膜;②破坏蛋白质和酶;③破坏核酸和染色体;④破坏细胞间质。缺血后的再灌注比单纯缺血更为严重,在缺氧缺血的低灌注和再灌注阶段中会出现一系列生化代谢改变及脏器与功能损伤。

5. 细胞因子在缺氧缺血性脏器损伤中的作用　新生儿缺氧缺血是与炎症反应相关的病理过程,参与这些炎症反应与免疫反应的细胞因子种类很多,包括白介素 -1、白介素 -2 和白介素 -6,干扰素(interferon,IFN)、肿瘤坏死因子(tumor necrosis factor,TNF)-α 和 TNF-β、转化生长因子(transforming growth factor,TGF)、集落刺激因子(colony-stimulating factor,CSF)等。在新生儿各种疾病出现的缺氧缺血过程中,这些细胞因子以及细胞间黏附分子表达增强,表现出全身性炎症反应的本质,加重脏器病理损伤。

第二节　缺氧的临床诊断与氧疗适应证

氧疗即用合适的给氧方式纠正机体因各种原因引起低氧血症的辅助治疗方法,是治疗各种原因引起的低氧血症和缺氧的重要对症措施,其目的是以适当的方式给患儿输送氧气,提高肺泡氧分压(alveolar partial pressure of oxygen,P_AO_2),改善肺泡气体交换和氧运输过程,从而提高动脉血氧分压(arterial partial pressure of oxygen,PaO_2),纠正缺氧,防止缺氧对机体组织和器官的不良影响和损害,同时应注意避免发生氧的不良反应或氧中毒。正确诊断缺氧和掌握氧疗的指征,是正确应用氧疗的前提。

一、缺氧的临床诊断

缺氧是一急症,严重时威胁患儿生命,在全面检查明确病因之前即需紧急处理,因此,临床医师判断患儿是否存在缺氧是非常重要的。可根据缺氧的症状、体征和血气分析进行判断。

(一) 呼吸窘迫表现

1. 呼吸急促　足月新生儿安静时呼吸持续>60 次 /min,早产儿安静时呼吸持续>80~

100 次 /min,是患儿氧供不足时最早的增加通气及摄氧的代偿方式。

2. **吸气三凹征** 在增加呼吸频率仍不足以代偿氧的供需矛盾时,膈肌和辅助呼吸肌即加强做功,增加吸气力度和深度以增加潮气量,出现吸气时胸骨上、下及肋间隙凹陷。

3. **鼻翼扇动、鼻孔扩张** 新生儿呼吸气流主要经过鼻道,呼吸费力时出现鼻孔扩张和鼻翼扇动。除鼻后孔闭锁、鼻塞等特殊情况外,张口呼吸罕见。

4. **呼气呻吟** 是呼气相后期声门关闭气流冲击声带的声音。呼气相后期声门关闭是肺泡萎陷性疾病时的一种代偿方式,有利于增加功能残气量,防止肺泡进一步萎陷。

(二)呼吸衰竭表现

1. **呼吸困难** 呼吸频率持续>60 次 /min,伴明显的三凹征和呼气呻吟,危重病例呼吸反而减慢(<30 次 /min),节律不整甚至呼吸暂停。

2. **青紫或发绀** SO_2<80% 时可出现发绀;而严重贫血时,虽 PaO_2 已达 8kPa(60mmHg)以下,但由于还原血红蛋白未到 5g/dl,发绀可不明显。需除外周围性及其他原因的发绀。

3. **神志改变** 精神萎靡,反应差,肌张力低下。

4. **循环改变** 肢端凉,皮肤毛细血管再充盈时间延长,心率<100 次 /min。

临床诊断呼吸衰竭时,第 1、2 项必备,3、4 项做参考。

(三)血气分析

血气分析是确诊有无低氧血症和缺氧的金标准,对鉴别病因、分析产生缺氧的机制和指导治疗均有重要意义。正常新生儿在海平面吸入空气时的 PaO_2 为 10.7~13.3kPa(80~100mmHg),<10.7kPa(80mmHg) 为低氧血症;<6.67kPa(50mmHg) 为缺氧,称 I 型呼吸衰竭,提示换气功能障碍。如伴动脉血二氧化碳分压(partial pressure of carbon dioxide in arterial blood,$PaCO_2$)升高>6.67kPa(50mmHg),称 II 型呼吸衰竭,提示通气功能障碍。

二、氧疗的适应证

凡低氧血症以及有组织缺氧者,均为氧疗的指征。但由于机体具有一定的代偿适应能力,氧疗在临床上仅用于缺氧较显著及有临床症状者。

(一)临床指征

1. **发绀** 新生儿出现发绀时缺氧已较严重,其 PaO_2 约相当于 7.33kPa(40mmHg)或动脉血氧饱和度(SaO_2)<85%,是氧疗的明确指征。在分析新生儿发绀时,需注意以下因素所造成的影响:①血红蛋白(hemoglobin,Hb)浓度:在 Hb 为 200g/L,SaO_2 降至 85% 时出现发绀;而在 Hb 为 90g/L 时,SaO_2 需降到 67% 时才出现发绀;在严重贫血时,虽 PaO_2 已低于 7.33kPa,由于还原血红蛋白未到 50g/L,发绀仍可不明显;若 Hb 浓度过高,如红细胞增多症,即使 PaO_2 正常,皮肤亦可以出现发绀。②异常血红蛋白:在成人,Hb 主要为 HbA,PaO_2 降至 42~53mmHg 时出现发绀;而在胎儿,因含有较多的 HbF,PaO_2 则需降至 32~34mmHg 时才出现发绀。高铁血红蛋白含量对发绀的观察有一定的影响,若碳氧血红蛋白含量较高和发生氰化物中毒,即使存在严重的低氧血症,发绀也可以不明显。③哭闹。④发绀部位:周围性发绀多见于四肢和口周(早期表现),中心性发绀则见于口唇和口腔黏膜;排除因局部

和末梢循环欠佳所致的发绀。⑤其他：如检查者的感觉差异、光线强度及患儿皮肤颜色（如种族差异、重度黄疸时）等均可影响对发绀程度的观察。

2. **呼吸异常**　包括呼吸急促或过慢，呼吸费力、吸气三凹征、鼻翼扇动、呼气呻吟等呼吸窘迫表现，频繁呼吸暂停等。

3. **心血管功能不全以及各种原因所致的休克**　可造成组织、器官血液灌注障碍，影响氧的运输能力，导致组织缺氧，故应及早氧疗。

4. **严重贫血**　贫血时血氧含量减低，可引起组织缺氧，因此对严重贫血患儿应给予氧疗。

5. **高热**　高热时氧消耗量增加，有低氧表现时应给予氧疗。

6. **意识障碍**　急性缺氧可引起患儿烦躁不安，甚至影响意识状态，对意识障碍伴有低氧血症患儿应予氧疗。

7. **心率过快**　缺氧早期可表现为心率加快，但非特异表现，对同时存在低氧血症患儿应给予氧疗。

8. **胎儿宫内窘迫**　有胎儿宫内窘迫或宫内窘迫趋势时，可考虑给予孕妇吸氧，可能对母儿均有一定的改善作用。

（二）血气指标

在吸入空气时，PaO_2<50mmHg 或 SaO_2 或经皮动脉血氧饱和度（percutaneous arterial oxygen saturation，SpO_2）<85% 者应给予氧疗。

三、氧疗的目标

目标维持 PaO_2 为 50~80mmHg，或 SaO_2（或 SpO_2）为 90%~94%。正常出生 1 小时内的新生儿和早产儿，其 PaO_2 为 50~60mmHg，24 小时后>70mmHg。一般来说，PaO_2 为 50~80mmHg 足以维持机体代谢需要，对于一些特殊情况（如先天性心脏病）PaO_2 维持在 40~50mmHg 也是可以接受的。

由于新生儿体内氧储备量少，缺氧仅数分钟即可耗竭。缺氧下器官的存活时间短暂，完全缺氧后脑组织约 10 秒钟，心脏、肝脏、肾脏约 5 分钟将失去功能，缺氧时间更长将发生不可逆的损害。故应强调一旦发现缺氧表现，应及时给予氧疗，纠正低氧血症，改善组织供氧。

第三节　新生儿氧疗方法

氧疗的方法很多，不同方法各有利弊，在氧疗方式选择上应遵循的基本原则是：从简单到复杂，从无创到有创，及时监测和调整，以能尽快达到改善缺氧为目的。在给氧前必须明确有无呼吸道梗阻，研究认为减轻呼吸道梗阻的辅助措施能使氧疗效果更好，特别是在疾病早期。

一、鼻导管法

为最常用的低流量给氧法（高流量氧气亦可通过鼻导管方式输送，关于高流量鼻导管氧疗将在"无创正压通气"章节中阐述），氧流量一般为 0.5~1L/min，不要超过 3L/min，包括单鼻导管、双鼻导管、鼻前庭及双鼻孔外置开孔式导管给氧法，适用于轻度低氧血症患儿；对气管切开的患儿，可进行气管内套管给氧。先清洗鼻腔再放置导管，鼻导管氧浓度估计为：吸入氧浓度（%）= 21 + 4 × 氧流量（L/min）；但这种计算是粗略的，易受患儿潮气量和呼吸频率的影响，患儿哭闹、张口可减少氧的吸入；有研究认为双鼻导管法吸入氧浓度过高，但其所应用的氧浓度分析仪测定探头置于鼻前庭，与吸入的氧气接触过早，测定结果并不令人信服。鼻导管吸氧简单、方便，缺点是吸入氧浓度较低，难以充分温、湿化，氧流量过大易刺激鼻咽部，造成患儿不适。若长期使用，鼻孔可能变干且易出血。

1. **鼻导管浅置法**　将导管由一侧鼻孔送至鼻前庭。氧流量：婴幼儿为 1~2L/min，新生儿为 0.3~0.5L/min。吸入氧浓度（inhaled oxygen concentration，FiO_2）为 0.25~0.3。

2. **鼻导管深置法**　将导管插入鼻咽腔中，可以保障 $FiO_2 > 0.3$。与鼻前庭吸氧比较，没有明显优势，且刺激性大，分泌物多，管口容易堵塞，部分小儿有时不能耐受。

3. **改良鼻导管法**　将内径 0.4cm 乳胶管结扎一端，在距末端 2cm 处剪一长形缺口，将此管横置并固定于鼻孔下方，令缺口部位对准鼻孔，用胶布将其固定于鼻上，氧流量多用 2~4L/min。此法方便、舒适，疗效亦佳。现已有更舒适的鼻导管，可经一侧鼻孔或双鼻孔鼻导管给氧（图 2-2）。

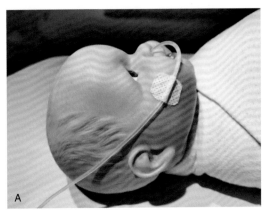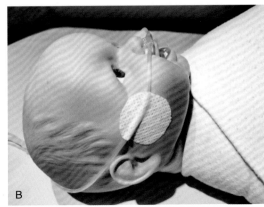

图 2-2　改良鼻导管法

A. 经一侧鼻孔鼻导管给氧；B. 经双侧鼻孔鼻导管给氧。

4. 对气管切开患儿，在进行气管内套管给氧时，氧导管深置法（6cm）血氧饱和度明显高于氧导管浅置法（2cm），现多主张气管内吸氧导管插入 6cm。

二、鼻塞法

通常采用双侧鼻塞（常用硅胶制成）置于患儿两侧鼻前庭，深约 1cm，用松紧带固定，适用于中度缺氧和需要较长时间吸氧的患儿,吸入氧浓度可调节。此法易固定,可确保供氧,在鼻塞密闭状态良好的情况下,FiO_2可达 0.80~0.90。使用鼻塞法给氧时,应注意鼻塞不能与皮肤黏膜接触压迫太紧,一般每 3 小时检查一次,以免引起组织损伤及坏死。

三、面罩法

包括简易面罩、带贮氧囊面罩和 Venturi 面罩吸氧法,适用于中、重度缺氧。面罩输氧很少在产房复苏以外的情境中使用。但有时会用面罩输送自由流量的氧气,作为 NICU 中低氧饱和度期间或气管插管前的临时措施。面罩与面部的距离会影响输送的 FiO_2。如果采用面罩缓解呼吸暂停,应尽量让 FiO_2 接近呼吸暂停发作前使用的水平。

1. **简易面罩(图 2-3)** 由塑料制成,氧气输入孔位于面罩底部,呼出气从面罩上多个出气孔排出;大小应以能罩住口、鼻为宜,两边以带子固定于头部,可连接于湿化加温器。吸入氧浓度的高低可通过氧流量大小及面罩的密封程度来调节。一般用氧流量为 1~2L/min,FiO_2 可达到 0.30 左右;当增至 3~4L/min 时 FiO_2 可达到 0.40。适用于中度低氧血症者。其优点是简单、方便,能达到较高吸入氧浓度,满足氧疗的需要。缺点为氧气消耗量大,面罩不易很好地固定。

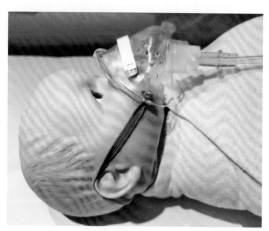

图 2-3 简易面罩给氧

2. **带贮氧囊面罩** 于面罩下端部位加一贮氧袋,与输氧导管相连,可提供高体积分数的氧气吸入。应用时要求氧流量 4~8L/min,保持氧袋呈持续半充满状态。此类面罩又分为两类:①部分重吸收面罩,无活瓣,贮氧袋与输氧导管相连,氧气输入时,部分进入贮氧囊,另一部分进入面罩内。患儿吸气时,吸入罩内及囊内气体,呼气时 1/3 气体进入贮氧囊,2/3 通过侧孔及面罩周围缝隙排出。当增加氧流量时 FiO_2 可达到 0.60 左右。②非重吸收面罩,贮氧袋与面罩间及面罩两侧均有薄橡胶片制成的单向活瓣,吸气时贮氧袋与面罩间活瓣开放,面罩两侧呼气活瓣关闭,而呼气时贮氧袋与面罩间活瓣关闭,面罩两侧呼气活瓣开放(图 2-4)。如面罩与面部放置紧密时 FiO_2 可达到 0.90~1.00。

3. **Venturi 面罩** 基本原理为在面罩下端装有一开孔的氧射流装置,利用氧射流产生的负压自开口侧孔带入一定量空气的面罩,用时调节不同氧流量可达到定量的 FiO_2,当氧流量为 4~6L/min 时 FiO_2 可达到 0.24~0.28;氧流量 8~10L/min 时 FiO_2 可达 0.35~0.40;氧流量为 10~12L/min 时 FiO_2 可达 0.50 左右。由于高气流速,CO_2 不易滞留。可用于中等度以上缺氧患儿(图 2-5)。注意要确保氧流量与 Venturi 装置标记一致,才能保证 FiO_2 准确;不应使用湿化瓶。由于流量太大,冷空气不断吹入易致新生儿面部降温,故不适用于早产儿。

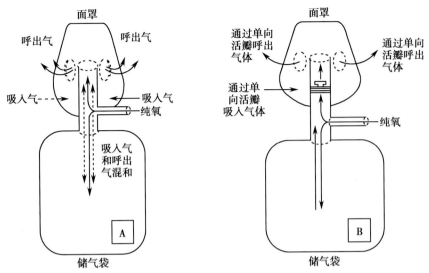

图 2-4　带贮氧囊面罩
A. 部分重吸收面罩；B. 非重吸收面罩。

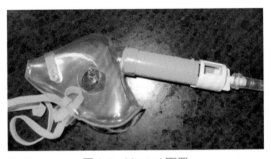

图 2-5　Venturi 面罩

四、头罩给氧法

头罩系高透明度有机玻璃制成，将患儿头部置于头罩内吸氧。输气管由罩顶部气孔送入，通过调节氧流量和气孔开放数控制吸入氧浓度。头罩给氧法（图 2-6）氧流量一般为 5~8L/min，氧流量 ≥10~15L/min 时，氧浓度可达到 80%~90%。氧流量过小易造成二氧化碳潴留在罩内。调节氧流量和气孔开放数，可改变 FiO_2。采用流经式系统加湿氧气，以防皮肤和吸入气体干燥。对于 <1 500g 的早产新生儿，应将氧气加温至与保温箱相同的温度。对于体重更重的婴儿，头罩内维持室温，以防呼吸过速。该法简单、方便，头部

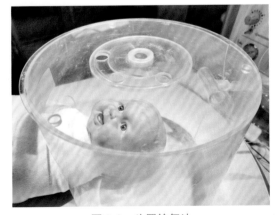

图 2-6　头罩给氧法

不需固定而能自由转动。头罩内氧浓度恒定,并保证了一定的湿度,可稀释气道分泌物以利排出,较面罩法吸氧更舒适;缺点是耗氧量大,罩内温度高,发热患儿及炎热夏季不宜使用;对长时间、高浓度头罩吸氧的患儿,应考虑改用呼吸机辅助呼吸。

头罩会妨碍护理人员接触婴儿的面部和头部,所以通常不用于为新生儿输氧,而仅在鼻导管不耐受的情况下使用。

进行头罩给氧时,可根据患儿体重轻重及头颈大小选择合适的头罩(大、中、小号头罩),罩于患儿头与颈部有一半圆形开口;纯氧吸入下,当氧流量在 3L/min 以下时,FiO_2 均<35%,使用中、小号头罩吸氧者血气提示可有二氧化碳潴留;氧流量在 3~5L/min 时,使用中、小号头罩吸氧者 FiO_2 为 35% 左右,使用大号头罩者 FiO_2 接近 30%,使用小号头罩者可有二氧化碳潴留;氧流量在 5~7L/min 时,使用中、小号头罩吸氧者 FiO_2 为 40%~50%,使用大号头罩吸氧者 FiO_2 者接近 40%,均无二氧化碳潴留;氧流量>7L/min 时,FiO_2 均在 50% 以上,均无二氧化碳潴留。提示在选择头罩吸氧及氧流量在 3~5L/min 时,选择大、中号头罩吸氧相对安全,对没有空氧混合器及氧浓度检测设备的基层医院具有一定的参考价值。

五、伺服控制保暖箱供氧

将输氧管直接放入暖箱,适用于需要暖箱保温的早产儿和低体重儿。伺服控制保暖箱供氧可实现氧浓度稳定。一般氧流量为 6~8L/min 时,氧浓度 28%~32%;氧流量为 5L/min 时,氧浓度为 26%~30%;但亦有研究表明,在氧流量为 2L/min、3L/min、4L/min、5L/min、6L/min 时,氧浓度分别为 21%~22%、23%~24%、24%~25%、25%~27%,以及 28%~30%。一项单中心小型试验显示,对于接受辅助供氧的早产儿,采用伺服控制保暖箱供氧与采用鼻导管供氧相比,低氧血症发作更少。

较多研究已经证实,新生儿窒息复苏时吸入 100% 纯氧,复苏效果并不优于吸入空气,相反,对某些指标,如存活率、神经系统状况,却有可能差于后者;初步研究表明,应用 30% 或 60% 浓度氧进行复苏可能较空气或 100% 氧复苏更好。因此,对足月儿,窒息复苏开始时最好选用空气复苏,而非纯氧复苏,吸入的氧气应通过空氧混合器供给,氧浓度根据 SpO_2 调节;若选用空气进行复苏,也须备用氧气,以便能对在 90 秒时窒息复苏效果仍不满意者立即改用纯氧复苏。早产儿在出生时即面临高氧化应激反应的危险,比足月儿更易受高浓度氧的损伤,临床上在对早产儿进行吸氧治疗时更应该谨慎小心;对胎龄 ≤32 周的早产儿,空气复苏较难达到目标氧合,可谨慎给予空氧混合气体,最好能在脉搏血氧饱和度仪监测下进行,避免高氧及低氧血症;若无空氧混合气体,可首先应用空气进行复苏。

第四节　停止氧疗或改用无创正压通气的指征

氧疗的目的是纠正低氧血症,改善组织供氧。当已消除患儿缺氧的病因,氧疗后病情稳定,精神状况好转,发绀消失,心率较前减慢,呼吸较前平稳,足月儿 $PaO_2>80mmHg$ 或 / 和 $SpO_2>97\%$ 时,应及时降低 FiO_2;早产儿 $PaO_2>70mmHg$ 或 / 和 $SpO_2>95\%$ 时,应及时降低 FiO_2。当 $FiO_2>0.6$ 时,按 0.1 梯度递减;当 $FiO_2<0.6$ 时,按 0.05 梯度递减;当 $FiO_2<0.3$ 时,按 0.01~0.02 梯度递减;当呼吸空气 30 分钟后,$PaO_2>60mmHg$、$PaCO_2<50mmHg$ 或 SpO_2 持续 $>90\%$,即可考虑停止氧疗。停氧前先减少氧流量,观察病情是否平稳,再逐渐撤除。

当鼻导管、鼻塞、面罩或头罩吸氧,需 $FiO_2>0.3$ 时,$PaO_2<50mmHg$ 或 $SpO_2<90\%$ 应改为无创正压通气或气管插管机械通气。

第五节 氧疗时的监护管理与注意事项

1. 氧气是一种特殊的"药物",存在作用与副作用。临床上应严格掌握氧疗指征,对临床上无发绀、无呼吸窘迫、PaO_2 或 SpO_2 正常者不必吸氧。对早产儿呼吸暂停主要针对病因治疗,必要时间断吸氧,尽量避免应用鼻管,尤其是双鼻管吸氧。

2. 氧气作为一种特殊的"药物",也应注意剂量,如 FiO_2 和流量。在氧疗过程中,必须具备相应的监测条件,如氧浓度检测仪、血气分析仪或经皮动脉血氧饱和度测定仪等。任何接受氧疗的患儿均应使用无创性监测仪持续监测 SpO_2。使用头罩给氧或暖箱给氧者不易评估吸入氧浓度,最好应用氧浓度检测仪测定,并适当调整后再进行氧疗,或使用空氧混合器进行氧疗。每小时检查 FiO_2 以确保可以维持预期的 FiO_2,记录 FiO_2 增高超过 10% 的情况。无论选用哪一种呼吸支持技术,都应及时评估氧合状态,都应以最低的吸入氧浓度来维持患儿 PaO_2 在 50~80mmHg,SpO_2 在 90%~95%。

3. 除在出生后复苏等紧急状态下给予 100% 的氧外,其余情况,包括在复苏后需要持续给氧,都应加温、加湿,并调节供氧浓度。吸入氧浓度必须以氧浓度计持续监测,或者至少每小时监测一次,以最低的氧浓度维持适当的动脉氧分压。

4. 头罩吸氧时,头罩内流量过低($<5L/min$)可引起罩内 CO_2 重吸收。此外,头罩内湿化不能过度,一般以罩内有少量均匀轻雾状感觉即可,如罩内存在大量冷凝集水分示湿化过度,如长期吸入可导致体内水潴留、气道细胞肿胀、气道阻力增加及肺表面活性物质损失。

5. 鼻导管吸氧时,过去常将鼻导管插入深度为耳垂至鼻尖距离的 2/3,但临床上常发现小儿哭闹不安。近年来,鼻咽部吸氧已逐步被鼻前庭输氧法代替;有研究对鼻前庭给氧和鼻咽部给氧进行比较,证实鼻前庭给氧完全可以达到同样效果,且能减少导管对新生儿鼻黏膜的刺激,管口不易堵塞,氧疗过程中新生儿无明显烦躁及哭闹。

6. 保证有效给氧。确定中心供氧站或氧气瓶气压充足;连接好通气管道,保证管道无破损,管道之间无漏气;将氧疗器具固定好,松紧适宜,避免脱落;及时清除患儿呼吸道分泌物,保证呼吸道通畅。若确定患儿对氧浓度需求高,长时间吸氧仍无改善,应积极查找病因,重新调整治疗方案,给予相应治疗。

7. 氧疗时应加用温化、湿化装置，以达到湿化氧气和气道，减少对气道刺激的目的，有利于气道分泌物排出。氧气是一种干燥气体，长期、持续吸氧易引起呼吸道黏膜干燥，但多年来，临床上除机械通气时温化和湿化氧气外，其他方式的吸氧虽有部分湿化，但完全未采取温化措施，患儿容易产生不适的感觉。氧疗前氧气在充分温化与湿化后，可以增加氧分子的弥散能力，提高氧疗效果。目前临床上常用的湿化液包括无菌蒸馏水、无菌注射用水、生理盐水及 0.45% 氯化钠溶液等，前三者或增加气道感染机会，或引起气管黏膜细胞水肿，增加气道阻力，均不适宜作为长期氧疗的湿化液，而 0.45% 氯化钠溶液再浓缩后浓度接近生理盐水，对气道的刺激性比生理盐水小，增加气道感染的机会不高，适用于新生儿氧疗湿化；有研究认为，选用复方硼砂溶液、0.02% 呋喃西林溶液或 0.1% 硫酸铜液作为氧疗湿化液，可降低气道感染机会，但并不适宜用于新生儿的氧疗湿化。氧疗时一般要求氧气湿化度为 50%，湿化液的温度保持在 (37 ± 1) ℃时可提高效果，减少并发症；机械通气吸入气体经加温湿化器处理后维持在 37℃，可提供呼吸道合适的温度与湿度。

8. 切实做好氧气湿化瓶及供氧管道的消毒管理工作，湿化瓶的消毒用含有效氯 1 000mg/L 含氯消毒剂浸泡 30 分钟后，再用无菌蒸馏水冲净，干燥备用。建议供氧管道采用环氧乙烷灭菌方法，既能达到灭菌效果，又能避免氯制剂残留。使用中的湿化瓶及湿化液必须每日更换，有条件者可使用一次性湿化瓶，从而减少湿化液污染，预防医院感染的发生。

9. 注意观察并发症。氧疗可发生多种并发症，如肺不张、氧中毒及呼吸道感染等，亦可因吸入氧压力过高导致肺泡破裂或气胸等，而部分氧疗方法，如鼻导管吸氧、鼻塞法给氧和面罩法吸氧等，可引起腹胀，进而引起腹压增高，降低呼吸效率，需注意鉴别和避免。

10. 使患儿头部处于适度过伸位以保持气道通畅。需要定时进行鼻腔和口腔的吸引。当患儿通过鼻导管吸氧时，可以从鼻腔滴入几滴生理盐水以保持湿化和通畅。至少每隔 8 小时进行口腔护理。经常更换头罩下湿的铺巾。

11. 当患儿表现出呼吸困难征象时（如发绀、呼吸暂停、气促、三凹征、鼻翼扇动、血氧饱和度下降），氧管应放在患儿的鼻孔下。在保持头侧位的正中体位的同时，为患儿作鼻腔和口咽吸引。如果清理呼吸道和吸氧后患儿症状仍未改善，就要考虑做气囊面罩加压或行气管插管。

12. 需要用面罩或气囊加压给氧时，应严密监测血氧饱和度及吸气压力。对于需要长时间氧疗的患儿，经鼻导管给氧较为方便，并能在不影响氧浓度的情况下，经口喂养。要精确调节吸入氧气的浓度和流速，并严密监测患儿血氧饱和度，尤其在使用脉搏血氧监测仪时。对于反应较好的患儿，鼻导管容易移位，故需严密监护。同时，呼吸方式的改变可能会使经插管处吸入的空气量发生改变，从而影响吸入氧的真正浓度。

13. 注意体位对氧疗效果的影响。有研究表明，俯卧位可能对氧合有一定的改善作用。

14. 在吸氧过程中要加强对患儿的巡视，仔细观察患儿的面色，有无呼吸窘迫，并记录好血氧饱和度的波动值。新生儿血氧饱和度维持在 0.90~0.94 即可，在饱和度监测仪上设置上限(0.95)报警；只要血氧饱和度在正常范围内，就应避免不必要的吸氧。此外，对早产儿可采用间歇给氧法。

15. 重视对用氧过程中的医疗文件进行及时书写与登记。记录吸氧起止时间，间歇的时间，供氧的方式、流量和浓度、吸氧过程中各种参数的调节时间和患儿吸氧后的状况。

16. 尊重早产儿家属知情权。对早产儿，尤其是极低出生体重儿，在用氧时，一定要告知家属早产儿发育不成熟的特点，以及早产儿用氧的必要性与可能危险性。签署知情同意书。

第六节　新生儿氧疗合并症及预防

一、氧疗合并症

氧中毒在低浓度（<40%）吸氧时很少发生，主要发生于高浓度吸氧，这是因为吸入气的氧分压高，肺泡气和动脉血的氧分压随着增高，使血液与组织细胞之间的氧分压差增大，氧的弥散加速，组织细胞获得过多的氧而中毒（主要是氧自由基对生物单位膜的破坏）。一般认为，常压下吸入浓度在 40% 以下的氧是相对安全的；氧浓度在 40%~60% 有可能引起氧中毒；氧浓度在 60% 以上可引起较严重但非致命性的毒性反应，如此高浓度氧疗必须限制在48 小时内；吸入氧浓度超过 90% 的氧疗只限于抢救时短期使用。机体较长时间暴露在高氧下，易造成肺（肺型氧中毒）、脑（脑型氧中毒）和视网膜（眼型氧中毒）等损害。

1. **呼吸抑制**　发生于缺氧伴严重二氧化碳潴留者给予较高浓度氧疗时。这是由于高浓度氧疗消除了低氧对呼吸中枢的刺激作用，应立即降低氧浓度，使用呼吸兴奋剂，必要时采用机械辅助呼吸。

2. **氧中毒**　氧中毒的发生取决于氧分压和氧浓度，当吸入气的氧分压过高时，因肺泡气和动脉血的氧分压随着增高，使血液与组织细胞之间的氧分压差增大，氧的弥散加速，组织细胞获得过多的氧而中毒（主要是氧自由基对生物单位膜的破坏）。氧中毒的类型：肺型、脑型和眼型。

（1）肺型氧中毒：早产儿可引起支气管肺发育不良（BPD），这是由于吸入过高浓度的氧（$FiO_2 > 0.4$），使支气管肺泡上皮受损而致；可发生严重的慢性肺疾病，一直可延续到成人。研究表明，中等浓度及较高浓度的氧可能通过抑制肺血管的发育导致 BPD 的发生，而低浓度氧对新生大鼠肺血管内皮生长因子（vascular endothelial growth factor，VEGF）及其受体mRNA 表达无影响，提示长期吸入低浓度氧也许对肺血管发育影响不明显，而持续吸入中等浓度及较高浓度氧可降低 VEGF 及其受体 mRNA 的表达。但现在研究认为，BPD 的形成与发育未成熟、易感基因、围产期感染和炎症、动脉导管持续开放、微血管的发育以及肺泡破裂的关系更为密切。

（2）脑型氧中毒：吸入高浓度氧可引起脑血管收缩，脑组织缺血缺氧，导致脑损伤；吸入

2~3 个大气压以上的氧,可在短时间内引起脑型氧中毒(6 个大气压的氧数分钟、4 个大气压氧数十分钟),患儿主要出现恶心、抽搐等神经症状,严重者可昏迷、死亡。高浓度氧疗时患儿出现神经症状,应区分脑型氧中毒与缺氧缺血引起的脑病。前者患儿先抽搐后昏迷,抽搐时患儿是清醒的;后者则先昏迷后抽搐。对氧中毒者应控制吸氧;但对缺氧性脑病者则应加强吸氧。

(3)眼型氧中毒:对早产儿来说,眼部血管后半段的发育只能留在出生之后完成。为了抢救其生命,氧气必须使用,但正是用于救命的氧气,长时间、高浓度($FiO_2 > 0.4$)的血氧环境下,未发育完成的眼底血管不再向视神经盘边缘生长延伸,而是在原生长位膨胀、变粗、打结、纤维素渗出甚至出血,纤维膜形成,纤维收缩、牵拉,可使视网膜剥脱。吸氧浓度和持续时间可影响视网膜血管的发育,长时间高浓度吸氧可导致不可逆的血管增生性改变而发生早产儿视网膜病。

3. 脱氮性肺不张　氮是一种惰性气体,在正常状态下肺泡内的氮很少吸收,它在肺泡内起支架作用,维持肺泡的正常容积。当吸入高浓度氧气后,肺泡内氮被驱走,氮的比例减少。当氧被血液吸收,肺泡没有足够气体使其保持开放状态而萎陷,造成肺不张。由于这种肺不张是因脱氮引起,故称为脱氮性肺不张。

二、氧疗合并症的预防

1. 严格掌握氧疗指征　虽然氧疗是抢救危重新生儿的必要措施,但也要严格掌握氧疗指征,要仔细观察病情变化和血氧饱和度监测情况,只要临床上无发绀、无呼吸窘迫,氧分压和血氧饱和度在正常范围内,就不应进行吸氧治疗。

2. 严格掌握吸入氧体积分数(即吸入氧浓度)　氧疗不良反应与吸入氧体积分数和持续时间密切相关,要以尽可能低的吸入氧体积分数维持正常的血氧饱和度,新生儿血氧饱和度维持在 0.90~0.95 即可,不必超过 0.95,要在血氧饱和度监测仪上设置上限(0.95)报警。

3. 选择适当的给氧方式　根据病情需要以及治疗反应,选用最恰当的给氧方式,如鼻导管吸氧、面罩给氧、头罩给氧、暖箱给氧,以及机械通气等。

4. 规范用氧　使用氧气时先调节流量再使用,停氧时先拔出导管再关闭开关;所吸入的氧气应充分加温、加湿,以免造成鼻腔黏膜充血水肿;避免氧气直吹患儿,增加不显性失水;吸氧管道,应定时更换,避免诱发感染。

5. 监测和筛查氧疗并发症　患儿在吸氧过程中,应注意观察其精神状态、肤色、呼吸节律和呼吸频率等,定期复查血气分析和评估氧合状态,维持恰当的氧疗目标;监测可能的氧疗并发症,如肺泡破裂或气胸、神经系统损伤、肺不张、氧中毒,以及呼吸道感染等;按计划检查眼底,排除 ROP。

6. 及时停氧　通过仔细的临床观察和必要检查,准确评估病情。当患儿病情稳定,呼吸空气 30 分钟后,能维持 $PaO_2 > 60mmHg$、$PaCO_2 < 50mmHg$,即可停止氧疗,避免长时间吸氧;按计划筛查氧疗并发症,调整氧疗方案,及时停氧;临床上对早产儿,应尽量避免吸入氧浓度波动较大,在病情稳定而撤氧时应采取逐渐降低吸入氧浓度的吸氧方式,不能直接

停氧。

7. 积极治疗原发病 采取综合治疗方法,积极治疗原发病和一些合并症,尽快使病情恢复,缩短氧疗时间。

8. 其他预防措施 药物预防氧中毒研究较多的有氧自由基清除剂、抗氧化剂和血红素加氧酶等,但临床疗效并不理想。

第七节 早产儿氧疗原则

早产儿氧疗应掌握一定的原则,目的是为避免因吸入氧浓度(FiO_2)过高和时间过长出现的并发症。

1. 正确掌握氧疗指征,要避免无指征时的预防用氧、吸高浓度氧(给早产儿用氧时氧浓度一般不超过40%)。

2. 根据疾病考虑不同的用氧方式,除紧急情况外,均须加温湿化,以利于分泌物排出。

3. 与用药一样,也应注意剂量,如 FiO_2 和流量。

4. 在血气监测下,以最低的 FiO_2 维持 PaO_2 在 50~80mmHg。

5. 病情好转后,应逐渐降低 FiO_2,当 $PaO_2>70mmHg$、$SpO_2>95\%$ 时应逐渐降低 FiO_2,但不能立即停氧。

6. 在无呼吸器的医院,给早产儿用经鼻持续气道正压通气(nasal continuous positive airway pressure,NCPAP)给氧时必须用低浓度氧,不能用纯氧,若无条件,应送上级医院救治。

7. 进行早产儿氧疗时必须具备相应的监测条件,如氧浓度测定仪、血气分析仪或经皮动脉血氧饱和度测定仪等,如不具备氧疗监测条件,应转到具备条件的医院治疗。

8. 早产儿需要吸氧时,危重者必须用人工呼吸器或 NCPAP。用较高氧浓度时需告知家属:①早产儿视网膜发育未成熟,初生的早产儿视网膜已经暴露在相对高氧环境中也有可能发生 ROP;②早产儿急救必须用氧,甚至需用较高浓度的氧,这就有可能引起 ROP,需告知并取得家属的理解和同意。

9. 要按照指南要求,进行 ROP 筛查。凡是经过氧疗,符合眼科筛查标准的早产儿,应在出生后 4~6 周或经后龄(postmenstrual age,PMA)32~34 周时请掌握 ROP 筛查技术的眼科医师或上级医院进行 ROP 筛查,以早期发现,早期治疗。

10. 早产儿复苏时用氧原则。使用空氧混合器控制复苏时起始 FiO_2,对于胎龄<28 周的早产儿初始 FiO_2 用 0.30,28~31 周胎龄用 0.21~0.30,对于胎龄 ≥32 周使用 0.21。然后根据右手腕脉搏血氧饱和度监测仪显示的心率及血氧饱和度来调整 FiO_2。复苏后应使血氧饱和度维持在 0.90~0.94。复苏中,在逐渐调整吸入氧气浓度达到目标血氧饱和度的同时,还应考虑出生后血氧饱和度动态变化规律。避免使用高浓度氧气开始早产儿复苏。但早产

儿适宜或目标血氧饱和度仍有争议。如果开始使用正压通气,从空气到 100% 的氧均可使用,没有任何研究证明开始时使用哪种特定的氧浓度是最合适的。逐渐提高或降低氧浓度,使血红蛋白氧合逐渐增加至 90%,如果心率没有迅速增加至＞100 次 /min,则需改善通气策略,用 100% 氧。如果没有空氧混合器和脉搏血氧饱和度监测仪,也没有足够时间将产妇转送,可按足月儿来给氧复苏,没有足够的证据证明在复苏时短时间给 100% 氧可以导致早产儿损害。

(周 伟)

—— 参 考 文 献 ——

［1］周伟, 吴本清. 新生儿无创呼吸支持技术 [M]. 北京: 人民卫生出版社, 2021: 55-71.

［2］周文浩, 程国强. 早产儿临床管理实践 [M]. 北京: 人民卫生出版社, 2016: 176-181.

［3］中国医师协会新生儿科医师分会. 早产儿治疗用氧和视网膜病变防治指南 (修订版)[J]. 中华实用儿科临床杂志, 2013, 28 (23): 1835-1836.

［4］DOYLE LW, CARSE E, ADAMS AM, et al. Ventilation in extremely preterm infants and respiratory function at 8 years [J]. N Engl J Med, 2017, 377 (4): 329-337.

［5］CHAWLA S, NATARAJAN G, SHANKARAN S, et al. Markers of successful extubation in extremely preterm infants, and morbidity after failed extubation [J]. J Pediatr, 2017, 189 (2): 113-119.

［6］ASKIE LM, DARLOW BA, DAVIS PG, et al. Effects of targeting lower versus higher arterial oxygen saturations on death or disability in preterm infants [J]. Cochrane Database Syst Rev, 2017, 4: CD011190.

［7］KAMERKAR A, HOTZ J, MORZOV R, et al. Comparison of effort of breathing for infants on nasal modes of respiratory support [J]. J Pediatr, 2017, 185 (1): 26-32. e3.

［8］WHITE LN, THIO M, OWEN LS, et al. Achievement of saturation targets in preterm infants <32 weeks' gestational age in the delivery room [J]. Arch Dis Child Fetal Neonatal Ed, 2017, 102 (5): F423-F427.

［9］CHANDRASEKARAN A, THUKRAL A, JEEVA SANKAR M, et al. Nasal masks or binasal prongs for delivering continuous positive airway pressure in preterm neonates-a randomised trial [J]. Eur J Pediatr, 2017, 176 (3): 379-386.

［10］OEI JL, SAUGSTAD OD, LUI K, et al. Targeted oxygen in the resuscitation of preterm infants, a randomized clinical tria [J] l. Pediatrics, 2017, 139 (1): e20161452.

［11］SUGIURA T, URUSHIBATA R, KOMATSU K, et al. Oxygen delivery using neonatal self-inflating bags without reservoirs [J]. Pediatr Int, 2017, 59 (2): 154-158.

［12］ROBERTS CT, OWEN LS, MANLEY BJ, et al. Nasal high-flow therapy for primary respiratory support in preterm infants [J]. N Engl J Med, 2016, 375 (12): 1142-1151.

［13］CUMMINGS JJ, LAKSHMINRUSIMHA S, POLIN RA. Oxygen-saturation targets in preterm infants [J]. N Engl J Med, 2016, 375 (2): 186-187.

［14］SHETTY S, SUNDARESAN A, HUNT K, et al. Changes in the use of humidified high flow nasal cannula oxygen [J]. Arch Dis Child Fetal Neonatal Ed, 2016, 101 (4): F371-F372.

［15］OEI JL, VENTO M, RABI Y, et al. Higher or lower oxygen for delivery room resuscitation of preterm infants below 28 completed weeks gestation: a meta-analysis [J]. Arch Dis Child Fetal Neonatal

Ed, 2017, 102 (1): F24-F30.

［16］ AVERSA S, MARSEGLIA L, MANTI S, et al. Ventilation strategies for preventing oxidative stress-induced injury in preterm infants with respiratory disease: an update [J]. Paediatr Respir Rev, 2016, 17 (1): 71-79.

［17］ SADEGHI FATHABADI O, GALE TJ, LIM K, et al. Characterisation of the oxygenation response to inspired oxygen adjustments in preterm infants [J]. Neonatology, 2016, 109 (1): 37-43.

［18］ ROBERTS CT, OWEN LS, MANLEY BJ, et al. A multicentre, randomised controlled, non-inferiority trial, comparing high flow therapy with nasal continuous positive airway pressure as primary support for preterm infants with respiratory distress (the HIPSTER trial): study protocol [J]. BMJ Open, 2015, 5 (6): e008483.

［19］ SAUGSTAD OD. Hyperoxia and cerebral vasoconstriction in healthy newborns [J]. Acta Paediatr, 2015, 104 (7): 645-646.

第三章 无创正压通气

无创通气（noninvasive ventilation，NIV）是新生儿、特别是早产儿呼吸支持的重要措施，与有创通气的根本区别在于人机连接界面选择方式的不同。凡需要气管插管或气管切开建立人工气道进行机械通气的方式称为有创机械通气；而通过鼻塞、鼻导管、鼻罩、面罩和喉罩等相对无创方式与呼吸机连接或无需建立人工气道的通气方式统称为无创通气。广义的无创通气包括无创负压通气和无创正压通气，但通常所称无创通气仅指通过鼻塞、鼻导管等方式与患者相连的无创正压通气（non-invasive positive pressure ventilation，NPPV）。随着对有创通气副作用认识的深入以及传感技术和人机连接界面材料的不断改进，无创通气应用逐渐增多。近二十年来，出生前糖皮质激素的应用和外源性肺表面活性物质的应用减少了有创通气的需要，无创通气已经成为治疗新生儿呼吸衰竭的重要手段之一。无创正压通气可增加潮气量和每分通气量，改善通气，降低 $PaCO_2$；减少膈肌和辅助呼吸肌做功，从而减少氧消耗；降低呼吸频率；稳定胸廓减轻塌陷回缩；增加功能残气量，防止肺不张，降低内源性呼气末正压，降低肺泡 - 动脉血氧分压差；减少阻塞性呼吸暂停的发生频率和持续时间，保持上气道通畅；气道持续正压还可减轻肺泡毛细血管淤血并减少渗出，使肺动脉血流量减少，减轻肺水肿。主要适用于轻、中度缺氧或轻、中度呼吸衰竭患者。实施无创正压通气时能保留患者正常生理功能；痛苦小、易耐受；可避免有创机械通气的并发症并避免或减少镇静剂的应用。但无创正压通气气道密闭性差，容易漏气；不利于气道分泌物引流；气体加温加湿不充分；死腔较大；容易导致腹胀。因此，要掌握好适应证，合理选择和使用无创正压通气。

第一节　无创正压通气的类型及原理

目前有六种无创正压通气（NPPV）模式用于新生儿，即经鼻持续气道正压通气（nasal continuous positive airway pressure，NCPAP）、双水平气道正压通气（bi-level positive airway pressure,BiPAP)、经鼻间歇正压通气(nasal intermittent positive pressure ventilation,NIPPV)、高流量鼻导管给氧(high flow nasal cannulae oxygen therapy,HFNC;亦称加热湿化高流量鼻导管给氧,heated humidified high-flow nasal cannula oxygen therapy,HHHFNC)、经鼻高频通气(nasal high frequency ventilation,nHFV)及无创神经调节辅助通气(non-invasive neutrally adjusted ventilatory assist,NIV-NAVA)。NICU内由上述模式提供的无创通气,既可作为呼吸支持的主要方式,亦可作为一段时间间歇指令通气(intermittent mandatory ventilation,IMV)治疗拔管后的过渡性呼吸支持手段。NPPV还可与早期、营救性表面活性剂疗法联合应用。

一、经鼻持续气道正压通气

经鼻持续气道正压通气(NCPAP)是在自主呼吸条件下,经鼻塞或面罩等无创方式提供一定的压力水平,使整个呼吸周期内气道均保持正压的通气方式。在有创机械通气时这种气道正压称为呼气末正压(positive end-expiratory pressure,PEEP)。

NCPAP包含两大要素:一是持续气流;二是在持续气流基础上维持有效的正压。其工作原理主要是通过一定的气体流量产生所需要的治疗压力,而产生的压力又与装置自身、连接方式及连接部位(口、鼻、咽喉、气道内)存在相关性。无创呼吸机多采用单回路系统;多功能呼吸机模式时,可采用双回路系统,同样具有漏气补偿作用,整个系统还需处于相对密闭状态来保证压力的恒定。一般来说,NCPAP设备包括以下部分:①气源:提供空氧混合气体;②压力发生装置:在环路中产生持续正压;③连接装置:气道与呼吸回路的连接方式(如气管插管、鼻咽导管、鼻罩、鼻塞等,甚至可使用头罩);④加温、加湿装置。

根据NCPAP的实施工作原理可以将其分为三类。①气泡式经鼻持续气道正压通气(bubble nasal continuous positive airways pressure,BNCPAP):简便易行,适用于基层医院,仅需将加温、加湿后的空氧混合气通过呼吸回路引入鼻塞,出气口没入水封瓶水中,在呼气末产生阻力,使呼吸道和肺泡保持一定的压力,BNCPAP通过水封柱插入水平面以下深度调节气道内压力,维持PEEP,起到增加功能残气量(functional residual capacity,FRC),增加胸肺顺应性,减少肺内分流,降低呼吸做功,改善氧合作用。与经典NCPAP相比优势在于,BNCPAP可在患儿的胸腔内产生15~30Hz的振荡,增加气体交换,降低呼吸频率。BNCPAP操作简便且具有良好的机动性,在国外常用于早产儿产房内呼吸支持以及新生儿转运,但该装置不足之处为压力调节及维持不够准确,容易受到水封瓶、呼吸回路等影响。②专用NCPAP仪器:基本组成部件与BNCPAP相同,差别在于不使用水封瓶,而是使用专门的正压发生装置,输送更加稳定的气道压力。该类NCPAP的压力和/或流速可根据需要准确调节;压力稳定,减少呼吸做功,治疗效果明显。为稳定输出,流速发生装置产生气道正压的设备可以分为恒流量和变流量,在变流量设备中,NCPAP的压力是由变化流量产生,且近端紧密接合婴儿鼻孔,减少额外的阻力,鼻连接器产生连续气道正压而不用任何吸入或呼出的瓣膜为特点。③有创呼吸机的CPAP:利用有创呼吸机通过对压力和流速的调节,来设定需要的PEEP/CPAP值,通过鼻塞或气管插管与患儿连接,实现给予NCPAP目的,一般气体流速

3~10L/min，可产生 3~10cmH$_2$O 的压力。优势是可给予更稳定的气道内压力，保证气道开放，同时也可以实施自主呼吸的检测，如自主呼吸试验（spontaneous breathing trial，SBT），但缺点在于气管插管下可能会增加患儿气道阻力，使呼吸功增加，影响撤机成功率，不推荐长时间使用。

NCPAP 在患儿自主呼吸条件下给予正压支持，减少胸廓变形，吸气时获取流速辅助患儿完成呼吸做功，气道正压克服并减小上气道阻力，增加呼气末肺容量，促进肺泡扩张，减少肺泡表面活性物质的消耗。呼气时还可以给予正压，防止小气道和肺泡陷闭，增加 FRC，改善肺泡顺应性，甚至可防止此过程中肺泡再开放时造成的剪切力损伤，改善肺的通气 / 血流比值（ventilation/perfusion ratio，V/Q），从而有效地纠正低氧血症、改善氧合。由此可见，NCPAP 的作用机制主要包括以下几个方面：①改善肺部气体交换。通过保持呼吸道正压，将已经或者是将要萎陷的肺泡扩张，增加 FRC，改善 V/Q；同时减轻肺泡毛细血管渗出，减轻肺间质水肿，增加肺泡面积；改善氧合，降低肺泡 - 动脉血氧分压差，纠正低氧血症。②改善肺部通气。维持上气道开放，防止或逆转小气道闭合，降低气道阻力，改善肺泡通气。③减少呼吸做功。增加肺顺应性，减少肺表面活性物质消耗，克服气道阻力，降低呼吸做功，减轻呼吸肌疲劳。④改善膈肌功能。稳定胸壁、提高胸腹同步呼吸，减少胸腹矛盾呼吸运动，降低能量消耗。⑤降低肺血管阻力。扩张萎陷的肺泡，使肺泡在功能残气量时开放，降低肺血管阻力，同时增加肺泡内压力，减少分流，使得肺血流量减少，降低肺血管阻力，从而改善右心功能。⑥防止呼吸暂停发生，增加呼吸驱动力。持续气流的存在，可通过刺激肺牵张反射和肺牵张感受器，稳定胸廓支架，提高膈肌的呼吸功效，增加患儿呼吸驱动力，使自主呼吸变得有规律。

二、双水平气道正压通气

双水平气道正压（BiPAP），又叫 DuoPAP（duo positive airway pressure），是一种用于辅助自主呼吸的压力限制、时间切换的无创通气模式，吸气相（高压相）和呼气相（低压相）中皆存在持续气流，并由持续气流完成整个机械通气，是正压通气的一种增强模式，允许患儿在通气周期的任何时刻都能进行不受限制的自主呼吸。BiPAP 有同步和非同步两种模式，目前国内外应用的多为非同步模式。与 NIPPV 不同，BiPAP 并非提供叠加压力的辅助通气，而是交替提供两个压力水平（P$_{high}$，P$_{low}$），且在两种压力下新生儿均可自主呼吸，因此被称为双水平正压通气。P$_{low}$ 相当于 NCPAP 的 PEEP，P$_{high}$ 为第二级压力水平，两者之间的转换由设定时间决定（高压力水平时间 T$_{high}$），其使得新生儿气道压力及功能残气量在两个压力水平之间周期性转换。

由于自主呼吸参与整个通气过程，当自主呼吸程度不同时，BiPAP 承担着不同压力型通气模式的作用。在自主呼吸不恒定时，自主呼吸可随意和间断出现在高压和低压两个压力水平，达到自主呼吸与控制通气并存，增加通气量，提高人机协调性。如果患儿完全没有自主呼吸，其相当于压力控制通气（pressure control ventilation，PCV）；如患儿自主呼吸仅出现在 P$_{low}$ 相，BiPAP 相当于间歇指令通气（IMV）；只有当患儿的自主呼吸贯穿整个 P$_{high}$ 相和

P_{low} 相时，才是真正意义上的 BiPAP；一旦患儿有稳定的自主呼吸，将 P_{high} 和 P_{low} 设置为相同数值时，又成了 NCPAP。真正意义上的 BiPAP，患儿吸气时，呼吸机同步送出较高的吸气相正压，帮助患儿克服气道阻力，增加吸气量，减少患儿呼吸做功；患儿呼气时，呼吸机同步将压力降到较低的呼气相正压，使患儿较易呼气，同时防止持续过度通气，增加功能残气量，改善氧合，减轻肺水肿。

BiPAP 应用的理论基础是肺组织的压力-容积曲线（pressure-volume curve），又称 PV 曲线。PV 曲线分成陡直段和高位平坦段。BiPAP 呼吸机的气道压力选择在 PV 曲线的陡直段，用较小的气道支持压力带来较大的通气量的变化。CPAP 模式提供了一个连续、恒定的压力，而 BiPAP 模式提供一个可调节且恒定的基础流量形成基础 CPAP 水平的同时，还间歇提供了另一叠加在基础流量之上的混合气流，形成第二级 CPAP。BiPAP 模式允许患儿在两个压力水平下自主呼吸，提高了人机配合的程度，避免人机对抗。吸气时提供一个较高的吸气压，可帮助患儿克服气道阻力，增加肺泡通气量，降低呼吸机负荷，减少患儿呼吸肌做功和耗氧量，有利于呼吸肌的休息。呼气时机器自动转换至一个较低的呼气压相当于 PEEP，可对抗内源性呼气末正压，起到机械性支气管扩张作用，防止细支气管的气道陷闭，改善通气/血流比值，提高 PaO_2，使肺泡内 CO_2 有效排出，从而达到提高 PaO_2、降低 $PaCO_2$ 的目的。另外，BiPAP 时胸膜腔内压增加，一方面可能减少体循环静脉回心血量，减轻右心前负荷，同时作用于心室壁，降低心室跨壁压，减轻左心后负荷，有助于改善心功能。

三、经鼻间歇正压通气

通常情况下，经鼻间歇正压通气（NIPPV）是指在无气管插管状况下，通过鼻腔向气道施加持续正压支持并间歇性地叠加一个额外的气道压力的无创通气技术。有学者认为 NIPPV 是一个概括性的术语，包含有以下数种通气模式，如经鼻同步间歇正压通气（SNIPPV）、经鼻间歇指令通气（NIMV）、经鼻咽同步间歇指令通气（nasopharyngeal synchronized intermittent mandatory ventilation，NPSIMV）、经鼻同步间歇指令通气（NSIMV）以及无创压力支持通气（non-invasive pressure support ventilation，NIPSV）等，上述各种通气模式的差异主要体现在不同的经鼻连接界面（鼻罩/鼻塞）类型和是否具有呼吸同步功能上。有学者将双相气道正压（BiPAP）也纳入 NIPPV 范畴。一般 BiPAP 与经典 NIPPV 的主要差异在于前者高相位 CPAP 压力较后者的吸气峰压或气道峰压（peak inspiratory pressure，peak airway pressure，PIP）低，其自身高低相位间的压力之差更小，吸气时间一般较长，呼吸频率更慢，并允许患儿在整个呼吸周期进行自主呼吸。

NIPPV 所使用的呼吸管路装置与常用的 NCPAP 呼吸管路并无太大区别（图 3-1），其中

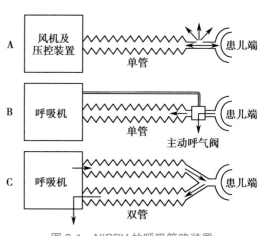

图 3-1　NIPPV 的呼吸管路装置

闭环式双管及带测压管的单管路压力发生器最为常见。NIPPV 所使用的经鼻人机连接界面通常为鼻塞或鼻罩，其中双腔短鼻塞最为经典，也可采用长鼻咽管作为连接界面。目前缺少新生儿及早产儿在 NIPPV 模式下使用何种连接界面更优的有力证据。

单纯的 NIPPV 一般为时间切换型通气(time-cycled ventilation)，而部分 NIPPV 设备带有呼吸同步功能，可实现经鼻同步间歇正压通气(SNIPPV)。呼吸同步功能可通过腹部气囊触发、流量触发、压力触发、神经调节辅助通气(neurally adjusted ventilatory assist, NAVA)、呼吸体描法等手段实现。其中，腹部气囊触发方案最为常用，也常用于 BiPAP 中。该方法所用气囊称为 Graseby 气囊，使用时将气囊贴于患儿剑突下腹部，并以一胶管连接传感器，通过腹部运动对气囊的刺激间接探测膈肌运动达到触发目的。有研究指出该方法在 88% 的时间里都能正确地检测到患儿的吸气动作，响应速度较快，仅 8 毫秒。也有研究发现在 BiPAP 模式下，当吸气时间 ≥ 0.3 秒时，72%~74% 的自主呼吸可以得到同步，其响应时间为 26 毫秒，但当吸气时间<0.3 秒时会出现吸气压力不足。另一个研究也发现当患儿自主呼吸频率过高时，气囊触发并不稳定。此外，腹部气囊可因患儿其他动作或者外力触碰出现误触发，当腹胀时也有可能影响触发效果。

由于经鼻连接界面及患儿口咽容易出现漏气，压力触发容易出现触发失败，流量触发也有类似缺陷，而且当呼吸管路连接流量传感器时有可能导致通气无效腔增加。近年有研究者及呼吸机厂商尝试利用软件算法开发新型 NIV 流量传感器用以克服上述困难，并在临床应用上取得成功。利用 EAdi 导管检测膈肌电活动进行触发是另一种较有潜力的呼吸同步方案，即 NIV-NAVA。其优点在于同步时间好，反应速度优于腹部气囊触发，可以提供与患儿呼吸努力成比例的压力支持；主要缺点为成本昂贵且需要在消化道置入 EAdi 导管。目前仅有证据显示级别较弱的小样本随机对照试验说明 NIV-NAVA 比 NIPPV 在治疗成功率上存在轻微优势。另外，从概念上理解，NIV-NAVA 可能是并列于 NIPPV 的另外一个 NIV 分支。

NIPPV 作为定时限压型通气模式，常用于提供双相压力，即 PIP 和呼气末正压(PEEP)，且可通过使用较长的吸气时间获得后备频率。除外具备上述 NCPAP 模式的所有优势，NIPPV 模式尚可通过咽部膨胀进一步降低上气道阻力，通过头部反向运动反射或头部矛盾反射(head's paradoxical reflex)增强自主吸气动力，重新开放及改善部分塌陷气道的顺应性，增加功能残气量(FRC)、潮气量(VT)和每分通气量(MV)，且更高的平均气道压(mean airway pressure, MAP)可更好地募集肺泡、减轻胸廓变形，并通过降低呼吸功而提高呼吸储备。头部矛盾反射通常在肺部快速膨胀引起深吸气或喘气时出现，其由感受肺膨胀的大气道刺激性受体所介导。该反射最常见于第一天，可能有助于建立和维持功能残气量，亦可能有助于增加接受 NIV-NAVA 治疗患儿的中枢吸气时间。有研究发现，与传统的单纯 NCPAP 相比，NIPPV 尤其是 SNIPPV 能够改善患儿的动脉血氧含量、降低动脉血二氧化碳含量，降低呼吸频率和提高血氧饱和度，减少了胸腹矛盾呼吸并减少呼吸做功。而另有部分研究虽然发现 NIPPV 可以改善胸腹同步性及减少吸气做功，但在改善 VT、MV 和血二氧化碳含量上并未比 NCPAP 具有优势。

四、高流量鼻导管给氧

高流量鼻导管给氧(HFNC)是一种通过无需密闭的鼻塞导管将一定流量(2~8L/min)、合适温度和湿度的空氧混合气体输送给新生儿的一种无创通气模式,亦称加热湿化高流量鼻导管给氧(HHHFNC)。

从宏观上来说,任何鼻导管吸氧流量>1L/min 都可以认为是高流量。研究发现,应用鼻导管吸氧将流量增至 1~2L/min 时,导管就能提供一个显著的正性扩张压,即可产生正压通气作用,当鼻导管吸氧流量达到 8L/min 时,呼吸道正压值为 5cmH$_2$O(压力 = 0.7 + 1.1 × 流量,Wilkinson 方程式)。通过提高吸氧流量来产生呼吸道正压,气体传递过程中对呼吸道产生正压,降低气道阻力和呼吸功,使呼气末正压(PEEP)维持相对稳定水平,增加功能残气量,保证呼气过程中有足够的压力使肺泡保持开放,防止肺不张的发生。

HFNC 系统由空氧混合气体装置、加温湿化器、高性能封闭呼吸管路和短鼻塞导管组成,使气体经由鼻腔进入和通过人的呼吸系统。通过调节加热湿化的空氧混合气体的吸氧浓度、提高吸氧流量产生呼吸道正压是 HFNC 应用的原理。其显著特点是在高流量的状态下,对吸入的氧气进行了吸入混合、加热及湿化,这样更接近于生理状态,能很好地保护鼻黏膜。HFNC 能够将吸入的氧气与空气很好地混合,调控好合适的吸氧浓度(HFNC 空氧混合器可以提供 21%~100% 不同浓度的氧气,以减少高浓度氧疗带来的并发症及氧气毒性),然后进行加热,保证吸入端气体温度控制在 37℃,进行湿化,保证相对湿度维持在 100%(绝对湿度 44mg/L),这样可减少冷气流对呼吸道黏膜的损伤与刺激,保持呼吸道的完整、防止支气管痉挛、提高肺顺应性;同时气体的湿化可防止气道干燥,保护气道纤毛的摆动功能,增强气道对外界微生物的防御能力,有利于减少患儿热量和水分丢失,减少机体不必要的能量消耗,保护黏液纤毛转运系统的功能,肺部黏液变得更具流动性,促进清除,维持气道通畅,保护脆弱的鼻气道。

在一项体外 HFNC 流量、导管尺寸、鼻塞导管与鼻孔直径比例对气道压力影响的研究中显示,总体趋势表明气道压力随着管径比的增加和 HFNC 设定流量的增加而增加,建议鼻塞导管直径与鼻腔孔径的比例为 50%~80% 才能产生相对合适的压力,若鼻塞导管直径与鼻腔孔径之比 <90%,嘴唇闭合时气道内的压力可控制在 10cmH$_2$O 以内;但鼻塞导管直径 > 鼻孔直径 90% 时,即使口唇处有 50% 的漏气,给予 2L/min 吸气流量也可使气道内压力急剧上升至 18cmH$_2$O。与 NCPAP 相比,HFNC 在新生儿科的临床应用相对简便,因鼻塞导管与鼻腔不需要密闭,鼻塞导管对鼻中隔不易形成压迫或损伤;又因鼻塞导管固定可能产生的疼痛感较轻,患儿烦躁哭闹频率相对下降。鼻塞导管一般材料较为细软,与患儿接触界面少,舒适度更高,护理更便捷。

HFNC 治疗过程中具有不断从上呼吸道将 CO$_2$ 冲刷排出的能力,并以新鲜的气体予以替换,高流量产生的气道正压对鼻咽部解剖无效腔的冲刷作用,可以减少呼吸系统无效腔容积,有助于改善肺泡通气并增加气体交换效率,吸气阻力和患儿呼吸功大大降低。但是,当流量超过某一阈值时,鼻腔无效腔已经被清除得较为彻底,这种增加肺泡通气量的效应就不会再继续增强。关于最佳阈值是多少仍需要更多相关临床研究进一步确定。

五、经鼻高频通气

经鼻高频通气(nasal high frequency ventilation,nHFV)或无创高频通气(noninvasive high frequency ventilation,nHFV)的基本原理,是呼吸机通过鼻塞或鼻导管将高频率的气流直接喷入气道,持续存在的气道压可起到扩张气道的作用,防止肺泡及气道的塌陷,增加功能残气量(FRC),改善通气/血流比值。按照原理经鼻高频通气分为三类:经鼻高频喷射通气(nasal high frequency jet ventilation,nHFJV)、经鼻高频气流阻断通气(nasal high frequency flow interruption ventilation,nHFFIV),以及经鼻高频振荡通气(nasal high frequency oscillatory ventilation,nHFOV),三者主要的区别在于高频气体发生的原理不同。nHFOV 是目前的主流无创高频模式,它是在 NCPAP 基础上叠加了压力振荡功能,呼吸机根据设定的振荡频率和振幅在发射器(活塞泵或扬声器隔膜)中形成高频振荡的气体,并提供有效的监测,实现了为有自主呼吸的患儿提供无创高频振荡通气的支持,减少创伤。与其他无创通气模式相比,nHFOV 存在以下几个方面的优势:①有利于 CO_2 排出,减少二氧化碳潴留;②减少压力伤、容量伤的发生;③不需同步支持技术。其具体气体交换动力学机制尚不清楚。nHFOV 模式已越来越多地被用作治疗高碳酸血症的抢救模式,以减少其他 NPPV 模式无法支持的早产儿的插管需求。目前 nHFOV 呼吸机种类有专用的无创高频呼吸机和传统的高频呼吸机接无创管路。

nHFOV 并不是简单的有创高频模式的无创化,其特有的叠加压力振荡功能为特点,在此基础上充分展现无创高频通气的生理效应,呼吸机将高频率、低潮气量的气体通过无创的方式送入气道,通过泰勒扩散、肺的摇摆、分子弥散等高频振荡的方式使肺内气体弥散更加充分,纠正通气/血流比值失调。但是目前无论是对于有创高频通气还是无创高频通气来说,其作用机制仍然未能完全阐释清楚,其作用机制及生理效应可能与以下因素相关:①具有 CPAP 生理学功能,扩张肺泡,增加功能残气量,改善通气/血流比值,从而改善氧合。气泡式 CPAP 产生的气泡使患儿胸部在高频率下形成共振,达到与高频通气相似的治疗效果。无创高频产生的正压气流,振荡频率和振幅压力明显较强,且更加稳定,在高频率下可促进塌陷的肺泡重新开放,增加功能残气量,改善肺部通气/血流比值,减少肺内分流,保持气道通畅。②改善声门肌活动,在呼吸阶段维持声门持续开放。无创高频通气其特殊的气流方式,无论是阻断还是振荡,都可以保持呼吸阶段声门持续开放,增加气流的传导,减少呼吸暂停发作,增强无创通气效果。③通过高频高流量的气体冲洗上呼吸道无效腔,同时使偏置气流具有主动呼气功能,有利于 CO_2 的排出,作用效果明显优于其他无创通气模式,是 NIPPV 的 3 倍。④具有远期肺保护的生理学效应,减少压力伤、容量伤,激活内分泌系统促进肺表面活性物质生成和肺泡发育,从而帮助患儿肺功能的恢复。

六、无创神经调节辅助通气

无创神经调节辅助通气(NIV-NAVA)即通过鼻塞、鼻罩或面罩连接装有 NIV-NAVA 软件的呼吸机,实施 NIV-NAVA,是呼吸的时间和程度都由患儿控制的一种呼吸模式。持续监测患儿的呼吸节律,以膈肌电活动信号(electrical activity of diaphragm,EAdi)作为辅助通气的信号,更好地实现无创辅助通气的同步。NIV-NAVA 的优势在于改善人机同步,可靠的呼吸监测、自主调节呼吸。理论上,这些优点使 NIV-NAVA 成为呼吸衰竭新生儿有效、理想的呼吸支持方式。神经调节辅助通气(neurally adjusted ventilatory assist,NAVA)利用 EAdi 信号代表患儿的神经呼吸活动,以实现呼吸机与患儿每次呼吸同步。根据患儿的实际需求给予最理想的通气支持,NAVA 使新生儿可以运用生理反馈机制来控制通气,改善通气的舒适度。膈肌电活动信号使得临床医师可获取患儿的神经呼吸信号,为诊断和撤机提供重要的信息,患儿可以自己决定呼吸支持的时间和深度。

在 20 世纪 90 年代,Sinderby 和 Beck 等在胃食管中引入嵌入式电极检测膈肌电活动(EAdi)即膈肌肌电图(diaphragmatic electromyography,DEMG)信号,这个信号能实时反映患儿神经呼吸驱动,并且最小化消除伪影和噪声的干扰。这种新的微创技术将膈肌神经电活动转化为成比例的辅助同步呼吸称为神经调节辅助通气(NAVA)。目前新生儿和婴幼儿可用的呼吸机有 Maquet Servo-i 和 Servo-n。

人类正常呼吸过程的生理机制是:呼吸中枢发放神经冲动,神经冲动沿外周神经(膈神经)传播到达神经-膈肌接头,激活肌纤维膜上的化学门控通道,Na^+ 内流与 K^+ 外流,形成终板电位,终板电位沿肌纤维膜作短距离传播,并具有时间与空间总和的特性,总和的电位达到肌纤维收缩的阈电位后,产生动作电位,即膈肌肌电位,此时神经冲动转化为电信号(EAdi信号),膈肌收缩,完成一次吸气动作。

患儿呼吸时来自脑干的呼吸信号由膈神经传递到膈肌,膈肌出现电活动,嵌入胃食管下段膈肌水平的带有特质双极电极(传感器)的胃管(胃管含有 9 个测量电极以及一个参考电极,按正常留置胃管程序放置)获取 EAdi 信号即 DEMG,感知膈肌动作电位;通过导线将 EAdi 信号传送至装有 NAVA 软件的呼吸机,完成膈肌动作电位传输。EAdi 信号是膈肌电活动的总和,代表神经冲动转化为通气驱动(神经-通气耦联),此信号包括膈肌活动的频率和强度,以微伏(μV)表示;EAdi 峰值(EAdi peak)代表神经吸气作用,是产生潮气量所需的电活动量,它指的是与呼吸作用相关的电活动幅度,因此与膈肌负荷有关,随着呼吸做功的增加,发送至膈肌的神经信号会导致 EAdi 峰值增加,从而维持有效的通气,随着呼吸做功的减少,EAdi 将返回基线,表明膈肌工作量减少。EAdi 最小值(EAdi min)代表静息状态下膈肌的紧张度,有助于维持呼气末肺体积,并防止肺泡萎陷。EAdi 信号升高或降低,代表膈肌收缩强弱,呼吸机支持强度按预设水平相应变化。

当呼吸机检测到 EAdi 最小值触发阈值(大多数为 0.5μV)时,便开始机械通气,NAVA 功能会获取瞬时 EAdi 信号,该信号每 16 毫秒测量一次,并按设定好的 NAVA 水平放大,由此得到的高于 PEEP 的压力辅助(以 cmH_2O 为单位),即 PIP 等于 NAVA 水平(以 $cmH_2O/μV$ 为单位)乘以 EAdi 信号(以 μV 为单位);这意味着通过 EAdi 信号测量,呼吸机在 NAVA 中提供的最终机械辅助支持将与神经输出成比例。由于 EAdi 信号可能随呼吸变化,因此使用 NAVA 时,潮气量也会随着呼吸变化。

NAVA 通过监测膈肌收缩时动作电位变化实施与呼吸机通气的连接,省略了传统呼吸机待膈肌动作电位后膈肌收缩、胸廓及肺扩张，并监测由此在呼吸环路产生的气流、压力和容量变化，反馈给呼吸机的过程，有效避免了因此产生的机械通气滞后于患儿实际通气，两者不同步的问题，进而有效减少机械通气相关肺损伤，提高通气效率，降低呼吸功。气道峰压（PIP）的传递与神经呼吸驱动成正比，吸气（压力传递）一直保持，直到电活动降低至产生的峰值压力的 30% 时停止吸气；吸气动作完成后，随着肺压、肺流量和肺容积的变化，以及各种生物传感器提供的神经反馈（这涉及复杂的调节系统，包括肺部的伸拉受体、肺牵张反射、肺顺应性改变、颈动脉体的外周化学感受器，以及位于脑干的中枢化学感受器），膈肌电活动逐渐停止。整个过程实现了患儿使用 EAdi 控制呼吸机支持常数的各个方面，包括每次呼吸的吸气压力（或容积）、吸气和呼气时间以及呼吸频率。

NAVA 除了基于 EAdi 信号的"电"触发外，还有"气"动触发作为备用，如果自主呼吸消失，EAdi 信号完全消失，则呼吸机会切换至备用压力控制通气（PCV）模式。这意味着当患儿使用 NAVA 完成呼吸循环时，在整个呼吸周期中充分保证了患儿与呼吸机的同步，因此可以认为，NAVA 通气时患儿的呼吸周期在更高程度上被整合到了神经 - 呼吸系统的耦联机制中。

NIV-NAVA 时，触发来自 EAdi 信号，一旦检测到 EAdi 信号，便启动呼吸支持，并由自主呼吸来确定其峰值吸气压力和潮气量，即膈肌运动幅度与呼吸机支持深度和时间相匹配，提供真正的同步辅助通气，不受漏气影响。即使漏气比例很高，也能有效实施 NIV-NAVA，同时呼吸机也有较强的漏气补偿机制。由于 NIV-NAVA 时，吸气由 EAdi 触发，呼吸驱动和神经协调一致，即吸气气流与声门开放、上气道舒张同步，减少了气流进入食管引起的胃胀气，减少了喂养不耐受，同时也提高了有效通气量。NIV-NAVA 由于不受漏气影响，避免了触发延迟，有高度的同步性，吸气气流与声门开放高度一致，加之呼吸机强大的补偿机制，补偿上气道无效腔、阻力及漏气对流量、流速产生的影响，NIV-NAVA 可提供较传统无创通气更高的吸气峰压，进而提供更高的无创通气支持水平。

目前并无足够随机对照研究的证据推荐 NIV-NAVA 进入无创辅助呼吸领域。然而，小样本的研究表明 NIV-NAVA 在胎龄小的早产儿，甚至是漏气量很大时仍有较好效果。NIV-NAVA 可作为初始治疗模式，避免早产儿气管插管，促进早期拔管，或者作为 NCPAP 失败的补救措施。诸多文献表明，NAVA 在新生儿中应用良好，未见不良反应发生，然而 NAVA 能否改变新生儿的结局需要多中心的随机对照研究来评估 NIV-NAVA 在降低患儿插管率、促进拔管、减少通气时间、降低 BPD 发生率、减少住院时间、改善长期结局等方面是否有效。

第二节　适应证和禁忌证

一、适应证

主要适用于 $PaO_2 < 8.0kPa$（60mmHg）、$SaO_2 < 90\%$、$PaCO_2 < 9.3kPa$（70mmHg）而自主呼吸

尚有力的患儿。

1. 轻、中度呼吸困难,表现为呼吸急促、辅助呼吸肌用力,出现三凹征及鼻翼扇动。可首先考虑应用 NIPPV。

2. 有呼吸窘迫,头罩吸氧时所要氧体积分数>0.30。

3. 无呼吸窘迫,头罩吸氧时所需氧体积分数>0.40。

4. 有自主呼吸的极早产儿(出生胎龄 25~28 周),产房早期预防性应用。

5. 可能发生呼吸窘迫综合征(respiratory distress syndrome,RDS)的高危新生儿(如胎龄<30 周不需要气管插管机械通气者)。

6. RDS 应用 PS 后病情稳定,拔除气管插管后呼吸支持。

7. 早产儿呼吸暂停。可首先考虑应用 NIPPV。

8. 鼻导管、面罩或头罩吸氧时,当 FiO_2>0.30 时,PaO_2<50mmHg(1mmHg = 0.133kPa)或经皮血氧饱和度(transcutaneous oxygen saturation,$TcSO_2$)或脉搏血氧饱和度(pulse oxygen saturation 或 saturation of peripheral oxygen,SpO_2)<90%。

9. 有创机械通气拔除气管插管后出现的明显吸气性凹陷和 / 或呼吸窘迫及气管软化的患儿,可优先考虑应用 NIPPV。

10. NCPAP、NIPPV 等导致鼻部受压损伤可尝试 HFNC。

11. nHFOV 可作为其他无创通气模式失败后的营救性治疗,在 NCPAP 或其他无创通气后 FiO_2>60%、PEEP>8cmH$_2$O 仍不能维持血氧饱和度在 90% 以上,必要时考虑更换 nHFOV。对于营救性治疗策略的定义为其他无创通气模式治疗后出现以下 5 项中的至少 2 项,则为使用指征。①呼吸窘迫进行性加重;②需要 FiO_2>0.5,才能维持动脉氧分压 PaO_2>50mmHg,且持续维持 30 分钟以上;③频繁呼吸暂停发作(需要正压处理>2 次 /h);④间隔 30 分钟以上的 2 次动脉血气分析 pH 值<7.25;⑤间隔 30 分钟以上的 2 次动脉血气分析 $PaCO_2$>55mmHg。

二、禁忌证

1. 无自主呼吸或喘息样呼吸。

2. 继发性呼吸暂停。

3. 自主呼吸微弱,频繁呼吸暂停或顽固性呼吸暂停。

4. 心力衰竭、呼吸及心跳停止且复苏后未建立有效自主呼吸。

5. 气道分泌物多,咳嗽无力,误吸风险高。

6. 严重的上消化道出血或反复呕吐。

7. 未经引流的气胸或纵隔气肿,严重低氧血症和酸中毒。

8. 呼吸窘迫进行性加重,不能维持血氧饱和度(FiO_2>0.40,PaO_2<50mmHg),$PaCO_2$>60mmHg,pH<7.25。

9. 先天畸形,包括先天性膈疝、气管 - 食管瘘、后鼻道闭锁、腭裂等。

10. 呼吸、循环系统严重不稳定,如存在严重脑室内出血、肺出血、低血压、休克、心功能不全、组织低灌注等。

11. 颜面创伤或畸形；或近期曾行颅面部、上气道、食管及胃部手术后。

12. 不推荐 HFNC 作为胎龄 ≤ 28 周、体重<1 000g、中度和重度 RDS 的初始呼吸支持治疗。

13. 中枢性肺泡低通气综合征、脑损伤、深度镇静，膈肌病变，先天性食管闭锁、食管梗阻、穿孔、近期食管术后等不适合使用 NIV-NAVA。极早早产儿、PPHN 不推荐使用 NIV-NAVA。

第三节　参数设定与调节

一、NCPAP

NCPAP 参数在使用中应根据基础疾病以及疾病的不用阶段而进行精确的设置。通常 NCPAP 预设参数主要包括 PEEP、FiO_2，部分呼吸机需要设置流速。根据要求初始设置 PEEP 范围为 4~6cmH$_2$O（1cmH$_2$O = 0.098kPa）；临床使用中，一般可以在 0~20cmH$_2$O 调节。FiO_2 需要根据经皮血氧饱和度的情况具体设置和调整，常规范围为 0.21~0.40；尽可能使吸入氧浓度<40%，维持 $PaCO_2$ 在 35~50mmHg，PaO_2 在 50~70mmHg。气体流量应大于每分通气量的 3 倍，即（6~8）ml/kg× 每分呼吸次数 ×3，通常供气流量为 4~8L/min。

针对不同疾病 PEEP 设置值不同，对于无明显肺部疾病的患儿，例如呼吸暂停，通常设置值为 3~4cmH$_2$O；对于急性呼吸窘迫综合征（acute respiratory distress syndrome，ARDS）这类肺泡塌陷、气体交换存在障碍的疾病至少保证 6cmH$_2$O 的 PEEP。肺部基础疾病越严重、肺泡塌陷越多的患儿，气道压力值要相应提高，但一般不超过 8~10cmH$_2$O，过高可使肺泡过度扩张，降低肺顺应性和肺泡通气，影响静脉回心血流量和心排血量，反而使血氧分压减少，引起二氧化碳潴留。

在 NCPAP 使用时及使用后需要积极地监测生命体征及观察病情变化，通气 0.5~1 小时后可测定动脉血气分析，或使用无创经皮血氧分压监测氧分压及二氧化碳分压水平，根据监测结果进行参数复调。若在使用 NCPAP 后 PaO_2 仍然<50mmHg，可逐渐增加 PEEP，每次以 1~2cmH$_2$O 的梯度增高，最高压力一般不宜超过 8~10cmH$_2$O。也可按 0.05~0.10 的幅度提升 FiO_2，使 PaO_2 达到 50~80mmHg。若在持续高 PEEP 情况下，FiO_2>60%，患儿 PaO_2<50mmHg 或 $PaCO_2$>60mmHg，或频繁呼吸暂停、无自主呼吸等表现时，则表明 NCPAP 失败，需要改用有创机械通气。若动脉血气分析中 PaO_2、$PaCO_2$ 持续正常稳定，则逐渐降低 FiO_2，每次递减 0.05，当 FiO_2<0.3 时，PaO_2 仍维持在 50~80mmHg，可按每次以 1~2cmH$_2$O 的梯度逐减压力，降低到 2~3cmH$_2$O 直至撤离。

二、NIPPV

在选用相关呼吸机进行 NIPPV 治疗时,应参考其使用说明或相关模式的治疗原理去进行选择,并在所选择的模式下对参数进行设置和调节。至于如何在 SNIPPV 和非同步 NIPPV 进行选择,目前关于两者疗效比较的证据仍较少。使用者在 NIPPV 模式下一般可以对 PIP、PEEP、吸气时间(inspiratory time,Ti)、呼吸频率(respiratory frequency,RR)、FiO_2、流速等进行设定。在维持目标血氧饱和度的前提下应避免压力过高,根据患儿病情及时调整 PIP 与 PEEP。

NIPPV 的初始参数设置:通常 PIP 10~20cmH$_2$O,最高可达 25cmH$_2$O;PEEP 4~9cmH$_2$O;Ti 0.3~0.5s;RR 通常 10~40 次/min,最高可达 60 次/min;FiO_2 25%~50%。

作为有创通气拔管后的呼吸支持时,NIPPV 的初始参数设置建议为:PIP 比撤机前增加 2~4cmH$_2$O,PEEP ≤ 6cmH$_2$O,RR 与撤机前相同,流速 8~10L/min,调节 FiO_2 以维持血氧饱和度在 90%~94%。

根据患儿出生体重、胸廓扩张程度、临床症状和动脉血气分析结果对参数进行调节。

三、BiPAP

BiPAP 有两种工作方式:自主呼吸通气模式(S 模式,相当于 PEEP + PSV)和后备控制通气模式(T 模式,相当于 PEEP + PCV)。当自主呼吸间隔时间低于设定值(后备频率设定)时,机器处于 S 模式,反之则转向 T 模式。而自主呼吸时,交替给予两种不同水平的气道正压,高压力水平(P_{high})和低压力水平(P_{low})之间定时切换,且其高压时间、低压时间、低压水平各自独立可调,利用从 P_{high} 切换至 P_{low} 时功能残气量(functional residual capacity,FRC)的减少,增加呼出气量,改善肺泡通气。如此模式下,对于存在高碳酸血症或呼吸困难不缓解的患儿,尤为重要。

可设置的参数:高压(吸气压)水平(P_{high})、低压(呼气压)水平(P_{low})、高压时间(T_{high})、呼吸频率、触发敏感度。

P_{high} 一般设置为 8~10cmH$_2$O(至少高于 PEEP+3cmH$_2$O);P_{low} 一般设置为 4~6cmH$_2$O;T_{high}(双水平压力时间/吸气时间)一般为 0.5~1.0 秒(可调 0.1~3.0 秒);呼吸频率(双水平压力频率)一般为 10~30 次/min(可调 1~120 次/min);FiO_2 设置为可维持 SaO_2 90%~95% 的最低氧浓度。

对 BiPAP 模式,初始参数为 P_{low} 4cmH$_2$O,P_{high} 8~10cmH$_2$O,在 5~20 分钟内逐步增加至合适水平。BiPAP 提供较低的气道压力,且 P_{low} 和 P_{high} 之间压力差低(通常 <4cmH$_2$O)、有较长的肺膨胀时间以及低压力转换频率。压力的设置主要根据临床医师对无创正压通气装置掌握的熟练程度,以及患儿肺扩张程度和临床状况。吸入氧浓度应根据肺部氧合、胎龄及日龄等情况调节,使经皮血氧饱和度维持在理想范围,尽可能使吸入氧浓度 <0.4,避免长时间吸入高浓度氧。

每次参数调节建议:P_{high} 1~2cmH$_2$O,P_{low} 1~2cmH$_2$O,T_{high} 0.05 秒,FiO_2 5%,频率 5 次/min,

每次调节 1~2 个参数。当 $TcSO_2$ 高于 95%，则将 FiO_2 下调 5%，直至 21%；当 $TcSO_2$ 低于 90%，则将 FiO_2 上调 5%，直至 60%。

四、HFNC

HFNC 流量调定应根据患儿基础疾病及达到目的设定，基于目前诊疗证据，推荐参数设定如下：

1. **初始氧浓度**　从其他无创模式转换时，氧浓度不变；拔管后使用，氧浓度可在原基础上提高 2.5%~10%。FiO_2 一般为 25%~40%，以后根据患儿的 SpO_2（一般维持在 90%~95%）及其他具体情况进行调节。

2. **初始流量**　常用初始设定流量应根据体重大小调节，一般体重 1.0~2.0kg 选用 3L/min；体重 2.0~3.0kg 选用 4L/min；；体重 ≥ 3.0kg 选用 5L/min。

常用气流量为 5~8L/min，流量可以在每一个重量内增加最多 3L/min，不推荐气流超过 8L/min。流量 ≤ 4L/min 时可考虑试停，更低的流量，有效性存在疑问。在以下情况可考虑以 1L/min 速度递增流量：如 FiO_2 较起始高出 10%，PCO_2 较起始水平增加 10mmHg，呼吸窘迫加重或肺膨胀变差。在以下情况持续 4 小时以上可以考虑以 0.5~1L/min 速度下调流量，如 $FiO_2 < 30\%$，$PaCO_2$、SpO_2 正常；患儿一般情况良好，无明显窘迫症状；胸片显示肺膨胀适当。使用时每 12~24 小时评估及检查气流。

五、nHFOV

nHFOV 主要设置的参数包括平均气道压（mean airway pressure，MAP）、FiO_2、吸呼时间比（I：E）、振幅和频率。

1. **平均气道压**　MAP 初始设置为 8cmH$_2$O，通常为 8~16cmH$_2$O，最大应用值为 18cmH$_2$O。拔管后一般为 8~10cmH$_2$O，具有 BPD 风险者为 10~16cmH$_2$O。如为 CPAP 通气失败后或有创呼吸机撤离后改用 nHFOV 时，初始 MAP 设置可等同 CPAP 中 PEEP（6~8cmH$_2$O）或有创通气时设置的 MAP 或加 1~2cmH$_2$O，再根据临床表现、血气分析等逐渐调整。如 MAP ≤ 7.5cmH$_2$O 可考虑改为 NCPAP 模式。

2. **频率**　频率初始设置 10Hz（调节范围为 8~12Hz），自主呼吸较强或拔管撤离有创呼吸机后的患儿，建议频率稍高为 10~12Hz；自主呼吸较弱或有 BPD 风险的患儿为 8~10Hz，严密、及时监测血气分析或经皮二氧化碳分压，如通气不足，建议优先上调振幅，在振幅设置合理的情况下仍存在有明显二氧化碳潴留，则再考虑下调频率；如出现 PCO_2 下降的低碳酸血症，则适当提高呼吸频率。无创高频频率低于 4Hz 时，可能会抑制呼吸中枢驱动。

3. **吸呼时间比**　吸呼时间比一般设置为百分比（%），目前文献推荐 I：E 为 1：1~1：2，即 Ti 为 33%~50%。在频率和压力恒定情况下，潮气量随 I：E 增加而增加。

4. **吸入氧浓度**　FiO_2 根据 $TcSO_2$ 和血气氧分压情况进行调节，一般初始范围 0.21~0.40，如果 $FiO_2 > 40\%$ 才可维持血氧饱和度稳定，则需考虑其他原因，例如心脏循环因素、MAP 设置未达到最佳的呼气末容积，应尝试进行肺复张策略寻找最佳 MAP。先将 MAP 调节至 6~8cmH$_2$O,FiO$_2$ 调节至 40% 维持血氧饱和度 0.90~0.95；然后每 2~3 分钟上调 MAP 1~2cmH$_2$O,并同时降低 FiO$_2$ 每次 5%~10%,直到氧合不再改善或 FiO$_2$ 已降至 25%~30%,停止肺复张。不要盲目调整 FiO$_2$。

5. 振幅 振幅一般初始设置为 MAP 的 1~2 倍,调节范围 20~50cmH$_2$O,多数推荐为 MAP 的 2 倍;如为拔管撤离有创呼吸机后 20~35cmH$_2$O;具有 BPD 风险者为 30~50cmH$_2$O。部分呼吸机振幅分为 1~10 级,振荡幅度依次增加,一般为 15~25cmH$_2$O,如果振幅是 1~10 级,推荐以 5~6 级开始。因为无创高频排出的主要是上呼吸道无效腔内的 CO$_2$,同时无创存在漏气可能,振幅程度不可能达到类似有创高频的胸壁或脐水平振动,故以能肉眼观察到患儿下颌抖动即为适宜。当二氧化碳潴留时可适当提高振幅 1~2cmH$_2$O,提高了通气量,但过度的或不当的振荡幅度可能诱发颅内出血,同时可能引起新生儿的不适感,需谨慎使用。

在无创高频使用和治疗过程中,需根据患儿病情及血气分析变化随时调整通气参数,提高 MAP 和 FiO$_2$ 可以改善氧合,提高吸气时间、振幅或降低频率可增加潮气量促进 CO$_2$ 排出。营救性治疗策略[当吸入 FiO$_2$>50%,频发呼吸暂停(4 次/h 以上)或严重呼吸暂停需面罩加压给氧者,或氧分压低、二氧化碳潴留及无创使用失败者]:平均气道压 10~16cmH$_2$O;振幅 30~50cmH$_2$O;频率 8~10Hz。预防性治疗策略(预计可能有撤离呼吸机困难者或预计可能无创使用失败者):平均气道压 8~10cmH$_2$O;振幅 25~35cmH$_2$O;频率 10~12Hz。

六、NIV-NAVA

NAVA 呼吸机输送的吸气压力基于膈肌产生的电活动生成 PIP,新生儿通过生理反射机制控制膈肌活动,自主确定每次呼吸的峰值压力、吸气时间、呼气时间和呼吸频率。需要调定的参数是 NAVA 水平、PEEP、FiO$_2$。与 CPAP 或其他类型的无创通气所不同的是 NIV-NAVA 具有强大的漏气补偿功能,因此不需要对鼻塞或鼻罩接口进行密封,即使泄漏率高达 90%~95%,NIV-NAVA 似乎仍可以很好地发挥作用。

1. 选择合适比例的 NAVA 水平 NAVA 水平是指将 EAdi 信号转换为成比例压力的转换系数,对于每次呼吸,峰值压力由以下公式确定:气道峰压(PIP)= NAVA 水平 × EAdi(EAdi peak–EAdi min)+ PEEP。初始 NAVA 水平的设定是以提供与传统通气相同的峰值压力为基础,这种方法的难度在于新生儿每一次呼吸的峰值压力的多变性,以及患儿有可能从未插管通气或首选了 NIV-NAVA 辅助通气。通常新生儿 NAVA 水平选择在 1~3cmH$_2$O/mcV,随着 NAVA 值的增加,峰值压力将成比例增加,直到达到"断点"(break point,指呼吸机支持压力充分满足患儿通气需求,膈肌负荷得到充分卸载释放的 NAVA 水平),断点之后峰值压力将保持稳定,如果继续增加 NAVA 水平,EAdi 峰值将进一步降低。在 NAVA 水平为 1.5cmH$_2$O/mcV 时呼吸机提供了足够的呼吸肌卸载支持,此处的 NAVA 水平即为"断点";因此建议初始设定从低 NAVA 水平(0.5cmH$_2$O/mcV)开始,每隔几分钟增加一次 NAVA 水平,增量为 0.2~0.5cmH$_2$O/mcV,并观察 EAdi 峰值和患儿的呼吸做功,当峰值压力不断增加,EAdi 峰值随着 NAVA 水平的进一步增加而降低时,即为适当的 NAVA 水平。

2. 设定 EAdi 触发 EAdi 触发是呼吸机开始支持自主呼吸所需的 EAdi 幅度,不是

EAdi 基线水平,如果 EAdi 触发值设置得太低,呼吸机响应小的 EAdi 信号并将其转换为小信号呼吸支持,这将阻止进入后备通气,并可能因此导致通气不足而致临床情况恶化。使用更高的 EAdi 触发会使小的 EAdi 信号被忽略,呼吸机将其解释为呼吸暂停,从而触发后备通气,使其获得充分呼吸支持,直到更强劲的 EAdi 信号出现以恢复 NAVA。

3. **峰值压力报警设置**　传统呼吸机通常将峰值压力警报设置为略高于设定的峰值压力以保护肺潜在的过度膨胀,而在 NAVA 中,新生儿能够调节每分通气量,并持续调整通气所需峰值压力和呼吸频率,如果将峰值压力设置为与传统通气相当的水平,则新生儿将被限制在允许的最大峰值压力之内,有可能存在通气不足和二氧化碳潴留的风险,因此压力上限(upper pressure limit,UPL)比最初设置的 PIP 高 $10cmH_2O$,呼吸将在低于 UPL 的 $5cmH_2O$ 处终止。如果“压力受限”报警频繁出现,则考虑以 $5cmH_2O$ 的增量增加 UPL,如果 UPL 继续发出警报并且极限似乎过高,需要重新评估患儿的临床状况,以允许患儿偶尔进行补充呼吸。

4. **后备通气参数设置**　NAVA 的应用是假设早产儿的呼吸中枢已经足够成熟,具有足够的 EAdi 幅度和最佳的吸气时间(inspiratory time,Ti)和呼气时间(expiratory time,Te),能够随时驱动呼吸机。然而早产儿呼吸驱动力的不成熟通常会出现呼吸暂停和周期性呼吸,如果未检测到 EAdi 信号,则激活“备用通气模式”,以确保呼吸暂停时有足够的通气,因此设定备用压力支持很重要,尤其是在 VLBWI 中,经常切换到后备 PS 和 PC 模式,其参数设定与传统呼吸机无异,其中 EAdi 信号的监测可以为压力支持水平的设置提供更精确的参考,且可以帮助识别压力支持设置过高的情况。过高的后备压力支持水平可能会导致呼吸暂停,从而使 EAdi 信号出现“平坦”波形。早产儿可以无限制地在 NAVA 和备份压力支持之间来回切换,在有自主呼吸时用 NAVA 通气,在呼吸暂停时用压力控制通气,当自主呼吸恢复时回到 NAVA 模式;所以捕捉气体触发对 NAVA 的使用是必不可少的。

5. **设置呼吸暂停时间**　这个设置是指新生儿在启动后备通气之前可能出现的最长呼吸暂停的时间,对于小早产儿来说,如果长时间没有任何通气,会导致临床恶化趋势,因此,呼吸暂停时间提供了不同于后备通气频率的最小保证速率,以保证临床不出现失代偿情况。如果切换到备用通气的次数很多并且血氧饱和度不稳定,则当前呼吸暂停时间(无任何通气时间)可能太长,应考虑缩短呼吸暂停时间;如果切换到备用的次数很多并且新生儿稳定,则当前的呼吸暂停时间可能太短,新生儿应该可以忍受更长的呼吸暂停时间。临床上常通过延长呼吸暂停时间来做撤机前准备。

第四节　撤机时机

一、NCPAP

目前 NCPAP 的撤离时机尚无统一标准,不同疾病存在一定差异,通常做法是待患儿临床状况改善后先逐渐降低 PEEP，当 PEEP 为 2~3cmH₂O，病情稳定及血气保持正常，观察 2~4 小时，可撤离 NCPAP，改用经鼻导管或头罩给氧。此时 FiO_2 可调高 5%~10%，以维持正常功能残气量和防止 PaO_2 降低；再根据患儿病情及血气情况，缓慢降低 FiO_2 直至呼吸空气后，撤去头罩。对于 FiO_2>0.4 或者临床情况尚未稳定时，存在撤离失败的风险。故目前认为撤离时机为：患儿病情稳定，FiO_2<0.3，当压力<4~5cmH₂O 时，无呼吸暂停及心动过缓，无 SpO_2 下降，呼吸做功未增加可考虑撤离 NCPAP。换为常压氧疗方式例如鼻导管给氧，若撤离后出现呼吸困难可重新实施 NCPAP 治疗。

二、NIPPV

在患儿病情好转后，NIPPV 治疗的参数应逐步调低。当 FiO_2<0.30、PIP<14cmH₂O、PEEP<4cmH₂O、RR<15 次/min，患儿无呼吸暂停及心动过缓，无 $TcSO_2$ 下降，动脉血气分析结果在可接受范围内（pH 7.35~7.45，PO_2 50~80mmHg，PCO_2 35~45mmHg）时可考虑撤离 NIPPV。改用经鼻导管或头罩给氧。此时 FiO_2 可调高 5%~10%，以维持正常功能残气量和防止 PaO_2 降低。再根据患儿病情及血气情况，缓慢降低 FiO_2 直至呼吸空气后，撤去头罩。撤离 NIPPV 后 2 小时需要复查动脉血气分析，并密切监测患儿的各项生命体征及血流动力学变化。

三、BiPAP

使用 BiPAP 辅助通气时，需要持续监测患儿状况，以明确通气是否有效。当呼吸困难和临床一般状况改善，无辅助呼吸肌用力，无胸腹反常呼吸，呼吸频率正常；循环稳定，无需正性肌力药物，无心动过速；血气分析 pH>7.35，SpO_2>90% 时，首先将压力转换频率下调，频率降至 15 次/min 后，逐渐下调 P_{high} 至 6cmH₂O、P_{low} 至 4cmH₂O，当 FiO_2<0.30 且病情稳定、血气分析在正常范围，可考虑撤机。

四、HFNC

HFNC 撤离目前尚无统一标准。当患儿临床症状稳定，可逐渐下降 FiO_2 及以 0.5~1L/min 的速度下调流量，当流量为 2L/min，FiO_2<0.3，患儿无呼吸窘迫、无呼吸暂停、无心动过缓、经皮血氧饱和度稳定、呼吸做功未增加、血气分析结果良好者可考虑撤离改为头罩吸氧或温箱内吸氧。

五、nHFOV

撤离 nHFOV 的原则和撤离其他无创通气的原则一致。患儿临床症状明显改善，病情趋于稳定，原发疾病缓解，可逐渐下调呼吸机参数，当 FiO_2<0.25，MAP<6~8cmH₂O，患儿自主呼吸稳定，$TcSO_2$>90%，无明显呼吸暂停及心动过缓等特殊表现；动脉血气分析结果在可接受范围内，pH 7.35~7.45，PaO_2 50~80mmHg，$PaCO_2$ 35~55mmHg 时，可考虑撤离 nHFOV。也可以选择双水平或经鼻高流量序贯治疗，如病情稳定也可直接选择头罩或者鼻导管吸氧的常规氧疗方式。

六、NIV-NAVA

EAdi 信号最重要的目的是监测膈肌电活动本身,信号波幅的大小帮助调定合适的机械通气策略。EAdi 的定量监测和演变趋势数据或趋势图可以用作撤机准备的附加参考,为临床医师判断婴儿自主呼吸驱动能力提供可靠指标。撤机试验如果出现信号的严重增加或可以作为撤机失败的预测因素。相反,EAdi 信号的"正常化"则预示着能够成功地撤机或拔管。如果 NAVA 设置合理,NAVA 通气时会明显减少深度镇静剂的使用并缩短机械通气时间,随着病情的好转,新生儿可自行减少压力、呼吸频率和吸氧浓度的需求。如果患儿临床稳定,逐渐延长呼吸暂停时间,减少后备通气支持力度,通常以 0.2~0.5cmH₂O/mcV 的速度逐渐减少 NAVA 系数来"加载"呼吸肌负荷,当降低至 0.5cmH₂O/mcV 时过渡至 CPAP。

第五节　操作流程

进行无创正压通气时:①首先要选择合适的无创正压通气装置。根据患儿的情况选择合适的通气装置,主要应考虑能够维持足够大的气流量,以便维持压力稳定。具体选择哪种呼吸机应根据医院条件和医护人员培训情况等确定。②选择连接方式。建立有效的无创通气连接是成功应用无创通气的关键。新生儿无创性通气连接方式主要有三种:鼻塞、鼻罩和面罩(图 3-2)。选择鼻塞或鼻/面罩时应注意式样和规格,保证适合患儿的鼻腔大小和脸形。临床上早产儿多选用鼻塞。③选择通气模式。通气模式的选择与所要达到的通气目的有关。如要增加功能残气量、保持气道通畅,可选用 CPAP;要增加潮气量,改善肺通气,可选用 BiPAP;要达到同步的目的可选用 nSIPPV 和 nSIMV;对以弥散障碍为主的疾病如 RDS 使用 nHFOV 疗效更为显著。④参数调节。通气参数按照患儿的具体情况来调节,原则是由低到高逐步调节。压力的设置主要根据临床医师对无创正压通气装置掌握的熟练程度以及患儿肺扩张程度和临床状况。吸入氧浓度应根据肺部氧合、胎龄及日龄等情况调节,使经皮血氧饱和度维持在理想范围,尽可能使吸入氧浓度小于 0.4,避免长时间吸入高浓度氧。⑤气体温化和湿化。一般使空气温化至 37℃,相对湿度 100%。⑥正压通气装置的撤除。到目前为止,尚没有共识或指南指导临床医师何时降低正压通气装置的条件或停用正压通气装置。通常做法是待患儿临床状况改善后先逐渐降低参数,然后撤离正压通气装置。

1. 使用前准备

(1)患儿病情的评估。明确使用的适应证,排除禁忌证。

(2)呼吸机的选择。带各种无创模式的常频呼吸机或无创呼吸机。

(3)鼻塞或面罩的选择。测量鼻孔大小和间距,选择合适的鼻塞或面罩。

(4)固定帽子的选择。测量头围的大小,选择合适的固定帽子。

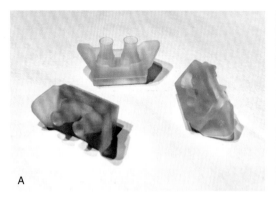
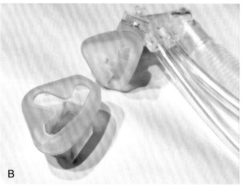
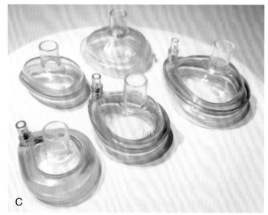

图 3-2　新生儿无创性通气连接方式示意图
A. 鼻塞；B. 鼻罩；C. 面罩。

（5）呼吸机管道和湿化器的连接。正确选用和连接与呼吸机型号相匹配的管道，并连接加温加湿器和确定其功能正常。

（6）正确连接呼吸机的气源（空气和氧气）和电源。

（7）打开呼吸机电源开关，进行开机测试，选择所需通气模式。

（8）往湿化器内注入灭菌注射用水，并打开湿化器电源开关。

（9）检查从呼吸机到新生儿之间管道连接是否正确，以及密闭性是否良好；放置排气管至温箱外。

（10）根据患儿疾病类型和具体病情设置合适的呼吸机初始治疗参数和呼吸机的报警参数。

2. 人机的连接步骤

（1）将鼻塞或面罩与管道连接，然后固定在患儿的鼻上并形成密封圈，必要时粘贴护肤敷料加以保护局部皮肤黏膜。

（2）将管道的患儿端固定在帽子上，注意松紧度的调整，既要避免过松影响密闭性，又要避免过紧导致局部受压坏死。

（3）若要实现同步功能，则需要粘贴同步触发传感器至腹壁，或使用 NAVA 技术。

（4）观察患儿呼吸情况，注意胸廓是否起伏良好，听诊双肺通气是否对称。

（5）观察呼吸机监测参数是否偏离设定的参数。

（6）留置胃管并与外界相通，促使进入胃内的气体及时排出以减轻腹胀症状。

3. **参数设置**　应根据患儿情况和疾病的严重程度进行参数（PIP、PEEP、Ti、RR 等）的设置和调节。压力的设置主要根据临床医师对所实施的通气模式掌握的熟练程度，以及患儿临床、氧合和灌注情况个体化决定。FiO_2 应根据肺部氧合情况调节，尽可能使吸入氧浓度 <40%，维持 $PaCO_2$ 35~50mmHg，PaO_2 50~70mmHg。保证患儿血氧饱和度 90%~95%，尽可能使用较低的参数维持最佳的氧合和通气状态。

4. **监测和参数复调**　加强监测患儿呼吸状况、心率、血压、呼吸频率等情况，还需注意呼吸机参数情况，妥善地固定和护理鼻塞，预防并发症及意外情况发生。上机后 1~2 小时或者调整参数后，需要监测动脉血气分析或者无创经皮监测，及时合理地调整参数，必要时需要拍摄胸部或胸腹 X 线片动态了解病情变化。

5. **无创正压通气装置的撤离**　待原发疾病缓解，达到撤机标准时及时撤离无创正压通气装置，更换为常规氧疗。妥善处理呼吸机管路，一次性呼吸管路、加温湿化罐、鼻塞导管丢弃于黄色医疗垃圾袋，如采用重复用呼吸管路等按要求进行灭菌消毒后备用。全面消毒呼吸机后加防尘罩备用。

6. **关于 NIV-NAVA**

（1）根据患儿体重、身长选择合适的 EAdi 导管：EAdi 导管外包装有依据身长、体重（早产儿）选择导管型号的说明。

（2）获取 EAdi 电缆并插入 SERVO-n 接口。

（3）检查 EAdi 模块功能：EAdi 电缆一端插入 SERVO-n 接口，将另一端插入自身接口，EAdi 模块功能检查将自动完成并提示通过。

（4）置入 EAdi 导管：测量从鼻梁（nose，N）经耳垂（earlobe，E）至剑突（xiphoid，X）距离（NEX 测量），根据相应公式（经鼻、经口不同，附于导管包装盒），计算预计 EAdi 导管放入深度；或在 EAdi 设置界面输入体重、身长，由 SERVO-n 计算出初始深度。插入之前，将 EAdi 导管浸入无菌水中几秒钟以激活涂层，从而提高导电率并易于插入（除水外，请勿使用任何其他物质）。

（5）确认 EAdi 导管位置（图 3-3）。

1）打开 EAdi 设置访问菜单。

2）选择"EAdi 导管定位"。

3）查看从第 1 到第 4 行心电图（electrocardiogram，ECG）波幅递减的变化趋势，以及在第 2 和第 3 行中可见交叉存在粉色的波形，5 个粉红色圆圈（代表电极位置）在 9 个电极点的中间部分，根据图示精细调整。

4）记录导管的最佳插入深度。

5）将 EAdi 导管固定在面部，确保导管未弯曲。

（6）选择通气模式。

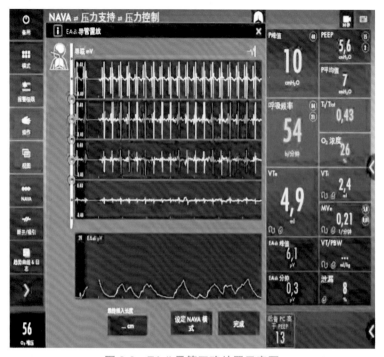

图 3-3　EAdi 导管正确放置示意图

5 个粉红色的圈在 9 个电极的中部，心电图描记信号由上到下逐渐减弱，
逐渐发展为最小或不存在 P 波和 QRS 波群，表示导管位置正确。

（7）设置 NAVA 水平、PEEP 和 FiO_2（参考本章第三节参数设定与调节）：初始设置参考来自之前有创通气的数值或医师临床经验；合理设置后 EAdi 的最高目标是 5~15mcV，EAdi min 通常 <3mcV。

（8）EAdi 触发设置：EAdi 触发器的默认值为 0.5mcV，这是一个很好的起点，避免在触发信号过低时发生"自我触发"（数字越小越敏感）。

（9）备用通气设置：如果患儿有呼吸暂停未检测到 EAdi 信号，超过设定的呼吸暂停时间，则激活"备用通气模式"。该设置同传统呼吸机，设置峰压、呼吸频率、吸气时间以确保有足够的支持。这些设置需要模拟以前的参数设置，但必须在启动 NAVA 的 1 小时内重新进行评估，患儿可以根据需要在 NAVA 和备用通气之间自动转换，无需操作员干预或发出报警提醒。

（10）警报限制设置

1）压力上限（UPL）设置比 PIP 高 10cmH_2O，达到 UPL 会报警，而吸气峰压将在低于 UPL 下 5cmH_2O 切换。如果 UPL 报警频繁出现，则考虑以 5cmH_2O 增加 UPL，如果 UPL 报警继续出现且极限似乎过高，请重新评估患儿的临床状况。

2）设置报警声音级别，以便床边护理人员能听到。

3）设置呼吸暂停时间，以使患儿不会在临床上失代偿，从 5 秒或更少开始，并根据临床症状进行调整。

4)呼吸速率 5~10 次 /min 至 90~100 次 /min。

在初始适应期过后,可能需要经常评估警报并进行相应调整。

7. 具体操作流程请参考各呼吸机或无创正压通气装置提供的使用说明书。

第六节　并发症

一、人工气道相关的并发症

1. **鼻塞 / 鼻罩移位**　患儿由于烦躁、头部摆动、肢体运动等,导致鼻塞 / 鼻罩位置移动,甚至脱离鼻前庭,罩住鼻梁或者眼睛,造成无效通气,甚至间接造成眼球损伤。

2. **鼻塞 / 鼻罩密闭性欠佳**　由于头型、头围等原因,未能有合适的头套固定,或者鼻塞 /鼻罩两翼固定不牢固,导致密闭性欠佳,出现通气不足。

3. **皮肤及鼻中隔损伤**　鼻塞、面罩或鼻罩固定太紧,或压迫时间过长,局部皮肤黏膜可出现损伤;或者患儿躁动令鼻塞尖部反复摩擦鼻中隔,可造成鼻尖下塌,鼻中隔受损,严重者糜烂,甚至缺失。预防措施为选择大小形状合适的连接方式,不要固定太紧。在颜面部受压部位贴敷料有助于预防皮肤压伤。

4. **鼻腔出血**　鼻腔反复吸引、负压力度不当、吸引时间过长、操作手法失当等,均可造成鼻黏膜损伤出现鼻腔出血。

二、湿化、温化相关的并发症

1. **鼻腔出血**　气流流速过大,湿化不足令鼻黏膜过于干燥;湿化罐加热异常导致气体温度过高。以上均可导致鼻腔出血。

2. **呼吸道分泌物增加**　无创通气实施过程中由于气流速度快,频率高,导致气流湿度下降,出现口腔等呼吸道分泌物增加的情况,严重者可能导致气道阻塞。在使用过程中需要注意高流速气体的湿化温化处理,保持呼吸道通畅,防止分泌物聚集进一步阻塞气道。

3. **通气管路积水**　湿化罐监测异常导致自动反复加湿;通气管路加热丝异常导致温度骤降产生冷凝水;加热方式有创 / 无创模式选择错误;均可造成通气管路积水,从而影响压力的传递,严重者造成气道阻塞。

三、正压通气相关的并发症

1. **气压伤**　压力设置不当,特别是压力过高时,可出现气胸、纵隔气肿、皮下气肿、肺间质气肿、心包积气等,严重的可发生张力性气胸,甚至危及生命。

2. **容量伤**　压力设置不当,出现过大的吸气末容积,对肺泡上皮和血管内皮造成损伤,临床上表现为高通透性肺水肿。

3. 萎陷伤 呼气末压力的设定过低,或者在内源性 PEEP 存在时,没有及时调整呼气压力,造成肺泡周期性开放和塌陷产生的剪切力引起肺损伤。

4. 高碳酸血症 压力和 / 或流速设置不当时易造成二氧化碳潴留。

5. 肺不张 呼吸机通气不足,PEEP 设置异常,造成肺泡未能有效通气,患儿长期仰卧出现坠积性肺炎或者肺不张。

6. 氧中毒 患儿病情加重时提高了 FiO_2,随着患儿病情的改善,FiO_2 没有及时调整,或者患儿气道吸引的时候提升了 FiO_2 增加氧储备,吸痰后没有及时下调,均可能造成长时间吸入高浓度氧。

四、肺外器官的并发症

1. 腹部胀气 无创正压通气时患儿容易吞入空气,出现腹胀、肠道蠕动降低、便秘等,部分出现喂养不耐受,严重的可以发生肠道缺血和应激,导致消化道出血、贫血、坏死性小肠结肠炎等。在保证疗效的前提下避免使用过高压力;常规留置胃管行胃肠减压可有效防止该并发症发生。与其他无创通气模式相比,nHFOV 不容易引起声门关闭,一定程度上可减少腹胀的发生。

2. 呕吐、误吸 无创正压通气实施过程中胃部进气或腹胀容易引起呕吐,甚至导致误吸,进而引起肺炎,严重的出现窒息,危及生命。所以在治疗中应采取适当的体位,例如头高位或半卧位,同时需要在保证治疗效果的前提下适当地降低压力,可以避免或减少误吸发生。对于围手术期尤其是胃造瘘的患儿,应该实施瘘管减压,避免预防性尝试经口喂养,从而避免呕吐误吸的风险。

3. 高胆红素血症 双水平正压通气,由于 PEEP 的应用,导致肝脏血液回流障碍和胆汁排泄障碍,可出现高胆红素血症和轻度转氨酶升高。

4. 对心血管系统和肾脏功能的影响 无创正压通气的压力会通过肺间质传达到胸膜腔,从而增加胸腔内压,阻碍静脉回流,可导致肺静态顺应性下降造成二氧化碳潴留;与此同时肺过度膨胀,使肺血回流到右心室减少,肺血管阻力增加,右心后负荷增加,最终减少心输出量,血流通过卵圆孔发生右向左分流。尽量设置合适的压力,可减少对心血管系统的影响。正压通气时,胸膜腔内压增加而使心输出量减少,且下腔静脉压力上升,导致肾脏血流重新分配,肾皮质血流量下降,出现尿量减少,钠盐排出减少。

5. 颅内出血 呼吸使用过程中,过度通气或者通气不足等,可能导致 $PaCO_2$ 的异常波动,从而影响脑血流的改变,易造成生发层出血,特别是早产儿。

第七节	监护和注意事项

无创正压通气过程中需要对患儿进行密切持续地观察,包括患儿的呼吸状况、呼吸频

率、心率、血压、尿量、皮肤情况、腹部体征等,同时还需要对呼吸机参数进行记录,包括压力及氧气浓度,频率为每 4 小时一次。监测工作需要贯穿在整个无创通气的过程当中,从上机前准备,到上机中途的观察和监测,直到最后撤离呼吸机后。医护人员要对呼吸机、管路、鼻塞以及患儿进行全程的密切观察和评估。

（一）监护

1. 进行 24 小时心电呼吸监测。如果没有其他临床情况,应每小时监测生命体征,每隔 4 小时监测血压。每小时评估血氧饱和度的趋势。仔细观察与血氧饱和度升降有关的情况。

2. 至少每隔 4 小时听诊呼吸音,确认正压通气装置的压力释放,以及呼吸音的对称性和性质,警惕气漏现象发生。

3. 至少每隔 4 小时评估肤色和呼吸情况,包括三凹征、胸廓起伏、呼吸暂停频率和情形。对气道分泌物的量和性质、吸引的需要、吸引效果及耐受性进行评估和记录。当正压通气装置被气道分泌物堵塞时,应清洁或更换设备。

4. 每隔 2~4 小时变换体位,使气道分泌物松动。

5. 有发生装置头端损伤鼻腔或面部的情况,至少每隔 4 小时评估皮肤黏膜的完整性。检查鼻表面有无发红或表皮脱落。至少每隔 24 小时用喉镜或笔式光源检查内鼻。检查外耳以确保其不会折叠。每隔 4 小时用浸湿的纱块进行口腔护理。

6. 至少每隔 8 小时测量腹围,如出现腹胀应用 8 号口胃管进行胃肠减压。提升管的位置以免分泌物或胃内容物的丢失。应用口胃管是因为鼻胃管会增加气道阻力。评估口胃管的功能,以及分泌物的性状和量。

7. 至少每小时检查正压通气装置的帽子和鼻塞是否合适,位置是否正确;评估装置及报警系统;评估和记录参数的设定（PEEP、FiO_2、平均气道压、湿化）。根据医嘱维持参数的设定,在吸痰或鼻塞操作后应检查压力水平。

8. 血气分析和胸部 X 线片。血气分析可提供调整通气参数的客观依据,使用无创正压通气前及后 0.5~1 小时各查一次血气,以后每隔 4~8 小时监测血气一次;当 PaO_2 稳定在 60mmHg（$FiO_2<0.4$）以上,可按需监测（至少 24 小时一次）。必要时使用无创正压通气前、后各摄胸片 1 次,以后根据情况复查。

（二）注意事项

1. 通气期间注意监测呼吸管路的密闭性,保证压力达到预设值,并保持稳定。正压通气装置的管道应保持松弛。使用辅助设备固定患儿。维持温箱床面在水平位置。

2. 推荐具有 RDS 高风险,胎龄<28 周的早产儿在产房出生后尽早应用 NCPAP,但当心率<100 次/min,或自主呼吸功能不足,或有明显呼吸困难,则不宜应用 NCPAP。

3. 生后早期应用 NCPAP,根据氧合情况联合 PS 使用是极早产儿 RDS 优化管理的方案。

4. NCPAP 时可吞入较多空气,导致胃扩张,应留置胃管,定时抽出残留气体,必要时可保持胃管持续开放。如血流动力学稳定,进行 NCPAP 不是胃管喂养的禁忌证。

5. 注意保持呼吸道通畅和气体温的湿化,及时吸除气道分泌物,注意痰液的性状;同时注意体位的摆放,避免颈部过度扭曲或拉伸,避免误吸和反流的发生;注意腹部体征,例如腹胀较明显的患儿可给予留置胃管或胃肠减压。

6. 注意选择大小合适的鼻塞,避免鼻塞太紧压迫或过松漏气,定时松动鼻塞和注意鼻部护理。及时调整和稳固鼻塞(鼻罩),保证压力的有效性。双侧鼻塞通气效果要优于单侧鼻导管,一般推荐双侧鼻塞,应根据患儿体重选择合适的鼻塞。

7. 注意调控 NCPAP 压力及安全范围,避免过高气道正压致使胸腔压力骤增,导致气胸、肺血回流到右心室减少,肺血管阻力增加,引起心排血量减少,血流通过卵圆孔发生右向左分流等情况。

8. 病情发生变化或者血气发生异常时,积极寻找原因,排除如机械故障、鼻塞脱落、上气道梗阻等问题,合理调整参数,并进行血气分析及 X 线检查了解疾病变化及并发症发生情况。

9. CPAP 与其他呼吸治疗方式的联合应用可增加治疗效果,例如 CPAP 与 PS 联合应用治疗新生儿呼吸窘迫综合征。

10. 观察患儿胸廓的起伏与呼吸机送气是否协调,人机配合是否良好,有无明显哭闹或者不适。

11. 使用时需注意预防鼻黏膜、鼻中隔损伤,鼻腔和口 / 咽部要每 2~4 小时进行吸痰,注意体位变化。体重低于 1kg 的早产儿及使用正压通气装置超过 24 小时,可以用棉质或纸质胶带作为皮肤和鼻塞之间的保护层(图 3-4)。体重>1kg 的早产儿,可以在皮肤和鼻塞之间置一"T"形的水体胶敷料(图 3-5)。一旦出现潮红,而患儿在正压通气装置上至少有 24 小时,则应把"T"形水体胶敷料改为棉质或纸质胶带。一旦潮红进展而患儿交替使用正压通气装置和鼻导管时,可以涂莫匹罗星软膏,并使水体胶敷料仅贴在上唇位置。保持帽子在正常位置,帽子应在眉弓水平,不要盖过颈后。

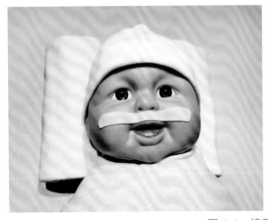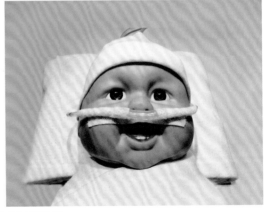

图 3-4　棉质或纸质胶带

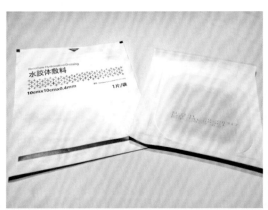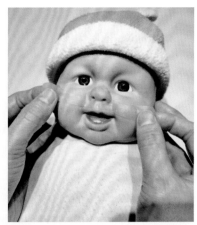

图 3-5 水体胶敷料

12. HFNC 流量产生的气道压力不可监测、产生的气道压力不稳定,若出现漏气易产生通气不足,患儿实际吸入的潮气量因漏气而明显低于预设值,所以使用过程中应该注意以下几点:① HFNC 气流需加温加湿。②常用气流流量为 5~8L/min。当流量 ≤4L/min 时可以考虑试停。③应用过程中,每 12~24 小时评估 1 次,可以按每次 0.5~1L/min 的速度调节流量。④按照鼻腔直径大小选择合适尺度的鼻导管,允许导管周围适当漏气。⑤及时清理口鼻分泌物,对于吞咽困难、胃食管反流者需反复评估通气风险。⑥ HFNC 大多数不能做到压力监测,即使能在鼻塞导管处行压力监测也不等同于患儿气道呼吸末压,而且 HFNC 所产生的气道正压与患儿口张合情况有关,应避免过度张口及闭合。⑦不同的 HFNC 设备流量相同可能压力会有不同。HFNC 在气道内产生的压力受多种因素影响,如吸气流量、鼻塞与鼻孔直径之比、口唇开合情况及患儿的体重等,应用 HFNC 时应结合患儿体重限定吸入的初始流量及最大流量,建议新生儿使用 HFNC 时流量最高不超过 8L/min;鼻塞导管直径占鼻孔直径的 50%~80%,避免产生压力不足或产生过高压力。⑧ HFNC 在使用过程中判断或设定有效和安全的最小和最大流量是有必要的,建议使用安全减压阀。⑨对于胎龄 <28 周早产儿,其应用需要进一步研究。

13. nHFOV 作为特殊的通气方式,鼻延长管(管径宜大一些)、振幅、吸气时间、泄漏等因素都可影响通气效果,宜使用合适的管路及鼻塞接口,注意尽量减少气体传导泄漏,维持呼吸道压力稳定,加上准确的参数设置及复调,及时纠正低氧等意外或并发症的发生。

14. nHFOV 频率设置不应低于 4Hz,否则会有抑制自主呼吸的风险。nHFOV 作为其他无创通气模式失败后的营救性治疗手段时,原则上一般采取边治疗、边观察患儿反应的策略,治疗 1~2 小时根据患儿的病情和治疗反应来决定是否继续应用 nHFOV 或改为有创通气。严格掌握指征,如果有插管或有创通气指征,应及时插管以免延误救治时机。

15. 相对于 NCPAP/NIPPV,nHFOV 作为初始模式是否能够减少早产儿 RDS 气管插管的比率,进而减少 BPD 的发生? 尚需要更多的基础与临床研究,尤其需要高质量的多中心 RCT。

16. NIV-NAVA 呼吸机的核心是膈神经触发,因此获取 EAdi 信号尤为关键。早产儿 EAdi 导管电极间隔相对密集,容易移位导致信号错误或缺失,需要导管固定技巧,并实时监测导管位置。如果导管位置良好且功能正常,而没有显示 EAdi 信号通常表示中枢性呼吸暂停,此时呼吸机将启动备用通气,直到 EAdi 恢复。

17. 低水平 NAVA 会增加呼吸驱动力,随着 NAVA 水平的增加,呼吸支持力度进一步增加,则膈肌负荷下降,呼吸驱动减弱,EAdi 信号减弱。这种无法人为控制的呼吸驱动反应,可能出现达不到可接受的潮气量、呼吸频率和气体交换,需要密切观察 EAdi 信号变化,及时做出合理的参数调整。

18. NIV-NAVA 出现通气不足或低氧血症时注意如下情况分析:①呼吸暂停频繁出现,应考虑缩短呼吸暂停设定时间,以便较早得到后备通气的支持;②如果新生儿经常处在后备通气中,要考虑增加后备通气频率或峰值压力以在后备通气时提供更多支持;③如果新生儿呼吸困难(高 EAdi 信号),应考虑增加 NAVA 水平以进一步"卸载"呼吸肌负荷,让呼吸机进行更多的"呼吸工作";④如果触发高压警报,应考虑增加峰值压力极限以募集更多的肺泡改善潮气量。

第八节 临床应用及疗效判断

一、临床应用

(一)新生儿呼吸窘迫综合征

大量研究表明 NCPAP 是治疗新生儿呼吸窘迫综合征(neonatal respiratory distress syndrome, NRDS)的有效措施,特别是早期使用,不仅可能避免气管插管有创通气,还有助于缩短机械通气时间。NCPAP 使用后肺泡稳定扩张,增加 FRC,改善氧合。对于轻度和中度 NRDS,NCPAP 具有良好的效果,可减少呼吸做功、改善低氧和 V/Q 比值。重度 NRDS 必要时气管插管给予外源性肺表面活性物质,再拔管予 NCPAP 辅助通气,可减少插管并发症。早期使用 NCPAP 可以改善气体交换和减少呼吸做功,缓解临床表现如气促、呻吟、三凹征及降低呼吸衰竭插管概率,增加肺含气量,提高胸片中肺透光度,改善血气分析。NCPAP 治疗 NRDS,氧流量一般 6~10L/min,PEEP 一般自 4~6cmH₂O 开始,最高不超过 12cmH₂O。通常提倡最大值为 8cmH₂O。当肺顺应性改善、FiO₂ 达 0.4 时,须及时下调 PEEP,每次为 1~2cmH₂O,下降过快肺泡会重新萎陷。

研究发现,随着 BiPAP 越来越多地替代机械通气用于早产儿 RDS 的初始治疗,BPD、ROP、脑室内出血的发生率明显下降,同时也证实 BiPAP 可以缩短住院时间,这可能与 BiPAP 为非侵入性通气模式且提供较低的气道压力有关。在对 40 例胎龄 28~34 周、中度 RDS 早产儿的研究中发现,将 NCPAP 和 BiPAP 分别作为初始呼吸支持方式,应用 BiPAP 的早产儿呼吸支持时间及氧依赖时间更短,且出院时间更早;对于 28~36 周的 RDS 早产儿来说,与 NCPAP 相比,BiPAP 作为初始呼吸支持治疗能更快地提高 pH 值、PaO_2 和氧合指数,降低 $PaCO_2$,提示 BiPAP 作为初始无创通气模式,可能比 NCPAP 更有效。另有研究表明,DuoPAP 比 NCPAP 能更好地改善极低体重儿氧合、缓解二氧化碳潴留,减少有创通气的使用和呼吸暂停的发作,且并不增加气胸的发生率,但未发现可降低 BPD、ROP、脑室内出血的风险。不过,也有研究认为,在 MAP 相同的前提下,BiPAP 在促进 CO_2 排出、改善氧合及防止呼吸暂停等方面的作用与 NCPAP 相当。此外,比较 BiPAP 与 SNIPPV 两种无创通气模式对于胎龄<32 周且出生体重<1 500g 的早产儿来说,在通气时间、失败率,以及气胸、BPD、IVH 等近、远期不良结局的发生等方面均没有差异。

　　基于 HFNC 能产生呼吸正压的作用原理,HFNC 作为一种治疗 NRDS 的手段也得到了越来越多的应用与临床研究。Kugelman 等在一组胎龄<35 周、出生体重>1 000g 的早产儿使用 HFNC 与 NIPPV 治疗 NRDS 的前瞻性随机对照单中心研究发现,HFNC 组与 NIPPV 组气管插管有创通气需求差异无显著性(HFNC 组 28.9% *vs.* NIPPV 组 34.2%,*P*=0.8),两组新生儿住院时间(HFNC 组平均 35.0 天 *vs.* NIPPV 组 39.5 天,*P*=0.66)、气胸发生率(HFNC 组 5.3% *vs.* NIPP 组 0%,*P*=0.49)、BPD 发生率(HFNC 组 2.6% *vs.* NIPPV 组 5.2%,*P*=1)、脑室内出血发生率(HFNC 组 5.3% *vs.* NIPPV 组 2.6%,*P*=1)、坏死性小肠结肠炎发生率(HFNC 组 5.3% *vs.* NIPPV 组 0%,*P*=0.49)、动脉导管未闭发生率(HFNC 组 23.7% *vs.* NIPPV 组 10.4%,*P*=0.24)、败血症发生率(HFNC 组 10.5% *vs.* NIPPV 组 7.8%,*P*=1)、病死率(HFNC 组 0% *vs.* NIPPV 组 0%,*P*=1)等的差异均无统计学意义。Akbarian-Rad 等的研究也表明,胎龄 27~32 周早产儿在给予肺表面活性物质后,HFNC 组(n=30)和 NCPAP 组(n=32)新生儿住院总时间(HFNC 组 34.6 天 + 25.2 天 *vs.* NCPAP 组 33.9 天 + 22.6 天,*P*=0.9)、气胸发生率(HFNC 组 6.67% *vs.* NCPAP 组 6.25%,*P*=0.89)、脑室内出血发生率(HFNC 组 10.00% *vs.* NCPAP 组 6.25%,*P*=0.68)、治疗失败率(HFNC 组 16.7% *vs.* NCPAP 组 11.8%,*P*=0.57)比较,差异无统计学意义,提示 HFNC 可以与 NCPAP 一样有效治疗 RDS 新生儿。Gamze Demirel 等的一项前瞻性随机对照研究显示,在出生后 1 小时内分别以 HFNC(53 例)和 NCPAP(54 例)作为呼吸支持,两组成功脱离无创通气时间(HFNC 组 72 小时 *vs.* NCPAP 组 72 小时,*P*=0.493)、氧疗持续时间(HFNC 组 96 小时 *vs.* NCPAP 组 120 小时,*P*=0.606)、选择无创通气模式时的 FiO_2 水平(HFNC 组 30% *vs.* NCPAP 组 40%,*P*=0.109)、住院时间(HFNC 组 27 天 *vs.* NCPAP 组 36 天,*P*=0.131)、插管率(HFNC 组 9.4% *vs.* NCPAP 组 12.9%,*P*=0.565)、RDS 发生率(HFNC 组 33.9% *vs.* NCPAP 组 44%,*P*=0.398)等比较,差异均无统计学意义;并且在此研究中两组气胸发生率(HFNC 组 3.7% *vs.* NCPAP 组 1.8%,*P*=0.549)、BPD 发生率(HFNC 组 7.5% *vs.* NCPAP 组 11.1%,*P*=0.529)、动脉导管未闭发生率(HFNC 组 9.4% *vs.* NCPAP 组 11.1%,*P*=0.776)、败血症发生率(HFNC 组 11.3% *vs.* NCPAP 组 12.9%,*P*=0.796)、颅内出血发生率(HFNC 组 3.7% *vs.* NCPAP 组 1.8%,*P*=0.549)、坏死性小肠结肠炎发生率(HFNC 组 1.8% *vs.* NCPAP 组 1.8%,*P*=0.989)、早产儿视网膜病发生率(HFNC 组 3.7% *vs.* NCPAP 组 1.8%,*P*=0.549)及病死率(HFNC 组 0% *vs.* NCPAP 组 0%,*P*=1)等比较,差异亦无

统计学意义;相比 HFNC 而言,NCPAP 需要经常调整鼻插管位置以维持合适的呼气末正压,而 HFNC 则不需要,而且患儿会有更好的耐受性。目前大部分研究证实对于胎龄>28 周,体重>1 000g 早产儿轻、中度 RDS 治疗方面,HFNC 在一定程度上可以同 NCPAP 一样取得良好效果,且鼻损伤小,患儿易于耐受。

Zhu 等对 81 例胎龄 28~34 周的早产儿进行前瞻性随机对照研究发现,与 nCPAP (n=42)比较,nHFOV(n=39)能显著减少中、重度 RDS 早产儿气管插管机械通气的需要,而不会增加副作用。Bottino 等对 8 个三级 NICU 的 30 例平均胎龄(26.4±1.8)周、出生体重(921±177)g 的早产儿进行 1:1 的随机配对研究发现,nHFOV 较 NCPAP 能更有效地清除 CO_2。

(二)早产儿呼吸暂停

NCPAP 的使用可显著减少呼吸暂停发作次数,其机制目前认为可能与以下因素相关:减少肋间及膈间神经抑制发射,维持胸壁稳定性;增加功能残气量,稳定动脉血氧水平;增加肺的顺应性,使肺牵张感受器的敏感性及其对呼吸中枢的抑制反射减轻。

对于早产儿呼吸暂停,有 4 项随机对照试验(randomized controlled trial,RCT)将(S) NIPPV 和 NCPAP 治疗早产儿呼吸暂停进行比较。其中两项随机对照试验结果提示,相对于 NCPAP,NIPPV 能减少呼吸暂停发生率;而另一项随机对照试验结果显示,流量触发的 SNIPPV 比非同步 NIPPV 及 NCPAP 更能降低早产儿呼吸暂停的发生率;但也有一项随机对照试验结果提示,NIPPV 在预防和改善早产儿呼吸暂停方面相对于 NCPAP 并无明显优势。有两项 Cochrane 系统评价均显示,NIPPV 能显著地降低早产儿频发呼吸暂停的风险。但临床上应注意,当患儿使用 NIPPV 后仍然频繁呼吸暂停,使用咖啡因或氨茶碱治疗不能缓解时,应考虑进行气管插管下机械通气。

在一项比较 BiPAP 与 NCPAP 治疗呼吸暂停的研究中发现,61 例使用 BiPAP 的早产儿共发生呼吸暂停 317 次(平均 5.2 次 ±6.5 次),其中呼吸暂停≥15 次者 5 例(8.2%);53 例使用 NCPAP 的早产儿共发生呼吸暂停 548 次(平均 10.3 次 ±10.9 次),呼吸暂停≥15 次者 16 例(30%),提示与使用 NCPAP 相比,拔管后使用 BiPAP 能更有效地减少呼吸暂停的发生。

Sreenan 等在一项比较 HFNC 与 NCPAP 治疗早产儿呼吸暂停效果的交叉对照研究中,对 40 例平均胎龄为 30 周、体重为 1 260g 的早产儿,因临床显著的呼吸暂停而接受常规 NCPAP 治疗至少 24 小时,随后纳入 NCPAP 与 HFNC 的对比试验,在 NCPAP 和 HFNC 上测量呼气末食管压力,并测量 HFNC 上的气体流量调整以产生与 NCPAP 测量值相等的呼气末食管压力,连续记录两个 6 小时,比较对呼吸暂停的治疗作用,结果发现 HFNC 与 NCPAP 比较,相同观察时间内发生呼吸暂停和心动过缓等事件的次数差异无统计学意义,在 6 小时的研究时间内未出现鼻腔损伤和干燥现象,提示 HFNC 在早产儿呼吸暂停治疗方面与 NCPAP 一样有效,且具有更易操作、耐受性更好的特点。Eichenwald 认为,HFNC 及 NIPPV 可替代 NCPAP 用于早产儿呼吸暂停的治疗。HFNC 作为一种新的无创辅助通气模式治疗早产儿呼吸暂停的大样本、前瞻性研究较少,一方面因为药物是治疗早产儿呼吸暂停最主要的措施之一,另一方面无创辅助通气 NIPPV、NCPAP 等得到广泛应用和认可。HFNC

易于操作、耐受性好、鼻损伤小等特点,可推荐作为早产儿呼吸暂停的一种无创通气选择,但仍需大量多中心、前瞻性研究为临床工作提供确切可信的依据。

理论上 NIV-NAVA 有效的同步性和随时切换的后备支持功能是减少呼吸暂停事件最有效的通气方式,但迄今为止,针对早产儿 NIV-NAVA 的前瞻性研究并不多。一项回顾性分析对分别接受 NIV-NAVA 或 NIPPV 的 108 例极低体重儿(VLBWI),从电子病历中提取呼吸暂停、心动过缓和 / 或低氧饱和度的记录,NIV-NAVA 共 488 天有 61 个时期发作事件(平均 8.0 天 ±1.2 天),NIPPV 共 886.5 天 103 个时期(平均 8.6 天 ±0.9 天),与 NIPPV 相比,NIV-NAVA 每天心动过缓事件的数量显著减少(0.48 ± 0.14 *vs.* 1.35 ± 0.27, $P = 0.019$),整体心动过缓天数显著减少(2.42 ± 0.47 *vs.* 4.02 ± 0.53, $P = 0.042$);与 NIPPV 相比,使用 NIV-NAVA 无事件发生的时期更多(23.0% *vs.* 6.8%, $P = 0.004$);Gibu 等进行 NIV-NAVA 和 NIPPV 的生理研究证明,NIV-NAVA 的峰值吸气压力和 FiO_2 低于 NIPPV,NIV-NAVA 在增加婴儿舒适度方面比 NIPPV 更有效。

(三) 有创呼吸机撤离后序贯治疗

经气管插管给予间歇正压通气治疗后拔管的新生儿,仍存在发展为呼吸衰竭的危险因素。其原因可能是插管拔除不久造成暂时的自主呼吸微弱或暂停,以及由于有肺泡塌陷倾向和呼吸中枢相对的抑制,需逐渐成熟。NCPAP 有助于呼吸功能的维持,保证上呼吸道通畅和增加功能残气量,从而避免肺泡塌陷。一般认为,NCPAP 的压力不高于 $5cmH_2O$,拔管后 14 天内应用较为合适。

对于有创辅助通气治疗拔管后的呼吸支持,一项 Cochrane 系统评价显示,与 NCPAP 比较,NIPPV 能显著地降低早产儿拔管失败的风险(*RR* 0.70,95%*CI* 0.60-0.80)、拔管后需要再插管的风险(*RR* 0.76,95%*CI* 0.65-0.88)和拔管后发生呼吸衰竭的风险(*RR* 0.73,95%*CI* 0.63-0.85),以及出院前的死亡风险(*RR* 0.69,95%*CI* 0.48-0.99),尤其是使用 SNIPPV 时优势更明显。推荐优先考虑应用(S)NIPPV 作为患儿有创通气拔管后的呼吸支持模式。

在对 194 例确诊 NRDS 且需要机械通气的早产儿的研究中发现,拔管后使用 BiPAP 或 NIPPV 作为过渡治疗方式,两者的拔管成功率相当(BiPAP 为 77.1%,NIPPV 为 79%),但 BiPAP 组的拔管时间更早(BiPAP 拔管中位天数为 7 天,NIPPV 为 23 天)。庄元华等对 75 例重度 NRDS 早产儿有创机械通气撤机后分别采取 BiPAP 或 NCPAP 治疗,结果显示,BiPAP 组呼吸暂停 / 心动过缓发生率为 16.2%,显著低于 NCPAP 组的 39.5%(X^2=5.029,$P = 0.024$),但两组的腹胀 / 鼻中隔损伤、BPD、NEC、ROP、IVH 及病死率比较差异无统计学意义。

澳大利亚一项前瞻性、多中心随机对照研究(共纳入 303 名胎龄<32 周早产儿,拔管后随机分为 HFNC 组 152 例,NCPAP 组 151 例,其中胎龄<26 周 HFNC 组 32 例、NCPAP 组 31 例)表明,HFNC 对胎龄 ≥26 周早产儿拔管后的呼吸支持效果与 CPAP 相似,且鼻损伤副作用小,但在胎龄<26 周极早产儿拔管后使用 HFNC 作为一线呼吸支持治疗应该谨慎。Yoder 等的一项随机对照试验(纳入 432 名胎龄 ≥28 周婴儿)也显示,在胎龄 ≥28 周的婴儿中 HFNC 在拔管后立即或早期应用,其疗效和安全性与 NCPAP 相似。河北省新生儿

HFNC 研究协作组（包括 12 家三级医院的 NICU,HFNC 组 128 例,NCPAP 组 127 例)的研究表明,HFNC 在预防机械通气拔管失败的效果与 NCPAP 相当,两组 BPD 发生率相似,且HFNC 具有减少腹胀等并发症的作用。HFNC 已被作为治疗早产儿拔管后的呼吸支持治疗方法之一,但在胎龄 ≤28 周或出生体重 ≤1 000g 的新生儿拔管后的呼吸支持治疗的安全性及有效性仍需要大量多中心研究。

Fischer 等对欧洲五国奥地利、瑞士、德国、荷兰、瑞典的 172 个 NICU 进行问卷调查显示,nHFOV 多用于出生体重<1 500g、nCPAP 治疗失败的早产儿。nHFOV 也可作为其他无创辅助通气失败后的治疗或有撤机失败高风险的预防性治疗,减少气管插管有创通气;可降低有创通气拔管后二氧化碳潴留,减少再次插管概率。

韩国一项研究比较了 NIV-NAVA 和 NCPAP 在超低体重婴儿(ELBWI)拔管后稳定的作用,显示 72 小时内拔管失败率 NIV-NAVA 组明显低于 NCPAP 组(6.3% *vs.* 37.5%,*P*=0.041)。

(四) 新生儿湿肺

新生儿湿肺主要是由于肺泡内液过多或淋巴转运机制不全,造成肺内液体积聚,引起呼吸增快或低氧等症状。新生儿肺容量小,呼吸肌薄弱、肺顺应性差,气体交换面积小更易发生肺液延迟吸收,NCPAP 或其他无创正压通气可提高肺泡内压力,增加功能残气量,促进肺液吸收,改善气体交换,使患儿渡过呼吸困难期,避免低氧发生及有创通气的使用。

(五) 新生儿肺炎

由于炎症等因素导致肺内病变,出现渗出增加、肺水肿,甚至实变。应用 NCPAP 或其他无创正压通气治疗肺炎可使细支气管及肺泡重新扩张,肺泡内压力增加,直接作用于肺小血管,阻止肺泡内液体的渗出,提高氧分压,改善患儿病情,消除缺氧、酸中毒对肺小血管壁的损伤,降低血管壁的通透性,减轻肺水肿。建议在肺炎病程初期使用,可避免病情恶化,促进呼吸的稳定,且可降低有创呼吸器的使用,值得注意的是重症肺炎禁用 nCPAP 或其他无创正压通气。

(六) 胎粪吸入综合征

早期或较轻的胎粪吸入综合征(meconium aspiration syndrome,MAS),往往存在小气道的塌陷和肺不张,NCPAP 可在呼气末使气道保持一定正压,从而使肺泡处于一定扩张状态,解除肺不张,改善通气/血流比值,增加肺部的氧合能力,有利于纠正低氧血症。NCPAP 压力多选择在 4~7cmH$_2$O,过高的压力使肺内分流比例升高,肺泡过度扩张,反使肺弹性系数降低。对于以肺气肿为主的 MAS,则不适合应用 NCPAP 治疗,以免肺泡过度扩张而诱发气胸。其他无创正压通气方式、特别是 nHFOV 也可用于早期或较轻的 MAS 的呼吸支持。

(七) 新生儿复苏

早产儿由于心肺功能发育不成熟,生后需要复苏的可能性大,为了提高复苏成功率和减轻肺组织损伤,甚至认为复苏一开始就采用 NCPAP,尽快建立功能残气量,并认为该技术是早产儿生后初始阶段重要的肺保护策略之一。指南建议生后给予早期、合理的 NCPAP 支持,可降低气管插管机械通气概率,缩短机械通气时间,甚至可以减少 PS 使用。NCPAP 可扩张上气道、增加肺功能残气量、降低气道阻力、降低患儿呼吸做功,有助于患儿出生后肺的扩张,从而起到增加复苏效果的作用。因此,中华医学会儿科学分会新生儿学组制定的《新生儿常频机械通气常规》建议,有自主呼吸的极早早产儿(出生胎龄 25~28 周),产房可早期预防性应用 NCPAP。

以下情况需注意:①临床状态无好转,意识不清加重或烦躁不安;②不能清除分泌物;③无法耐受连接方法;④血流动力学指标不稳定;⑤氧合功能恶化;⑥二氧化碳潴留加重;⑦治疗 1~4 小时后 $PaCO_2$ 无改善或加重,出现严重的呼吸性酸中毒(pH 值<7.20)或严重的低氧血症(FiO_2>0.5 时,$PaO_2 \leqslant 8kPa$ 或氧合指数<120mmHg),则表明该种无创通气无效,需更换其他更加合理有效的通气方式或进行气管插管有创机械通气。

(八) NCPAP 并发症鼻损伤替代或 NCPAP 降阶梯方案治疗

NCPAP 被认为是一种治疗 RDS 有效的无创辅助通气方法已经得到了广泛证实,但这种方法的使用在临床上有复杂的固定技术、位置问题、鼻腔、鼻中隔损伤、婴儿对于 NCPAP 不耐受等局限性。相对于 NCPAP 而言,HFNC 更加温和,HFNC 装置相对简单轻便,鼻塞小巧舒适,不容易引起鼻中隔损伤,因此依从性好,方便应用。目前大多数研究表明 HFNC 导致的鼻外伤明显少于 NCPAP。在 2019 年欧洲呼吸窘迫综合征管理指南中建议,HFNC 可作为 NCPAP 的另外一种选择,尤其对于一些鼻损伤的婴儿来说是可以替代的。NCPAP 治疗中,如果患儿存在对于 NCPAP 不耐受、体位要求等也可以选择 HFNC 作为一种替代或降阶梯治疗方案。

(九) 支气管肺发育不良

有研究表明,长时间的被动机械通气会引起动物隔膜结构的改变、隔膜纤维发生快速废用萎缩;动物模型以及人类膈肌急性发炎,肌肉质量下降、失调和虚弱,引起膈肌功能障碍。Shimatani 等将 20 只日本白兔随机分为:①无辅助通气;②持续指令通气或控制通气(continuous mandatory ventilation 或 controlled mechanical ventilation,CMV);③ NAVA;④压力支持通气(pressure support ventilation,PSV)等四组,给予机械通气诱发肺损伤,并继续机械通气 12 小时,结果发现,CMV、NAVA 和 PSV 组间的生理指标、呼吸参数和组织学肺损伤无明显差异;NAVA 和 PSV 之间的肌纤维横截面积没有差异,CMV 中肌纤维的横截面积低于 NAVA;而在 NAVA 组,肌节破裂的面积分数低于 PSV［NAVA vs. PSV:1.6(1.5~2.8) vs. 3.6(2.7~4.3),P<0.001］;NAVA 组凋亡细胞比例低于 PSV［NAVA vs. PSV:3.5(2.5~6.4) vs. 12.1(8.9~18.1),P<0.001］;提示使用能保留自主呼吸的 PSV 或 NAVA 可以保存膈肌的横截面积以防止肺泡萎缩;而在防止膈肌肌节损伤和肌纤维细胞凋亡方面 NAVA 优于 PSV,这种作用有可能是通过患儿与呼吸机的非同步性介导的。因此,机械通气过程中保持自主呼吸有助于维持呼吸肌功能,特别是对于重度 BPD 患儿,长期带机和接受镇静剂治疗,很可能会出现膈肌纤维的失用性萎缩,或可以通过进行性的 NAVA 负荷来锻炼其膈肌功能,为可能的拔管作好准备。

日本长野儿童医院 NICU 小样本研究(14 例 NAVA vs. 21 例 CMV,胎龄<27 周),评估 BPD 发生率、家庭氧气疗法的使用、插管持续时间和镇静剂使用情况,结果显示在 BPD、家庭氧疗或插管持续时间方面,两组间差异无显著性意义,但 NAVA 组患儿改用 NAVA 后任

何情况下均能停用咪达唑仑；结论提示 NAVA 可以用于早期阶段，至少在 BPD 恶化之前可以改善 ELBWI 的呼吸结局。Lee 等回顾在 6 年内进行气管切开术并需要机械通气 >6 个月的早产儿病历，14 例早产患儿接受了长期机械通气，其中 9 例接受 NAVA 支持，5 例接受其他呼吸机支持，与气体触发辅助通气组相比，NAVA 组连续镇静的持续时间明显缩短，镇静剂的大剂量使用也显著降低，接受的地塞米松剂量更低；NAVA 实施后较 NAVA 使用前青紫发作和大剂量镇静剂的使用频率显著降低。有限的研究已经探索到 NIV-NAVA 在早产儿呼吸支持上不可忽略的益处，未来需要前瞻性、大样本、多中心、随机对照研究进一步探讨 NIV-NAVA 对 BPD 的影响。

二、疗效判断

（一）NCPAP

新生儿 NCPAP 的治疗效果包括：呼吸困难的逐渐缓解，呼吸频率及心率逐渐正常，三凹征及鼻翼扇动减轻或缓解，听诊双肺呼吸音良好，发绀情况缓解，呼吸暂停消失或好转。在实施后综合评价治疗效果，确定参数并作出及时的调整和修正。并且在上机后 1~2 小时，及时复查动脉血气分析或监测 SpO_2，客观的判断治疗效果尤为重要。

以下情况需注意：①临床状态无好转，意识障碍加重或烦躁不安；②不能清除分泌物；③无法耐受连接方法；④血流动力学指标不稳定；⑤氧合功能恶化；⑥二氧化碳潴留加重；⑦治疗 1~4 小时后 $PaCO_2$ 无改善或加重，出现严重的呼吸性酸中毒（pH 值 <7.20）或严重的低氧血症（FiO_2>0.5 时，$PaO_2 \leqslant 8kPa$ 或 PaO_2/FiO_2<120mmHg），则表明该种无创通气无效，需更换其他更加合理有效的通气方式或进行气管插管有创机械通气。

（二）NIPPV

在开始 NIPPV 治疗后，应采取边治疗边观察的策略，严密观察患儿的临床症状，并在 1~2 小时后复查动脉血气分析，然后综合患儿的临床症状改善情况和动脉血气分析指标对疗效进行判断。

NIPPV 治疗后患儿呼吸暂停消失或次数明显减少，气促改善、辅助呼吸肌运动减轻和反常呼吸消失、呼吸频率减慢、心率改善；动脉血气分析结果提示 PaO_2 和 PaO_2/FiO_2 改善，$PaCO_2$ 下降，pH 值改善，提示 NIPPV 治疗有效。尽管允许性高碳酸血症（即动脉血 pH 值 $\geqslant 7.25$，$PaCO_2$ 45~60mmHg）是普遍存在和被接受的现象，但临床上仍应给予重视，严重高碳酸血症可能增加早产儿颅内出血的风险，以及导致肺循环血管收缩和阻力增高，从而继发或加重肺动脉高压。

最终治疗效果的评估通常采用气管插管率和病死率进行评估。

在 NIPPV 治疗期间，若出现以下情形之一时，应视为 NIPPV 治疗失败而及时改为气管插管下进行有创辅助通气治疗：①频繁的呼吸暂停（即可自行恢复的呼吸暂停 $\geqslant 3$ 次 /h，或者 24 小时内出现 1 次需要气囊 - 面罩正压通气的呼吸暂停），经药物（咖啡因或氨茶碱）或 NIPPV 治疗不能缓解；②气体交换无改善，呼吸困难加重；③出现频繁呕吐、消化道大出血；④意识恶化或烦躁不安；⑤气道分泌物增多引流困难；⑥血流动力学指标不稳定、低血压、严重心律失常；⑦ $FiO_2>0.4$ 时，呼吸困难无改善，肺部 X 线片示病变无改善，动脉血气 $PaO_2<50\sim60mmHg$，$PaCO_2>60\sim70mmHg$，pH 值 <7.25 或 $TcSO_2<85\%$。

（三）BiPAP

BiPAP 治疗有效的表现：呼吸困难逐渐减轻，呼吸暂停减少或消失，呼吸频率及心率逐渐正常，三凹征及鼻翼扇动减轻或消失；血 pH 值、$PaCO_2$ 和 PaO_2 改善。应在使用 BiPAP 1~2 小时后复查血气以了解治疗效果。如使用 BiPAP 后呼吸困难无改善，血气进一步恶化等，应及时换用其他通气方式。

BiPAP 通气失败指标：气促、呻吟、吸气三凹征、青紫等无改善或加重；胸片无好转或加重；$FiO_2\geq50\%$ 时不能满足血氧饱和度维持在 88% 以上；或动脉血气分析提示 pH 值 <7.20、$PaO_2<50mmHg$、$PaCO_2>60mmHg$；或反复发生呼吸暂停（24 小时 >4 次）；需要中等度刺激的呼吸暂停 ≥4 次 /h 或需面罩正压通气的呼吸暂停 ≥2 次 /h。Kieran 等认为符合以下指标中的 2 项或以上者考虑通气失败而需气管插管机械通气：①呼吸窘迫症状进行性加重；②发生呼吸暂停 >2 次 /h；③ $FiO_2>40\%$ 方能维持血氧饱和度 $\geq88\%$ 且持续 30 分钟以上；④间隔 30 分钟以上的 2 次血气分析提示 pH 值 <7.20；⑤间隔 30 分钟以上的 2 次血气分析 $PaCO_2>68mmHg$。

（四）HFNC

根据临床症状疗效可分为：①有效。患儿一般情况良好，安静舒适，呼吸平稳，面色红润，心率正常，四肢温暖，肌张力正常，经皮血氧饱和度 $\geq90\%$，血气分析正常；②部分有效。患儿一般情况良好，安静舒适，呼吸情况较治疗前有所改善（呼吸频率、呼吸动度），发绀改善，经皮血氧饱和度上升，血气分析较前有所改善，pH 值 >7.25，$PCO_2<60mmHg$；③无效。患儿临床症状无改善，病情恶化，血气分析无改善，pH 值 <7.25，$PCO_2>60mmHg$。

（五）nHFOV

nHFOV 治疗有效标准：①患儿呼吸困难较前缓解；② $TcSO_2$ 维持在 90%~95%；③血气分析，PaO_2 维持在 60~80mmHg，$PaCO_2$ 维持在 40~60mmHg；④ $PaO_2/FiO_2>300mmHg$；⑤ X 线检查提示膈面达到第 8~9 肋水平。

nHFOV 治疗失败标准：① $MAP>14cmH_2O$ 或 $FiO_2>40\%$ 才能维持血氧饱和度稳定；② $PaCO_2>70mmHg$；③出现严重呼吸暂停，24 小时内发作 >6 次，或至少 2 次需要复苏囊正压通气才能恢复。

撤离后出现下列一项指征者，则代表撤离失败，需要重新使用无创高频通气或者气管插管有创通气：①呼吸困难加重，再次出现气促表现；②血气分析提示高碳酸血症，pH 值 <7.20，$PCO_2>60mmHg$；③血气分析提示低氧血症，$FiO_2>0.5$，$TcSO_2<90\%$；④出现严重或频繁的呕吐、呼吸暂停或需要气管心肺复苏的患儿。

（六）NIV-NAVA

治疗有效的判断来自呼吸支持后血气的改善，以及患儿呼吸困难的改善、呼吸暂停的减少或消失。基于 NAVA 的工作原理，当给予恰当的呼吸支持后可见明显的人机同步状态，患儿机械通气舒适度明显改善。与其他无创呼吸支持一样，NAVA 同样有其局限性，当 NIV-

NAVA 支持后任何情况下如出现呼吸困难无改善、血气分析示高碳酸血症或低氧血症无改善，均应结合临床改为其他呼吸支持模式或气管插管有创呼吸支持。

（邱建武　周　伟）

参 考 文 献

［1］周伟, 吴本清. 新生儿无创呼吸支持技术 [M]. 北京: 人民卫生出版社, 2021: 73-168.

［2］周伟. 实用新生儿治疗技术 [M]. 北京: 人民军医出版社, 2010: 54-65.

［3］中华医学会儿科学分会新生儿学组. 早产儿无创呼吸支持临床应用建议 [J]. 中华儿科杂志, 2018, 56 (9): 643-647.

［4］中国医师协会新生儿科医师分会, 中华儿科杂志编辑委员会. 早产儿经鼻间歇正压通气临床应用指南 (2019 年版)[J]. 中华儿科杂志, 2019, 57 (4): 248-251.

［5］中华医学会儿科学分会急救学组, 中华医学会急诊医学分会儿科学组, 中国医师协会儿童重症医师分会. 儿童双水平气道正压通气临床应用专家共识 [J]. 中华儿科杂志, 2017, 55 (5): 324-328.

［6］蔡琳, 李晓东, 田青, 等. 经鼻双水平正压通气治疗早产儿呼吸窘迫综合征临床疗效 [J]. 中国新生儿科杂志, 2015, 30 (5): 361-363.

［7］马力, 杨海波. 双水平正压通气在早产儿呼吸支持中的应用进展 [J]. 临床儿科杂志, 2018, 36 (9): 707-710.

［8］庄元华, 王娜, 李晓莺, 等. 经鼻双水平气道正压通气与连续气道正压通气在重度呼吸窘迫综合征早产儿撤机后的应用 [J]. 中华妇幼临床医学杂志 (电子版), 2020, 16 (3): 316-321.

［9］汪万军, 朱兴旺, 史源. 无创高频通气在新生儿呼吸支持中的临床应用 [J]. 中华实用儿科临床杂志, 2019, 34 (6): 805-808.

［10］中华医学会儿科学分会新生儿学组. 早产儿无创呼吸支持临床应用建议 [J]. 中华儿科杂志, 2018, 56 (9): 643-647.

［11］陈正, 杜立中. 神经调节辅助通气技术在早产儿呼吸支持中的应用 [J]. 中国实用儿科杂志, 2018, 33 (5): 324-327.

［12］杨琳, 吴本清. 加温湿化高流量鼻导管通气在新生儿呼吸窘迫综合征初始治疗中的应用 [J]. 中华新生儿科杂志, 2018, 33 (4): 313-316.

［13］杨玉兰, 吴本清, 苏锦珍, 等. 经鼻高频通气治疗新生儿呼吸窘迫综合征效果的系统评价 [J]. 中国当代儿科杂志, 2018, 20 (11): 897-903.

［14］IOSIFIDIS E, PITSAVA G, ROILIDES E. Ventilator-associated pneumonia in neonates and children: a systematic analysis of diagnostic methods and prevention [J]. Future Microbiol, 2018, 13: 1431-1446.

［15］FERGUSON KN, ROBERTS CT, MANLEY BJ, et al. Interventions to improve rates of successful extubation in preterm infants: a systematic review and meta-analysis [J]. JAMA Pediatr, 2017, 171 (2): 165-174.

［16］OWEN LS, MANLEY BJ, DAVIS PG, et al. The evolution of modern respiratory care for preterm infants [J]. The Lancet, 2017, 389 (10079): 1649-1659.

［17］CUMMINGS JJ, POLIN RA, COMMITTEE ON FETUS AND NEWBORN. Noninvasive respiratory support [J]. Pediatrics, 2016, 137 (1): e20153758.

［18］LEMYRE B, DAVIS PG, DE PAOLI AG, et al. Nasal intermittent positive pressure ventilation (NIPPV) versus nasal continuous positive airway pressure (NCPAP) for preterm neonates after extubation [J]. Cochrane Database Syst Rev, 2017, 2: CD003212.

［19］ JASANI B, ISMAIL A, RAO S, et al. Effectiveness and safety of nasal mask versus binasal prongs for providing continuous positive airway pressure in preterm infants-a systematic review and meta-analysis [J]. Pediatric Pulmonology, 2018, 53 (7): 987-992.

［20］ BEHNKE J, LEMYRE B, CZERNIK C, et al. Non-invasive ventilation in neonatology [J]. Dtsch Arztebl Int, 2019, 116 (11): 177-183.

［21］ MORETTI C, GIZZI C, MONTECCHIA F, et al. Synchronized nasal intermittent positive pressure ventilation of the newborn: Technical issues and clinical results [J]. Neonatology, 2016, 109 (4): 359-365.

［22］ SALVO V, LISTA G, LUPO E, et al. Noninvasive ventilation strategies for early treatment of RDS in preterm infants: An RCT [J]. Pediatrics, 2015, 135 (3): 444-451.

［23］ GOEL D, OEI JL, SMYTH J, et al. Diaphragm-triggered non-invasive respiratory support in preterm infants [J]. Cochrane Database Syst Rev, 2020, 3: CD012935.

［24］ LEMYRE B, LAUGHON M, BOSE C, et al. Early nasal intermittent positive pressure ventilation (NIPPV) versus early nasal continuous positive airway pressure (NCPAP) for preterm infants [J]. Cochrane Database Syst Rev, 2016, 12: CD005384.

［25］ SWEET DG, CARNIELLI V, GREISEN G, et al. European consensus guidelines on the management of respiratory distress syndrome-2019 update [J]. Neonatology, 2019, 115 (4): 432-451.

［26］ IMBULANA DI, MANLEY BJ, DAWSON JA, et al. Nasal injury in preterm infants receiving non-invasive respiratory support: A systematic review [J]. Arch Dis Child Fetal Neonatal Ed, 2018, 103 (1): F29-F35.

［27］ ISHIHARA C, IBARA S, OHSONE Y, et al. Effects of infant flow Bi-NCPAP on apnea of prematurity. [J] Pediatr Int, 2016, 58 (6): 456-460.

［28］ MOTOJIMA Y, ITO M, OKA S, et al. Use of high-flow nasal cannula in neonates: Nationwide survey in Japan [J]. Pediatr Int, 2016, 58 (4): 308-310.

［29］ KUGELMAN A, RISKIN A, SAID W, et al. A randomized pilot study comparing heated humidified high-flow nasal cannulae with NIPPV for RDS [J]. Pediatr Pulmonol, 2015, 50 (6): 576-583.

［30］ AKBARIAN-RAD Z, MOHAMMADI A, KHAFRI S, et al. Comparison of heated humidified high flow nasal cannula and nasal continuous positive airway pressure after surfactant administration in preterm neonates with respiratory distress syndrome [J]. Clin Respir J, 2020. DOI: 10. 1111/crj. 13191.

［31］ DEMIREL G, VATANSEVER B, TASTEKIN A. High flow nasal cannula versus nasal continuous positive airway pressure for primary respiratory support in preterm infants: a prospective randomized study [J]. Am J Perinatol, 2019. DOI: 10. 1055/s-0039-1696673.

［32］ SWEET DG, CARNIELLI V, GREISEN G, et al. European consensus guidelines on the management of respiratory distress syndrome-2019 update [J]. Neonatology, 2019, 115 (4): 432-450.

［33］ MURKI S, SINGH J, KHANT C, et al. High-flow nasal cannula versus nasal continuous positive airway pressure for primary respiratory support in preterm infants with respiratory distress: a randomized controlled trial [J]. Neonatology, 2018, 113 (3): 235-241.

［34］ ROBERTS CT, OWEN LS, MANLEY BJ, et al. Nasal high-flow therapy for primary respiratory support in preterm infants [J]. N Engl J Med, 2016, 375 (12): 1142-1151.

［35］ NISHIMURA M. High-flow nasal cannula oxygen therapy devices. Respir Care, 2019, 64 (6): 735-742.

［36］ MANLEY BJ, OWEN LS. High-flow nasal cannula: Mechanisms, evidence and recommendations. Semin Fetal Neonatal Med [J], 2016, 21 (3): 139-145.

［37］ DE LUCA D, DELL'ORTO V. Non-invasive high-frequency oscillatory ventilation in neonates: review of physiology, biology and clinical data [J]. Arch Dis Child Fetal Neonatal Ed, 2016, 101 (6): F565-570.

［38］ZHU XW, ZHAO JN, TANG SF, et al. Noninvasive high-frequency oscillatory ventilation versus nasal continuous positive airway pressure in preterm infants with moderate-severe respiratory distress syndrome: A preliminary report [J]. Pediatric Pulmonology, 2017, 52 (8): 1038-1042.

［39］BOTTINO R, PONTIGGIA F, RICCI C, et al. Nasal high-frequency oscillatory ventilation and CO2 removal: A randomized controlled crossover trial [J]. Pediatric Pulmonology, 2018, 53 (9): 1245-1251.

［40］KARIKARI S, RAUSA J, FLORES S, et al. Neurally adjusted ventilatory assist versus conventional ventilation in the pediatric population: Are there benefits？ [J] Pediatr Pulmonol, 2019, 54 (9): 1374-1381.

［41］LONGHINI F, SCARLINO S, GALLINA MR, et al. Comparison of neurally-adjusted ventilator assist in infants before and after extubation [J]. Minerva Pediatr, 2018, 70 (2): 133-140.

［42］PERMALL DL, PASHA AB, CHEN XQ. Current insights in non-invasive ventilation for the treatment of neonatal respiratory disease [J]. Italian Journal of Pediatrics, 2019, 45 (1): 105.

［43］TABACARU CR, MOORES RR, KHOURY J, et al. NAVA-synchronized compared to nonsynchronized noninvasive ventilation for apnea, bradycardia, and desaturation events in VLBW infants [J]. Pediatr Pulmonol, 2019, 54 (11): 1742-1746.

［44］LEE BK, SHIN SH, JUNG YH. Comparison of NIV-NAVA and NCPAP in facilitating extubation for very preterm infants [J]. BMC Pediatr, 2019, 19: 298.

［45］STEIN H, BECK J, DUNN M. Non-invasive ventilation with neurally adjusted ventilatory assist in newborns [J]. Seminars in Fetal & Neonatal Medicine, 2016, 21 (2): 154-161.

［46］KARIKARI S, RAUSA J, FLORES S, et al. Neurally adjusted ventilatory assist versus conventional ventilation in the pediatric population: Are there benefits？ [J]. Pediatr Pulmonol, 2019, 54 (9): 1374-1381.

［47］FIRESTONE K, HORANY BA, DE LEON-BELDEN L, et al. Nasal continuous positive airway pressure versus noninvasive NAVA in preterm neonates with apnea of prematurity: a pilot study with a novel approach [J]. J Perinatol, 2020, 40 (8): 1211-1215.

［48］KADIVAR M, SANGSARI R, SOLTANALIAN H. Clinical application of neurally adjusted ventilatory assist in neonates with respiratory distress: a systematic review [J]. Journal of Comprehensive Pediatrics, 2019, 10 (2): e62634.

第四章 常频机械通气

机械通气（mechanical ventilation，MV）是指利用机械装置辅助通气的过程，是在患者自身通气和 / 或氧合功能出现障碍时运用器械使患者恢复有效通气并改善氧合的一种技术方法。一般是借助外界仪器设备，通过与各类人工气道连接，保持气道通畅，按照一定的程序方式帮助患者肺部气体进出，参与进行气体交换的过程。机械通气的目的是辅助不稳定的自主呼吸，通过传感器及时触发，同步患者呼吸维持肺部气体进出，改善和纠正由于疾病导致的急、慢性呼吸衰竭的一种重要的抢救治疗方式。外接的仪器设备可以是复苏囊、T- 组合复苏器等有持续压力扩张的装置，也可以是呼吸机这类专用的机械通气设备。呼吸机是通过替代、控制、辅助或改变患者的呼吸生理，提供吸气压力等，达到增加肺通气量，摄入足够氧气的同时排出二氧化碳，保证肺泡的通气量，改善呼吸做功，从而达到针对呼吸功能不全的患者给予全面的呼吸支持治疗。

新生儿尤其早产、低出生体重儿由于呼吸系统的解剖及生理功能不成熟，如潮气量小，吸气时气流速度慢，呼吸频率快，解剖无效腔相对大，中枢对呼吸驱动及调节功能不成熟，肺泡数量少、大小不一致，肺泡间缺乏侧支通路等使呼吸储备能力差；此外，早产儿肺透明膜病、呼吸窘迫综合征、宫内感染性肺炎、支气管肺发育不良、胎粪吸入综合征、先天性膈疝、肺发育畸形等使新生儿需要呼吸支持的概率大大高于其他年龄段。因此，机械通气现已成为新生儿重症监护治疗病房（neonatal intensive care unit，NICU）治疗新生儿呼吸衰竭最重要的方法，成功地挽救了许多危重新生儿的生命。由于引起新生儿呼吸功能障碍的原因不同，其病理生理改变与发病机制也不同，故机械通气的方式以及使用技巧也有所不同。在临床工作中，机械通气的应用是否正确合理，与治疗效果关系密切。因而在 NICU 工作的医护人员，应熟练地掌握新生儿呼吸生理、新生儿呼吸机的性能、操作方法和临床监护技术，充分发挥新生儿机械通气的治疗作用，减少机械通气对机体生理功能的影响，尽可能避免或减少并发症的发生。机械通气包括无创正压通气、常频机械通气、高频通气等，本章介绍常频机械通气。

<table>
<tr><th>第一节</th><th>工作原理和作用机制</th></tr>
</table>

一、常频呼吸机的结构组成及基本性能

呼吸机是一种能够替代、控制或辅助生理呼吸的设备,在患者正常生理呼吸无法代偿或满足机体需要时,给予部分或全部通气支持,以达到维持肺泡通气、改善氧合、维持或增加肺容积以及降低呼吸功耗的目的。通气时机械驱动使气道口和肺泡产生正压差,而呼气时在胸廓及肺弹性回缩力作用下,肺泡压力高于气道口从而产生气流呼出。基本原理是建立在压力差的基础上,通过控制系统对气流流向进行控制,从而完成通气周期,增加潮气量,改善压力容积关系,减少呼吸做功消耗。为便于了解常频呼吸机工作原理和作用机制,首先就要了解呼吸机的基本结构组成,以及各组成部分的基本性能(图 4-1)。

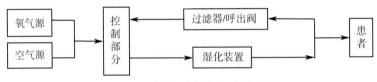

图 4-1　呼吸机的结构组成模式图

呼吸机主要由电子电路控制部分、气路部分、呼吸机外置部分等三部分组成。对于智能呼吸机的工作原理、呼吸机结构可从气路和电路两个部分了解。

1. **电子电路控制部分**　由电源模块、直流电源、电源板、传感器板、主板、图像处理板、用户界面液晶显示器(liquid crystal display,LCD)、前面板、接口电路板等组成。电子控制系统控制呼吸机以适当的频率、模式和潮气量完成通气,传感器将患者的呼吸信号(压力或流量)转换为电生理信号。系统对设置的各参数及实际测量值进行处理,监测传感器的反馈数据,起到周期性控制气路组件吸呼气完成通气过程,实现电子控制智能报警功能,并通过智能电路控制传感器、电磁阀、气阀等,以满足患者不同情况下的需求。需要强调的是同步装置,由于新生儿呼吸微弱需要辅助,常需要同步装置,并且呼吸机的同步性反映了人机的协调程度,同步性越好人机对抗越少,还可缩短上机时间,减少肺损伤的发生。以往的同步装置都是根据负压信号工作,现在可通过各类压力传感器或智能电子传感元件提高敏感度例如 NAVA 等,更好地做到启动吸气,减少呼吸做功。

2. **气路部分**　气路部分是由进气系统、吸气系统、呼气系统、压力安全检测系统、氧气监测系统、吸呼气阀门及雾化器系统(雾化器阀)等组成;气路系统供应稳定的空氧混合气压力(一般要求在 0.5MPa),与空氧混合器组成呼吸机的供气部分,提供 21%~100% 的空氧混合气体。在通过流量阀控制通气流量,配合实现控制吸气时间,实现呼吸频率控制,在一定程度上通过设置控制流量的大小来实现波形变化。送气时导向阀保证密闭性不漏气,保

障气流方向的同一性可自由排出。呼气阀就是正压通气的重要保障,可在吸气时封闭呼气管路不漏气,在呼气阀打开时,可维持 PEEP/CPAP 的作用,是保障吸呼气转换的基础,根据原理分为气囊活瓣气控式、电磁机械控制式、气流封闭限制式和主动电磁阀式等。同时为保证气路内压力的均衡,保证患者在使用呼吸机时的安全,避免气压伤害患者的情况发生安全阀起到了举足轻重的作用。呼吸机须以压缩气源为基础,以气源和/或电源为驱动力,根据产生驱动及控制的原理,将呼吸机简单分为三类,气动-气控型、电控-电工型、电控-气动型。

3. **呼吸机外置部分** 主要包括:呼吸机回路、过滤器、温化湿化装置系统、空气压缩系统、传感器系统、车架、吊臂等重要部件。呼吸环路的作用是将已经温湿化的具有一定氧气浓度的特定流速的气体提供给患者,同时将患者呼出的气体排除。这个过程需要保证的是环路的密闭性、柔韧性及可复用性。主要包括 Y 型接头、呼吸管道、积水杯、过滤器(部分内置),保证回路的安全性和密闭性。特别说明不同患者使用的回路直径也有所不同,原因在于管路的无效腔量会影响新生儿和婴幼儿的潮气量,据资料显示环路直径一般新生儿 8~10mm,婴幼儿 15mm,成人 22mm 为宜。

湿化器是呼吸机外置设备中的重要组成之一,患者需要合适的温湿化气体来满足气道的需求,一般湿化器温度为 37~39℃,由于湿化技术提升,目前呼吸机湿化器均为伺服型湿化器,具有两个系统分别控制罐体输出气体温度及呼吸回路中的温度,进而解决了湿化不足和严重积水问题。

4. **呼吸机附加功能** 呼吸机的雾化功能。呼吸机用雾化器主要还是靠射流及超声使液体变成小颗粒进入下气道,雾化时将雾化器接入环路内部(常为吸气侧距离 Y 型接头 15cm)即可完成雾化。射流雾化与超声雾化不同在于超声雾化不需要外加气流不会影响总通气量,对于儿科患者比较适合,但雾化的同时呼吸机内部的阀门、传感器等设备可能会受到影响,一般不推荐做环路内雾化,如有特殊需要可取下传感器等精密仪器进行。

呼吸机报警系统是必要的附加功能,是防止呼吸机意外发生的第一道防线,利于医护人员及时发现和处理问题。呼吸机报警都具有红黄绿三色声光双重报警,提示气道压力报警、分钟通气量(或潮气量)报警、吸入氧浓度报警、窒息报警及气源报警等。强调合理设置报警上、下界限,是防止频繁或者延迟报警对患者造成伤害的重要环节。

记录监测系统是目前高端呼吸机具备的功能之一,不仅具有计算机连接端口,可对患者接受机械通气时的各项参数指标、波形及肺力学数据进行记录并导出,还可进行趋势分析与回顾,对相关资料进行储存以便备份及科学研究统计用。同时部分机器具备闭环氧功能,即通过探头完成患儿血氧饱和度监测,反馈回主机动态调整患儿吸入氧浓度,以尽可能减少高氧所造成的氧中毒及视网膜病等问题。

传感器按工作原理分为测压式、热丝式和超声波流量传感器,它一般在连接管路的近端较为常见,也有部分呼吸机在远端即呼出端附近,但可能造成延迟触发和监测不准确等缺点。它获取气流流速,感受管路中压力或流速的改变,自主呼吸触发时为自主转换,其他因素导致的压力或者流速变化可视为自动转换,从而引发呼吸机送气。自主呼吸和呼吸机送气不是绝对同步,保证自主呼吸和呼吸机送气同步一直是一个难题,监测供气流速,计算通气量,结合其他数据完成呼吸力学的监测从而做到尽可能完善同步。因为新生儿潮气量低、流速低,易受分泌物影响,故新生儿呼吸机中一般使用热丝式传感器。

二、常频呼吸机的工作原理和作用机制

(一)常频呼吸机的工作原理

1. **呼吸周期**　众所周知,在基本的呼吸生理中,呼吸是指机体与外界环境之间气体交换的过程,肺部吸入氧气,排出二氧化碳的过程。空气通过呼吸道进入肺泡后,肺泡与毛细血管之间的气体交换称为外呼吸,内呼吸是指人体借助血液循环运输气体,血液与组织之间的气体交换。肺部通气和换气两大功能的本质就是外呼吸,即气体进入肺内的过程,该过程在正常呼吸生理中首先开始于中枢的吸气启动指令,发生吸气肌收缩,膈肌下移伴随吸气产生压力差,肺膨胀产生潮气量后,并在肺泡内进行交换。吸气流速逐渐减慢至停止,开始由吸气向呼气转换,吸气肌松弛,肺泡弹性回缩力及胸廓回缩力产生,肺内压力增大产生呼气过程,被动的呼气结束标志完整呼吸周期结束。

由上述的过程可见在压差增大时肺可膨胀,且呼吸收缩作为原始动力,在保证完整且正常的生理功能情况下共同产生呼吸运动保证机体的氧供。正常的吸气动力所产生的大气-肺泡压力差决定吸气潮气量,由潮气量和呼吸频率决定通气量。但在病理情况下,由于各种肺内或肺外原因,导致患儿机体或功能不能提供和满足自身所需气体交换的过程,因气道梗阻、呼吸暂停或自主呼吸不稳定、无效腔增大、气道阻力增加有效潮气量减少、顺应性下降等原因,导致通气血流比失调,引发严重呼吸衰竭。所以在出现呼吸衰竭时,机械辅助通气是唯一有效的能辅助或完全支持患儿完成吸呼系列过程的手段。呼吸机的基本原理是模拟上述正常的呼吸过程,在保持气道通畅的情况下,建立气道口和肺泡间的压力差,在压力差的基础上由多参数决定肺扩张的程度,改善通气和换气功能,减少呼吸做功,缓解和治疗呼吸衰竭。随着生物技术及电子技术的发展,呼吸机的性能不断更新且日趋完善,在满足基本通气换气治疗的基础上,增加多种转换方式及双重控制模式,促进自主呼吸的同步性。新的通气模式和新的附加功能也从根本上突破呼吸机局限的性能,不仅满足了治疗呼吸衰竭的需求,还减少呼吸机相关并发症的发生,提高了患儿近期与远期预后。

2. **常频呼吸机的基本原理**　呼吸机其实就是模拟正常通气过程,利用肺与外界之间的压力差,使肺得以膨胀与回缩。呼吸机通过和气管插管或者气管切开等人工气道相连接,保持气道通畅,使呼吸道开放,周期性的送、换气,从而达到胸廓直至肺泡的周期性扩张与回缩,完成气体交换,这就是目前主流形式的正压型呼吸机(图4-2)。其特点是整个呼吸周期可以被分为4个阶段,从呼气切换成吸气、吸气阶段、从吸气切换成呼气、呼气阶段。可以给予正压,直接达到肺扩张的目的,但缺点是其正好与自主呼吸相反,可能导致剪切性肺损伤、循环抑制和吸气肌废用。

机械通气过程中由于阀门均是单向开放,保证了通气方向统一,为周期性送、换气建立了基础。同时常频通气过程中,必须保持管路的密闭性,以保证有效的通气量和触发,进而维持呼吸周期的转换。

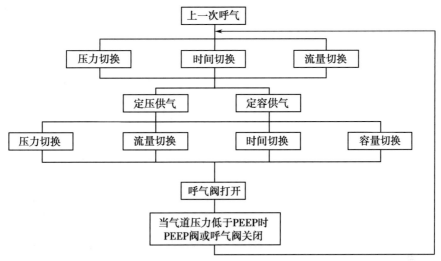

图 4-2　呼吸机工作原理流程

　　负压型呼吸机模拟正常呼吸过程,可避免上述由于压力造成的肺损伤。负压型呼吸机作用原理是将除了头以外的整个躯干,全部包绕密封于巨大的筒状容器内形成负压,带动胸廓及肺泡的被动扩张及回缩过程,达到类似自然呼吸的呼吸机模式。其优点是模拟自然呼吸过程有利于血液回流和心功能的正常发挥,但耗材大,体积大,气道开放不理想,不利于翻身引流及护理工作,不易于临床操作,所以目前很少使用。但目前国外有技术研究发明了胸甲式呼吸机,只将胸部密封于"马甲"内,将胸甲连接一较长的管路,采用电动方式给"马甲"内压力实现负压通气,因可满足一些恢复期的仅需要家庭机械通气的患者使用而再次被关注。

(二)呼吸机的作用机制

　　呼吸机在驱动力作用下触发产生一个压力差,正压维持一定时间使肺泡扩张,再由吸气向呼气转换完成呼吸过程,在通气过程中四相紧密相关才能组成完整的通气过程。下面从这四个方面对呼吸机作用机制进行阐述。

　　1. 呼吸机的驱动　呼吸机产生的动力来源就是呼吸机驱动力,不同呼吸机的驱动力产生方式不同,大致可为重力风箱、减压阀、喷射器、线性驱动活塞、非线性驱动活塞、负荷弹簧风箱等。驱动的气体直接送入肺内完成通气称为直接驱动,多数呼吸机在来自高压气源后需要减压阀处理才能正常供气。第二种驱动装置产生的气流不直接进入肺内,而是作用于风箱或球囊,再使气体进入肺内的过程称为间接驱动。

　　呼吸机驱动气体的产生因素包括压力和流速,驱动气体的产生决定于压力则称为压力驱动,包括恒压驱动、非恒压驱动、增压驱动和减压驱动;驱动气体的产生决定于流速则称为流速驱动,包括恒流驱动、非恒流驱动及减流驱动。

　　(1)恒压驱动:驱动压在整个吸气期保持恒定,当驱动压和肺泡压达到平衡时停止气流,吸气期气体的流速是变化的,初期快后期慢;吸入气量与吸气时间和驱动压成正比,与气道阻力成反比,驱动压力要求较低。

(2)恒流驱动：整个吸气期驱动气流速度恒定，吸气时间由控制开关决定，吸气期气道压力随肺顺应性不同而变化，吸入气量由流速时间乘积决定，必须安装压力监测装置防止肺破裂。

(3)非恒流驱动：驱动气流有非线性驱动活塞产生，尽管驱动轮转速恒定，但活塞运动速度不均匀，所产生气流也不恒定，吸气时间由驱动轮转速决定，吸入气量由活塞移动距离决定，压力高低取决于胸肺顺应性。

(4)非恒压驱动：吸气时间由驱动轮转速决定，吸入气量取决于并行阻力所调大小和胸肺顺应性，当并行阻力小于气道阻力时，驱动气流从并行口排出不进入肺内。

(5)增压驱动：在吸气期出现吸气压力增加，达到高峰后形成吸气平台，流速为非恒流，吸气时间由驱动轮的转速决定，驱动轮的转速越快，吸气时间越短，相反则越长。

(6)减压驱动：吸气时充盈开关关闭，吸气开关打开，弹簧使驱动风箱下降，驱动气流进入肺内，吸气时间由吸气开关决定。与增压驱动相反，吸气期驱动压逐渐下降，驱动气流速度也减慢，吸入气量由吸气时间内的弹簧驱动风箱的位移幅度决定。

(7)减流驱动：驱动过程与减压驱动相似，在吸气过程中弹簧的驱动逐渐减弱，若流速控制阀不变，驱动流速减慢称为减流驱动。吸入气量由流速及吸气时间决定，可因胸肺顺应性改变而改变。

2. 机械通气各时相

(1)吸气相开始：呼吸机的频率可由呼吸机设定，也可由患者自主触发或两者结合，吸气触发一般有时间触发及自主触发两种形式。①时间触发，即按照预设的时间要求完成触发，每一个呼吸周期末呼吸机按照预定的吸气时间、呼气时间及呼吸频率进行输送。②患儿自主触发，即由患者自主呼吸触发启动，触发时环路内压力及流速下降变化而被感受器感知，呼吸机触发按照预设参数进行通气。在 SIMV 模式中，触发窗内的自主呼吸可以启动呼吸机按照预设的参数进行辅助，但在触发窗外及两次通气之间的时段，呼吸机阀门开放，允许患者通过回路进行自主呼吸。感知器的位置一般都在近端及吸呼入端附近，能敏感感知回路内压力机流量变化。

同步功能的主要指标就是触发灵敏度及触发延迟时间，完美的触发是尽可能地减少呼吸肌的做功，不引起误触发。触发延迟时间是指呼吸机从感知自主呼吸道吸气开始的时间，该值越小说明呼吸机性能越佳，目前高端呼吸机的反应时间均在千分之一秒左右。儿科患者的生理特点是小潮气量，快呼吸频率，故同步要求更高，所以特有持续气流系统可解决此类问题，保证在不能触发的时候仍可进行正常呼吸。

常见呼吸机触发的类型包括：流量触发、压力触发、膈肌电触发。①流量触发。基本原理是通过环路内输出气流量是否与流量传感器一致来判断触发，当吸气时流量减小传感器感知，按照预设触发呼吸机送气，流量传感器较为敏感，适用于新生儿及婴幼儿呼吸机，但在日常工作中应注意触发预设值，防止积水并及时更换、减少漏气可能(使用带 CUFF 的气管插管)。②压力触发。基本原理是感知环路内压力的变化，来检测患者呼吸状态。反应时间较流量触发慢，在使用此类触发呼吸机时应注意阈值的调整，以减少不触发的发生。③膈肌电触发。神经电活动辅助通气模式(NAVA)是近年来才应用于临床的新型触发模式,较其他触发方式更为灵敏,属于生物电检测模式。膈肌是最重要的吸气肌,并且膈肌肌电能很好地反映呼吸中枢的努力程度,而膈肌电信号可通过置入的电极获得。膈肌电触发模式的工作原理为:将电极放置食管内合适的位置,设置肌电信号触发值,当患者有吸气需求时,呼吸中枢兴奋会使膈肌产生肌电信号,该信号会被食道电极获得加以放大并做出监测。当肌电信号不低于所设置的触发灵敏度值时,呼吸机即被触发给患者送气。该方法的反应速度极快,与自主呼吸能够很好同步,是未来触发的方向。

(2)吸气相:吸气相的主要任务是将气体输送至患者肺内,此时患者气道内及肺内的压力、容量和流速均会发生明显改变,在送气过程中可以保持压力恒定,也可保持容量恒定,一般不能同时满足。

在定压通气时,由于限定了最大气道压力(吸气峰压),吸气相起始时压力差最大,这时流速也最快。随着肺泡内气体的增加,肺泡内压逐渐升高,肺内外压力差减低,输入气流也逐渐减少,在一定的吸气时间内,呼吸环路内的压力与肺泡的压力差可能会为零,气流停止输入,完成吸气过程,呼吸机波形可出现递减波形。当容量恒定时,流量一般为恒定,提前预设流量,吸气开始流量输入直到预设的容量后停止送气,完成吸气过程。不论是在定压还是在定容的吸气过程中,压力、流量及容量与时间均存在一定关系,从而衍生出了各种波形,不同的流速、压力会出现不同的波形改变,例如方波、递减波、正弦波、递增波等。

(3)吸气向呼气的转换:在吸气达到目标值时,呼吸机结束送气,呼气阀开放,肺泡内的气体通过呼吸道及呼吸环路排除,这个从吸气向呼气转换的过程称为吸呼相切换。这个预设的目标值是我们给予呼吸机的指令,它可以是压力、容量或者时间等,切换方式随呼吸机类型而有所不同,并且部分呼吸机具有多种切换及控制的能力。

1)压力切换(pressure cycled):压力切换是以压力为目标值,在呼吸机工作中呼吸道内压力逐渐上升到预设压力时,立即停止吸气,而转向呼气。以压力切换方式完成吸气的呼吸机称为定压式呼吸机。因吸气时间、气体流量和吸入气量均受预设压力、气道阻力和胸肺顺应性影响,所以潮气量为一变量,随时注意顺应性及阻力变化。压力控制通气能较好地控制压力,流速也较符合生理流速,肺泡扩张在早期即可充盈。

2)容量切换(volume cycled):容量切换通气也叫容量控制通气,定容模式。呼吸机向患者送气,达到预设容量后停止送气转入呼气。在容量切换中,当气道阻力及顺应性发生变化时,潮气量会发生相应改变。容量控制采用恒定气流,肺泡的完全扩张可能出现在中后期。部分呼吸机还采用了减速流量,在中后期流速会相应减低,提供更适合的容量及流速。

目前对于新生儿及婴幼儿这些特殊的患者人群,在传统意义上不适用定容通气,原因是这些人群的潮气量较小,而回路的无效腔及可压缩容积较大,容易产生环路内消耗。另一方面在没有套囊的情况下可能会出现不必要的漏气影响通气效果。但并不意味着容量控制不在新生儿及婴幼儿中使用,相反有文献提倡在新生儿呼吸机治疗中使用容量控制通气。目前尚无明确的报道显示容量控制和压力控制哪个更适合或者更有优势。

3）时间切换（time cycled）：随设定时间的变化呼吸机供气气流发生转化，在达到预设的吸气时间后，呼吸机停止送气，而转向呼气，这种切换方式称为时间切换。时间切换保证吸气时间，但吸气期的气道压力、气体流速及吸入气量可能因肺部情况而出现变化。它所需要监测的变量包括潮气量、流速及压力等。

4）流速切换（flow cycled）：流速切换是通过安装在呼吸机内部的流速感受阀进行监测，供气气流在吸气开始时最快，以后逐渐减慢，当流速减慢至预设标值时，供气阀门关闭，吸气停止转向呼气。流速切换只能保证切换的流速恒定，肺内压、吸入气量及吸气时间均不恒定。压力支持（PS）模式就是常见的一种流速切换模式。

5）双重切换：目前临床上使用的呼吸机为了转换的灵敏及便捷，不单单使用单一控制转换模式，而是使用双重控制即压力 - 容量切换，来保障吸呼气的及时切换。双重控制的实施基于反馈控制，它是以压力切换方式工作，持续监测气流及肺顺应性等参数，实施反馈回呼吸机的微机处理，不足气量以容量切换方式补充或在一定范围内自动调节吸气压力来达到预设潮气量。它的控制可以是在每次呼吸中，也可以是对多次呼吸进行双重控制。它结合了压力及容量各自的切换控制特点，可以改善人机协调，防止肺泡压力及潮气量过大。

（4）呼气相：呼气相是依靠肺泡及胸廓的弹性回缩被动完成，呼吸机呼气期的功能就是允许吸入气体排除，呼气的特征与气道阻力及胸肺顺应性密切相关。它与肺内压成正比，与气道阻力成反比。根据呼气末肺内的压力高低可分为正压、零压和负压。①呼气末零压，顾名思义在呼气末呼气活瓣打开与大气相同，呼气末肺内的压力与大气相等。②呼气末负压是在呼气口安置喷射气流装置，可引起气流的主动排除，使呼气端保持负压，在部分呼吸机上使用该装置气道主动抽出呼气的作用，可能会促进呼气以便二氧化碳的排出。③呼气末正压即在呼气末控制呼吸机气道内保持正压，并且在呼气末气道压高于大气压。持续气道正压（CPAP）是在自主呼吸时，气道及肺内持续保持正压。

（5）呼气向吸气的转换：吸气结束后向呼吸转换，在呼吸机从吸气向呼气转换可分为以下三种方式。

1）自主切换：患者的自主呼吸对呼气动作发生反馈，给予呼吸机控制信号，触发呼吸机进行转换称为自主切换。切换的常见触发方式有压力、流速及时间等。切换的装置及控制原理包括气控、气 / 流体逻辑控制、气 / 电控制、压力传感器控制、光电控制、热敏电阻控制、流速感应器控制、容量感应器控制等。

2）时间切换：当呼气达到预设的时间后，呼吸机打开呼气阀，进入吸气期，称为时间切换。时间切换常用于自主呼吸的安全保障，即在预定的吸气时间结束，若患者无自主呼吸不能触发呼吸机，呼吸机就以时间切换进入吸气。其切换机制为气控、流体逻辑控制、电 / 机械控制及电子控制。

3）人工切换：现代呼吸机都安装人工切换开关，供操作者随时触动供给一个吸气，在呼吸机界面上经常可见一个人工吸气的装置。

第二节　适应证与禁忌证

一、机械通气的治疗作用

常频机械通气是治疗新生儿呼吸衰竭的重要手段之一,患呼吸系统疾病的新生儿极易发生呼吸衰竭,甚至导致严重并发症,故在 NICU 中使用机械通气的频率较高,其中以有创常频机械通气的使用频率更高。常频机械通气在新生儿呼吸衰竭治疗中的作用体现在:

1. **保持气道通畅,方便廓清及吸引**　呼吸机与高级人工气道相连接保持了气道的通畅,在气体充分温湿化前提下,在患儿自身呼吸肌及气道廓清能力下降时,可以更好地引流分泌物,减小气道阻力,促进肺的扩张,预防肺不张或肺实变、窒息、气道梗阻等严重并发症的发生。

2. **改善肺的通气功能**　机械通气时因触发驱动压提升压力差,气道和肺泡扩张,肺泡压升高,达到患者所需要的目标潮气量或压力,促使升高的二氧化碳分压恢复到临床允许的范围之内。机械通气改善肺通气功能的重要因素在于,机械通气压力克服了气道阻力,引起了肺泡通气量的增加,改善肺部压力容积关系,减少了呼吸做功,缓解呼吸肌疲劳和额外耗氧,改善病变区域的气体分布,从而达到降低二氧化碳分压的目的,维持有效的肺通气。

3. **改善肺的换气功能**　患者在发生呼吸衰竭时,机体代偿机制减弱,出现 V/Q 比例失调,动静脉分流增加,导致低氧血症发生,甚至引起酸中毒、肺动脉高压等并发症。机械通气可以直接有效地给予和提高吸入氧浓度,保证氧气的供给,提升动脉氧分压,改善 V/Q 比例失调及动静脉分流增加的问题,从而改善肺部的换气功能。

4. **增加心肺交互作用**　心肺交互作用是由于心肺以及血管系统在通气过程中的相互影响产生的直接结果,在机械通气时因气道和肺泡扩张,导致肺血容量减少,肺容积增加,尤其是功能残气量(FRC)增加造成肺泡在呼吸周期中保持扩张充气状态,使呼气末肺泡不至于萎陷,可抑制肺毛细血管液体外渗,减少肺泡及间质的液体,缩短弥散距离,有利于肺泡毛细血管两侧气体的交换。PEEP 的使用减少了肺泡无效腔,减少生理无效腔与潮气量的比值,有效肺泡通气量增加,肺泡氧分压增加,纠正酸中毒同时可降低肺血管阻力进而降低右心室后负荷。但需强调心肺交互是相互作用,而不是相互适应,可能是正向作用也有可能是负向作用,必须根据具体情况确定影响程度做出调整。

5. **减少呼吸做功,缓解呼吸肌疲劳**　机械通气中保持气道通畅,气道和肺泡扩张,降低气道阻力,改善压力容积关系,在触发的同时全部或者部分给予正压支持,减少呼吸做功,缓解呼吸肌疲劳,减少机体耗氧,减少低氧对机体造成的影响,减少心肺系统的负担,为疾病恢复争取时间。

二、适应证与禁忌证

(一)常频机械通气的应用范围

1. **严重通气功能不足** 由于肺内、肺外原因导致呼吸动力不足(颅内出血、脑水肿、运动神经元病、重症肌无力、急性炎症性脱髓鞘性多发性神经病、镇静剂过量等)或通气阻力增加(气道梗阻、肺部感染、NRDS、支气管哮喘、MAS等),引起的严重的通气功能不足,而产生的中枢性或周围型呼吸衰竭,均需要应用机械通气治疗。

2. **严重换气功能不足** 由于各类疾病引起的严重的换气功能障碍,该类疾病常伴有或合并严重通气功能障碍时需要机械通气治疗。常见疾病包括新生儿呼吸窘迫综合征、肺水肿、肺出血、间质性肺炎、特发性肺间质纤维化、支气管肺发育不良等。

3. **围手术期支持治疗** 为减轻围手术期并发症,保护和支持重要脏器功能,减轻呼吸循环负担,必须使用机械通气支持治疗。

4. **心肺复苏或气管插管** 各种原因导致的心跳呼吸骤停,如窒息、异物、心室颤动等复苏处理后,需尽早给予机械通气。特别强调需要气管插管(如极早早产儿、窒息复苏术后)的患儿应根据具体情况尽早给予机械通气支持治疗。

5. **反复呼吸暂停** 新生儿尤其是早产儿反复呼吸暂停,经药物和无创呼吸支持治疗后无效的,应尽早给予机械通气治疗。

6. **特殊目的机械通气** 治疗中有需要呼吸支持治疗,且明确有无创正压通气支持使用禁忌或可能带来危害的应给予有创机械通气治疗,如新生儿坏死性小肠结肠炎(neonatal necrotizing enterocolitis,NEC)、腭裂、消化道出血、频繁呕吐等。患儿病情重,机体处于高应激高代谢状态,出现循环不稳定,内环境失代偿严重、脑水肿、全身炎症反应综合征、早期多器官功能障碍等表现者,也可积极给予支持性机械通气治疗。

(二)常频机械通气适应证

目前国内外尚无统一的新生儿机械通气指征。关于新生儿机械通气治疗指征可以根据临床表现及实验室指标进行判断。

1. 频繁的呼吸暂停,经药物或无创正压通气干预无效。

2. NRDS患儿需使用PS治疗时。

3. $FiO_2 > 0.6 \sim 0.7$ 的情况下,$PaO_2 < 50 \sim 60mmHg$($6.67 \sim 8kPa$)或 $TcSO_2 < 85\%$,经无创正压通气治疗无效,青紫型先天性心脏病除外。

4. $PaCO_2 > 60 \sim 65mmHg$($8 \sim 8.6kPa$)伴有持续酸中毒(pH值<7.25)。

5. 围手术期或需要插管的新生儿。

6. 确诊为NRDS者。

(三)常频机械通气禁忌证

机械通气无绝对禁忌证,但需要考虑机械通气后是否会对原有疾病造成影响或加重原有疾病,如肋骨骨折连枷胸、气胸、张力性肺大疱、皮下积气、纵隔积气、大量胸腔积液、低血压、颅内出血等未经处理都是机械通气的相对禁忌证。所以需要对以上疾病进行穿刺、引流或指定采取特殊的通气方案处置后方可进行通气治疗,对于预计可能发生气漏综合征的患儿可首选高频通气。

第三节　呼吸机参数设定及其调节

建立有效的人工气道,选择合适的呼吸机,正确的管路连接只是呼吸机治疗的第一步,在此基础上需要对机械通气的术语以及基本参数进行深入理解,合理的参数设定原则是既能满足患者的通气支持需要,还需尽可能减少机械通气过程对正常生理功能的干扰。呼吸机参数应与肺部疾病变化及肺力学变化相一致,根据指标及时评估、修正呼吸机参数。在初始参数设置后需对患者进行全方面的评估,包括心率、血压、血氧饱和度、肺部体征变化,以及影像学和实验室检查等,即所有的参数调整应尽量建立在积极的合理的评估之后,全面掌握患儿机械通气状态,疾病恢复后尽早撤机。

一、机械通气的基本参数设定

(一) 机械通气的基本术语

机械通气的基本术语与呼吸机工作机制、模式、参数、监测等多方面相关,所以设定参数前需对机械通气的基本术语进行了解。

1. **通气参数**(ventilation parameter)　是呼吸机在一定模式状态下进行机械通气的基本要求,大体上分为因变量和自变量,模式选择和参数了解是机械通气的两大主体。自变量也称为预设参数,是通气过程中设定的通气参数。因变量也称为可变参数,是指通气过程中随阻力、顺应性等变化而变化的参数,是机械通气监测的重点之一。

2. **控制变量**(control variable)　机械通气时压力、流速、容量三个变量之一可以预先设定,设定好的变量称控制变量,也称为自变量,另外两者则成为因变量。

3. **限制变量**(limited variable)　流速、压力、容积、时间等规范呼吸机的吸气过程的变量称为限制变量,特点是阈值不能被超越且保持恒定。

4. **基线变量**(baseline variable)　指呼气时的控制参数,压力作为最常见的基线变量,其意义是可设置基线压力为 0 或超过大气压,例如 PEEP。

5. **触发灵敏度**(trigger sensitivity)　是触发呼吸机送气的临界值,每达到或超过该数值,呼吸机便会进行一次呼吸发放,触发灵敏度越接近基线水平,越容易触发呼吸,但可能因为过于敏感易引起误触发;反之则不易引起触发,所以触发灵敏度是一个重要的参数,必须维持在合适的水平方便进行呼吸的发放。

6. **压力上升梯度**(pressure slope)　也称为压力上升时间,是呼吸机送气压力开始上升直至预设值或从峰压水平开始下降直至基线水平的时间。目前呼吸机可调节压力上升或下降时间,以压力上升时间调整为常见,一般以秒或者百分比表示。上升时间短,坡度陡直,表明流速快,趋于方波适合于深快呼吸的患者;反之则流速低,适合于呼吸平缓的患者。

7. 方波(square wave) 是定容通气模式的基本流速波形,特点是送气过程中流速恒定,峰流速和均流速相同,故吸气时间短,气道峰压高,平均气道压高,更容易产生大的潮气量。

8. 递减波(decelerating wave) 吸气开始时,流量迅速上升直至最大流速,随后呈线性下降,至峰流速的一定比例时(一般为峰流速的 25% 时)送气停止。递减波是定压通气的基本波形。

9. 正弦波(sine wave) 特点是吸气流速逐渐增加至最大值,随后逐渐减小,整体波形呈正弦形而得名,健康人平静呼吸的流量变化接近于正弦波。

10. 基线压 与呼气末压相对应,是呼气相最低的压力水平,一般肺泡吸气和呼气末均等于大气压,在机械通气时,如果 PEEP 大于 0,基线压则大于大气压,呼气相压力逐渐降低,最低压力则在呼气相最后出现。自主呼吸时设置 CPAP 压力大于 0 则基线压也大于 0。

11. 氧合指数 氧合指数(OI)是反映呼吸机支持强度和患儿对治疗的反应的客观指标,能较好地反映机体吸氧条件下的缺氧状况,且与肺内血液分流量良好相关,是目前最常用的指标,判断呼吸机治疗参数设置强度和患儿反应两方面的变化。计算公式:OI = 吸入氧体积分数(FiO_2) × 平均动脉压(MAP) × $100/PaO_2$。

(二)机械通气基本参数及设置

1. 压力参数

(1)吸气峰压(peak inspiratory pressure,PIP):吸气峰压是指一个呼吸周期内,气道压力的最大值。PIP 设置的高低决定肺泡扩张的程度,以及肺泡扩张的时间。在定压呼吸机中,PIP 是决定潮气量的重要因素,扩张塌陷肺泡,改善通气血流比,增加氧合。在定容通气时,潮气量恒定,压力变化则随气道阻力的变化而变化。不同流速下气道压力上升速度不同,供气流速大,气道压力上升时间短,达峰时间也短;相反供气流速小,气道压上升时间长,达峰时间也长。若气道压上升快,达峰时间短,同时吸气时间长可形成方波;若气道压力上升的时间慢,同时吸气时间也短,可产生矩形波;若气道压上升慢,吸气时间短,可形成锯齿形波。由波形可知,不同的波形对肺泡的扩张和肺泡内压力水平的影响都存在差异,并且还受肺部本身疾病的病变影响。

PIP 可提高平均气道压,改善氧合,PIP 影响潮气量和二氧化碳的清除,而 PIP 与 PEEP 的压力差(ΔP)和潮气量成正比,压差增加可增加潮气量,增加分钟通气量。PIP 的设置应考虑患儿日龄、体重、胎龄、原发疾病严重程度,以及当时的肺顺应性和气道阻力等呼吸力学因素,原则上以最低的 PIP 维持合适的通气,保持肺通气和血气分析在临床允许范围之内。一般认为 PIP<1.47kPa(15cmH$_2$O) 称为低 PIP,>2.97kPa(30cmH$_2$O) 称为高 PIP。PIP 过低不能有效扩张肺泡,反而增加呼吸做功,加重呼吸衰竭发生。过高的峰压可引起过度扩张,导致潮气量过高引起压力伤及容量伤,二者可致气漏、肺损伤。过度的肺膨胀会降低肺灌注和心输出量,影响氧的传递,反而可能降低氧分压。

(2)平均呼吸道压(mean airway pressure,MAP):是一个呼吸周期中存在于气道和肺的平均压力,它反映肺部疾病的严重程度,为压力-时间曲线下的面积,受 PIP、PEEP、Ti、Te、流量及 RR 影响,是影响氧合的主要参数。一般情况下通气 MAP 为 0.49~1.47kPa(5~15cmH$_2$O),当因肺部疾病时呼吸道阻力增加,随 PIP 和 PEEP 提高,MAP 可能达 15~20cmH$_2$O,当 >20cmH$_2$O 时气漏的风险明显增加,同时增加胸内压,影响静脉回流,减少心输出量,所以当 MAP>12cmH$_2$O,建议尝试更换为 HFOV,以减少相关并发症的发生。MAP 计算公式:MAP=K(PIP)×Ti/(Ti+Te)+PEEP×Te(Ti+Te),其中 K 为压力波形系数,方波系数为 1,正弦波为 0.5,递减波在 0.5~1,由公式可见,MAP 是影响氧合的主要因素,受多参数综合影响。

(3)基线压(baseline pressure):与 PIP 相对应,是呼气相最低的压力水平,一般肺泡吸气和呼气末压均等于大气压,在机械通气时,如果 PEEP 大于 0,基线压大于大气压,呼气相压力逐渐降低,最低压力则在呼气相最后出现。自主呼吸时,若设置 CPAP 压力大于 0,则基线压也大于 0。

(4)平台压(plateau pressure):是指吸气末到呼气前达到最大压力后维持的时间,此时呼气活瓣未打开,呼吸机停止送气,使压力相对恒定形成一个平台期,利于肺内气体交换再分布。平台压持续时间短,一般不超过吸气时间的 15%,作用就在于促进气体弥散和分布。

(5)呼气末气道正压(positive end expiratory pressure,PEEP):是指基线压大于大气压的水平,即在呼气末,准确说是呼气相维持在一个相对高的压力水平,适宜的 PEEP 可维持功能残气量,防止肺泡萎陷,稳定肺容量,改善通气/血流比例和肺顺应性,因此 PEEP 是新生儿呼吸机参数中常规需要且重要的参数之一。根据 PEEP 压力大小将其分为三类:PEEP 值为 0.196~0.294kPa(2~3cmH$_2$O)称为低 PEEP,可用于呼吸机的撤离过程,但在通气过程中过低的 PEEP 可能造成肺不张或肺泡萎陷,一般不建议使用;PEEP 值为 0.392~0.686kPa(4~7cmH$_2$O)称为中 PEEP,它基本可以满足肺泡扩张状态,改善顺应性,维持 V/Q 比,适用于大部分新生儿呼吸系统疾病的呼吸机治疗;若 PEEP>0.784kPa(>8cmH$_2$O)时称为高 PEEP,部分情况下可以使用高水平的 PEEP,例如 NRDS、肺出血、BPD、肺实变等,尤其是在肺顺应性严重下降时通常将较高的 PEEP 作为气体募集(air recruitment,肺复张)的主要手段。但是它可能导致肺过度膨胀,肺顺应性下降,增加肺血管阻力,回心血量降低,氧传递障碍,甚至导致 CO$_2$ 潴留,还会增加气漏的风险,所以必须充分评估患儿情况方可使用。若 PIP 固定,高 PEEP 时 PIP 与 PEEP 的压力差(ΔP)下降,潮气量降低,而且肺过度膨胀可刺激肺内化学感受器,延长 Te,使得总的气体交换效率下降。

理论上,最适 PEEP 是容量压力环的低位拐点对应压力加上 1~2cmH$_2$O,临床操作及监测困难大,所以一般来说适宜的 PEEP 为 3~6cmH$_2$O,中等水平范围为 4~7cmH$_2$O,高水平 PEEP 则为 8~15cmH$_2$O。PEEP 的测量和其他参数一样,都是在近气管插管处,把它等同于肺泡内压,实际上肺泡内除了外源性 PEEP,即呼吸机给予的 PEEP 外,还存在内源性 PEEP,又称为自动 PEEP(auto PEEP),多见于气体潴留,如哮喘持续状态、Te 过短,呼吸道阻力过高,亦见于主动呼气患者等。实际 PEEP 是内源性和外源性 PEEP 相加,若忽略内源性 PEEP,容易引起肺过度膨胀。拔管前推荐使用 2~3cmH$_2$O 的低水平 PEEP,否则易导致撤机失败或出现短时间内再次上机的可能。新生儿不推荐使用 8~10cmH$_2$O 以上的 PEEP,原因是防止血流动力学改变加重反而不利于用氧合,但在少数情况如肺出血、BPD 等情况下可使用高水平的 PEEP 起到物理止血及扩张肺泡的作用,真正意义上起到了呼吸机治疗的作用。

2. 通气量参数

(1)潮气量(tidal volume,VT):在机械通气时每一次吸入或呼出的气体量,所有的呼吸机都可直接读出潮气量,足月新生儿 6~8ml/kg,早产儿以 4~6ml/kg 为宜,一般不超过 8ml/kg。在压力控制通气(pressure control ventilation,PCV)时无法设定(除外 VG 模式),在容量控制通气(volume control ventilation,VCV)、压力调节容量控制通气(pressure regulated volume control ventilation,PRVCV)和容量目标通气(volume targeted ventilation,VTV)模式时必须设定。VCV 是设定潮气量,呼吸机每一次送气都按预设潮气量输送,患儿的气道阻力越高、顺应性越差,输送相同潮气量被动产生的压力就越大。对于新生儿,总潮气量相对较小,因此有一部分潮气量会在管路中损耗。加之气管导管和气管之间存在缝隙,潮气量可能从气管导管周围泄漏,最后能到达患儿肺泡内的潮气量就会低于预先设置,因此,VCV 模式在新生儿中的使用相对较少。目前容量保证通气(volume guarantee,VG),结合了 VCV 和 PCV 的优点,预先设定目标潮气量 4~6ml/kg,呼吸机根据前一次呼出潮气量,计算出下一次呼吸机送气所需的 PIP,随着患儿气道阻力和肺顺应性的改变,PIP 在压力允许范围内自动调节,以达到目标潮气量。常规情况下新生儿呼吸机不能调节 VT,当潮气量下降时,可适当增加 PIP,但同时要除外气体潴留所致的内源性 PEEP 增加,若气体潴留存在,应延长 Te 或下调 PEEP。

(2)呼吸频率(respiratory rate,RR):呼吸频率是每分钟机械通气的次数,给予指令或强制通气时应设置等于或超过生理的频率,而给予 PSV 时则应视患儿的自主呼吸状态包括呼吸功和频率而定。一般为 25~35 次 /min,不超过 60 次 /min。一般设定值按照不同年龄组划分,新生儿组 25~35 次 /min,婴儿组 20~30 次 /min。当患儿分钟通气量(MV)= 潮气量×频率,在潮气量固定的情况下,频率是分钟通气量的决定因素,与二氧化碳排出成正比,即可通过调整呼吸频率来改善高碳酸血症。当频率超过某一临界值后,呼气时间缩短,引起气体潴留进而产生内源性 PEEP,致使潮气量下降,此时频率和分钟通气量成反比。此临界值与呼吸的时间常数(time constant,TC)密切相关。TC 指的是肺泡呼出或吸入 63.7% 潮气量所需要的时间,3~4 倍 TC 可以呼出或吸入 95.9% 的潮气量,即临床所需的最短 Te/Ti,通常 Te/Ti 是 TC 的 3~5 倍。TC = 肺顺应性(C)× 呼吸道阻力(R),健康新生儿的肺顺应性为 0.005L/cmH$_2$O,呼气阻力为 30cmH$_2$O/(L·s),TC 为 0.15 秒,换而言之,健康新生儿至少需要 0.45 秒的 Te 才能呼出 95.9% 的潮气量。因此,不同疾病呼吸频率的设置不同,如 RDS 肺顺应性下降,TC 缩短,呼吸频率可>60 次 /min;而在阻塞性肺部疾病如 BPD,呼吸道阻力增加,TC 增高,高频率有害而无益。与成人相比,新生儿 TC 短,<60 次 /min 的频率是安全的,初设值可为 40~60 次 /min。

(3)分钟通气量(minute ventilation,MV):是指每分钟吸入或呼出肺部的气量,监测患者单位时间内(数个呼吸周期内 VT 和频率)得到 MV,用于判断通气量大小,可以及时调整呼吸机参数,正常值为 200~300ml/kg。与 PSV 相似,分钟指令通气(minute mandatory ventilation,MMV)一般用于有自主呼吸但通气不足的患儿,可以更好维持患儿的自主呼吸。在应用MMV模式时需设置MV,足月儿一般为0.4~0.8L/min,根据患儿的血气分析结果在该范围内调节。

（三）时间及流速参数

1. **吸气时间**（inspiration time,Ti）　目前主流机型均需设置Ti,一般不需要设置Te。吸气时间的设置与TC有关。无论正常呼吸或常频机械通气,主动吸气和被动呼气导致呼气阻力大于吸气阻力,则呼气TC长于吸气TC,所以Ti短于Te。正常新生儿肺顺应性为0.003~0.006L/cmH_2O,呼气阻力为30cmH_2O/(L·s),TC为0.15秒;换而言之,健康新生儿至少需要0.45秒的Te才能呼出95.9%的潮气量。对绝大多数新生儿而言,Ti为0.4~0.5秒是安全的,但对于早产儿吸气时间需要根据TC计算出所需要的吸气时间。临床中观察也是十分重要的,如胸廓的起伏程度等。时间常数与肺的顺应性和阻力的乘积相关,在不同的顺应性及阻力下,换而言之就是在不同的疾病状态下吸气时间或有所不同。RDS时肺顺应性明显降低,仅为0.000 5~0.001L/cmH_2O,若想获得正常的潮气量,则需更高的压力。正常新生儿总气道阻力为20~40cmH_2O/(L·s);气道插管时约为50~150cmH_2O/(L·s);MAS为100~140cmH_2O/(L·s)或更高。

2. **气流速度**（flow rate,FR）　在定容和定压模式下气流速度有所不同,对于大多数新生儿来说,机械通气所需的流速至少是自身的2~3倍(新生儿每分钟通气量约为0.4~1L/min),即4~10L/min的流量是适宜的。高于该流量称为高流速,多为方波通气,可间接提高MAP。低于该流速时,流速缓慢,达峰时间长,呈正弦波或递减波,MAP较低可能减少潮气量,增加无效腔,造成CO_2升高。正弦波形是最理想的呼吸波形,符合正常的呼吸生理,在一些非均质性肺部病变,如MAS,以正弦波形为宜,过快达到PIP反而会增加MAS发生气漏的风险,所以在流速设定时一定根据不同疾病及所需要的峰压及时调整,减少呼吸机相关并发症的发生,同时还需保证足够的通气量。

（四）其他参数

1. **吸入氧体积分数**（FiO_2）　通气开始时FiO_2可选为40%~60%,严重疾病时可使用100%纯氧,目的是防止任何可能出现的低氧血症及急性低氧损伤,过程中应根据动脉血气分析中PaO_2测定结果来调节吸入氧气浓度,早产儿维持在50~70mmHg。长期吸入高浓度氧对肺有毒副作用,因此目标是尽可能低的氧浓度设置使PaO_2为60~80mmHg(新生儿),PaO_2>98mmHg在早产儿会引起眼晶体后纤维增生导致视网膜脱落,通常80%~100%吸氧浓度不要超6小时,60%~80%不要超过12~24小时,一般情况下无呼吸系统病变患儿FiO_2设置<30%,呼吸系统病变患儿FiO_2设置40%~60%,若吸痰等操作开始时FiO_2可提升10%~20%维持2分钟,减少操作风险的发生可能,然后应尽可能快降低。不推荐持续使用纯氧,因为它能快速导致吸收性或脱氮型肺不张,甚至氧中毒。但如果患有严重的疾病,在需要的情况下纯氧不能被限制使用,例如濒死复苏时。机械通气后血氧饱和度维持90%~94%,适时监测血气指标。

2. **触发敏感度**（trigger sensitivity）　触发灵敏度与机械通气时的同步功能有关,除了强制通气,所有的触发或者自主呼吸在辅助时都应该设置。触发方式分为压力触发和流量触发,原理上流量触发更加敏感,但是在应用中个体差异较大。预设压力触发灵敏度为 $1cmH_2O$ 左右,流量触发灵敏度为 $1L/min$ 左右,流速越小越容易触发。如果在使用 PEEP 时因考虑基线水平,可在 PEEP 的基础上下浮动 $3cmH_2O$。目前部分呼吸机需要设置该数值,可按照上述参数设置,也可以按照呼吸机提示的触发灵敏度高、中、低做出相应的调整,及时观察呼吸同步情况,给予合理的触发。同时还需要避免误触发的可能,减少不必要的呼吸做功,干扰触发灵敏度的因素包括:内源性 PEEP、湿化器位于患者和传感器之间、积水杯积水等常见情况。当患者自主呼吸强却不能触发,或呼吸暂停键不停地报警,应除外触发灵敏度设置问题或存在内源性 PEEP 可能。

3. 压力支持(preesure support,PS)　呼吸机对自主呼吸提供一定水平(增高)的支持压力,每次自主呼吸在吸气时压力增高到预设的支持水平以保证足够的 VT,属于部分呼吸支持,适用于有自主呼吸但潮气量不足的患儿,一般推荐在自主通气不足或撤机时与 SIMV 合并使用,以帮助不完全的自主呼吸,辅助呼吸做功,增加潮气量,维持和改善通气。

二、机械通气基本参数的调节

(一)机械通气基本参数初调值

机械通气的目的是促进有效的通气和气体交换,包括 CO_2 的及时排出和 O_2 的充分摄入,使血气结果在正常范围。在初始参数设置时一定要注意,之前提到过新生儿特殊的病理生理机制,同一种疾病不同胎龄、不同体重、不同日龄可能呈现不同的病理改变,甚至相同胎龄,不同的产前处理、不同的体重、不同的日龄依然存在这病理生理的差异,所以在新生儿有创常频机械通气参数的初始设置时,不仅要考虑疾病,还有要考虑胎龄、体重、日龄、产前产房处理等多因素,初调参数应因人、因病而异,真正做到个体化的呼吸治疗支持。可参考中华医学会儿科学分会新生儿学组制定的《新生儿机械通气常规》中的初始参数推荐(表 4-1)。

表 4-1　新生儿常见疾病机械通气初调参数

疾病种类	PIP/cmH_2O	PEEP/cmH_2O	呼吸频率/(次·min^{-1})	吸气时间/s	潮气量/(ml·kg^{-1})
呼吸暂停	10~18	3~4	15~20	0.4~0.5	4~6
呼吸窘迫综合征(RDS)	20~25[a]	4~6	25~30	0.3~0.4	4~6
胎粪吸入综合征(MAS)	20~25	3~6	20~25[b]	0.4~0.5	4~6
肺炎	20~25	2~4	20~40	<0.5	4~6
持续肺动脉高压(PPHN)	20~30	2~4	50~70	<0.5	5~8
肺出血	25~30	6~8	35~45	<0.5	4~6
支气管肺发育不良(BPD)	10~20	4~5	20~40	0.4~0.7	4~6

注:[a] 若 RDS 应用肺表面活性物质,压力参数可低于此值,但同时在使用容量保证或压力调节的容量控制模式时压力会自动降低;[b] 当气道阻力高,肺顺应性正常时,用低频率,当肺炎明显时,用相对较高的频率。$1cmH_2O = 0.098kPa$。

（二）呼吸机基本参数设置

常频呼吸机需要设定的参数包括：吸入氧体积分数或吸入氧浓度、吸气峰压、呼吸末气道正压、呼吸频率、吸气时间、潮气量，还有部分需要调节触发灵敏度。

1. **吸入氧体积分数（FiO$_2$）**　机械通气时一般初始设置的吸入氧浓度为 40%~60%，或较之前通气方式氧浓度提升 10%~20%，以减少低氧造成的缺氧损伤。FiO$_2$ 的设置一般取决于所需要达到的血气 PaO$_2$ 的目标水平。该参数是改善氧合最直接最有效的方法，但应尽可能使用较低的吸入氧浓度，避免高浓度吸氧造成的氧中毒、肺损伤、ROP 等并发症。

2. **吸气峰压（peak inspiratory pressure，PIP）**　吸气峰压的设置主要取决于肺部病变情况及肺顺应性的情况，肺顺应性越差，PIP 的设置也就越高，其原则是以最低的 PIP 来维持适当的通气，保证通气换气功能，保证血气的正常。一般情况下在肺部无病变的情况下，肺顺应性正常时，PIP 为 0.98~1.96kPa（10~20cmH$_2$O）即可满足正常通气，但当肺顺应性降低，阻力增加时，需要提高 PIP 来保证足够的潮气量，如肺顺应性差或疾病发生严重并发症时，如肺出血、NRDS、ARDS、PPHN 等，PIP 需要到达 2.45~2.94kPa（25~35cmH$_2$O），甚至是2.94~3.92kPa（30~40cmH$_2$O），但一般建议不超过 35cmH$_2$O，以免压力过高出现压力性肺损伤，还可造成肺泡毛细血管闭塞，加重 V/Q 失调，影响氧合。如果预计使用压力较高时，可以考虑高频通气，维持较高的 MAP 开放肺泡，维持良好氧合，减少循环负担。

3. **潮气量（tidal volume，VT）**　一般在容量控制模式下，VT 设置为 8~10ml/kg，目前提倡使用小潮气量 4~6ml/kg。VT 的设置需要考虑是否漏气、顺应性及阻力，通气和氧合状态、呼吸机管路无效腔及损耗和发生容量伤的危险性等，受上述因素的影响，单纯的 VCV 模式使用较少，患儿的气道阻力越高、顺应性越差，输送相同潮气量被动产生的压力就越大，可能造成相应肺损伤。目前容量保证通气（VG）结合了 VCV 和 PCV 的优点，预先设定目标潮气量 4~6ml/kg，根据设置值并不断修正，PIP 在压力允许范围内自动调节，以达到目标潮气量。

4. **呼气末气道正压（positiove end-expiratory pressure，PEEP）**　PEEP 的应用在机械通气中十分重要，其主要作用是维持 FRC，扩张萎陷的肺泡并防止再次萎陷，稳定肺容量，改善通气 / 血流比例，改善顺应性，减轻肺水肿等作用。但使用时必须注意 PEEP 可能加重心脏负荷，影响静脉回流，增加无效腔，还可能引起气压伤，所以不同的疾病应设置不同的 PEEP 水平。理论上 PEEP 水平的设置应该选择最佳 PEEP，即获得最大的输送氧的 PEEP 水平，也可通过寻低位拐点加以确认，但操作及监测难度大，最佳 PEEP 的选择依然是临床治疗的一个热点问题。常规机械通气情况下都需设置初始 PEEP 0.294~0.667kPa（3~5cmH$_2$O），呼吸机撤离过程中也需要降低至该水平。大多数新生儿疾病时为维持肺容量，保持肺泡扩张，PEEP 建议为 0.392~0.784kPa（4~8cmH$_2$O）。当 PEEP>0.784kPa（>8cmH$_2$O）时容易引起气漏或心输出量下降，但在肺不张、肺出血、BPD 等情况下 PEEP 可以使用到0.784~1.176kPa（8~12cmH$_2$O），但需注意相关并发症，并根据肺部情况及时调整。

5. **呼吸频率（respiratory rate，RR）**　是指机械通气时设定的频率，设置原则需要考虑通气模式、潮气量、PCO$_2$ 水平以及患儿自主呼吸情况。一般设定值新生儿 35~40 次 /min，婴儿 25~30 次 /min。预设频率和实际触发的频率差距不应太大，否则会引起呼气时间不足、加重人机对抗,支持过低可引发呼吸肌疲劳加重呼吸衰竭发生,因此设置频率时,有自主呼吸患儿尽可能和自主呼吸接近,没有自主呼吸时目的是要保持足够的分钟通气量,避免引发CO_2潴留,维持有效气体交换,减少增加 PIP 和 VT 带来的气压伤。呼吸频率也不宜过高,会造成吸气时间过短,肺内剪切力及气道阻力增加问题,引起通气不足。

6. **吸气时间**(inspiration time,Ti)　是指令通气和触发同步呼吸时用于氧合的时间,原则上理想的设置是根据实际监测的患儿病变状况下的时间常数的 3~5 倍,由于肺部疾病病理生理有基础差别,故每种疾病有着不同的吸气时间,如 NRDS 时的 TC 变短则相应的 Ti 应设置较短,而 MAS 时的 TC 明显变长,则 Ti 应设置较长,BPD 时由于肺泡结构变化,内源性 PEEP 产生,需要慢的频率,长的呼气时间,所以吸气时间相对较短。部分呼吸机并不监测 TC 或监测结果不稳定,则应该根据氧合结果予以调整。新生儿疾病吸气时间初始设置为 0.35~0.5 秒,再根据具体疾病、胎龄、氧合状态等进行调节,吸气时间长有利于肺泡扩张,促进气体均匀分布,改善通气,若吸气时间过短则不利于氧合,所以可以增加吸气时间来促进氧合改善。需要强调是,吸气时间不是一成不变,在改善了肺顺应性等影响吸气时间的基础上,可以对吸气时间做出适当修正,以合理地促进肺的扩张程度;其次,设置中的吸呼比例其实在参数设置方面已不重要,因为在 RR 和 Ti 设置后即自然确定,只需进行监测显示比例,根据具体情况及疾病特点进行适当调整,保持足够的吸气时间和呼吸频率,原则是呼气时间应该大于吸气时间,除非有必要进行等比或反比设置。

7. **触发灵敏度**(trigger sensitivity)　之前阐述过触发的基本原理,目前由于呼吸机和人工气道可能产生阻力,因此患者可能存在额外做功,需要将触发灵敏度适当设置在较为敏感的水平。大部分呼吸机可以实现触发灵敏度的调节,只是品牌间存在触发类型的差异,但一般情况下压力触发设置 2.0~0.5cmH$_2$O,流量触发设置在 1~2L/min,还有以高、中、低三个档位显示,无论何种方式触发,合适的设置可以使患者更为舒适,促使人机协调,减少额外做功,增加吸气负荷,杜绝或避免不触发或者误触发的发生。

(三)呼吸机参数调节原则

呼吸机参数调节的一般原则,是在保证有效的通气和换气功能的前提下,尽量以最低的 PIP 和 FiO_2 维持血气在适当范围,以减少气压伤和氧中毒的危险。当 PaO_2<6.65kPa(50mmHg)时,可增加 FiO_2 或 PEEP,若低氧血症为通气不足引起,则应增加每分通气量;若同时 $PaCO_2$>6.65kPa(50mmHg),则应增加 PIP 或 RR;当 PaO_2>10.64kPa(80mmHg)时,应降低 FiO_2 或 PEEP。当 $PaCO_2$>6.65kPa(50mmHg)时,说明患儿在机械通气过程中仍有通气不足,即每分通气量不足,在排除呼吸道不通畅的因素以外,应增加每分通气量,可通过增加 RR 或潮气量来实现。应用定容型呼吸机可直接增加 RR 或预设潮气量;应用定时限压型呼吸机可增加 RR 或 PIP;当 $PaCO_2$<4.66~5.33kPa(35~40mmHg)时,应逐步降低 RR 或潮气量,应用定容型呼吸机可直接降低 RR 或预设潮气量;应用定时限压型呼吸机可降低 RR 或 PIP。

呼吸机参数的初始调整是否合理,虽然存在因病而异、因人而异的区别,但依然可以从以下几个方面反映:①双侧胸廓适度起伏,听诊双肺呼吸音清晰且对称;②患儿血氧饱和度>90%，口唇、皮肤无发绀，通气功能得到明显改善；③血气结果各指标在临床可接受范围之内；④影像学改善情况，肺透光度增加，肺实变减少，具备条件的单位可以积极开展肺超声检查进行动态评估等。

合理的呼吸机参数设置是机械通气治疗成功的决定性因素，为减少并发症发生，甚至死亡的发生，需要根据患儿临床状态、循环状态、通气状态、血气分析以及影像学检查等的变化趋势进行综合判断，并按照判断的结果对呼吸机参数进行及时的合理的修正，最终达到成功撤机的目标。

（四）呼吸机参数调节的方法和技巧

呼吸机参数的调节前提是需要明白氧合控制参数和换气控制参数，机体动脉血氧分压主要直接取决于 MAP 和 FiO_2，MAP 又和 PIP、PEEP、Ti、RR 相关，所以对于氧合障碍的患者，可以从以上方面入手进行调整。通气功能是指 CO_2 的排出，取决于进出肺内的气体的总量，即分钟通气量，分钟通气量又与 VT 和 RR 的乘积有关，还可能与吸气流速及波形存在一定关系。虽然定容和定压模式存在差别，但潮气量、压力差（ΔP）、呼吸频率、流速都可以影响二氧化碳的排出。机械通气的过程中，对于循环系统血流动力学的影响也必须积极兼顾，慎用高 PEEP、长 Ti、高 PIP、反比通气等参数，在纠正通气的同时，保证血流灌注，保持合理的 V/Q 比值。最后需要强调的是呼吸机使用过程中肺损伤的问题，常见的损伤类型有气压伤、容量伤、剪切伤、生物伤等，所以对于参数的使用应尽可能使用较低的参数，尽可能避免使用容易引起气压伤的模式，避免人机对抗的发生，增强同步触发的优势。对于原发疾病能够客观的认识，对于容易出现引发的危险因素尽可能预先判断，并采取相应措施，积极观察生命体征及病情变化，做出及时有效的补救措施。

呼吸机调节的技巧：①降低参数时，首选参数条件高的参数进行下调，升高参数时，选择参数条件低的参数进行上调；②每个参数调节的范围也必须严格掌握，上调或下调幅度不应过大，一般幅度 FiO_2 为 0.05，PIP 为 1~2cmH$_2$O，PEEP 为 1~2cmH$_2$O，RR 为 5 次/min，Ti 为 0.1~0.2 秒，FR 为 1L/min；③一般情况下每次调节 1~2 个对患儿影响大的参数，一方面患者比较容易适应参数的变化，对机体生理功能的影响小；另一方面容易判断参数调节的效果。在血气结果偏差较大时，也可多个参数一起调节。

第四节　通气模式及其选择

一、新生儿呼吸机及呼吸机模式特点

由于新生儿呼吸生理特殊性，如小潮气量、呼吸频率快、慢流速以及大无效腔等，在顺应性、肺总量及不显性失水方面也具有很大差别，所以新生儿呼吸机性能上应为定时、限压、持续气流型呼吸机，应能提供：多种通气模式；持续恒流供气系统，灵敏触发装置；呼吸机管路无效腔小、顺应性低、压缩系数小于 0.3ml/cmH₂O；潮气量变动范围足够大，最小 2ml 内可精确控制；呼吸频率范围 2~150 次 /min；吸气时间调整范围精确 0.2~1.5 秒，可调精度在 0.05 秒；具有良好的空氧混合装置及监测能力；良好的温湿化功能；优良的传感器，灵敏的报警装置，可对多参数进行及时报警；具有一定良好的肺力学监测及记录功能。

不同疾病需要的呼吸机支持方式肯定有所不同，在疾病不同阶段也有不同的选择，无论是辅助支持方式、控制支持方式还是自主呼吸方式等，甚至是在疾病特定情况下还可选择具有无创功能的呼吸机给予辅助。所以新生儿通气需要多样化的模式，在疾病不断变化时，可以接受到呼吸机多层次的治疗，支持的方式、能力及力度或是触发都需要不断调整，一般的呼吸机只有常用通气模式和功能，在新生儿呼吸机治疗中，需要多参数协调控制，不仅要控制压力，还需保证容量，直至完成呼吸力学的监测。

二、机械通气模式的分类

机械通气模式的发展和完善是在近十多年来随呼吸机原理、电子科技发展，结合通过在临床中呼吸生理、病理生理的认识上不断达到的，在人工气道的连接下，呼吸机通过多参数的组合与设置，完成特定的通气过程，以达到治疗的目标，这种特定的通气过程即称为通气模式。目前的呼吸机不仅具备单一的通气功能，在通气理念上也不断更新，通气模式层出不穷。要做好模式的选择，必须从模式的分类和特点入手。

（一）压力控制型和容量控制型通气模式

1. 压力控制性通气（pressure control ventilation，PCV）　也称为压力预置型通气模式（pressure preset ventilation，PPV），基本特征是以压力为预设参数，VT 随着气道阻力和胸肺顺应性的变化而变化，气道压力是独立参数，VT 或流速是附属变量，还需要设置 Ti、RR 及压力上升梯度等参数，常见的模式包括 P-A/C、PC-SIMV、APRV、PSV、BIPAP 等。

2. 容量控制通气（volume control ventilation，VCV）　也称为容量预置型通气模式（volume preset ventilation，VPV），基本特征是以容量为预设参数，还需预先设置 Ti、气体流速、压力上升梯度，以满足波形需求，气道压力随气道阻力和胸肺顺应性的变化而变化，容量或分钟通气量是独立参数，常见的模式包括 V-A/C、VC-SIMV 等。

压力控制模式和容量控制模式都是对单一参数的控制，都存在相应的不足，机械通气的主要目的是改善通气、改善换气，同时减少肺损伤及循环抑制情况发生。当压力为预设值时，易达到人机同步减少镇静剂的使用、减速气流肺泡在吸气早期得以扩张，改善气体分布及 V/Q 比，减少压力损伤的发生。容量控制模式时达到预设容量停止送气，能保证足够的通气量，依靠胸肺的弹性回缩力完成被动的呼气过程，但是当患者气道阻力增加或胸肺顺应性即时变化时，或参数设置不当时，可能引起肺内高压造成气压伤或容量伤，引发人机对抗，增加呼吸做功等情况发生。

压力控制通气在肺泡扩张改善换气、保持胸廓稳定性、人机同步性及减少气压伤等方面具有优势，容量控制能保障潮气量，但人机对抗及气道高压情况时有发生，故临床对压力控制模式较为常用。可见上述两者如作为唯一控制变量均都可能存在相应弊端，尤其是对于新生儿呼吸疾病的治疗,不仅要保障足够稳定的潮气量,还需减少压力损伤的发生,甚至是对压力进行一定的限制,那么通气模式便是将两者同时作为控制变量,在保证容量的基础上,限定气道高压的发生,目前压力调节容量控制模式(PRVC)、容量目标通气(VG)、适应性支持(adaptive support ventilation,ASV)及适应性压力通气(adaptive pressure ventilation,APV)等模式应运而生。

(二) 机械通气支持方式分类

1. **控制通气(control ventilation)或完全支持通气(full ventilation support)** 顾名思义通气是全部由呼吸机决定的通气模式,即在特定的情况下,通过呼吸机参数的设置完全替代患者的自主呼吸,并完成呼吸周期的转换,保障患者通气的一种方式,主要应用于无自主呼吸、自主呼吸极弱、病情危重氧合不佳的患者。常见的通气模式有:指令控制通气(CMV)、间歇正压通气(intermittent positive pressure ventilation,IPPV)、辅助/控制通气(assist/control ventilation,A/C)、PCV、VCV、PRVC 为典型代表特点,呼吸机参数设置值包括PIP、VT、RR、触发灵敏度等。机械通气作用于患者的每次呼吸,并决定潮气量或压力,以及通气的时间,自主呼吸不影响或仅仅起到触发作用。

2. **辅助通气(assist ventilation)或部分通气支持方式(partial ventilation support)** 部分患者有较稳定的自主呼吸或者将要撤机,潮气量或压力由呼吸机决定,但可由自主呼吸触发,呼吸机辅助提供部分气道正压,支持完成气体交换,所需呼吸做功呼吸机和自主呼吸共同发挥作用,这样的通气过程称为辅助支持通气方式。适用于疾病轻症、恢复期及准备撤机的患儿。特点是患儿须有一定的自主呼吸能力,机器可以保证指令通气,允许在指令通气之间进行自主呼吸的插入,根据自主呼吸情况及呼吸做功比例情况,增加或降低呼吸机参数,从而增加或减少呼吸机辅助程度,从侧面反映自主的能力。常见的模式包括:间歇指令通气(intermittent mandatory ventilation,IMV)、同步间歇指令通气(synchronized intermittent mandatory ventilation,SIMV)、压力支持通气(pressure support ventilation,PSV)、容量支持通气(volume support ventilation,VSV)等。需要强调的是 PSV 仅提供同步的压力的通气模式,是在有一定的规律的呼吸节律下起作用,PS(pressure support)一般是指设定的支持压力,建议结合 SIMV 使用,即 SIMV+PSV。

3. **自主通气方式** 如果自主呼吸对整个机械通气的过程都有一定的影响,这种通气类型称为自主通气方式,常见的模式包括:呼气末正压/持续气道正压(PEEP/CPAP)、自发(spont)、叹气(sigh)等。该类通气方式的主要特点是自主呼吸完成基本上全部的呼吸过程,呼吸机仅提供呼气末气道正压防止肺泡塌陷,防止肺不张,改善 V/Q 比值。适用于自主呼吸强、气道通气无障碍的患儿,也可用于呼吸机处理前评估自主呼吸的重要手段之一,即自主呼吸试验(spontaneous breathing trial,SBT)。

4. **其他** 传统的呼吸机大多是复合模式,即 PCV 或者 PSV+SIMV,无论是单一参数控制,还是压力或压力支持同时作用,都需要操作者提前设定预置参数,如病情变化时,会存在通气量不足或过度,需要根据情况进一步调整,即称为人为调节型模式。而少部分高端呼吸机或者呼吸机模式,例如 ASV、VSV 等在通气初始可以预设参数值,但随着通气过程发生,或者病情变化时,电脑会自动调整通气参数,直至撤机,称为智能化调节模式。还有一类类似 NAVA,呼吸机将患者的自主呼吸通过信号放大,从而完成通气过程,称人控呼吸机,随着技术逐步完善,为了更好的人机关系,临床上很多时候都在采用该类模式。

（三）常见的机械通气模式

1. **间歇正压通气**（intermittent positive pressure ventilation,IPPV）　间歇正压通气方式工作原理,呼吸机按预设的频率、压力和吸、呼气时间对患儿发出指令通气,在吸气相给予正压,将气体送入肺内直至达到设定压力或容量后结束,呼气相由于胸、肺等的被动回缩,呼气阀打开,肺内气体被排出,呼吸末气道压降为零,正压规律性间歇出现改善呼吸做功,也就是俗称的常规指令通气（conventional mandatory ventilation）,IPPV 是最基本的模式,很多模式都是在它的基础上实现的,患儿接受正压通气的频率等于呼吸机的预设频率,该模式常用于围手术期、呼吸肌麻痹或者中枢性呼吸衰竭患者。当应用较高频率时,或当患儿无自主呼吸时呼吸机提供完全的通气支持;随着自主呼吸的出现或撤机前,应减低频率,减少呼吸机的正压通气,以增强患儿自主呼吸的能力,达到依靠自主呼吸能保证气体交换的目的。由于送气可能会与患儿的呼气相冲突,即人机不同步,故可导致通气不足、增加气漏、脑室周围白质软化等危险,故新生儿较少使用。

2. **辅助/控制通气**　辅助/控制通气（assist/control ventilation,A/C）模式也分为定容型（V-A/C）和定压型（P-A/C）,它允许患者通过自主呼吸努力触发呼吸机送气,当呼吸触发不足时,呼吸机也按照预设的压力或潮气量进行通气,保证患者有效的通气,减少患者的呼吸做功。不管自主呼吸多少和强弱,呼吸机皆按预设的参数进行通气,所设置的频率作为在呼吸暂停或患儿不能触发呼吸机的支持和保障,该模式在撤机时不能降低频率来实现,而只能降低 PIP 或潮气量实现,现代呼吸机皆有该功能且具备同步功能。当自主呼吸较强时,超过预设呼吸频率时为辅助通气,每次都是正压通气。可能出现过度通气或气压伤等风险,自主呼吸较弱时低于或小于呼吸频率时为控制通气,预设呼吸频率起到后备作用,防止通气不足或分钟通气量降低。

3. **同步间歇指令通气**（synchronized intermittent positive pressure ventilation,SIMV）/**间歇指令通气**（intermittent mandatory ventilation,IMV）　呼吸机按预设参数间断发挥指令通气作用,每两次机械通气之间是自主呼吸,此时呼吸机只提供气流量。IMV 分为容量控制间歇指令通气（VC-IMV）和压力控制间歇指令通气（PC-IMV）。VC-IMV 是传统意义上的间歇指令通气。

SIMV 即 IMV 的同步化,通过设定一定的时间触发窗（一般为呼吸周期的后 25%）实现同步。在触发窗内,自主呼吸可以触发呼吸机送气,若无自主呼吸时,则在下一个呼吸周期内按照设置自动送气,SIMV 分为定容型（VC-SIMV）和定压型（PC-SIMV）,现代呼吸机 IMV 和 SIMV 意义基本相同。患儿有自主呼吸时可采用 SIMV 方式通气,呼吸机可按照患儿的自主呼吸情况提供正压通气,即呼吸机按预设参数给予指令通气,在此期间患者可以有自主呼吸,且流速、容量或压力均不受呼吸机影响,而由患者自主呼吸调节,自主呼吸期间可叠加自主性通气模式,常用 PSV 模式。由于此方式通气时患儿的自主呼吸可触发与机器产生同步一致的呼吸,可减少人、机对抗及呼吸功,但应设好触发敏感度。

SIMV 的特点实质上还是 IPPV,但它与患者的自主呼吸有效的结合协调,保证有效的通气量为前提,允许自主呼吸的插入,保留了自主呼吸做功,防止通气不足及过度通气的发生,解决了人机不同步,从而避免了 IMV 的副作用。如将设置频率提高超过自主呼吸时,可提供完全的通气模式等同于控制通气,所以 SIMV 能在降低辅助频率的过程中,降低呼吸做功,甚至降低压力支持的力度,增加患者的自主呼吸能力,防止呼吸肌肉的废用和萎缩,更自然舒适,更符合生理要求直至呼吸机撤离。但低频率的 SIMV 不宜单独使用,易造成新生儿呼吸肌疲劳,额外呼吸做功增加,通常建议加用 PEEP 之上的 PSV 作为部分通气支持,克服无效腔或气管插管等气道阻力额外做功,避免影响撤机及呼吸肌疲劳的发生。

4. 压力支持通气(pressure support ventilation,PSV)　自主呼吸触发和维持吸气过程,呼吸机给予一定的预设的吸气支持压力维持,无自主呼吸的患者不能触发呼吸机送气。PSV 是一种压力限制,流速切换,患儿自主呼吸触发和维持呼吸的通气模式,压力为方波,流速为递减波,呼吸机给予压力辅助,间接影响吸呼气转换,保留自主呼吸活动,减少呼吸肌呼吸功。吸气压力随着患者的吸气动作开始,并随着吸气流速的降低或患者的呼气而结束,切换节点与辅助通气的区别在于,达到峰流速的 25% 以下或患者有呼气努力时,出现呼吸切换,辅助通气的转换则由设定的 VT 或 Ti 所决定。常用于撤机前过渡或对患儿自主呼吸情况的评估或撤机过程,目的在于增强和辅助患者吸气能力。需要强调的是 PSV 可以作通气模式单独使用,但多数情况下与其他模式如 SIMV 联用。为防止和避免患者窒息,目前呼吸机都具有窒息通气报警,当患者自主呼吸不稳定时转换为辅助或控制通气,防止上述情况发生。PSV 的支持压力通常在 PEEP 之上,且小于 PIP 3~5cmH$_2$O,给予患者自主呼吸做功空间。PSV<5~8cmH$_2$O 时,仅能克服呼吸机管路的阻力或人工气道所需要的额外做功,意味着如果患者能在该状态下维持理想的氧合,就代表患者具有撤离呼吸机的可能。

5. 容量保证通气(volume guarantee,VG)　容量保证通气或容量目标通气(volume target ventilation,VTV)是近年来新生儿呼吸支持领域研究的热点。它结合了 VCV 和压力限制通气(pressure limit ventilation,PLV)的优点,预先设定目标潮气量,呼吸机根据患儿前一次的呼出潮气量,计算出下一次呼吸机送气所需的 PIP,通过检测患儿气道阻力和肺顺应性的变化情况,PIP 在压力允许范围内(maximum pressure,P$_{max}$)自动调节预设压力,最终达到目标潮气量。呼吸机会自动根据目标潮气量调整 PIP,一般会低于最高压力 5cmH$_2$O,调整幅度小于 3cmH$_2$O,解决由于顺应性低阻力高的问题,避免气压伤的出现,减少用呼吸机时间,减少 PVL 及 BPD 的发生。近年来,VTV 已经逐渐在全球范围内 NICU 中广泛使用,主要适用早产儿、NRDS、早产儿拔管前、BPD 等疾病治疗,目标潮气量为 4~6ml/kg,足月儿/晚期早产儿 P$_{max}$ 为 20~30cmH$_2$O,早产儿设置 P$_{max}$ 为 20~25cmH$_2$O,建议根据患儿体重、胎龄、日龄等情况个体化设置。

目前多种呼吸机都具有容量保证压力调节的能力,例如压力调节容量控制通气(PRVCV)、容量支持通气(VSV)等均与 VG 模式相似。PRVCV 是新型的通气模式,结合了压力控制和容量控制两种通气模式优点的一种智能化通气方式。首先预设潮气量和最高压力上限,呼吸机用压力控制通气,用尽量小的压力获得预设潮气量。基本工作原理以 5cmH2O 在进行第一次呼吸,自动测定胸肺顺应性,并计算获得预设潮气量的通气压力,其后 3 次呼吸,呼吸机按之前压力的 75% 送气来达到预定的 VT,如低于预设潮气量,则通气压以 3cmH2O 为单位上升,实际通气压力在 PEEP 和最高压力上限之间变化,最大的优势在于连续监测肺顺应性、压力容积变化,调节吸气压力保证吸气压力降至最低水平。NRDS 患者治疗中为防止气压伤的出现,多提倡肺保护性通气策略,重点在于设置足够的 PEEP 防止肺泡进一步塌陷,同时要限制肺泡峰压的急剧增加,防止肺泡出现过度扩张及剪切伤出现。

压力支持容量保证通气(pressure support volume guarantee ventilation)首先预设潮气量和最高压力上限,采用 PSV 模式,由微电脑自动测定胸肺顺应性和气道阻力,自动调整支持压力水平,以保证潮气量的相对稳定,调节方式与 PRVCV 相同,用于有一定自主呼吸的患者。呼吸机的每一次供气均由患者触发,当实际的 VT 过高或过低时,通过 3 次监测微电脑自行反馈处理达到恒定预设值,患者的 RR 和 I/E 由患者决定。随着自主呼吸能力的增强,支持压力自动降低,直到变成自主呼吸;当呼吸能力减弱(呼吸暂停>20 秒),防范窒息时,自动转换成 PRVCV,建议自主呼吸较好者使用。

6. 气道压力释放通气(airway pressure release ventilation,APRV) 周期性的释放气道压力,从高容量降低至低容量产生潮气量,实质上是在 PEEP/CPAP 基础上压力周期性降低的一种定压型的辅助通气模式,患者在间隔时间内可在两个水平上都有自主呼吸,也可同步释放压力,直至压力降为零排出气体,随后再次建立 CPAP 实现气道压力周期性释放,保证肺泡的持续的周期性扩张,防止肺泡塌陷,改善氧合,避免过度通气,减少气压伤发生,有利于降低胸腔内压。目前 APRV 主要应用于成人 ARDS,由于新生儿特殊的呼吸生理,自主呼吸不稳定易出现呼吸暂停,故较少使用。

7. 反比通气(inverse ratio ventilation,IRV) 常规通气情况下为适应自主呼吸,常规 Ti<Te,I/E 为 1:2,但如果 Ti>Te,I/E>1,则称为反比通气,由于反比通气吸气时间长于呼气时间,增加了气体交换的时间,保持肺泡的持续扩张状态,形成了内源性 PEEP,从而使严重实变的肺泡再次扩张,改善通气和换气功能。主要应用于 NRDS 并发严重的低氧血症,气体交换障碍的患者,需要注意该模式不符合正常的呼吸生理,实施前需要做充分的评估,必要时给予镇静肌松处理保证通气效果实施,为避免相应并发症,实施时需要注意使用较低的流速,慢的呼吸频率来避免肺泡剪切伤的发生,以及对心脏循环系统的影响。

8. 适应性支持通气(adaptive support ventilation,ASV) ASV 是一种闭环通气方式,根据患者的顺应性、气道阻力、呼吸功等自动调节通气参数的智能模式,呼吸机根据计算后控制患儿机械通气的整个过程。通气前需要输入患者通气的相关信息,如体重、身长、分钟通气量,以及呼吸机报警界限等,呼吸机自动连续测定通气阻力和呼吸功变化,计算出最佳通气参数并自动调节,如患者病情加重或自主呼吸变弱时,则以指令控制通气为主,若患者病情缓解则以最低的支持压力进行通气,直至呼吸机撤离。

9. 成比例通气(proportional assist ventilation,PAV) PAV 是一种部分支持通气方式,自主呼吸决定通气的过程,患者可以控制呼吸机,且呼吸机可以感受到患者的呼吸能力并进行放大。其本质是在通气过程中呼吸机和患者自主呼吸用力成比例的提供压力,如 PAV 为 1:1 即吸气气道压力的 1/2 由呼吸肌收缩产生,1/2 由呼吸机给予,患者改变自主呼吸的能力越大,改变呼吸机提供的压力就越大,若 PAV 为 1:3 则代表放大自主呼吸的能力 3 倍。换句话说,仅需要设定通气辅助占气道阻力和胸肺弹性阻力的百分比,辅助强度越小就代表越接近自主呼吸,该模式的主要目的就是让患者更加舒适,更接近于自然呼吸,减少人机对抗及镇静剂使用,目前国内呼吸机暂无此功能。

10. 神经调节辅助通气(neurally adjusted ventilatory assist,NAVA) NAVA 是自主性通气模式的一种,其特点是完全模拟自主呼吸,基本原理是通过呼吸中枢的下游即神经冲动到达膈肌后所产生的 EAdi 信号来控制通气,是一种神经冲动、机械通气耦联的新型模式。选择膈肌电活动(electrical activity of the diaphragm,EAdi),作为调节呼吸机通气的信号,信号反映患者呼吸中枢发出的神经冲动,是呼吸中枢传递到膈肌上的神经冲动所诱发的膈肌肌纤维动作电位的总和,被证明与跨膈肌压力和呼吸肌所产生的压力及吸气努力相关,理论上完全符合自主呼吸生理特点。利用专用的 EAdi 导管,放置于靠近膈肌的平面,对电信号进行放大,并传送到呼吸机处理器,触发和切换通气,根据触发的范围和支持水平给予通气支持,吸气一般维持到 EAdi 峰值的 40%~70%,从吸气转换为呼气完成呼吸周期的转换。相较于传统的触发模式,具有灵敏度高、反应速度快,同步性更好的特点,是未来自主通气模式发展的趋势。

11. 闭环通气(cloesd loop ventilation)**和双重控制模式**(dual control modes) 闭环模式呼吸机模拟操作者实施通气的全过程,通过反馈后获取患者的通气需要和其他资料,自动监测和测算各项指标,分析监测结果及时自动的调整呼吸机参数的一类智能化通气模式,主要模式包括 PRVCV、VSV、ASV 等。

双重控制模式其实是以往单一参数的控制而言,通过自动反馈功能,在患者呼吸力学变化的情况下,呼吸机通过反馈及测算,对压力和容量双重参数进行控制,已达到保证容量限定压力的目标,从而适应患者通气需要的一类通气模式,主要模式包括 VG、PRVCV、VSV 等。

(四)机械通气模式选择的原则及注意事项

机械通气的过程其实是患者和呼吸机交流的过程,过程可能是患者被动给予,也可能是患者触发后呼吸机给予部分辅助支持,还有可能是患者自己触发自己做功的过程。不同的模式具有不同的特点,但都在发挥机械通气的治疗作用,以扩张肺泡改善通气,防止塌陷改善低氧,减少呼吸肌做功,同时增加人机协调性,缩短机械通气时间,减少镇静肌松剂的使用,避免并发症发生为主要目标。新生儿呼吸系统疾病不同的病理生理情况下,有着不同的呼吸状态、呼吸做功,要选用合适的模式,建立起人机交互的桥梁,要根据胎龄、病因、临床表现、血气分析,甚至自主呼吸等情况选择合适的通气模式,在相互支持、相互适应的过程中,改善通气和换气功能,以求达到最佳的通气状态和治疗效果。机械通气过程中呼吸机模式不是一成不变的,应该根据自主呼吸变化、肺部疾病变化、氧合状态变化及时调整更换,用以满足不同的呼吸状态。

由于新生儿特殊的呼吸生理,需尽可能避免呼吸机相关性肺损伤、脑损伤、肾损伤及影响循环的情况发生,强调肺保护性通气策略。由此可见在通气过程中首先要尽可能保留自主呼吸,为拔管撤机创造良好条件,可以首选具备同步触发功能,对自主呼吸及心肺功影响小,还可给予支持辅助的通气模式例如 SIMV+PSV。对于极早或超早产儿可首选 VG 模式,通过设定的潮气量来自动调节压力,并以最低的压力到达预设的 VT,限制气道峰压,从而起到肺保护性通气,缩短机械通气时间,减少气胸、颅内出血、BPD 等的发生。其次,采取部分辅助的通气模式,最大限度地发挥患者自主呼吸的能力,尽量不首选使用 IPPV、IMV、A/C 等可能造成过度通气,呼吸肌萎缩的模式。除非在无自主呼吸时,或需加强对患者呼吸控制或氧合欠佳需维持较高的气道峰压或 MAP 时,以及改善通气换气功能时,可以考虑短期使用完全支持通气模式如 A/C、IPPV、PCV 等模式。最后就是在通气过程中,保证合适的有效的潮气量,维持最佳氧合状态,避免高压力、高容量所带来的相关脏器损伤,既保证容量又限制压力,防止过度通气等发生,建议常规使用 VG、VTV 等类似模式。

对于具备较好自主呼吸,或考虑撤机的患儿而言,多数情况下联合使用 PSV+SIMV,以便于尽早的撤离呼吸支持。对于如 NAVA、PAV、ASV 等更智能模式而言,他们更符合呼吸的生理状态,可以改善人机协调性,减少呼吸做功,有望减少并发症,在具备条件的情况下建议尝试使用,特别是在常规通气模式下撤机失败、困难撤机以及呼吸机依赖的患儿中可能起到一定的积极的效果。

第五节　撤机时机及撤离后的处理

常频机械通气在新生儿重症领域应用广泛,这使得很多呼吸衰竭患儿成功得到救治,但与此同时,通气带来的对肺部正常呼吸生理及力学的改变会引起呼吸机相关的并发症,如呼吸机相关性肺炎(ventilator-associated pneumonia, VAP)、呼吸机相关性肺损伤(ventilation associated lung injury, VALI)、呼吸肌失用性萎缩、气道廓清能力下降,甚至 BPD 等,一旦进行了机械通气,就应该积极创造条件尽早撤机,如何对患儿进行有效的、全面的、精准的呼吸功能评估,以尽快拔除气管插管,缩短机械通气时间,一直以来都是临床上面临的重要挑战和研究重点。长期以来对于撤机的流程缺乏系统的认识,以往传统的撤机方式是根据医生的个人经验判断,主观的判断,在没有客观依据的评估下,结果往往会造成插管时间延长、撤机失败、二次插管增加感染风险等弊端。随着研究的深入,对成人机械通气的撤离时机和撤离后的处理有了完整的流程,可以通过原发疾病的临床控制状态、意识状态评分、自主呼吸情况、呼吸浅快指数、气道闭合压(airway occlusion pressure, $P_{0.1}$)、自主呼吸试验等客观指标,结合血气分析等实验室检查和胸片等影像学检查综合判断,按照程序化撤机流程达到更高的撤机成功率。机械通气的撤离其实本质上是指逐渐减低呼吸支持的时间,同时逐步恢复患者的自主呼吸做功,降低呼吸机支持力度,直至患者完全撤离机械通气的过程。

但由于新生儿特殊的呼吸病理生理状态,长时间接受机械通气必然会导致并发症发生,还可能增加病死率,影响预后,对于存在心肺功能疾病、神经-肌肉疾病、营养不良及早产儿等患者,撤机是一个复杂、易反复且较为困难的过程。所以尽早上机给予必要的支持争取时间,同时尽早撤离减少呼吸机带来的不适就显得尤为重要。

一、机械通气撤离的影响因素

接受机械通气的患者一般均为危重症患者,不仅有呼吸功能的异常,可能还有其他脏器的损伤,以及内环境的紊乱等问题。影响患者机械通气撤离的基础因素和原发疾病具有密切相关性,同时基础脏器的功能恢复同样也是影响患儿撤机的重要因素之一,同时可能受到临床医生判断及操作的一定影响。

新生儿由于其特殊的发育状态,引起呼吸衰竭的原因多种多样,可能涉及呼吸系统、神经系统、消化系统、循环系统等,还可能受到呼吸肌力、呼吸传导功能、气道、炎症、循环负荷等影响进而造成撤机困难。撤机前首先要去除导致呼吸衰竭的诱因,新生儿常见的呼吸系统疾病诱因相对较多,由于自身肺泡、气道或者心脏发育异常引发的呼吸衰竭,例如 NRDS、BPD、先天性心脏病、膈疝、隔离肺、气漏综合征等;由于感染或其他脏器损伤等因素引发的呼吸衰竭,例如严重败血症、重症肺炎、肺水肿、ARDS、MAS、PPHN 等,还可能是神经-肌肉疾病或窒息缺氧引发的呼吸衰竭,例如缺氧缺血性脑病、颅内出血、呼吸暂停、脊髓性肌萎缩(spinal muscular atrophy,SMA)、睡眠呼吸暂停综合征、运动神经元病等,还包括呼吸肌功能异常,例如膈神经麻痹、连枷胸、气胸、还有部分是由于镇静剂、麻醉剂等药物引起的呼吸抑制等。无论是什么原因引起的呼吸衰竭,都会造成呼吸驱动障碍、心肺功能异常,呼吸做功增加,气道阻力升高,气体交换障碍,V/Q 比例失调,增加氧耗,导致严重低氧血症和高碳酸血症发生。所以在撤离呼吸机前一定要解除或者尽量缓解诱发因素对呼吸功能的影响,增强呼吸中枢的驱动能力,保证神经肌肉的传导功能,解除气道梗阻及心肺异常并发症,增加呼吸肌功能,保证内环境稳定,减少不适当药物的使用,才能够尽早的撤离呼吸机的支持。

二、机械通气撤离的指征和标准

判断机械通气能否撤离或如何撤离之前,必须综合全面的评价患儿的情况,衡量患儿是否具备撤离呼吸机的可能性,需要从以下几点评估是否具有撤离指征。①全身状况改善:患儿神志清醒反应可,肌力可,营养状态佳,自主呼吸及呼吸形态良好,无呼吸做功增加表现,气道通畅无分泌物堵塞、痰栓及肺实变等情况,气道具有一定的廓清能力或能耐受吸痰操作;②导致呼吸衰竭的原发疾病或因素好转或去除,如肺部感染控制、中枢性呼吸衰竭情况改善、神经肌肉病变呼吸肌力量的恢复、休克及心力衰竭状态的纠正、内环境紊乱、脑水肿、围手术期管理情况等;③较低的呼吸机支持参数,能维持满意的通气换气功能及血气,$FiO_2 \leq 40\%$,PIP <15~18cmH$_2$O,VT>4~6ml/kg,PEEP<5~8cmH$_2$O,RR<10 次/min;④ X 线、肺超声等影像学较前明显好转,推荐肺超声监测,还可测量膈肌厚度及膈肌增厚率;⑤血流动力学稳定;⑥未使用镇静剂、肌松剂或者大剂量血管活性药物;⑦有条件的情况下,可结合呼

吸机波形及呼吸力学参数进行判断,查看气道阻力、潮气量、顺应性、气道闭合压($P_{0.1}$)、自主呼吸试验(spontaneous breathing trials,SBT)、膈肌电位及自主呼吸触发情况。综合以上情况进行临床判断决定是否撤离呼吸机。

准确的掌握和分析机械通气撤离的指征和标准,综合性的判断和分析,并且灵活运用各参数指标是机械通气撤离的前提。积极寻找客观的预测指标来指导临床撤机,增加成功率,避免再插管及机械通气时间的延长和依赖,仅单一指标和指征很难成功预测,不同疾病和不同个体之间存在差异,运用单一指标预测是不科学的,所以在机械通气撤离中,掌握其基本原则非常重要。原发疾病或诱发疾病的因素基本控制或者明显改善,生命体征稳定,有一定的稳定的呼吸驱动力,维持呼吸肌无疲劳状态的最低呼吸支持参数,呼吸肌有一定的力量和耐力,吸入低浓度氧情况下能维持机体基本的正常血气状态,对于年长儿最好具有自主的气道廓清能力和吞咽功能,能够自主咳嗽、咳痰,就提示可能到达机械通气撤离的基本条件。

三、机械通气撤离的步骤和方法

机械通气的撤离是一个循序渐进的过程,从最初的插管上机就需要筹划拔管撤机的问题,所以需要在过程中观察疾病变化,降低呼吸机参数,增加间歇停机时间来训练呼吸肌强度。机械通气撤离的步骤如下:①逐步降低参数,恢复自主呼吸功能;②寻找撤离指标和时机;③合理运用撤离方法进行机械通气前的评估和准备;④人工气道拔出及拔出后的气道管理;⑤加强气道廓清,减少并发症发生。气管插管机械通气撤离的步骤和方法,主要取决于患者的肺功能情况以及肺损伤程度及是否存在肺外并发症的影响。

(一) 直接撤离法

针对患儿接受短期机械通气(一般不超过 48 小时),自主呼吸及肺功能状态良好,没有肺内及肺外相关并发症,且患者达到撤机标准,不耐受气管插管者,可以采取直接撤机法。直接撤机法常用于外科术后或接受短期辅助通气的患儿。其撤离的原则依然是逐步降低PIP、PEEP、FiO_2、PSV 等呼吸机参数直至达到撤离指标,且能维持较好的血气状态,即可拔除人工气道并密切观察,根据情况给予无创、头罩或鼻导管氧疗等方式以防不测。

(二) 计划性间歇撤离法

机械通气的撤离除非计划性拔管外,都是目的性极强的操作,有计划有序的撤离可减少气道意外发生的可能,同时积极评估尽早拔管,缩短机械通气时间,减少机械通气并发症起到了积极作用。计划性间歇撤离主要针对于通气时间长,肺功能相对较差,并存在心肺等脏器损伤,没有足够标准及能力直接脱机的患者,可采取计划性间歇撤离呼吸机的方法,增加患者机械通气过程的安全性。

1. **自主呼吸试验(spontaneous breathing trials,SBT)**　近年来成人 ICU 通过一系列的临床研究,成功的制订出了相应的标准撤机流程及方案,大大缩短了机械通气的时间,改善了患者预后,其中主张 SBT 试验作为成功撤机的重要诊断性试验,被规范化使用在机械通气撤离的方案当中。目前在新生儿呼吸机撤离中没有一套完整且完善的程序化流程,国外常使用预测撤机成功的实验是 SBT,它是指在患儿机械通气时间大于 24 小时,可根据具体情况每日清晨运用低水平支持条件下自主呼吸,经过短时间(30~120 分钟)动态密切观察并记录患者的各项指标,以评价患者是否能完全耐受自主呼吸的能力,借此预测撤机成功可能性的试验。基本原理是通过降低支持水平,模拟患者自主呼吸状态,自主呼吸做功用于克服气道阻力独立完成自主呼吸,同时给予低呼吸支持对抗额外呼吸负荷(气管插管及呼吸机管路无效腔等),通过试验监测通气、氧合及循环指标以便进行动态客观的评价。SBT 作为一种预测手段具有高灵敏度和高阳性预测值,可进一步推广,但针对于新生儿及早产儿有待进一步研究确认。

SBT 实施的时机,在患者病情稳定(机械通气时间>24 小时)后,未使用镇静剂、意识情况稳者,每日进行一次评估是否具备撤离条件,如果具备可考虑实施 SBT。SBT 试验结果的评判,当患者出现下列任何情况之一,就代表试验失败,需要即刻终止该试验,恢复原来的通气参数:①烦躁不安、鼻翼扇动、呼吸形态改变或呼吸做功增加、心动过速、心律失常、高 / 低血压、呼吸暂停等表现;② $PaCO_2$ 升高>10mmHg 或 pH 值较基础值降低>0.07;③经皮血氧饱和度下降>5%;④ FiO_2>50%,PaO_2<60mmHg。常用的方法有 T 管试验法、低水平 CPAP 法、低水平 PSV 法三种,但由于 T 管法可能增加无效腔,引发呼吸肌疲劳增加呼吸阻力,儿童及新生儿不建议使用。低水平 PEEP 法,即更换为 CPAP 模式,压力值一般为5cmH_2O,不仅可以防止小气道陷闭,降低左心后负荷,改善心功能和气体交互作用,降低呼吸做功来增加撤离的成功率,但需要强调目前新生儿机械通气撤离中不主张气管内 CPAP 过渡,因为容易造成患儿呼吸做功增加,引起呼吸肌疲劳,易导致撤机失败。

2. 压力支持通气法(PSV)/ 容量支持通气法(VSV)　用 PSV 的通气模式,自主呼吸完成整个呼吸过程,根据情况在撤离时设置一个低水平的吸气压力(8~12cmH_2O),主要是对抗机械通气时气管插管和呼吸机管路所增加的呼吸功,补充额外呼吸做功,减少患者不适,提高患者舒适度和撤离成功率。一般低水平的吸气压力根据测算平均值为 7cmH_2O,儿童及新生儿由于气道特殊性,阻力较成年人高,均值较成年人高 1~2cmH_2O,故设置压力支持水平为 8~12cmH_2O 为宜,在 SBT 时常用低水平 PSV 法。该模式可调节后备通气频率,当患者病情变化时或自主呼吸暂停时,模式可以后备通气防止窒息,同时停止 SBT 试验。

同理采用 VSV 时撤离前设置合适的潮气量,以及最低的呼吸支持频率过渡到撤离。根据 VSV 模式特点,患者按照顺应性需求完成呼吸做功,并反馈得到设定潮气量,撤离中还可以通过设置控制的最低潮气量避免二氧化碳过度排除的情况,从而减少呼吸支持的力度达到撤离的目标。

3. 同步间歇指令通气法(SIMV)　之前阐述过 SIMV 模式的基本特征,可以最大程度地给予患儿自主呼吸的插入,锻炼自主呼吸能力,特点是患儿自主获取潮气量,保留自主呼吸,减少人机对抗,降低呼吸做功,所以适用于呼吸机的撤离。撤离原则是单纯使用时逐步降低 PIP、PEEP、FiO_2 至撤离标准,待呼吸频率为 10 次 /min,可考虑脱离机械通气。但需要强调的是建议使用 SIMV+PSV 模式,对于呼吸衰竭患者,不仅保证自主呼吸做功,还克服了插管及呼吸机管路的额外做功,减少单独使用 SIMV 时呼吸做功增加的问题,以便于更好地获取满意的通气和换气状态,尽早脱机。

4. **间歇脱机法**　间歇脱机法是指在间断的脱离呼吸机,逐渐延长脱机的时间以达到机械通气撤离的目的。该方案简单、方便且易实施,是早些年呼吸机模式发展不完全时常用的脱机方式。该方法常用于脱机困难患者,脱离后常使用人工鼻过滤湿化。缺点是撤离时间长,阻力增加易造成呼吸做功增加、气道堵塞等意外发生,故新生儿不建议使用。

(三)非常规撤离法

由于目前电子技术发展,呼吸机模式日新月异,智能化呼吸机及呼吸机模式出现,例如PAV、NAVA等,是利用各种方法将生物电信号按照比例不断放大,并给予准确反馈,从而达到配合自主呼吸同步,减少呼吸做功,同时还根据个体情况进行呼吸肌的锻炼,以达到参与撤机的过程。非常规撤离法常用于撤机困难的患者,例如膈神经麻痹、神经节疾病等。

(四)机械通气撤离的流程

1. **撤离前的准备工作**　患者基础疾病缓解,呼吸机参数达到撤离标准,未使用大剂量血管活性药物,撤离前4~6小时停止使用镇静剂。建议撤离呼吸机时间预留在上午,以便观察和处理,夜晚充足休息保留呼吸能力,保证气道通畅及避免非计划拔管。

医护人员准备,详细观察和记录撤离前生命体征,撤离呼吸机前建议血气分析,常规肺超声或X线检查,动态观察肺部疾病变化情况。呼吸治疗师必须全程参与机械通气的撤离,密切监测患儿呼吸、循环、呼吸肌做功等情况变化,给予正确的评估和处置。

2. **自主呼吸准备**　逐步降低呼吸支持力度,$FiO_2 \leqslant 35\% \sim 40\%$,PIP $<15 \sim 18 cmH_2O$,VT$>4 \sim 6ml/kg$,PEEP$<6cmH_2O$,RR<10 次/min,更换撤机模式 SIMV+PSV+CPAP、PSV+CPAP 等,通过 SBT 试验后恢复到撤离参数,稳定呼吸 2~4 小时,可考虑撤机拔管。如不能耐受撤机试验,呼吸做功增加,血气分析异常等情况则停止撤离准备,待第二日清晨重新进行撤离前准备。

3. **气道处理**　保证气道通畅,及时清理口腔及上气道分泌物,按照标准流程进行气道内吸引操作,如为带有涤纶套的导管者可完善漏气试验检验是否有气道梗阻的可能,拔管前需抽完涤纶套内气体,同时注意气囊上分泌物的引流,避免反流吸入发生。

4. **拔管前的处理**　拔管前需注意对通气时间较长(超过2~4周)或因喉头水肿等原因多次拔管失败的患儿,提前8~12小时静脉使用小剂量地塞米松($0.1 \sim 0.2mg/kg$),或拔管后立即给予地塞米松或吸入用布地奈德混悬液雾化吸入减轻喉头水肿,还可使用肾上腺素雾化吸入。对于易发生呼吸暂停的早产儿,拔管前或拔管后可使用枸橼酸咖啡因保证拔管成功率。

5. **拔管时处理**　轻柔处理固定导管的胶布,防止皮肤损伤,戴手套,注意无菌操作。在患儿吸气相拔出插管或拔管时负压吸引气管内分泌物,拔出导管前适当增加氧浓度使患者舒适,放松气囊(如有气囊的话),上下松动插管,避免口腔或鼻腔黏膜撕脱。必要时准备无菌剪刀,导管尖端培养送检。

四、机械通气撤离后的处理及困难撤机

(一)机械通气撤离后的处理

1. 拔除气管插管撤离机械通气后,建议根据具体情况选择合适的无创辅助通气序贯治

疗,可根据具体情况选择效能不同的无创通气模式,尤其是对于 BPD、极早早产儿、心肺功能不全者、自主呼吸不稳定者可选用气道压力可变的无创辅助通气模式,如 NIPPV、BiPAP,如伴有二氧化碳的潴留可选择 nHFOV,对于足月儿可选用 NCPAP、HFNC 等序贯支持,都可以起到扩张气道、减少肺泡塌陷、精准氧疗、保持温湿化、维持 PEEP、增加通气血流比,减少再插管及潜在呼吸衰竭发生的可能。

2. 拔管后视具体情况给予吸入用布地奈德混悬液、肾上腺素、氨溴索或吸入用复方异丙托溴铵溶液等药物雾化治疗,减轻喉头水肿、喉鸣、分泌物潴留、气道痉挛等症状,建议 4~6 小时使用一次,症状较重者可酌情缩短间隔时间,使用 2~3 天至症状缓解后停止。

3. 机械通气时患儿咳嗽咳痰能力受限,吞咽功能也会受到影响,所以在机械通气撤离后,需要加强气道廓清技术的实施以及对吞咽功能的训练。常用的气道廓清技术包括:体位引流术、胸部物理治疗术、振动排痰等,都可以减少肺不张、肺实变、分泌物潴留、误吸等问题,起到促进肺功能恢复和气体交换的作用。

4. 建议拔管后或者病情变化、肺部体征变化时及时复查胸片、肺超声、血气分析等辅助检查,便于早期发现问题,及时调整无创呼吸机参数,加强抗感染等治疗方案,针对性减少可能造成拔管失败的各种危险因素,如发生撤离失败尽快恢复有创机械通气。

(二) 呼吸机撤离失败

1. 呼吸机撤离失败评估标准　由于新生儿特殊性,病情变化快,脏器功能不成熟等原因,呼吸机撤离失败时有发生,发生率为 22%~28%,明显高于成人,特别是早产儿撤机失败率更高,可高达 50%。目前对于新生儿有创机械通气撤离失败的定义仍然没有统一的标准,目前较多的研究将撤机后 48 小时内再插管定义为撤机失败,有文献定义为 72 小时内;需要排除新发病因对撤机失败的影响。

撤机失败的评估标准:①撤机后呼吸做功增加,出现三凹征或呼吸频率增快,心动过速表现;②无创正压通气下频繁发作的呼吸暂停;③撤机后 $FiO_2>60\%$ 仍不能维持有效氧合;④不能维持有效通气,血气分析 pH 值<7.2,$PCO_2>60mmHg$ 时;⑤出现休克、心搏骤停、气道梗阻等紧急情况需要插管时,都可以认为是撤机失败的指标。撤机失败的标准虽未统一,但是其本质在于有创机械通气撤离后,由于原发疾病变化或新发病因造成的再次呼吸衰竭,机体通过自我代偿或者无创正压通气支持下,不能维持有效的通气和换气功能,最终需要再次插管上机。

2. 呼吸机撤离失败的常见原因　机械通气撤离失败难免完全不发生,但在撤离前对病情和肺功能进行客观准确的评估,对撤离指征进行充分的斟酌,尽可能控制原发疾病,减少肺外并发症的发生,保持良好的营养状态,保证血气及内环境稳定,有效的呼吸肌锻炼,再加上合理的撤离方案,选择适当的撤离时机,保证气道通畅,预防感染发生,减少镇静剂等药物的使用都有可能尽量减少撤离失败。

(1)撤离指征把握不当:在机械通气撤离时,可能没有综合客观评判机械通气撤离的指征和标准,无论是对疾病本身发展过程的熟悉程度低,还是对呼吸机参数的调整认识程度不足,以及各项撤离指标综合分析的能力不到位,都有可能导致机械通气撤离的失败。在判断撤离与否必须考虑原发疾病及诱发呼吸衰竭的原因,以及呼吸中枢能力、呼吸做功能力、营养状态、内环境情况、有无肺外系统并发症存在等问题,综合判断心肺功能交互作用。把握适当的撤离时机,避免延时撤离或过早撤离,减少肺损伤,同时积极的早期序贯无创正压通气也可减少撤离失败。

(2)撤机方式应用不当:在机械通气的撤离中,无论是直接撤机、低水平 PSV、SIMV 法或间歇脱机法,都有自己的优势和弊端,要充分利用各自的特点选择和应用。其次在撤离过程中呼吸支持参数不当,或停机观察时间过长,可能会导致显著的气道阻力增加、呼吸肌疲劳、过度通气等问题,进而导致呼吸机撤离失败。故建议每日执行一次 SBT,合理参数下时间不超 2 小时,避免呼吸肌废用或呼吸肌疲劳等情况的发生。

(3)气道管理不当:机械通气撤离时由于气道湿化及廓清问题造成撤机失败也很常见。气道湿化温化受损,咳嗽咳痰功能、吞咽功能都不会很快恢复,所以保证撤离后气道的通畅,防止分泌物阻塞气道是非常重要的。

(4)撤离时机选择不当:首先是尽量不选择夜晚及凌晨撤离,此时间段"生物钟"处于休息抑制状态,无法充分调动呼吸中枢及呼吸肌做功,撤离失败的可能性相对更大。

(5)长时间机械通气患者:对于接受长时间机械通气的患者而言,通气时间越长气道及肺损伤可能越重,呼吸支持相关性肺损伤概率也越大,包括呼吸肌萎缩、呼吸机依赖都是撤离失败的独立危险因素。

(6)胎龄因素:胎龄越小撤离难度越大,撤离失败率越高,原因在于早产儿特殊生理状态,呼吸中枢及肺发育不完全,气道黏膜易感染、易水肿、易发生狭窄,气道廓清能力差易形成肺实变,肺功能差、顺应性低、气道阻力高,呼吸肌易疲劳,早产儿容易造成肺损伤如 BPD、氧气依赖及并发多器官功能障碍,这些都是早产儿可能导致撤离失败的相关因素。

(7)药物:对于一些使用大剂量血管活性药、镇静剂、肌松剂等药物的患者也可能导致撤离失败。所以在撤离前需要充分评估药物使用的情况,尽早撤离相关药物,避免撤离失败。

(8)机械通气相关并发症:在机械通气过程中出现的所有并发症都可能导致撤机失败,如非计划性拔管、VAP、呼吸机相关性肺损伤、声带损伤及麻痹、喉头水肿、气道痉挛等都是造成撤机失败再插管的常见原因。

(9)其他:膈神经损伤、气胸、先天性中枢性低通气综合征、先天性心脏病、腹胀、膈膨升等疾病都可能导致撤机失败。

(三)困难撤机

困难撤机目前没有统一的标准,美国全美呼吸管理指导学会(National Association for Medical Direction of Respiratory Care,NAMDRC)定义为连续 21 天以上每天需要至少机械通气 6 小时称为困难脱机,其核心是需要长时间的机械通气,且不能脱离短暂或长期脱离呼吸机辅助通气。国际上根据困难撤机的程度将该类患者分为三类:①简单脱机;②困难撤机,患者第 1 次 SBT 失败,但 SBT 次数<3 次,或者从第 1 次 SBT 至撤机拔管时间<7 天;③延迟撤机,患者需要 3 次以上的 SBT,或者第 1 次 SBT 至撤机拔管时间>7 天,后两者均被认为是困难撤机。

困难撤机的原因处理与常见的机械通气撤离失败原因大致相同,主要包括呼吸中枢驱动不足、胸廓发育畸形、呼吸做功与呼吸肌力量不匹配引发的呼吸做功增加、高气道阻力、气道狭窄、心功能不全、膈肌运动障碍或膈神经损伤、神经-肌肉疾病等都会造成呼吸机撤离困难。

对于撤机困难,应积极寻找和分析困难撤离的原因,针对脱机困难的原因采取合理有效的措施。首先要有目标的进行脱机训练,选择合适的通气方式,延长脱机时间,增强呼吸驱动及呼吸肌力,积极使用 NIPPV、NHFOV 等对自主呼吸辅助能力强的无创通气模式,加强和预防肺部感染,加强营养状态,增加肺通气和换气功能,达到早期停机预防再插管的目的。早期开展肺康复及呼吸肌训练措施,加强呼吸肌的被动运动,循序渐进地降低呼吸机支持力度,有效锻炼呼吸肌,特别是吸气肌负荷训练。积极改善心肺功能,降低肺动脉压力,控制症状性动脉导管未闭(patent ductus arteriosus,PDA),减少异常分流改善心力衰竭,稳定心肺功能尽早撤机。还可使用非常规撤机手段,NAVA 可监测膈肌电位,评估膈肌功能,可以辅助困难撤机患者的脱机过程。国外主张对于长期需要机械通气者,如重度 BPD 患儿,为防止气道意外,减少气道及肺损伤,减少患儿氧耗,促进患儿生长及神经系统发育为目标,建议积极实施气管切开,具有便于气道管理、增加舒适度、减少口咽创伤、可家庭随访等优点,但国内目前由于诸多条件限制,新生儿和小婴儿气管切开很少开展。

第六节　操作流程

1. 确定是否有机械通气的指征。

2. 判断是否有机械通气的相对禁忌证,进行必要的处理。

3. **呼吸机电源的检查**　呼吸机的电源一般为 220V 电压供电,电源插头采用三孔扁平型插头,并接地线,直接插入墙壁插座;若需接插线板,也不能与较大功率的电器同时连接在一条线路上,以免烧断呼吸机保险丝而影响其正常工作。

4. **呼吸机气源的检查**　呼吸机大多以压缩空气和氧气为气源。空气压缩泵作为压力气源,其工作压力为 0.4MPa,相当于 4 个大气压。氧气的工作压力同样调节在 0.4MPa。若压缩空气和氧气的压力不足,直接影响呼吸机的供气管道压力,导致气道压力下降,并使实际供氧浓度严重偏离预设吸入氧浓度水平。在进行呼吸机通气前,应插上空气压缩机的电源,检查其工作压力是否为 0.4MPa。对于中心供氧,应注意检查实际工作压力在开机时是否出现下降,若工作压力不足应及时检修。采用氧气瓶供氧时,配用的减压阀门最大压力刻度为 25MPa,氧气瓶内压一般为 15MPa,减压手柄调节释放出的工作压力为 0.4MPa,可通过氧气瓶上的压力表进行观察。同时,还应检查压缩空气和氧气管道是否与呼吸机连接完好,不可漏气。

5. **呼吸机回路管道的检查**　呼吸机回路管道是呼吸机主体与患者连接的部分,包括从呼吸机到湿化加温器,再到患者的通气回路管道,以及从患者到呼吸机的通气回路管道。呼吸机回路管道多为螺纹管,也有非螺纹管。在机械通气前应检查回路管道有无扭曲、老化、裂开,以及管道与呼吸机、湿化加温器、积水瓶等接口连接是否紧密,有无漏气。若发现管道漏气应查找原因,及时给予相应的处理,以保证每分通气量和减少可能的污染。

6. **加温湿化装置的检查** 为给患者提供符合生理需要的温暖而潮湿的吸入气体,呼吸机均配备有加温湿化装置。一般将加温湿化装置调至 37~39℃,可以保证良好的湿化,使气体温度近于体温,相对湿度近于 100%。在开始机械通气前,应检查加温湿化装置性能是否完好。

7. **呼吸机功能状态的测试** 在完成上述检查工作后,将模拟肺接在通气回路管道的患者端,打开呼吸机主机、压缩机及加温湿化装置的电源,把呼吸机参数及其报警限调节在工作状态,对呼吸机功能状态进行测试,若无异常,方能连接呼吸机给患者进行机械通气。

8. **确认气管插管位置正常** 在将呼吸机连接于患者以前,应通过观察患者在接复苏囊给予正压通气时皮肤颜色、血氧饱和度监测、胸廓起伏情况、听诊两侧呼吸音是否对称、胸部X线片等,确认患者气管插管是否处于正常位置,是否固定牢固。只有证实气管插管位置正常,才能开始机械通气。

9. 确定控制呼吸或辅助呼吸。

10. 根据患儿体重和日龄、疾病性质和严重程度,选择合适的初始通气模式。对于早产儿呼吸暂停、肺透明膜病早期等呼吸功能不良患儿可先采用 CPAP 模式,若 CPAP 治疗无效应改为 A/C 或 IMV/SIMV 模式。在疾病危重期,患儿病情多变,无自主呼吸或自主呼吸微弱,可选用 IPPV、CMV、PCV、A/C、PTV、PRVC 等模式,A/C、PTV 模式可作同步呼吸,适用于有一定自主呼吸,但呼吸频率不是很快,或与呼吸机存在矛盾呼吸的患儿。对于新生儿各种心肺功能不全需要支持通气的患儿,可选用 IMV、SIMV、PSV 等模式,但在呼吸节律不整齐、病情尚未稳定的患儿,应用时应给予严密监护。衡量通气模式是否适宜的重要指标包括自主呼吸与机械通气是否协调、是否达到预期的组织氧合水平,以及各项参数是否在安全范围。

11. **呼吸机参数的预设** 临床上最常用的新生儿呼吸机仍然以压力限制、时间切换、持续气流型呼吸机为主,此类呼吸机可供直接调节的参数主要有:吸入氧浓度、吸气峰压、呼气末正压、呼吸频率、吸气时间、吸气/呼气比值及流量等。常见疾病呼吸机参数的预调可参考表 4-1。一般以使患儿青紫缓解,双侧胸廓起伏适当,两肺呼吸音对称为宜,动脉血气分析结果是判断呼吸机参数调节是否合适的重要指标。调节幅度和原则见本章第三节呼吸机参数设定及其调节。

12. **确定报警限和气道安全阀** 不同呼吸机的报警参数不同,参照说明书调节。气道压安全阀或压力限制一般调在维持正压通气峰压之上 5~10cmH_2O。

13. **调节温化、湿化器** 一般湿化器的温度应调至 37~39℃。

14. **调节同步触发灵敏度** 根据患者自主吸气力量的大小调整。一般为 -2~-4cmH_2O 或 0.1L/s。

15. **呼吸机参数的复调** 在确认好上述流程后,连接患儿与呼吸机进行通气治疗,观察患儿心率、经皮血氧饱和度、胸廓起伏动度等。在上机后 2~4 小时或调整参数后 30 分钟,或病情变化时建议复查血气分析,以此作为进一步调整呼吸机参数的依据,并做好记录。若患儿病情稳定可间隔 4~6 小时或更长时间间隔复查血气分析,也可用经皮氧分压测定仪作为补充或替代手段,减少抽血,还可持续动态监测氧分压及二氧化碳分压变化情况,及时修正参数减少通气并发症的发生。必要时复查胸片,亦可使用无创肺超声监测手段,动态了解肺部疾病变化情况,以便根据情况及时处理。

16. **集束化管理** 尽量保留自主呼吸,适当使用镇静剂减少氧耗及人机对抗发生;保证气道通畅,严格执行手卫生,按照无菌操作技术实施气道内吸引;合理使用抗生素;采取斜坡卧位减少反流及 VAP 发生;合理湿化温化;积极评估撤离指标,缩短机械通气时间。

17. **机械通气的撤离及撤离后处理** 参考本章第五节撤机时机及撤离后的处理。

第七节 机械通气意外情况及其处理

患儿在接受机械通气的过程中,由于其本身心肺功能处于不稳定状态,人工气道的建立又能造成气道保护等功能的丧失,加之操作者操作不当或经验不足等原因,常会出现一些意外情况,影响机械通气效果,甚至产生险情,应及时发现并迅速处理。

一、脱管

脱管是指气管导管等人工气道非计划性脱出,常见原因是由于气管导管位置过浅、导管固定不当或患儿烦躁等所造成的一种意外情况。脱管时患儿表现为心率、血氧饱和度下降,呼吸机出现低压或漏气报警,球囊正压通气发绀缓解不明显,查体听诊双肺呼吸音低或消失。处理原则应立即全部拔出气管插管,给予重新气管插管处理并妥善固定,可适当加强镇静避免非计划性拔管。

二、堵管

机械通气患儿在人工气道的辅助下完成气体交换,此时呼吸道保护及基本功能减弱,纤毛运动减慢,气道廓清能力降低,呼吸道水分丢失增加,气道温化湿化作用减弱,易出现气道阻塞、分泌物不易排除,加重肺部感染,甚至是堵管的意外情况发生。常见堵管为不完全堵管,黏液、痰栓或血凝块为常见,发生部位常位于气管导管尖端 1~2cm 处,此时导管堵塞,管径变窄,阻力增加,潮气量减少,气道峰压升高,患儿可能出现发绀,吸气困难、气道梗阻表现,呼吸做功增加,压力、吸入氧浓度需求增加,球囊加压时明显感觉到阻力增加,查体听诊呼吸音减弱,或因气道狭窄流速增加引起的高调的呼吸音,复查血气分析可能伴发 PCO_2 升高等情况出现。对于完全堵管判断相对较为容易,患儿症状同不完全堵管,呼吸机出现高压、低潮气量报警,球囊加压给氧时胸廓无起伏,呼吸音消失即可诊断。处理原则如发现或疑似堵管或不完全堵管出现,应尽早拔出气管插管重新插管,加强气道管理,注意气道温化湿化,避免堵管的发生。

三、插管过深

插管过深常见于患儿体位过度屈曲,气管插管插入深度过深,气管导管固定不当,或在吸痰、翻身、俯卧位及搬动时导致气管插管移位。正常的气管导管尖端位置应该位于第二、第三胸椎水平或气管隆嵴上 1~2cm,若插管过深常插入右侧支气管,导致肺过度扩张,肺气肿甚至气胸等情况出现,而左侧肺气体进入少,所以不能有效扩张,同样会造成通气换气功能障碍。如发现气管导管固定位置移位,双侧胸廓起伏不一致时应高度怀疑导管插入过深,需用球囊正压通气,检验双肺呼吸音是否对称,如果确认插入过深应立即重新调整位置并妥善固定,根据体重确认置入深度,必要时重新复查胸片予以定位。

四、人机对抗

机械通气时由于患者自身疾病原因,自主呼吸强,呼吸做功增加,或是在发热、惊厥等病理状态下呼吸频率增加,还可能由于操作者参数设置不当,呼吸机频率与自主呼吸频率不一致,从而导致人机不协同即人机对抗情况的出现。患儿可能表现为呼吸增快,呼吸做功增加,烦躁不安,通气效果不佳等,此时更易发生气道意外情况。处理原则首先可调整参数,提高 PIP 和 RR 适应或减少呼吸做功增加,其次可以适当使用镇静剂,必要时经充分评估可予肌松剂改善人机对抗的情况。

五、呼吸机报警或故障

合理设置报警界限可以及时发现气道压力变化,潮气量、分钟通气量变化,漏气程度,氧浓度变化,电源气源等问题,如设置不当则可能不能及时发现出现的意外情况,造成严重后果。医护人员应掌握呼吸机各种报警信号的意义,以及正确设定各种参数的报警限,并及时处理报警信号。①通气量报警:足月新生儿每分通气量为 150~250ml/kg,可根据患儿具体情况设定报警限。一般呼吸机均有每分通气量上下限报警,若出现上限报警,可能因为通气频率加快(触发增加)或潮气量过大(定压模式);若出现下限报警,可能为供气量不足,供气回路管道或接口漏气,潮气量过低(定压模式),或呼吸机主供气流不稳定(需检查压缩空气和氧气气源压力)。②气道压力报警:气道压力报警限一般调在较峰压高 5cmH$_2$O 的水平,气道压力过高或过低,均可出现报警。若出现高压报警,主要见于肺顺应性降低(如阻塞性肺部疾病、体位不当、肺受压等)呼吸道不通畅(如导管扭曲折叠或过深、黏稠分泌物多、支气管痉挛、气管异物堵塞等),或患儿烦躁,与呼吸机不合拍;出现低压报警,可能为回路管道系统漏气或接口脱落、管道内积水,或气泵故障等。③氧浓度报警:出现氧浓度过高报警,可能为压缩空气减少、气泵故障或空气管道脱落;出现氧浓度过低报警,可能为氧气不足或氧气供应故障,应检查氧气开关,与氧气控制站联系及时检修。使用瓶装氧气在更换时出现报警属正常报警。④电源断电报警：机器出现尖鸣的报警,提示断电。应迅速给患儿换上复苏囊加压通气,专人守护。尽快连接备用电源,同时查找原因,恢复供电。

第八节　机械通气并发症及其处理

机械通气是治疗新生儿呼吸衰竭的重要手段,应用适当可挽救患儿的生命。但它又是一项侵入性操作,如果应用不当,则可导致一些并发症的发生,不仅影响治疗效果和预后,甚至可能导致死亡。因此,正确应用机械通气,仔细观察病情变化,精心护理患儿,积极防治并发症,对提高疗效和改善预后非常重要。

一、呼吸机相关性肺损伤(ventilation induced lung injury,VILI)

呼吸机相关性肺损伤是机械通气常见的且严重的并发症之一,是由于呼吸相关支持技术对正常肺组织或者已经受损的肺组织造成的损伤。以往认为 VILI 与大潮气量、高气道压有密切关系。随着研究的深入,目前认为 VILI 不仅与通气过程高压力,高容量下肺泡过度拉伸有关,甚至在肺泡异常塌陷和开放的过程中形成剪切损伤也有密切关系,同时生物损伤也是重要原因之一,局部不同的呼吸力学特征变化,肺部病变不均一时,在频繁的应力和应变的影响下,肺毛细血管被破坏也可能会促进 VILI 的发生发展。肺损伤的临床表现包括患者烦躁,呼吸困难,氧合下降,气道压进行性增高,肺顺应性下降,心输出量降低,全身炎症反应综合征表现;影像学可出现肺部弥漫性的炎症改变,肺水肿,气胸、间质气肿,气体栓塞、纵隔积气等,最终导致多器官功能障碍,甚至死亡。经典的 VILI 发生机制有五种:气压伤(bartrauma)、容积伤(volutrauma)、不张伤(atelectrauma)、生物伤(biotrauma)以及剪切应变损伤(shear strain)。

(一) 气压伤

气压伤是指在接受机械通气的过程中,气道内压力过高,肺泡和周围血管间梯度增大,造成肺泡过度扩张牵拉,致使肺泡损伤或破裂,形成气胸、纵隔积气和间质气肿等,气体会沿着间质血管鞘进入纵隔,并沿着周边间歇进入心包、皮下或腹腔造成严重并发症,这是机械通气中肺损伤最常见的原因之一。气压伤和 PIP,平台压(P_{plat})、MAP、PEEP 都有密切关系,当 PIP>40cmH$_2$O、MAP>15cmH$_2$O、PEEP>10cmH$_2$O 时均可能引发严重的气压伤。需要强调的是跨肺压一定程度上决定了肺容量变化,使肺扩张的相关压力并不仅仅是气道压,而是跨肺压(气道压减去胸膜腔内压),对接受机械通气的患者未考虑到跨肺压的影响,可能是导致 VILI 经常被忽略的因素,故跨肺压的监测更具有意义。为防止气压伤,应限制通气压力、潮气量设置不宜过大、慎用 PEEP 和自主呼吸支持模式(PSV)、慎重或避免胸部创伤性检查和治疗。对于张力性气胸者,宜紧急进行排气、胸腔闭式引流。纵隔气肿时最有效的减压法是沿胸骨上切迹向头侧切开 2~3cm 直达深筋膜进行排气。单肺疾病引起的气压伤或单侧原发性肺气压伤可使用不同步单侧肺通气,降低呼吸频率和 PIP。肺气压伤合并 ARDS、脓毒血症、肺部感染时应避免增加 PEEP 水平。机械通气时使用较小的潮气量进行通气。

(二）容积伤

容积伤是指机械通气过程中高容量或吸气末容积过大,引发肺泡过度拉伸、扩张,从而导致的一系列肺损伤,病理特点是渗透性肺水肿。肺泡经典的通气扩张学说是气球样结构改变,正常的肺泡壁紧密连接,以减少弹性牵拉及细胞的应变,若发生进一步应变变形,会诱导脂质快速运输到细胞膜,以增加细胞的表面积,从而防止细胞膜的破裂以及细胞在应力下被破坏时对其进行修复。当损伤超过修复极限时,导致细胞从基底膜脱落、上皮细胞及内皮细胞之间的细胞连接被破坏、毛细血管内产生气泡以及肺泡和肺间质水肿。尤其是在肺泡通气均匀和肺泡萎陷时,实际潮气量比正常的肺通气量小,如果仍然接受正常的或者是高潮气量通气的话,势必会造成肺容量过大和肺泡牵张过度,这种损伤也是导致机械通气失败的重要原因之一。

(三）不张伤

不张伤或闭合伤是指机械通气过程中由于各种原因导致不恰当的 PEEP 设置,呼吸末气道正压过低或肺不张导致肺泡周期性开放和关闭,从而导致的终末呼吸单位异常且反复的交替出现萎陷和开放的过程形成高剪切力,从而对肺泡基底膜产生的剪切损伤。ARDS患者中,肺泡表面活性物质功能障碍及肺水肿会导致局部肺不张,对于膨胀不全的肺泡,在复张过程中,气流与塌陷气道的交界处会产生较高的剪切应力,从而导致机械性的损伤,而对于渗出明显的肺泡,肺泡内气液交界处,气泡的形成和破坏也会产生额外界面剪切应力,破坏细胞膜与细胞骨架结构之间的黏附,从而导致肺损伤。临床上通过维持较低的气道驱动压以及降低肺泡临界开放的概率,尽管机械通气中的最佳 PEEP 调节策略仍有争议,但是将 PEEP 设置在高于可能陷闭肺单位的临界闭合压,可促使肺持续的复张,进而预防不张伤的发生。

(四）生物伤

生物伤是指机械通气过程中产生的过度牵张、剪切应变等机械性损伤刺激后,作用于肺上皮细胞进而激活炎症介质和细胞因子表达增加,引起白细胞在肺内"募集",造成的一系列炎症性肺损伤。机械性的肺损伤会引发广泛的生物应答,包括促炎及促损伤细胞因子瀑布式的活化,即使在没有明显机械性损伤的肺区,也可能存在促炎应答致使肺及肺外脏器损伤,导致发生多器官功能衰竭,从而增加患者死亡风险。生物伤常见的机制包括:①对肺细胞内信号转导的激活;②肺细胞内炎症反应蛋白基因表达发生改变;③细胞酶的释放增加;④对肺泡上皮细胞的影响。

(五）剪切应变损伤

剪切应变损伤是指机械通气过程中,由于分子间相互作用力相邻肺泡的结构相互依存,患者在通气过程中肺不均一性,肺内呼吸力学的差异产生额外的机械应变,即肺单位由于陷闭或肺水肿,导致邻近肺泡单位的结构变形,肺泡间隔向内牵拉,邻近的肺泡在不均匀充气时承受了额外的剪切力引发 VILI。肺泡在复张过程中上皮细胞产生局部的应力和应变,气体沿着膨胀不全的气道向前传递,使得气泡与陷闭气道的交界处产生动态的应力和应变剪切波,随着气体的移动,上皮细胞也产生类似的剪切应力和应变。ARDS 患者由于疾病及重力等原因引起肺病变的不均一性,从而产生了不均一的应变分布。只有通过合适的 PEEP 能减少小气道的陷闭,促进持续性的肺复张,或者是采用俯卧位通气才能改善肺均一性,增加可用于通气的肺容积,进而改善氧合、减少低氧等对机体造成的危害。

呼吸机相关性肺损伤重点在于预防,有效地控制容量,针对性地控制压力,限制过高的气道压,合理的使用 PEEP,尤其对于极早早产儿使用目标潮气量通气模式等综合性管理策略防治肺损伤。通气策略方面应该积极采取肺保护性通气策略(VG 或 VTV),它可以有效地限制平台压和跨肺压,避免肺损伤发生。针对发生机制维持肺泡开放,减少肺泡萎陷,合理使用 PEEP,维持 FRC,改善氧合,积极寻找低位拐点,防止复张过度,最佳 PEEP 需要根据压力 - 容积曲线确认低位拐点后加上 $2cmH_2O$ 为宜,同时避免吸气末容积过大,必须对潮气量进行控制,同时对气道压进行限制,以减少容量伤和气压伤。小潮气量通气(low tidal volumes)是肺保护性通气的重要措施之一,对潮气量和平台压进行限制,故允许 $PaCO_2$ 在一定的高值范围内,称为允许性高碳酸血症。肺复张策略可以在改善肺顺应性同时改善氧合,常用的方法有 PEEP 递增法、压力控制法及控制性肺膨胀。高频振荡通气(HFOV)从理论上来讲可以有效传递振荡压力,减少气胸等进一步对肺的损伤,避免在肺内产生过高的肺内压,小潮气量也不会造成肺泡过度扩张损伤,但需要注意早产儿使用存在的相关禁忌证及并发症。其他辅助策略还包括:俯卧位通气,积极有效的控制炎症、控制液体量、适度的镇静镇痛和肌松剂使用,肺泡表面活性物质替代治疗,一氧化氮吸入治疗,体外膜氧合(extracorporeal membrane oxygenation,ECMO)等。

二、呼吸机相关性肺炎(ventilation associated pneumonia,VAP)

VAP 是指新生儿气管插管机械通气 48 小时以上发生的肺部感染;或原有肺部感染使用呼吸机超过 48 小时而新发的感染,并经病原学证实;或拔管后 48 小时内发生的肺部感染。VAP 是应用机械通气新生儿的常见并发症。一旦出现 VAP 则容易造成撤机困难,延长患者住院时间,严重者还会威胁患者生命,导致机械通气失败。VAP 发生率与诸多因素相关,据文献报道发生率在(1.4~32.3)/1 000 个呼吸机使用日,不同医疗中心发生率略有不同,基础疾病、手卫生、气道管理、通气时间、胎龄、出生体重、反复气管内吸引、插管不当致胃食管反流吸入、神经肌肉阻滞剂的使用、抗生素使用都是影响 VAP 发生的重要因素。机械通气每增加 1 天,发生 VAP 的危险性提高 1%~3%。病原菌以革兰氏阴性杆菌为主,占46.2%~90.0%,革兰氏阳性球菌占 8.1%~53.8%。常见细菌为:肺炎克雷伯菌、大肠埃希菌、金黄色葡萄球菌、铜绿假单胞菌、凝固酶阴性葡萄球菌、链球菌属、鲍曼不动杆菌、嗜麦芽窄食单胞菌、念珠菌等。混合感染和多重耐药是新生儿 VAP 的病原学特点。临床表现往往不典型且缺乏特异性,缺乏有效评估 VAP 严重性的可靠指标。目前尚无新生儿 VAP 统一诊断标准,相对被广泛认可的是满足以下两点之一即考虑诊断 VAP:①体检有啰音或叩诊浊音且有以下之一者，新出现脓痰，血培养阳性，气管内吸引培养分离出流行菌株；②X线检查肺部有新的浸润灶、实变、空洞或胸腔积液等表现之一。若患者的影像学检查显示新发或进展性肺部浸润且有支持感染的临床表现（如发热、分泌物和白细胞增多），则应怀疑VAP；下呼吸道取样识别出病原体即确诊。

根据发生时间可分为早发型VAP和晚发型VAP。早发VAP（机械通气≤4天）多为敏感菌，如肺炎链球菌、流感嗜血杆菌、甲氧西林敏感的金黄色葡萄球菌（methicillin sensitive Staphylococcus aureus，MSSA）和敏感肠道革兰氏阴性杆菌（如大肠杆菌、肺炎克雷伯杆菌、变形杆菌和黏质沙雷杆菌）；晚发VAP（机械通气>4天）很可能是多重耐药细菌所致，包括铜绿假单胞菌、产超广谱β-内酰胺酶（extended spectrum β lactamase，ESBL）肺炎克雷伯菌和鲍曼不动杆菌、耐药肠道细菌属、嗜麦芽窄食单胞菌，以及耐甲氧西林金黄色葡萄球菌（methicillin resistant Staphylococcus aureus，MRSA）、耐甲氧西林表皮葡萄球菌（methicillin resistant Staphylococus epidermidis，MRSE）等。

处理VAP的关键是有效的抗菌治疗、充分的支持治疗、明确感染的病原体、减少滥用抗生素和诱导抗生素耐药的危险性。经验性治疗对VAP患者预后至关重要，早期错误抗生素治疗可导致病死率升高。应据医院常见致病菌选择抗生素，可根据机械通气时间和既往抗生素治疗情况确定感染致病菌。对多数致病菌而言，可采用广谱抗生素进行单药治疗，而高度耐药致病菌如铜绿假单胞菌（Pseudomonas aeruginosa，PSA）应联合用药，根据培养药敏结果对经验性抗生素进行调整以防止耐药性发生。多数专家认为，除PSA和MRSA外多数VAP仅需7天抗生素治疗。

VAP的防治强调以预防为主，严格掌握机械通气指征，减少反复插管次数，积极评估撤离指标及时拔管，优先考虑使用无创辅助通气。如果发生VAP，需要及时鉴别和诊断，除积极处理原发疾病以外，还需对症加强营养支持、手卫生、合理抗生素使用等综合性集束化管理策略。加强胸部物理治疗，多翻身拍背，给予斜坡位防止反流，注意环境清洁卫生，加强消毒隔离措施，吸痰设备单人单用，认真落实手卫生，吸痰等侵入性操作可选择封闭式吸痰管，必须严格执行无菌操作，及时清理呼吸机管路积水，更换污染的管路。治疗中避免长期使用激素、镇静剂等可能抑制免疫功能或引起脱机困难情况发生。治疗原发疾病时减少不必要抗生素的预防性使用，一旦发生感染积极合理使用抗生素，必要时根据药敏试验调整治疗方案，避免无指征使用、滥用高级抗生素。

三、肺不张（atelectasis）

肺不张是机械通气常见的并发症，是由于肺内分泌物引流不畅或血痂痰栓等堵塞气管、支气管，或因为操作不当引起的肺体积缩小，含气量减少，进而引发通气/血流比失调，造成通气换气功能障碍。肺不张以右上肺为多见。若气管插管过深，进入单侧支气管，可能会造成对侧肺不张。某些病理情况也可能导致全肺或单侧肺叶肺不张发生，如气胸或NRDS等，当氧中毒即长时间纯氧后也会出现脱氮性肺不张。肺不张常见的临床表现有呼吸增快、呼吸困难，呼吸做功增加，血气分析可能提示有低氧或二氧化碳潴留，X线或肺超声可直观反映肺叶不张实变征象,气管或纵隔向患侧移位。处理原则还是以预防为主,加强患儿翻身拍背,注意气道分泌物的引流和廓清,可给予雾化对症支持,配合体位引流,同时注意痰液的性质及时调整气道湿化温化。可借助纤维支气管镜对肺不张的部位进行充分的吸引;一侧支气管肺不张,可适当地将导管外拔,直至双肺呼吸音相等,并摄床边胸片以证实。

四、气漏综合征(air leak syndrome)

在机械通气时由于肺部病变不均一性,加之参数设置不当,患者烦躁或气管导管移位,或胸肺顺应性改善后未及时适当调低呼吸机参数都可能会引起气漏综合征的发生,气漏综合征作为意外情况或呼吸机相关并发症较为常见,文献报道发生率为 8%~33%,主要包括气胸(pneumothorax)、间质性肺气肿(pulmonary interstitial emphysema,PIE)、纵隔积气(mediastinal emphysema)、心包积气(pneumopericardium)及气腹(pneumoperitoneum)。其发生系由于各种原因引起的肺泡过度扩张,肺泡内压增高,致使肺泡腔内压力与间质之间产生了较大的压力阶差,或因压力等因素直接导致肺泡壁受损致使肺泡破裂而产生气漏,气体通过间质沿着血管走向进入纵隔和心包,引起纵隔和心包积气,严重者可出现皮下积气,还可通过疝孔进入腹腔引发气腹。常见原因如下:①自发性气胸(spontaneus pneumothorax)是没有外力或者人为因素下产生的气胸,该类患者自身肺组织发育存在问题,或存在代偿性气肿、肺大疱等,加之感染等诱因在吸气时肺内压增加导致气漏发生。②肺源性疾病:由于本身肺部疾病原因肺泡结构丧失正常功能,肺顺应性下降,肺通气不均一,甚至形成活瓣等导致的气漏,例如 MAS、NRDS、BPD 及重症肺炎等。③医源性气胸:是指由于医疗操作等原因导致的气漏,常见于呼吸机参数设置不当,人机对抗产生过高分峰压,或人工通气过程中复苏囊压力或容量过高等致使肺泡破裂。临床表现为患儿突发呼吸窘迫,呼吸困难,伴有发绀,心率增快或骤停、大汗等,查体可见患侧胸廓明显隆起,呼吸动度减弱,呼吸音减低或消失,在并发纵隔积气、心包积气时可影响循环,出现纵隔摆动,心脏压塞,回流受阻、心输出量下降,导致血压下降,肺塌陷,通气血流比失调,引起低氧血症和高碳酸血症。如果考虑有气漏发生可能,进行胸部 X 线检查或肺 B 超检查,可根据影像学改变判断气漏的类型及面积,作为诊断和穿刺治疗的依据。若情况紧急应在疑似患侧实施诊断性胸腔穿刺术,并通过穿刺进行抽气减压。气漏处理原则:若发现或疑似气胸发生时,尽快查体,完善相关辅助检查,立即提高吸入氧浓度,加快间质氮气排除,形成浓度梯度差,促使气胸尽快吸收,缓解呼吸困难及低氧发作,治疗原发疾病和并发症,可更换为高频通气,可使用镇静及肌松剂缓解人机对抗情况,完善血气分析了解酸碱及内环境状态。如患者需要继续接受正压通气,气胸压缩<30%,或临床症状加重者,可采取诊断性穿刺,目的可辅助诊断,同时紧急排气减轻症状。选患侧锁骨中线 2~3 肋间,下一肋肋骨的上边缘作为穿刺点垂直进针效果较好。如患者存在张力性气胸或压缩>30% 以上,可安置引流管行胸腔闭式引流,持续减压排气达到治疗目的。纵隔积气可尝试穿刺排气,若积气量大应立即行气管切开,分离前筋膜以加快排气;心包积气和气腹时也可进行穿刺排气,必要时可实施切开引流。

五、循环系统并发症

机械通气在实施正压通气的过程中会改变肺内压和肺容积,间接影响胸腔内压和腹腔内压。在实施正压时,由于胸腔内压增高,导致胸内压增高,影响心室前负荷,静脉回流不同程度减少,从而出现心输出量降低,甚至血压下降。尤其在低氧、缺血、感染等因素影响下,心功能受损心肌收缩不全时,更容易导致循环障碍发生。如导致循环障碍的主要原因是由于高容量、高压力通气下静脉回流减少,右心前后负荷降低,导致舒张期容量减少造成循环障碍,患儿可出现面色苍白,心率增快,甚至休克表现。适当增加 PEEP 时,维持肺泡扩张,胸腔内压增加可减少分流,减轻肺水肿状态;但当 PEEP 过高时,同样会造成心脏负荷增加,回心血量减少,出现心率增快、低血压等加剧循环障碍。

机械通气的情况下,肺容积的变化可能会影响肺血管阻力(pulmonary vascular resistance,PVR),肺血管阻力变化主要取决于右室后负荷,维持有效的 RFC 时,肺血管阻力最小,但当肺容积过大或者过小时,肺血管阻力明显增加,右室后负荷降低,射血减少。疾病本身的低氧、酸中毒会造成肺血管收缩,在血管阻力增加的情况下造成肺动脉高压等严重并发症,出现严重的低氧血症。在机械通气中正压还可造成左心输出量减少,致使动脉灌注压降低,腹腔压力升高的同时,对于肝、肾等腹腔脏器灌注血量下降,肠系膜血管收缩,引发肾素 - 血管紧张素 - 醛固酮系统的激活,交感神经兴奋,出现肝肾功异常表现。如发生上述情况,首先要保证患儿充足的血容量以及良好的心肌收缩功能,加强患儿液体管理,必要时给予正性肌力药物治疗,密切监测心率、血压、尿量及肝肾功等指标,关注脏器灌注情况。对于心脏功能不全的患者,积极调整参数减少血流动力学异常,可以选择自主呼吸模式或支持通气模式,防止高容量、高压力导致的肺泡过度扩张,使用合理 PEEP,降低对心脏前后负荷的影响,维持正常的 FRC,保证肺血管阻力稳定,防止肺血管阻力增加导致的肺动脉高压出现。

六、呼吸机相关性脑损伤

呼吸机相关性脑损伤(ventilator associated brain injury)发生的原因主要是由于肺发育不成熟,容易因机械通气造成肺组织的物理性损伤,并进而影响心脏血流动力学和血气交换导致脑损伤;其次是机械通气治疗策略应用不当,如过度通气、通气不足、过氧化、持续低氧等导致脑损伤。呼吸机相关性脑损伤常见类型包括缺氧缺血性脑损伤、脑白质损伤、脑室周围 - 脑室内出血(periventricular-intraventricular hemorrhage,PV-IVH)、蛛网膜下腔出血、脉络丛出血以及脑实质、小脑、脑干出血等。为防止呼吸机相关性脑损伤的发生,应采取脑保护性通气策略,即规范用氧,避免低氧血症、高氧血症、低碳酸血症或高碳酸血症;合理应用通气模式。对呼吸机治疗的患儿应常规进行生命体征监护,以及血气、血生化、血糖、血电解质等监测;有条件单位开展脑血流、颅内压和脑灌注压、颅脑影像学、脑组织代谢状态、脑组织氧合状态及脑功能监测。

七、氧中毒

氧中毒是由于机体吸入高于一定压力的高浓度的氧，并维持一定时间后，出现的系统或者脏器功能的毒副作用。氧气是机体不可或缺的物质，但是氧气作为药物，长时间高浓度的吸入，会对机体造成伤害，可能发生氧中毒，导致肺泡毛细血管屏障破坏，出现肺水肿、肺淤血影响气体交换，严重者可能出现肺泡塌陷，呼吸功能抑制，甚至意识障碍、抽搐、昏迷、死亡。

需要强调的是氧中毒的发生主要取决于氧分压而不是氧浓度，并且需要持续一定的时间，吸入过高浓度的氧，致使肺泡和动脉氧分压增高，血液和组织细胞间的氧分压差增大，促进了氧的弥散，从而促使氧中毒发生。氧中毒对机体造成影响主要有以下几个方面：首先早产儿视网膜发育不成熟，长时间吸入高浓度氧，可引起血管增生，成纤维细胞浸润，晶状体后纤维增生，视网膜血管收缩、眼底出血、渗出，最终导致视网膜剥脱、失明。高氧还可能导致肺泡损伤，形成脱氮性肺不张，造成通气/血流比值失调，影响气体交换。肺的病理改变早期为渗出而形成透明膜，晚期表现为增生而引起肺间质纤维化。

一旦发生氧中毒，处理较为困难，尚无特殊办法。因此应尽量避免长时间吸入高浓度氧气，应以尽可能低的吸入氧浓度使 PaO_2 维持在 60~90mmHg。通常 80%~100% 吸入氧浓度不要超 6 小时，60%~80% 不要超过 12~24 小时，一般情况下无呼吸系统病变患儿吸入氧浓度应 <30%，呼吸系统病变患儿吸入氧浓度不超过 40%~60%。

八、通气不足或过度通气

因呼吸机设置不当，FiO_2 过低，潮气量过小，压力过低或 PEEP 过高；导管气囊充气不足或漏气；气管插管位置不当；呼吸机管道连接不紧；机体代谢率增加，CO_2 生成增加；严重人机对抗；SIMV 或 CPAP 通气时，自主呼吸浅弱；压力控制通气时潮气量降低；气道分泌物潴留、阻力增加；管路积水或扭曲等可出现通气不足，导致二氧化碳分压升高和氧分压降低，患儿出现烦躁、呼吸频率变慢、颜面潮红等二氧化碳潴留表现，严重时可致昏迷。为防止通气不足，应正确设置呼吸机参数；加强气道湿化和充分吸引，防止分泌物引流不畅；定时翻身、叩背，防止痰液积聚肺部和小支气管；气管插管通气患者，经常检查气管导管位置，防止导管滑脱或移位；有支气管痉挛者，可应用支气管扩张剂。一旦发生通气不足，应积极寻找病因，对因处理；根据病情及时查血气，调节呼吸机参数（↑RR，↑PIP，↑FiO_2，↓I/E）；缩短无效腔。

由于呼吸机设置不当，过大潮气量，过高压力，过快频率使通气量过大致体内 CO_2 排出过多；病情好转自主呼吸增加，没有及时更改通气模式或调低呼吸机参数等可导致患者过度通气，临床表现为呼吸性或混合性碱中毒，神经系统兴奋症状，低血钾、心律紊乱，小早产儿可加重颅内出血。发生过度通气，要及时调整分钟通气量及辅助支持水平（↓RR、↓PIP、↑PEEP、↓FiO_2、↑I/E）；自主呼吸增强时及时转为 SIMV 或降低触发频率；延长气管导管，增加无效腔；中枢性通气过度，可予以镇静及其他对症处理。

九、上呼吸道堵塞

分泌物增多或吸引不当；导管或套管滑脱、导管扭曲或被压扁；气囊滑脱或脱垂；皮下气肿；误吸（气囊密闭不佳或泄漏、气管食管瘘）等可导致上呼吸道堵塞。患儿表现为缺氧、发绀、烦躁、呼吸窘迫、分泌物增多、可出现吸气三凹征。若梗阻严重者可致窒息、心动过速，继而心动过缓、心律失常、心脏停搏；呼吸机气道压力升高报警。呼吸困难程度取决于堵塞的程度。如因分泌物或痰栓堵塞，应紧急清除；若为导管、套管或气囊因素，需立即更换；皮下气肿要进行排气和减压。

十、呼吸机依赖

患者出现脱机困难，需长期依赖呼吸机进行呼吸称为呼吸机依赖。主要原因有患者肺功能不全，呼吸机使用时间过长，呼吸肌疲劳、萎缩。主要表现为逐步停机后伴有烦躁不安、激动、意识障碍；呼吸频率增加、呼吸困难；血压增高、心率增快；动脉血气异常等。为防止呼吸机依赖的发生，应积极治疗原发病，去除呼吸衰竭诱因；正确掌握应用呼吸机的指征；对部分上机前就考虑到无撤机可能的患者，要严格掌握适应证；脱机前加强呼吸肌的功能锻炼；合理应用 SIMV 和 PVS 模式；尽量使用间断治疗，缩短呼吸机使用时间（参考本章第五节撤机时机及撤离后的处理）。

十一、其他气管插管相关并发症

长时间的气管插管可能引起局部皮肤、口腔、口角、鼻腔（经鼻气管插管）、声门、气道软骨、气管壁等接触部位的压迫性损伤，造成局部黏膜水肿肿胀甚至坏死。处理原则首先是尽早撤机拔管，减少有创通气的时间；定期检查局部皮肤完整性，选择合适直径的气管插管，合理的固定方式，减少躁动及摩擦，减少气道内吸引等有创操作。带 CUFF 的气管插管进行严格管理，采取声门上吸引方式定期清理气囊上分泌物，防止反流污染下呼吸道造成感染，采取最小漏气技术进行气囊的充气，定期对气囊内压监测，不超过 $25cmH_2O$，避免造成长时间压迫，出现气管软化、气道狭窄及气管食管瘘等发生。长时间气管插管拔管后可能出现喉、声门（下）水肿，坏死性气管、支气管炎，喉痉挛，声带麻痹等，应注意识别，并给予相应处理。

第九节　机械通气治疗中的监护和注意事项

机械通气的治疗效果，除受原发疾病的影响外，很大程度上取决于对患儿的监护、护理和呼吸管理的质量。因此，加强机械通气患儿的日常管理，对提高机械通气的疗效，避免或减少并发症具有重要意义。

一、机械通气治疗中的监护

（一）临床监护

为了使机械通气安全有效地进行,必须加强临床监护,并做好各种有关记录如病情变化、呼吸器参数变化和血气分析结果等。

1. **临床表现和生命体征监护**　在机械通气过程中应严密观察患儿面色、皮肤颜色、自主呼吸、胸廓运动、呼吸音、肺部啰音、心脏杂音及节律、肝脾大小、有无腹胀及水肿等情况,进行心电、呼吸、血压及经皮血氧饱和度($TcSO_2$)监护,每 2 小时记录 1 次心率、呼吸、血压(收缩压、舒张压、平均动脉压)及 $TcSO_2$ 值。应注意维持心率、血压在正常范围、必要时做心电图监护。将患儿置于远红外线辐射式抢救台上或暖箱内保暖,同时监测体温,维持腋温在36.5~37.0℃,或肛温维持在 37.0℃。

2. **24 小时出入液体量监测**　每日精确计算 24 小时出入量,并测体重(对有心力衰竭、水肿者尤为重要),以确定前一天入液量是否合适,有助于决定当日液体量,并据此作适当的调整。

3. **血气监测**　呼吸机初调参数或参数变化达到稳态后 0.5~1 小时应常规检测血气,以作为是否需要继续调节呼吸机参数的依据,使血气维持在适当水平:pH 值为 7.35~7.45；PaO_2 足月儿为 60~80mmHg,早产儿为 50~70mmHg；$PaCO_2$ 为 40~50mmHg。为减少抽动脉血查血气的次数,可用经皮氧分压 / 二氧化碳分压监测仪或经皮脉搏血氧饱和度监测仪进行监测,亦可以使用呼出气体二氧化碳检测仪进行持续监测。若患儿病情不稳定,调整呼吸机参数后仍不能维持满意的血氧饱和度或者出现心率下降,可以考虑即查动脉血气分析。若患儿病情平稳,则可延长监测血气分析的间隔时间,可 12~24 小时甚至更长时间查 1 次血气分析。

4. **床边 X 线胸片**　呼吸机应用前后各摄 X 线胸片 1 次,可确定气管内导管的位置是否正常、了解肺部病变及肺部通气状况,以判断机械通气效果。不建议在呼吸机治疗过程中每日或隔日摄胸片 1 次的做法,这增加了患儿 X 线的暴露,建议掌握新生儿呼吸循环危重症临床症状及体征的评估方法,根据临床表现及采集到的体查信息加以评价呼吸状况并调整呼吸机参数。如有特殊病情变化,随时摄片。

5. **呼吸道的监护**　机械通气过程中保持呼吸道通畅是首要原则,所以在机械通气过程中呼吸道的监护显得特别重要。首先要保证气道良好的湿化和温化作用,减少痰栓及血痂的形成,观察痰液的性状,如痰液黏稠则适当增加湿化,或向气道内滴入适量的生理盐水,起到稀释痰液的作用,如痰液为脓性分泌物,则应该警惕继发 VAP 可能,及时根据情况对症处理。如痰液稀薄,表明湿化过度,则降低湿化程度。在做气道内吸引时严格遵守无菌操作,严格手卫生,控制吸痰时间和吸痰压力,减少气道继发感染。

通气过程中要时刻警惕防止气道意外的发生,监护过程中需要对气管导管的位置和固定进行核对,防止如堵管、脱管、移位等造成的影响,如出现发绀、呼吸困难、气道阻力增加、双肺呼吸音降低、呼吸机报警等情况,可通过监护及时判断及紧急处理。

(二) 呼吸功能监测

1. **通气功能的监测**　包括呼吸频率、潮气量、每分钟通气量及无效腔与潮气量之比等。

2. **呼吸力学监测**　患者 - 呼吸机系统包括呼吸机管路、气管内导管、患儿的气道、肺实质和胸腔,任何一部分发生变化,均可使其呼吸力学发生改变。呼吸力学监测的指标主要有 PIP、PEEP、MAP、气道阻力、内源性呼气末正压(PEEPi,也称为自动 PEEP 或 Auto-PEEP)等。PIP 与流速、呼吸系统阻力和顺应性具有函数关系,可以数值的形式显示于呼吸机面板上,也可直接从压力计上观察到。对新生儿,一般应尽量把 PIP 控制在 30cmH$_2$O 以下,否则容易引起气压伤。吸气末压力又称平台压,为克服胸廓、肺的弹性阻力和使气体在通气管路中压缩的压力之和,其大小与弹性阻力有关,可影响 MAP,进而影响心功能等。平台压出现在吸气末,此时气体流速为 0,与之有关的黏性阻力不存在。在检测和分析平台压时,需注意呼吸肌的用力情况,主动吸气时可使平台压增加,用力呼气时降低。研究表明,平台压较 PIP 能更好地反映机械通气吸气时肺泡所承受的最大压力,提示在监测气压伤危险时,平台压是较 PIP 更好的指标。MAP 监测有助于调整呼吸机参数和发现呼吸机故障。如潮气量保持不变,MAP 可直接反映呼吸道阻力和胸肺顺应性高低。MAP 升高,说明有呼吸道阻塞、顺应性下降或肌张力增加;MAP 降低,说明呼吸机管道系统漏气或脱落;另一方面,若气道压力和顺应性无明显变化,MAP 下降,说明潮气量减少。对机械通气患儿来说,气道阻力由气管插管内阻力和患儿气道阻力两部分构成,两者的大小是相对的。气管插管内阻力与其自身口径大小和气体流速有关,口径越小、流速越快,则阻力越大;而气道阻力不恒定,肺容量较高时,气道因牵拉作用而扩张,可使气道阻力降低。当气体流速快,管腔狭小(如扭曲、牙齿咬合、分泌物),或气道病变(如支气管痉挛、分泌物堆积、低肺容积)时,可引起气道阻力增加。PEEPi 的传统测量方法是在呼吸机上设置一个呼气末阻断装置,在下一次吸气即将开始之前测压。由于在呼气末用力呼吸时也可产生 PEEPi,主动呼吸时测得的结果不可靠,但有人认为平台压的变化可近似反映 PEEPi 的大小。PEEPi 最常发生于气流阻塞和 / 或每分钟通气量过高所引起的呼气不完全,可引起肺部动态性过度充气。随着功能残气量进行性增加,肺弹性回缩力也不断升高,直至达到一个新的平衡状态,足以将下一次送入的潮气量完全呼出体外。PEEPi 可降低肺顺应性,增加呼吸功耗和 / 或呼吸机触发难度,产生类似胸腔正压的作用,从而对血流动力学产生不利影响。

3. **压力 - 流速曲线监测**　有助于直接观察患儿气道压力、气体流速的形式以及压力与容积变化的动态关系,亦可评价通气参数设置对波形的影响,最终为判断呼吸力学状况、用力呼吸以及人机协调性提供线索。

4. **压力 - 容积曲线监测**　以不同的潮气量为纵坐标,顺应性(压力)为横坐标,就可以得到压力 - 容积曲线。机械通气时,压力 - 容积曲线可以出现以下几种改变:①静态曲线形态正常,仅动态曲线左移或平坦,说明呼吸道阻力增加。②两条曲线同时左移,变平坦,说明胸肺顺应性下降。③潮气量增大后或使用 PEEP 时,如果胸肺顺应性下降,静态曲线趋向平坦,说明肺泡已过度膨胀,此时易发生气压伤。

在高肺容积段,肺单位可能处于过度扩张的状态,压力所能产生的容积变化很有限;而在低肺容积段,部分肺单位处于萎陷状态,需要一定的压力才能使之重新开放,此时即使达到临界开放压,增加压力也只能引起很小的容积变化。提示在临床应用上,应把 PEEP 水平设置在曲线下段拐点以上,这样可以开放所有能通气的肺单位,使之更能同步地吸气和呼气,预防在肺呼气时因小气道关闭而引起肺不张,从而预防呼吸机相关性肺损伤;吸气峰压应设置在曲线上段拐点以下,可有助于预防肺过度充气。

（三）气体交换功能的监测

1. 二氧化碳的监测　动脉血二氧化碳分压（$PaCO_2$）是判断酸碱平衡的重要指标,反映患儿的通气功能。经皮二氧化碳分压（$TcPCO_2$）在末梢循环功能良好时与 $PaCO_2$ 相关性良好。呼气末二氧化碳分压和浓度近似于肺泡二氧化碳分压,可间接了解和推测 $PaCO_2$ 的变化以及体内二氧化碳的变化。二氧化碳波形图对帮助了解患儿呼吸功能状况、呼吸中枢功能或呼吸机状态有一定的指导意义。

2. 血氧的监测　动脉血氧分压（PaO_2）连续动态监测,可反映动脉血氧合程度,但不能说明动脉血氧含量。PaO_2 受肺通气量、血流量、V/Q 比值、心输出量、混合静脉血氧分压、组织耗氧量和吸入氧浓度等多种因素影响。经皮血氧分压（$TcPO_2$）与 PaO_2 相关性良好,但受周围血液循环情况的影响较大,并且随心输出量的减少而下降,故在休克、低血压和末梢循环不良的患者,两者相差甚远。另外,$TcPO_2$ 监测部位的皮肤应预热至 44℃,否则结果准确性会受到影响。动脉血氧饱和度（SaO_2）反映血红蛋白与氧结合的程度及机体的氧合状态,受 PaO_2、氧解离曲线以及能与氧结合的血红蛋白量的影响。监测方法有动脉采血进行血气分析和采用脉搏血氧计进行连续无创性 SaO_2 监测。

3. 有关气体交换常用指标的监测

（1）肺泡气-动脉血氧分压差（$A\text{-}aDO_2$ 或 $P_{A\text{-}a}DO_2$）：在正常情况下,因气体在肺内的分布效应和解离曲线效应,存在着一定的 $P_{A\text{-}a}DO_2$。而新生儿由于存在轻度的生理分流,$P_{A\text{-}a}DO_2$ 较大,可达 3.33kPa（25mmHg）。$P_{A\text{-}a}DO_2$ 反映血液从肺泡摄取氧的能力,受 V/Q、弥散功能和动-静脉分流的影响,也受混合静脉血氧分压、心输出量及氧耗量等因素的影响。

（2）肺泡气-动脉血二氧化碳分压差（$P_{A\text{-}a}DCO_2$）：由于二氧化碳的弥散速度快,从理论上说,$P_{A\text{-}a}DCO_2$ 应为零,但有人认为 0.133~0.533kPa 的差值亦为正常范围,增大时提示 V/Q 比值失调或无效腔通气增加,与肺内分流的关系较小。

（3）动脉血氧分压与吸入氧浓度比值（PaO_2/FiO_2）：反映氧交换能力,随 FiO_2 增加而增加。

（4）动脉血氧分压与肺泡氧分压比值（PaO_2/P_AO_2）：可监测肺泡氧交换效率,正常时应大于 0.78。

（5）肺内分流量与心输出量比值：反映肺内分流情况,正常时应小于 5%。健康新生儿在生后头 1 小时总分流量可达心输出量的 24%,一周后仍有 10%。若心输出量下降、肺循环阻力增加以及肺容量增加、萎缩肺泡重新开放时,此比值减小。

（四）呼吸肌功能的监测

了解呼吸肌的功能状态,对呼吸机参数的调节、撤机时机的选择以及避免呼吸肌疲劳等有一定的指导作用。

1. **最大吸气压和呼气压**　反映全部吸气肌和呼气肌强度,有助于判断撤机能否成功及患儿能否完成有效的咳嗽和排痰动作。

2. **跨膈压**　指通过带气囊的双腔聚乙烯管在吸气相测出的胃内压与食道内压的差值,反映膈肌收缩时产生的压力;而最大跨膈压指在功能残气位、气流阻断状态下,作最大吸气时所能产生的跨膈压最大值,反映膈肌作最大收缩时所能产生的最大压力。当膈肌疲劳时两者均明显下降,而在高肺容量时,仅最大跨膈压下降。

3. **膈肌张力 - 时间指数和膈肌限制时间**　有助于了解膈肌的功能储备情况。

4. **膈肌肌电图频谱分析**　频率分布的变化反映膈肌疲劳情况。

(五)血流动力学监测

除监测血压、脉搏和尿量等最基本的血流动力学项目外,有条件者可进行肺动脉导管插管,进行更详尽的血流动力学监测。

1. **肺毛细血管压(又称肺动脉关闭压)**　受机械通气,尤其是 PEEP 的影响,但对判断肺水肿的原因有很大帮助,因为充血性心力衰竭引起心源性肺水肿时,肺毛细血管压明显增高,而因血管通透性增高引起肺水肿时,如 RDS 等,肺毛细血管压并不升高。肺毛细血管压监测对临床治疗亦有一定的指导意义。在治疗呼吸衰竭时,若肺毛细血管压增高,意味着肺间质液体增多,对气体交换不利;如血压偏低,肺毛细血管压小于 1kPa,是补充血容量的指征;如血压无下降趋势,而肺毛细血管压>2~2.5kPa,则为应用利尿剂的指征。

2. **心输出量**　应用 PEEP 时心输出量下降。

3. **混合静脉血气分析**　可较好地反映组织器官的氧合情况,在机械通气时,应尽量维持混合静脉血氧分压大于 4kPa,或混合静脉血氧饱和度>70%。

4. **肺内血液分流率**　正常情况下<5%,而>15% 为进行机械通气的指征。

二、新生儿机械通气治疗中呼吸机的管理

1. **呼吸机参数的调节和记录**　医护人员应熟悉呼吸机参数的调节,并做好记录。日常需要记录的参数有:吸气峰压、呼气末正压、气道平均压、呼吸频率、吸入氧浓度、吸气 / 呼气时间比值及每分通气量等。每次调节呼吸机参数后,均应及时记录。

2. **通气效果评估**　在机械通气过程中,应密切监测呼吸频率、潮气量、每分通气量、无效腔与潮气量之比等的变化,通过血气分析、经皮血氧饱和度监测或经皮血气监测等结果来评估机械通气的效果。临床常用 PaO_2、$PaCO_2$、SaO_2、OI、$A-aDO_2$、PaO_2/P_AO_2 比值等指标来评估通气效果,以指导呼吸机通气模式的选择和参数的调节。尽量以最低的通气压力、最低的吸入氧浓度,维持血气在正常范围。

3. **保持呼吸机回路管道通畅**　若呼吸机回路管道接口处使用较细的管道引起局部狭窄,或呼吸机回路管道扭曲、折叠、受压、堵塞等,均可导致气道阻力增高,影响通气,呼吸机可出现高压报警。若呼吸机回路管道,尤其是接口处漏气,可出现低压报警,同样影响通气,患儿可表现呼吸困难加重,呼吸频率加快,人机对抗,经皮血氧饱和度降低。此时,应及时查找原因,对因处理。有时呼吸机回路管道积水或回路上储水瓶冷凝水过多,也是影响气道通

畅的常见原因,可表现为机械通气时管道抖动,假触发或自动切换,人机对抗。故应经常清理呼吸机回路管道及储水瓶中的积水,使之保持清洁。

4. 正确设定报警限并及时处理报警信号 医护人员应掌握呼吸机各种报警信号的意义,以及正确设定各种参数的报警限,并及时处理报警信号。

5. 呼吸机故障及其排除 机械通气过程中,呼吸机可出现一些故障,应注意寻找其产生原因并及时处理,以保证患儿处于良好的机械通气状态。

三、呼吸机撤离后的监护

呼吸机撤离后监护重点是保持呼吸道通畅,防止肺不张及肺部感染发生,做好口腔护理,注意体位并锻炼吞咽功能防止反流。密切监护患儿呼吸情况,特别需要关注是否存在呼吸困难,呼吸暂停问题,以及心率、血压及氧饱和度和血气分析变化,做到全面的监测,降低撤机失败率。

第十节　新生儿常见疾病的机械通气策略

一、胎粪吸入综合征(MAS)

1. 临床特点 由于胎粪颗粒吸入堵塞呼吸道,肺内气体分布不均匀,形成肺不张、肺气肿,时间常数延长;同时呼吸道阻力增加,常产生内源性 PEEP;由于肺不张与肺气肿并存,肺顺应性降低;胎粪颗粒还可引起肺部化学性炎症反应,并继发细菌感染性炎症反应;MAS患儿常有宫内缺氧和酸中毒,使肺动脉壁平滑肌收缩,生后易形成 PPHN。

2. 机械通气策略 根据肺部 X 线表现特点采取不同的机械通气策略,肺部病变以肺不张、肺实变为主,流量可稍高($7\sim9L/min$),PIP 可略高,PEEP $2\sim3cmH_2O$,Ti 可略长,吸气时间与呼气时间的比值(I : E)为 $1:(1.0\sim1.5)$。以肺气肿为主,流量可稍低($6\sim8L/min$),PEEP $0\sim2cmH_2O$,PIP 不宜太高,Te 适当延长,I : E$=1:(1.5\sim2.0)$,根据 $PaCO_2$ 设定 RR。为避免形成 PPHN,生后 1 小时内应使 PaO_2 和 $PaCO_2$ 保持正常,并纠正代谢性酸中度,使 pH 值达7.35 以上;若发生进行性加重的低氧血症,考虑合并 PPHN,应给予相应的治疗;MAS 患儿自主呼吸很强,易发生人机对抗,可用镇静剂或肌松剂抑制呼吸,尽快使人机合拍。对于没有合并 PPHN 的 MAS 患儿,机械通气的目标血气值:pH 值 $7.35\sim7.45$,PaO_2 $60\sim80mmHg$,$PaCO_2$ $40\sim50mmHg$。

3. 机械通气方法 患儿严重呼吸困难,RR>70 次 /min,胸廓明显隆起,三凹征明显,或反复呼吸暂停;发绀经氧疗无改善,反应低下,呼吸节律不规则;经保温、吸氧和纠酸后,血气仍异常,pH 值<7.2,$PaO_2<50mmHg$,$PaCO_2>70mmHg$,为机械通气的指征。通气模式为SIMV,呼吸机参数根据临床特点调节。若患儿以肺不张、低 PaO_2 为主,PIP 可达 $30cmH_2O$,

PEEP 2~3cmH₂O, Ti 可适当延长, I：E=1：1.5, RR 40 次/min；以肺气肿、高 $PaCO_2$ 为主, PIP 20~25cmH₂O, PEEP 0~3cmH₂O, RR 40~60 次/min, I：E=1：(1.5~2)。因多数患儿存在不同程度肺气肿, 故 PEEP 应偏低；MAS 患儿时间常数延长, 应有足够的呼气时间(Te), 一般为 0.5~0.7 秒, 防止气体潴留, 如果气体潴留已经发生, Te 延长至 0.7~1.0 秒, 同时降低 PEEP, 避免内生性 PEEP 产生。

二、新生儿持续肺动脉高压(PPHN)

1. 临床特点 由于生后肺血管阻力及肺动脉压持续增加, 阻止机体由胎儿循环过渡到正常新生儿循环。当肺动脉压超过体循环压力时, 血液通过未闭的卵圆孔和/或动脉导管产生右向左分流, 临床表现为持续而严重的低氧血症及青紫, 肺动脉压明显升高, 吸入高浓度氧气并不能使其减轻, 是新生儿青紫的重要原因之一, 严重者病死率高。引起 PPHN 的常见原因有：胎粪吸入综合征、膈疝、窒息、缺氧、败血症, 或孕母临产前应用前列腺素合成酶抑制剂等。

2. 机械通气策略 PPHN 患儿机械通气策略为：①采用高氧 + 过度通气方式, 纠正低氧血症和碱化血液, 有利于肺血管扩张。②可采用 HFOV 合用一氧化氮吸入治疗。机械通气的目标血气值为：pH 值 7.50~7.60, PaO_2 70~100mmHg, $PaCO_2$ 30~40mmHg。

3. 机械通气方法 呼吸机参数可调节为 RR 50~70 次/min, PIP 15~25cmH₂O, PEEP 3~4cmH₂O, Ti 0.3~0.4 秒, FiO_2 80%~100%。并维持至少 2 天以上, 渐转为通常的通气策略, 在最初的 3~5 天后还存在氧合稳定的过渡期, 下调呼吸机参数要谨慎, 过快的撤机, 会使右向左分流重现。尽管大量证据证实过度通气可降低肺循环压力和改善氧合, 但临床不主张 $PaCO_2$<30mmHg, 因为 $PaCO_2$ 降低到 20~25mmHg 时, 脑血管可发生痉挛, 可导致神经系统发育异常；另外, 过度通气也会因容量伤引起气漏。

三、新生儿呼吸窘迫综合征(NRDS)

1. 临床特点 NRDS 的病因是肺表面活性物质(PS)缺乏, 引起肺泡广泛萎陷, 出现肺不张, 发生酸中毒、低氧血症和高碳酸血症。其肺顺应性明显降低, 但呼吸道阻力并不增加或略有降低, 因而时间常数较短。早期低氧血症原因除换气不足外, 与肺动脉高压有一定关系。NRDS 极期出现肺部啰音和 $PaCO_2$ 增高, 与肺水肿形成有关。

2. 机械通气策略 根据 NRDS 的病理生理及临床特点, 临床常采用的机械通气策略是：①轻症患儿, 胸片呈 Ⅰ、Ⅱ 级 NRDS 征象, 可及早用鼻塞 CPAP 治疗；② CPAP 治疗无效(FiO_2>0.6~0.8, PaO_2<50mmHg, $PaCO_2$>60mmHg)需气管插管行机械通气治疗；③重症患儿, 胸片呈 Ⅲ、Ⅳ 级 NRDS 征象, 应气管插管行机械通气治疗；④出生体重<1 500g 的 NRDS 患儿需气管插管行机械通气；⑤胎龄<32 周, 出生体重<1 250g 的 NRDS 患儿在上呼吸机前最好给予 PS 替代治疗；⑥机械通气治疗原则是尽可能用较低 PIP 和 FiO_2 维持 PaO_2>50mmHg, $PaCO_2$<60mmHg；FiO_2>0.6, PIP>25cmH₂O 不应超过 6 小时, 以免引起肺损伤；⑦ FiO_2>0.6, PIP 25cmH₂O, MAP>15cmH₂O, 达 4 小时以上, PaO_2 仍<50mmHg, 应改用

高频振荡通气;⑧合并 PPHN,应及早用一氧化氮(nitric oxide,NO)吸入治疗,或口服西地那非(sildenafil)等肺血管扩张剂治疗,以降低肺动脉压力;⑨机械通气 72 小时后,如有肺部感染征象,呼吸道分泌物增多,PaCO$_2$ 增高,应按肺炎机械通气策略处理。机械通气的目标血气值:pH 值 7.25~7.35,PaO$_2$ 50~70mmHg,PaCO$_2$ 45~55mmHg。

3. 机械通气方法　其作用为复张肺泡,保持呼吸道通畅,改善通气;稳定肺泡容积,改善 V/Q 比值,减少肺内分流,改善氧合;减少呼吸功。多采用触发灵敏、反应时间短、同步性能好、具备各种通气方式的新生儿呼吸机,常用 SIMV 和 PEEP 模式。初调参数推荐应用高频率、中 PEEP 和低压力,即 RR 60 次 /min,PEEP 4~6cmH$_2$O,PIP 10~20cmH$_2$O,吸气时间(Ti)0.3~0.4 秒(应用 PS 后可用 0.3 秒),FiO$_2$ 0.4~0.5,潮气量 4~6ml/kg。机械通气 15~30 分钟后根据血气分析结果调节参数:如 TcSO$_2$<90%,PaO$_2$<50mmHg,PaCO$_2$>60mmHg,提示通气不足,可选择提高 PIP、RR 和 FiO$_2$ 中的 1~3 项。如 TcSO$_2$<90%,PaO$_2$<50mmHg,可先提高 FiO$_2$,必要时再调高 RR 和 PIP。如 PaCO$_2$>60mmHg,可先调高 RR,必要时再调高 PIP。肺部 X 线变化特点亦是调节参数的参考依据:若两肺广泛颗粒影,肺透亮度明显降低,提示肺泡萎陷,可调高 PEEP;若两肺透亮度增加,提示通气改善,应调低 PEEP,以避免发生肺气漏。当患儿生命体征稳定,肺部病变明显改善,肺功能明显好转,血气维持在适当范围,可逐步调低参数,撤离呼吸机。

四、新生儿肺出血(neonatal pulmonary hemorrhage)

1. 临床特点　新生儿肺出血的本质是出血性肺水肿,既可以是渗出性肺水肿,也可以是静水压力性肺水肿,或二者并存;常同时合并 Ⅱ 型肺泡壁上皮细胞损伤所致肺泡萎陷;病变分布不均匀,同一部位肺水肿、萎陷和正常肺泡常同时存在,对正压通气表现不同反应。机械通气具有改善通气和换气功能,促进氧合的作用,同时还起"压迫性止血"作用。

2. 机械通气策略　一旦诊断肺出血应尽早给予正压通气。渗出性肺水肿(出血)系由急性肺损伤(acute lung injury,ALI)引起,PEEP 将为重要参数,建议 8~12cmH$_2$O,或更高;为了维持潮气量,维持压力差,PIP 亦随之升高,但当 PIP>30cmH$_2$O 时则应慎重,应反复评估胸廓起伏程度及通气有效性,防止气胸发生;静水压力性肺水肿(出血)与左心功能不全有关,治疗应以强心为主,参数值应稍低,PIP 22~25cmH$_2$O,PEEP 6~8cmH$_2$O,根据血气设置 RR、Ti 和 FiO$_2$;上呼吸机初期,不宜频繁气管内吸痰,血量越多、出血越快,在通气支持的 1~2 小时内越不建议管道内吸引。24 小时后出现暗红色分泌物可多次吸痰,防止血痂堵管,不建议太早行气道内冲洗,若堵塞明显建议尽快更换气管导管。可同时用地高辛、多巴胺、呋塞米等强心利尿。气管导管内是否滴入 1:10 000 肾上腺素溶液,因为疗效不确定,不推荐常规使用。上机 48 小时后,出血停止,方可考虑调低呼吸机参数。机械通气的目标血气值为 pH 值 7.25~7.45,PaO$_2$ 50~80mmHg,PaCO$_2$ 35~45mmHg。

3. 机械通气方法　通气模式常采用压力控制通气(PCV)+PEEP。初调参数:气体流量(FR),早产儿 6~8L/min,足月儿 8~10L/min;PIP,早产儿 20~25cmH$_2$O,足月儿 25~30cmH$_2$O;PEEP 4~8cmH$_2$O;RR 40 次 /min;FiO$_2$ 0.6~0.8 ;I:E 为 1:1.5。根据血气调节参数,提高 PIP 可改

善通气,提高 PEEP 可增加肺泡内压,改善氧合和止血;PIP<20cmH₂O,平均气道压(MAP)< 7cmH₂O,血气在目标值范围,呼吸道无明显血性液体,提示肺出血基本停止;PIP>40cmH₂O, 仍有发绀,呼吸道有血性液体,提示肺出血严重,病死率高。肺出血好转后依次下调 FiO₂、 PIP、RR,最后才调低 PEEP。

五、早产儿呼吸暂停(apnea)

1. **临床特点**　继发于肺部病变的呼吸暂停,肺功能改变同原发病;早产儿原发性呼吸 暂停患儿肺功能正常,若需要机械通气,必须防止发生呼吸机相关性肺损伤或肺部感染。

2. **机械通气策略**　无肺部病变的早产儿呼吸暂停,尽量不用机械通气治疗;反复呼吸 暂停一般先用 CPAP;如用呼吸机,尽量用较低参数,PIP 12~15cmH₂O,PEEP 2~3cmH₂O, RR 30 次/min,FiO₂ 0.25~0.30。密切监测,防止发生呼吸性碱中毒或高氧血症。一旦出 现自主呼吸,改用 CPAP 或停呼吸机治疗。机械通气的目标血气值为 pH 值 7.25~7.30, PaO₂ 50~70mmHg,PaCO₂ 55mmHg。

3. **机械通气方法**　当早产儿呼吸暂停经常压氧疗和药物治疗无效,或反复呼吸暂停, 或由原发病引起的症状性呼吸暂停,可先采用 CPAP 治疗:CPAP 压力 3~5cmH₂O 即可;必 要时可逐步调高,一般不超过 8cmH₂O;FiO₂ 0.4。若 CPAP 治疗无效(CPAP 6~8cmH₂O, FiO₂>0.8)或严重的频发呼吸暂停可行气管插管机械通气。常用 SIMV 模式,初调参数 RR 10~15 次/min,PIP 12~15cmH₂O,PEEP 3cmH₂O,FiO₂<0.25。以后根据血气结果进行调整, 一旦病情好转,尽早改为 CPAP 或药物治疗。

(陈　超)

参 考 文 献

［1］周晓光,肖昕,农绍汉. 新生儿机械通气治疗学 [M]. 2 版. 北京: 人民卫生出版社, 2021: 105-220.

［2］喻文亮, 钱素云, 陶建平. 小儿机械通气 [M]. 上海: 上海科学技术出版社, 2012: 77-97.

［3］周伟. 实用新生儿治疗技术 [M]. 北京: 人民军医出版社, 2010: 66-136.

［4］王保国, 周建新. 实用呼吸机治疗学 [M]. 2 版. 北京: 人民卫生出版社, 2005: 51-90.

［5］朱蕾, 钮善福. 机械通气 [M]. 上海: 上海科学技术出版社, 2010: 62-104.

［6］薛辛东, 富建华. 新生儿常频机械通气 [J]. 临床儿科杂志, 2005, 23 (11): 759-761.

［7］孙波. 新生儿呼吸治疗技术的发展 [J]. 中华儿科杂志, 2000, 38 (10): 652-654.

［8］付丹, 何颜霞. 高频通气的临床应用 [J]. 中国实用儿科杂志, 2010, 25 (2): 101-102.

［9］中华医学会儿科学分会新生儿学组,《中华儿科杂志》编辑委员会. 新生儿机械通气常规 [J]. 中华儿科 杂志, 2015, 53 (5): 327-330.

［10］薛辛东, 富建华. "新生儿机械通气常规" 解读 [J]. 中华儿科杂志, 2015, 53 (5): 331-333.

［11］周晓光. 新生儿急性肺损伤的诊断与治疗策略 [J]. 临床儿科杂志, 2008, 26 (3): 169-172.

［12］SCOPESI F, CALEVO MG, ROLFE P, et al. Volume targeted ventilation (volume guarantee) in the weaning phase of premature newborn infants [J]. Pediatr Pulmonol, 2007, 42 (10): 864-870.

［13］ TANG J, REID S, LUTZ T, et al. Randomised controlled trial of weaning strategies for preterm infants on nasal continuous positive airway pressure [J]. BMC Pediatr, 2015, 7 (15): 147-149.

［14］ COLOMBO D, CAMMAROTA G, BERGAMASCHI V, et al. Physiologic response to varying levels of pressure support and neurally adjusted ventilatory assist in patients with acute respiratory failure [J]. Intensive Care Med, 2008, 34 (11): 2010-2018.

［15］ RAMANATHAN R, SARDESAI S. Lung protective ventilatory strategies in very low birth weight infants [J]. J Perinatol, 2008, 28 (Suppl 1): S41-S46.

［16］ THOME UH, AMBALAVANAN N. Permissive hypercapnia to decrease lung injury in ventilated preterm neonates [J]. Semin Fetal Neonatal Med, 2009, 14 (1): 21-27.

［17］ BLANCH L, BERNABE F, LUCANGELO U. Measurement of air trapping, intrinsic positive end-expiratory pressure, and dynamic hyperinflation in mechanically ventilated patients [J]. Respir Care, 2005, 50 (1): 110-123.

［18］ KINSELLA JP, GREENOUGH A, ABMAN SH. Bronchopulmonary dysplasia [J]. Lancet, 2006, 367 (9520): 1421-1431.

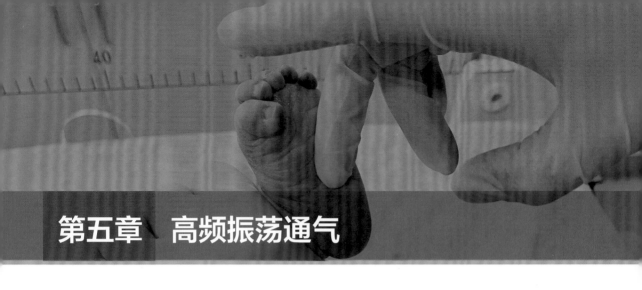

第五章 高频振荡通气

高频通气（high frequency ventilation，HFV）是应用小于或等于解剖无效腔的潮气量，高的通气频率（通气频率≥正常4倍以上），在较低的气道压力下进行通气的一种特殊的辅助通气方法。美国食品药品监督管理局（Food and Drug Administration，FDA）将高频通气定义为频率>150次/min或2.5Hz（1Hz=60次/min）的辅助通气。高频通气基于呼吸机在气道内产生的高频压力/气流变化及呼气是主动还是被动等特点而分为高频喷射通气（high frequency jet ventilation，HFJV）、高频振荡通气（high frequency oscillatory ventilation，HFOV）、高频气流阻断（high frequency flow interruption，HFFI）和高频正压通气（high frequency positive pressure ventilation，HFPPV）四种类型。尽管没有实验数据能比较不同的HFV的有效性，但HFOV作为一种肺保护通气策略，能够在不增加气压伤的前提下有效提高氧合，近年来得到了重症医学界的广泛关注，已越来越多地应用于临床。据文献报道，美国三级医院中已有90%的新生儿监护病房和85%儿童监护病房应用HFOV，国内的应用也渐增多。

第一节 基本理论和工作原理

高频振荡通气（HFOV）是在一密闭的系统中，用小于解剖无效腔的潮气量，以超生理通气频率的振荡产生双相压力变化继而实现有效气体交换的一种肺泡通气方式。此时气体振荡是由活塞泵或扬声器隔膜产生的。吸气时，气体被驱入气道，而在呼气时，气体被主动吸出。氧气提供与二氧化碳排出均由偏置气流（bias flow）完成。活塞或隔膜振荡所产生的压力变化称为振荡压力幅度（ΔP），简称振幅，它是叠加于平均气道压（mean airway pressure，MAP）之上的。HFOV可以在短时间内使肺泡均匀膨胀，改善气体交换及肺顺应性，从而改善氧合和二氧化碳的排出，减少气道对压力和对氧的需求。HFOV是目前所有高频通气中频率最高的一种，可达15~17Hz。由于频率高，其每次潮气量接近或小于解剖无效腔，其主动的呼气原理（即呼气时系统呈负压，将气体抽吸出体外），保证了机体 CO_2 排出。侧支气流可以充分温湿化。因此 HFOV 是目前公认的最先进高频通气技术。

一、高频振荡通气的通气策略

应用 HFOV 常根据临床需要采取两种不同的通气策略,即高肺容量策略和低肺容量策略。高肺容量策略即使 MAP 比常频机械通气(conventional mechanical ventilation,CMV)时略高,在肺泡关闭压之上,促进萎陷的肺泡重新张开,即肺泡复张,并保持理想肺容量,改善通气,减少肺损伤。高肺容量策略适合于呼吸窘迫综合征(respiratory distress syndrome,RDS)或其他一些以弥漫性肺不张为主要矛盾的疾病。高肺容量策略至少必须满足其中两条标准:①最初使用较 CMV 要高一些的 MAP;②执行肺复张策略;③在调低 MAP 前先降低 FiO_2。低肺容量策略即最小压力策略,先将频率置于 10Hz(600 次 /min),设置 ΔP,初始为 35%~40%,根据 PCO_2 值调整 ΔP,一旦 ΔP 选定,调节 MAP,使其低于 CMV 时的 10%~20%,调整中应保证血压和中心静脉压正常;一旦 $FiO_2<60\%$,氧合正常,PCO_2 正常,开始下调 MAP。低肺容量策略主要用于限制性肺部疾患,尤其是气漏综合征和肺发育不良等。低肺容量策略不采用肺复张策略;所用的 MAP 等于或低于 CMV 时采用的 MAP;在调低 FiO_2 前先降低 MAP。两种通气策略均提倡用于阻塞性肺疾病如胎粪吸入综合征(meconium aspiration syndrome,MAS),混合型疾病如生后感染性肺炎以及新生儿持续性肺动脉高压(persistent pulmonary hypertension of the newborn,PPHN)。

二、高频振荡通气的气体交换理论

HFOV 时每次振荡进入肺内的气体量(振荡潮气量)小于或等于解剖无效腔,但能达到有效的气体交换,这不能用常频通气时的气体交换机制来解释。虽然 HFOV 具体的气体传送和交换机制仍未完全阐明,但一般认为至少有 6 种机制参与了气体输送和交换过程(图 5-1)。

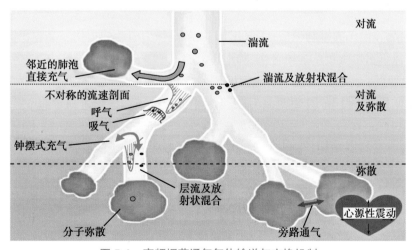

图 5-1　高频振荡通气气体输送与交换机制

1. **团块运动引起的肺泡直接通气**　又称团块气体对流(bulk convection)。由于支气管树的不对称,有些肺泡处在解剖无效腔较小的部位,因此很小的潮气量即可使一定数量的肺泡直接通气。

2. 钟摆式充气(pendeluft)　肺内各肺泡的顺应性及阻力不同,其充气及排空并不同步。从肺表面观察肺的各部分胀缩在时相上不尽相同,似跳摇摆舞样,因而又称为迪斯科肺(disco lung)。这样先充气的肺泡回缩时其气体进入邻近的肺泡,从而产生肺内并行通气,这可加速肺内气体混合,减少肺内分流。

3. 不对称流速剖面(asymmetrical velocity profiles)　气体进出肺的流速剖面不同。由于气道壁的粘性切力影响,吸气流速剖面呈抛物线型,气道中心的分子移动要比气道周边的分子快。而呼气流速剖面呈平面形状,使得氧分子在气道中心流入,CO_2 在气道周边部排出,从而产生气体交换。气道多级分支结构更可提高这种交换机制的作用。

4. 分子弥散(molecular diffusion)　HFOV 时,气体分子运动加速,进入气道的新鲜气体与原存在于气道内的气体之间相互扩散。在肺泡毛细血管膜,分子弥散是气体交换的主要机制。

5. 心源性震荡混合(cardiogenic mixing)　心脏跳动时产生的震动作用可以使气道远端内的分子弥散速度增加近 5 倍。

6. 泰勒扩散(Taylor dispersion)　这是描述影响气体交换的对流与分子扩散之间相互作用的关系。在这一过程中,气体进入肺内的流速剖面呈抛物线形状,由于分子运动,进入气道的新鲜气体与原存在于气道内的气体之间相互扩散。气体交换是通过纵向扩散实现的,分子扩散越快,在其扩散至整个气道横切面时气体纵向传播的距离就越小。

一般来说,大气道为湍流,以团块气体对流引起的肺泡直接通气和泰勒扩散为主;小气道为层流,以不对称流速剖面引起的对流弥散为主;肺泡以心源性震荡混合及分子弥散为主。

三、高频振荡通气减少机械通气肺损伤的机制

CMV 引起肺损伤的机制包括:①气压伤,气道高压力引起的损伤。②容积伤,肺泡过度充气和气体分布不匀所致。③闭合伤,肺泡重复打开 / 闭合引起。④氧中毒,高浓度氧气吸入所致。⑤生物伤,炎性细胞因子引起的损伤。

HFOV 时,①生理性呼吸周期消失,吸 / 呼相肺泡扩张和回缩过程中容积 / 压力变化减至最小,对肺泡和心功能的气压 / 容量伤及心功能抑制明显降低;②通过肺复张,最佳肺容量策略,使潮气量和肺泡压明显低于 CMV,同时可在较低的吸入氧浓度维持与 CMV 相同的氧合水平,从而减轻了氧中毒的危险性。

四、高频振荡通气肺泡复张方法

(一) 持续肺充气

先将 MAP 调至比 CMV 高 1~2cmH₂O,再将 MAP 快速升至 30cmH₂O 持续充气 15 秒后回到持续肺充气前的压力,间隔 20 分钟或更长时间重复 1 次直到血氧饱和度改善。或停止振荡仅在持续侧支气流下,调节 MAP 钮,使 MAP 迅速升至原 MAP 的 1.5~2 倍,停留

15~20 秒。

（二）逐步提高振荡的 MAP

首先设置频率，ΔP=30%~40%，调整 ΔP 使胸壁运动适度，血中碳酸正常。初始 MAP 高于 CMV 时 2~3cmH₂O，以 1~2cmH₂O 幅度渐增，直到 SpO₂>90%。一旦情况改善，逐渐下调 FiO₂、MAP、ΔP。如果呼吸机设有叹息键，则可直接按下此键，并维持 15~20 秒。

第二节　适应证和禁忌证

一、适应证

HFOV 指征尚无统一标准，常用于 CMV 失败后营救性治疗（rescue therapy）：

1. 常频通气治疗中，FiO₂ ≥ 0.8，MAP ≥ 10cmH₂O，持续 2 小时以上，SpO₂ 仍不能稳定在 90% 以上。
2. 气胸。
3. 持续高碳酸血症，不能撤机。
4. 持续肺动脉高压，特别是需联合吸入一氧化氮者。
5. 某些先天疾病，如膈疝、肺发育不良、严重胸廓畸形。
6. 严重非均匀性改变的肺部疾病，如胎粪吸入综合征、重症肺炎。
7. 早产儿呼吸窘迫综合征或严重肺疾病应用 ECMO 前最后尝试。

HFOV 也可以作为选择性治疗（elective therapy）用于早产儿呼吸衰竭（主要为 NRDS）。

二、禁忌证

HFOV 无绝对禁忌证。以下情况为 HFOV 的相对禁忌证：

1. 气道阻力过大。
2. 颅内压过高。
3. 难以纠正的低血压。
4. 肺血流被动依赖（如单心室畸形）。

第三节　参数设定及其调节

1. **平均气道压（MAP）**　MAP 主要决定肺容积，是影响 HFOV 氧合功能的主要参数；也会影响肺血管阻力，继而影响肺毛细血管血流。HFOV 时肺容量保持相对恒定，吸气和呼气的周期性活动明显减少,而肺容量的改变主要是通过调节 MAP 来实现。但仅凭 MAP 并不可能精确预测肺容量。一般情况下首先根据疾病性质、程度和新生儿胎龄选择合理的吸入氧浓度(FiO_2),根据监测的血氧饱和度(SaO_2)从 $5cmH_2O(0.490kPa)$ 逐步上调 MAP,直到血氧饱和满意为止(95%~96%),最后根据胸片肺膨胀情况和动脉氧分压(PaO_2 60~90mmHg 即 8.0~12.0kPa)确定 MAP 值。营救性治疗时,起始 MAP 设置可遵循下列原则:若 I∶E 比值为 1∶1,则使用与 CMV 模式相同的 MAP;当 I∶E 为 1∶2 时,MAP 较 CMV 的高 $2\sim3cmH_2O$。以后每次增加 $1\sim2cmH_2O$,直到 $FiO_2 \leqslant 0.6$ 时,$SaO_2 > 90\%$。一般 MAP 最大值 $30cmH_2O$。增加 MAP 要谨慎,避免肺过度通气。恰当的 MAP 不仅可改善肺部氧合,而且可以减少肺损伤的发生。如 MAP 过高引起肺充气过度而导致肺泡毛细血管受压,反而降低肺部氧合。还应严密监测肺顺应性的变化,当肺顺应性改善时应降低 MAP,以防肺过度扩张。开始 HFOV 后 1~2 小时应行胸部 X 线摄片,此后至少每天复检一次。

2. **振荡频率(F)**　在不同的高频呼吸机振荡频率的意义不同。在 Humming 系列呼吸机,频率仅仅决定每分钟活塞振荡次数,而在 3 100A,频率不但决定活塞 - 膜的振荡速率,而且还与吸气时间百分比共同决定膜的移动距离,相应地决定振荡压力幅度及振荡潮气量的大小。频率慢,吸气时间及呼气时间长,活塞移动距离大,振荡潮气量就大,则通气增加。由于 HFOV 时主动呼气是时间限制的,当频率增加时呼气时间减少,活塞移动距离小,呼出气量即减少。HFOV 和 CMV 不同,降低频率,可使潮气量(V_T)增加(在关闭容量保证时),振幅传导增强(降低衰减),从而降低 $PaCO_2$。但通常情况下 HFOV 不根据 $PaCO_2$ 调整频率。范围 5~15Hz,初始设置与体重有关,体重越低选用频率越高,体重<1 500g,12~15Hz;体重 1 500~2 500g,10~12Hz;体重>2 500g,7~10Hz;早产儿间质性气肿使用低频率(5~7Hz)。在 HFOV 治疗过程中,一般不需改变频率。若需调整,以 1~2Hz 幅度进行增减。

减轻肺区域间的非均匀性、尤其是存在区域肺萎陷时,建议使用高频率(MAS 早期除外)而非低频率。较高的频率有利于肺部均匀化,原因是流速增快,同时其加速度增加,使得正常通气的区域压力下降更明显,萎陷区域的压力增高到达阈值而促使肺复张发生。

理论上说,非均匀的肺部条件最好根据各区域的情况使用不同的频率治疗,但目前还没有设备可以实现。因此,需要根据病理情况的发生机制和临床转归来寻找合适的通气策略。

3. **吸气时间百分比**　不同品牌的呼吸机吸气时间百分比不同。Humming V 型和 SLE5000 型固定为 0.5;Sensor Medics 3100A 提供的吸气时间比为 30%~50%,在 33% 效果最好;其他高频呼吸机的吸气时间百分比一般由仪器根据频率的大小控制。合理增加吸气时间可增加每次振荡所提供的气体量,可以增加 CO_2 的排出,但此时呼气时间减少则增加了肺内气体滞留、肺过度充气的危险。如有严重氧合困难或顽固性的高碳酸血症可逐渐增加吸气时间百分比。

4. **振荡压力幅度(简称振幅,ΔP)**　振幅是决定潮气量大小的主要因素,也是影响 CO_2 排出的最重要因素之一,为吸气峰压与呼气末峰压之差值。它是靠改变功率(用于驱动活塞来回运动的能量)来变化的,其可调范围 0~100%。临床上最初调节时以看到和触到患儿胸廓振动为度,一般可初调至 MAP 数值的 2 倍,或者调整 ΔP 使潮气量达到 1.5~2.2ml/kg,或摄 X 线胸片示膈面位置位于第 8~9 后肋为宜,以后根据 $PaCO_2$ 监测调节,$PaCO_2$ 的目标值为 35~45mmHg,并达到理想的气道压和潮气量。当 ΔP 调节超过 MAP 数值的 3 倍时仍无法维持合适的 $PaCO_2$,可以通过调节频率来维持合适的 $PaCO_2$。

振幅的选择不宜过高,一般小于 40%。选择振幅还要考虑不同品牌机器的特点。ΔP 叠加于 MAP 之上。由于气体振荡本身的特点及气管插管、气道阻抗的影响,ΔP 在向肺泡传递的过程中逐级衰减,其衰减程度与气管插管的直径、气道通畅情况、振荡频率、吸气时间百分比有关。气管插管的直径越细,ΔP 的衰减越大。由于气管插管引起 ΔP 的衰减是频率依赖性的,因此降低频率时 ΔP 的衰减减少。改变 ΔP 只影响 CO_2 排出,而不影响氧合。增加 ΔP 可增加每分通气量,加速 CO_2 排出,降低 $PaCO_2$。但 Morgan 等研究发现,当 $FiO_2>0.4$ 时,ΔP 不影响 PaO_2,而当 $FiO_2<0.3$ 时,提高 ΔP 可使 PaO_2 增加,降低 ΔP 可使 PaO_2 下降。增加 ΔP 可增加每分通气量,加速 CO_2 排出,降低 $PaCO_2$。但是 ΔP 越大,引起压力损伤的可能性越大。如果选择的振幅已足够大,$PaCO_2$ 仍很高,最好的办法是监测潮气量究竟有多大,看是否存在痰堵、呼吸机不能有效振荡。

压力控制下的 HFOV 时,若 HFOV 起始频率为 10Hz,那么 HFO 呼吸机的 ΔP 应为 CMV 模式下的 1.5×(PIP−PEEP)较合理。若频率大于 10Hz,则起始振幅需设置的更高;若频率小于 10Hz,则起始振幅设置可相应降低。以后根据 $PaCO_2$ 监测调节,$PaCO_2$ 目标值为 35~45mmHg,并达到理想的气道压和潮气量。一旦开始 HFOV,需通过潮气量来重新评估 ΔP 是否满足患者需求。若 HFOV 中无潮气量监测,可通过观察胸壁充分振动情况来指导振幅的设定。HFOV 时可通过经皮 PCO_2 来监测 $PaCO_2$ 水平。PCO_2 的改变应是平缓的:快速波动的 PCO_2 水平会导致脑血流量出现突然改变,致使病情恶化。胸壁运动不足或过度都需重新调整 ΔP,以避免发生高碳酸血症或低碳酸血症。若呼吸机可监测潮气量,则需保证充足潮气量和 DCO_2。若开始使用 HFOV 时,患者存在明显高碳酸血症,此时呼吸机设置的 ΔP 水平应能确保经皮 CO_2 水平以 2~3mmHg/min(0.3~0.4kPa/min)的速度缓慢下降,从而以避免脑血流量快速变化导致颅内出血的发生。

5. **振荡容量**(oscillatory volume 或 stroke volume)　是指每次振荡时活塞或膜运动所引起的容量变化,并不是进出肺内的气体容量。与 ΔP 一样,振荡容量也是影响 CO_2 排出的重要因素之一。

6. **偏置气流**(bias flow)　又称持续气流(continuous flow),是呼吸机的辅助送气功能,指气路中持续存在一定量的气流,患者吸气时,气道压力下降,持续气流即进入呼吸道,可减少呼吸功。HFOV 时偏置气流的作用是提供氧气,带走二氧化碳。偏置气流的流量必须大于振荡所引起的流量。如偏置气流不足,患者的无效腔将增加,从而降低通气效果。早产儿一般设置 10~15L/min,足月儿 10~20L/min,体重越大,所需偏置气流也越大。对于一些严重气漏患者曾将偏置气流调节到最大,达 60L/min。有 CO_2 潴留时可每隔 15 分钟增加流量 5L/min。但当偏置气流达到一定流量后,再进一步增加流量并不能增加 CO_2 的排出。偏置气流与 MAP、氧合、通气功能有关:在 MAP 恒定时,增加气流量,可增加肺氧合功能;增加偏置气流可以补偿气漏、维持 MAP。

7. **吸入氧浓度**（FiO_2）　初始设置为 100%，之后应快速下调，维持 $SaO_2 \geq 90\%$ 即可；也可维持 CMV 时的 FiO_2 不变，根据氧合情况再进行增减。当 $FiO_2 > 60\%$ 仍氧合不佳则可每 30~60 分钟增加 MAP 3~5cmH_2O。治疗严重低氧血症（$SaO_2 < 80\%$）时由于 FiO_2 已调至 100%，故只有通过增加 MAP 以改善氧合。轻至中度低氧血症时从肺保护角度出发，应遵循先上调 FiO_2 后增加 MAP 的原则。机械通气时应尽量应用较低的 FiO_2 以减少氧中毒的危险。在 HFOV 时采用高肺容量策略可以改善肺部氧合，以降低 FiO_2。

8. **参数调节**　PaO_2 低的可能原因：气管插管漏气，管内/接口处积水；气道阻塞；气漏；肺未复张；肺过度扩张；血压下降。$PaCO_2$ 高的可能原因：气管插管泄漏、气胸；低通气，肺复张不充分。HFOV 开始 15~20 分钟后检查血气，并根据 PaO_2、$PaCO_2$ 和 pH 值对振幅及频率等进行调节。若需提高 PaO_2，可上调 FiO_2 0.1~0.2；增加振幅 5~10cmH_2O（0.49~0.98kPa）；增加吸气时间百分比 5%~10%；或增加偏置气流 1~2L/min（按先后顺序，每次调整 1~2 个参数）。若需降低 $PaCO_2$，可增加振幅 5~10cmH_2O；降低 MAP 2~3cmH_2O（0.20~0.29kPa）；或降低吸气时间百分比 5%~10%。治疗持续性高碳酸血症时，可将振幅调至最高及频率调至最低。患儿生命体征稳定，面色红润；经皮血氧饱和度 >90%；血气分析示 pH 值 7.35~7.45，$PaO_2 > 60mmHg$（8.0kPa）；X 线胸片示肺通气状况明显改善；此条件下可逐渐下调呼吸机参数。当 $FiO_2 < 60\%$~70% 时方可调低 MAP；偶尔为了避免高度充气和/或气压伤，在 $FiO_2 > 70\%$ 时也得调低 MAP，相对程度的低氧血症和高碳酸血症也必须接受。当 MAP $\leq 15cmH_2O$ 时，先降 FiO_2 至 0.6，再降 MAP；当 MAP $> 15cmH_2O$ 时先降 MAP 再调 FiO_2。参数下调至 $FiO_2 \leq 0.4$，MAP ≤ 8~10cmH_2O 时可切换到 CMV 或考虑撤机。

第四节　撤机时机及撤离后的处理

若患儿生命体征稳定，面色红润；经皮血氧饱和度 >0.90；血气分析示 pH 值 7.35~7.45，$PaO_2 > 60mmHg$；X 线胸片示肺通气状况明显改善；此条件下可逐渐下调呼吸机参数。参数下调至 $FiO_2 \leq 0.3$，MAP 8~10cmH_2O（早产儿 6~8cmH_2O），ΔP 为 15~20cmH_2O（早产儿 10~15cmH_2O）时，pH 值 7.25~7.45，$PaCO_2$ 35~50mmHg，PaO_2 50~80mmHg 可切换到 CMV 或考虑撤机。

直接从 HFOV 脱机到无创呼吸支持是可行的，也常是临床上脱机的首选方式。HFOV 脱机是一个直观的过程。脱机时将 MAP 缓慢下降至无创呼吸支持水平。振幅也逐步下调，直至患者主要通过自主呼吸来排出 CO_2。

虽有研究认为在脱机过程中随着呼吸力学正常化和转角频率的下降，应逐步下调通气频率；但 HFOV 脱机阶段下调通气频率并非必要。脱机时间长短取决于肺部疾病本身。对于 NRDS 和 PPHN，脱机可能非常迅速，只需数小时。而慢性病如 BPD，可能需花费数天至数周，鉴于合并症不同，每个患者脱机时间也不尽相同。

第五节 高频振荡通气与常频机械通气的比较

HFOV 和 CMV 以两种不同机制进行气体交换,参数间互相影响的机制亦不同。

1. **基本特征** CMV 时靠胸廓和肺的弹性回缩排气;而 HFOV 的基本特征是双相压力波形所导致的主动呼气,这可以提高 CO_2 的排出,减少肺内气体滞留。

2. **HFOV 和 CMV 呼吸参数比较** 见表 5-1。

表 5-1 HFOV 和 CMV 呼吸参数比较

参数	HFOV	CMV
频率(F)	180~900 次/min	0~60 次/min
潮气量(V_t)	0.1~5ml/kg	5~15ml/kg
每分通气量	$F \times V_t^2$	$F \times V_t$
肺泡腔压力	0.1~5cmH$_2$O	至近端气道压
呼气末容量	趋于正常	降低

3. **平均气道压** CMV 的 MAP 是气道打开状态下,呼吸周期的平均压力;HFOV 的 MAP 是侧气流压(恒定)+振荡波压(瞬间压)。HFOV 的 MAP 值高于 CMV 2~4cmH$_2$O 或 10%~30%。HFOV 的肺泡压力呈现低幅振荡状态,ΔP 衰减到 5%~20%,而 CMV 基本未变化(图 5-2)。

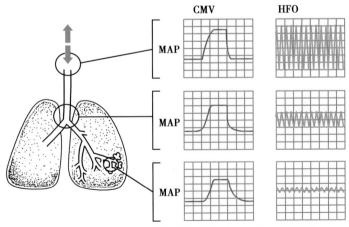

图 5-2 HFO 与 CMV 的气道和肺泡内压力比较示意图

4. **通气量与急性肺损伤的关系** CMV 时有两个肺损伤区,即 PEEP 以下的肺泡闭合时的损伤区和 PIP 以上的肺泡过度充胀时的损伤区;而 HFOV 时避开了肺泡萎陷时的损伤区和肺泡过度充气时的损伤区(图 5-3)。

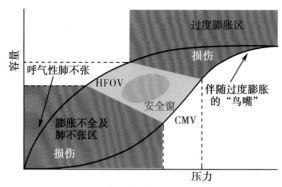

图 5-3 通气量与急性肺损伤的关系

5. 提高通气能力的途径 见表 5-2。

表 5-2 HFOV 和 CMV 提高通气能力的途径比较

HFOV	CMV
增加 ΔP	增加潮气量和吸气峰压
提高 Proximal ΔP/Distal ΔP（气道通畅，插管内径）	增加吸气时间
降低频率	增加频率
开放气管插管套囊	
参数间相互影响呈非线性关系：$V_{min}=F \times V_t^2$	参数间相互影响呈线性关系：$V_{min}=F \times V_t$

第六节 高频振荡通气中的容量保证通气

容量保证（volume guarantee，VG）是容量目标通气（volume targeted ventilation，VTV）的一种模式，即确定目标潮气量，呼吸机将自动、实时根据潮气量调节通气压力，实现以最低通气压力达到目标潮气量，从而减少容量伤和压力伤，减少低碳酸血症的发生。它兼有定时、限压、持续气流和容量控制的特点，患儿获得的目标潮气量不随顺应性、呼吸道阻力和自主呼吸的改变而变化。

治疗高碳酸血症 / 低碳酸血症的关键是维持 CO_2 的弥散系数（diffusion coefficient of CO_2，DCO_2）的稳定。需密切监测输出潮气量（若有潮气量监测）和 / 或胸壁振动情况，因为肺部情况的改善或恶化都会导致 DCO_2 的大幅变化，最终导致高碳酸血症或低碳酸血症的发生。除非肺部疾病本身发生了改变，一般情况下可通过增加 DCO_2 水平来促进 CO_2 的排出。高频呼吸机上往往不能直接设置 DCO_2 水平，而是通过调整潮气量和频率来改变 DCO_2。由于 DCO_2 与频率呈线性相关，但与潮气量的增加呈指数增加，通过增加潮气量提高 CO_2 的清除是效率最高的。相反，频率引起 DCO_2 的变化取决于是否使用 VG：如果

HFOV 时没有用 VG,频率增加会使得潮气量减少,除非振幅同时增加,不然 DCO_2 会减少;当使用 VG 时,只要振幅可以实现设定的潮气量,增加频率会增加 DCO_2。当未使用 VG 模式通气时,改变振幅水平可改变潮气量,继而达到 DCO_2 水平的调整。当使用 VG 模式通气时,通过改变潮气量大小可直接调整 DCO_2 水平,最大振幅设置在不低于现有振幅的水平以保障容量传递。通过改变通气频率来调整 DCO_2 水平,可能会导致副作用的产生。当未使用 VG 模式通气时,若振幅不变,随着通气频率的降低,潮气量会相应增加;但是这也使得远端呼吸道压增加,出现气压伤的风险也相应增加。值得注意的是,呼吸机上显示的振幅并不能真实地反映远端呼吸道压力的变化情况。低振幅、低频率并不意味着远端呼吸道和肺泡腔内的振幅下降。相反,当使用 VG 模式通气时,若呼吸机其他设置不变,改变频率对潮气量大小的影响几乎是微乎其微的(若有的话)。因此,对于 HFOV-VG,降低频率会导致 DCO_2 水平的下降和动脉血二氧化碳分压($PaCO_2$)水平的上升。

HFOV-VG 常需设置一个最大振幅(ΔP_{max}),等同于容量目标常频通气中的吸气峰压(peak inspiratory pressure,PIP)值。当患者上机稳定后,ΔP_{max} 应高于在设定的频率下达到所需目标潮气量且满足目标 $PaCO_2$ 水平的 ΔP 约 $5cmH_2O$($1cmH_2O=0.098kPa$)(即高于达到目标潮气量所需的平均振幅的 10%~15%)。ΔP_{max} 的 $5cmH_2O$ 缓冲,有助于患者在短暂或持续病情轻度恶化时维持通气。应避免将 ΔP 设置在大于平均 ΔP $5cmH_2O$ 以上的水平,避免患者肺呼吸力学出现明显恶化时(继而导致通气功能障碍),呼吸机不能及时提醒医护人员患者病情的改变。如果 $PaCO_2$ 超出目标范围,可按 0.1~0.2ml/kg 的幅度来调节设定的潮气量。由于 HFOV 的婴儿 $PaCO_2$ 改变迅速,因此接受 HFOV 治疗的婴儿应进行持续经皮 CO_2 监测;而使用 HFOV-VG 可自动调控振幅,防止通气和 CO_2 清除的快速改变。

容量目标、压力限制下的 HFOV 即 HFOV-VG 的目的是优化控制 $PaCO_2$ 水平。策略是根据振荡频率设置合适的目标容量,而不是设置振幅。

HFOV 的潮气量主要由振幅(ΔP)和频率产生,潮气量的大小也与气管内导管特性和导管顺应性以及呼吸机性能、肺的状况有关。因此,HFOV 期间潮气量可能有大的变化,进而可能导致 CO_2 清除率意想不到的变化。尽管潮气量监测在日常临床工作中非常重要,但多数提供 HFOV 的呼吸机并不能显示或测定潮气量。现有一些新的 HFOV 呼吸机由于使用 VG 有可能直接调节潮气量使其恒定。使用 HFOV-VG 时,临床医师设定目标潮气量,呼吸机能自动调节振幅以提供目标潮气量。当呼吸力学迅速改变时,潮气量的严格控制和振幅的自动调节可能特别有用。尽管肺容量复张和恰当的潮气量设置被认为是成功实施 HFOV-VG 的重要策略,但对于包括早产儿 RDS 在内的新生儿呼吸衰竭的最适潮气量参数还没有确认。为了最大限度减轻肺损伤,HFOV-VG 有可能通过降低潮气量、增加频率来维持 DCO_2 和血正常碳酸水平。González-Pacheco 等研究认为,超低出生体重儿恰当的潮气量为 1.46ml/kg,1 000~2 000g 的婴儿为 1.57ml/kg,使用的频率可高达 17Hz。在 Tuzun 等的研究中,与正常 CO_2 水平的血气相对应的平均潮气量为 12Hz 时 1.5ml/kg 左右,10Hz 时 1.65ml/kg,潮气量水平没有要超过 2.4ml/kg 的。Belteki 等认为,潮气量或 DCO_2 与 CO_2 水平没有明显相关性,但很少需要大于 2.5ml/kg 的潮气量。Zimova-Herknerova 等的研究也认为,进行 HFOV 通气的非均质性肺疾病新生儿在住院期间的任何时间保持 CO_2 水平正常的潮气量的中位数为 1.67ml/kg。使用 10Hz 频率时潮气量变动于 1.75~1.9ml/kg,很少有研究支持 HFOV 时需要更高的潮气量。除了频率,胎龄、HFOV 开始时间、实施肺开放策略,以及肺疾病严重程度等可能都是潮气量的决定因素。

为了获得最佳潮气量水平,一般对患儿实施最佳容量策略即肺开放策略。根据 HFOV-VG 开始时间,MAP 的初始设置为 6~8cmH$_2$O 或较常频机械通气时的 MAP 高 2~3cmH$_2$O。再按每 2~3 分钟 1cmH$_2$O 的幅度增加,直至临界开放压(critical opening pressure),即氧合不再改善,或 FiO$_2$ ≤ 0.30,而 SaO$_2$ 能维持在 90%~94%。然后,每 2~3 分钟按 1~2cmH$_2$O 的幅度降低 MAP 水平直至 SpO$_2$ 开始下降(提示肺泡萎陷),以确定关闭压(closing distending pressure)。最后,用先前定义的临界开放压重新开放肺,与最适持续膨胀压相对应,设定高于关闭压 2cmH$_2$O 的 MAP。在 VG 模式下执行肺复张策略,允许振幅波动来获得稳定的潮气量水平。如果出现心动过缓(心率<100 次 /min)或低血压则停止肺复张。

HFOV 对 CO_2 的清除效率用 DCO_2 来描述。潮气量或频率的增加都有助于 CO_2 的排出;另一方面,由于使用低的频率产生更高的潮气量,频率与 DCO_2 之间存在反比关系(无 VG 时)。因此,标准的 HFOV 呼吸机不可能维持固定的容量而只是振幅,随着频率的增加潮气量减少,因而降低 DCO_2。故传统上,增加振幅或降低频率最终增加潮气量用来改善 CO_2 的清除。VG 结合到 HFOV 方法的出现,使得潮气量可维持恒定,从而有可能独立调节潮气量和频率,进而使 DCO_2 增加,采用更高的频率,PCO_2 也会随之下降。

为了维持更高频率下的潮气量,呼吸回路中要有更高的振幅,而这有可能传输到肺泡导致肺损伤(气压伤)。然而人工肺模型研究表明,采用 VG 模式增加频率后远端压力幅度并没有增加,而且还发现各种频率下潮气量保持恒定、振幅降低。因此,主张采用高频率、保持低的恒定的潮气量来防止未成熟肺的损伤。VG 模式下可使频率增加,直接降低潮气量而能维持相似的 DCO_2。然而,利用非常高的频率和很低的恒定的潮气量达到 CO_2 的清除,这在经典的 HFOV 是不可能的,经典 HFOV 中潮气量不能直接调控。呼吸机能维持恒定的 DCO_2,因此使用 VG 策略有望得到稳定的 CO_2 清除。

推荐使用尽可能低的潮气量,但要确保这样,必需知道和能控制潮气量。大多数高频呼吸机产生的可输送的潮气量在频率为 10Hz 以上时会减少,因此,大多数研究选择这个频率来治疗患儿。Belteki 等建议 HFOV-VG 开始时可采用 2.0~2.5ml/kg 的潮气量,并密切监测 CO_2 水平,因为许多婴儿实际需要的潮气量小于 2ml/kg,然后以较小幅度(每次不超过 0.1ml/kg)逐步降低潮气量,因为与 PCO_2 更密切相关的仍然是潮气量而非经典 HFOV 期间的振幅。

第七节　并发症及其处理

1. 激惹(irritation) 通常开始使用高频时患者往往变得不安。肺被动过度膨胀和过度的振幅使患者更为激惹。在HFOV下保持平静自主呼吸可增进氧合。通过调节振幅达到允许性高碳酸血症可促进患者自主呼吸。当患者出现不安或烦躁时,可以考虑加深镇静。一旦高碳酸血症缓解,肺复张完成或患者情况好转就应减少镇静程度。

2. **分泌物**(secretion) 注意提供适当湿化避免分泌物聚积并阻塞气道。即便是少量分泌物或PS治疗后气道残余少量泡沫也会使HFOV效果大打折扣:气道阻抗(特别是气道阻力)的增加将显著减少振荡潮气量和DCO_2。另外,分泌物的聚积使得近端振荡压力上升,引起局部组织损伤。

3. **坏死性气管支气管炎**(necrotising tracheobronchitis) 气管支气管长期刺激导致坏死性气管支气管炎使得HFOV更为复杂,这通常是由于湿化不充分或MAP过高造成的。但尚无证据显示坏死性气管支气管炎发生率在常频或高频下有何不同。

4. **血流动力学**(haemodynamics) 在HFOV时迷走神经兴奋可能导致心率轻微下降。但高的MAP可能会减少回心血量和心输出量,从而导致肺血管阻力增加。临床上,患者会通过增加心率代偿减少的回心血量。注意优化血容量和心肌功能,以及调整MAP可避免肺过度膨胀和肺动脉高压的进展,从而减少以上问题的发生。胸腔内压增加可能会引起周围组织水肿。

5. **颅内出血**(intracranial haemorrhage) 系统性回顾研究却表明HFOV与CMV在颅内出血发生率方面没有明显差异。避免颅内出血与使用适当的肺复张方法、监护参数的解读和呼吸机参数的调节密切相关。例如,HFOV下肺已复张,则需及时调节呼吸机的设置如ΔP或潮气量(在VG下)从而避免过度通气。随肺呼吸力学改变,每次呼吸的潮气量变化引起的$PaCO_2$的快速波动引发颅内血流的快速变化:这种波动可通过容量目标方式避免,如在HFOV下使用VG,如果没有VG,需根据经皮CO_2监测随时调节振幅。

6. **过度充气**(overinflation) 过度充气是HFOV最常见并发症和失败的原因,最常发生于阻塞性肺疾病如MAS、间质性肺气肿(pulmonary interstitial emphysema,PIE)等。预防可根据疾病的性质和阶段选择合适的频率。

第八节 监护和注意事项

HFOV实施过程中,应注意密切监护,并做好气道管理。监测指标主要包括呼吸机参数、气体交换、肺容量和呼吸机械力学、循环系统和全身灌注等几个方面(表5-3)。

1. **血气分析** HFOV治疗开始后45~60分钟;8小时内每2小时1次;24小时内每4小时1次;>24小时每8~12小时进行1次动脉血气分析,主要参数改变后,1小时内须进行监测或根据临床表现进行无创监测。

2. **胸部X线摄片** HFOV治疗开始后的4小时内;第1天时每12小时一次,5天内每24小时一次,以后隔天或酌情进行胸部X线摄片。

表 5-3　HFOV 实施中的监测指标

呼吸机参数	频率
	ΔP 和 ΔP_{max}（VG 模式）
	MAP
	VT 和 delivered VT（VG 模式）
	I : E（吸气时间百分比）
	DCO_2（频率 $\times V_t^2$）
	FiO_2
气体交换	血气
	经皮 PO_2 和 PCO_2
	SpO_2
肺容量和呼吸机械力学	胸部 X 线
	呼吸自感应体积描记术
	电阻抗体层成像术
	振荡压力比（ΔP 气管 / ΔP 呼吸机）
	Cdyn（动态顺应性）
循环系统和全身灌注	心率
	体循环动脉压
	中心静脉压
	尿量

3. **经皮 PCO_2 监测**　快速波动的 PCO_2 水平会导致脑血流量出现突然改变,致使病情恶化。若开始使用 HFOV 时,患者存在明显高碳酸血症,此时呼吸机设置的 ΔP 水平应能确保经皮 CO_2 水平以 2~3mmHg/min（0.3~0.4kPa/min）的速度缓慢下降,以避免脑血流量快速变化导致颅内出血的发生。HFOV 时可通过经皮 PCO_2 来持续监测 $PaCO_2$ 水平,避免发生高碳酸血症或低碳酸血症。

4. **听诊**　在断开患儿与呼吸机的连接或把呼吸机设置在 stand-by 模式后,听诊呼吸音、心音和肠鸣音。根据患儿监护需要,听诊频率因人而异。在通气期间,对患儿胸部的听诊可能会有帮助,因为音调和节律的改变可能与气管导管位置改变或气道吸引的需要有关。

5. **气道湿化**　充分加热和加湿（相对湿度 90%）的吸入气体可有效避免呼吸道上皮细胞不可逆性损害的发生。当湿化不充分时,黏性分泌物会阻塞支气管导致实变及肺泡腔萎陷,气道阻抗（特别是气道阻力）的增加将显著减少振荡潮气量和 DCO_2,影响气体交换。这也会使肺顺应性下降,气压伤风险增高。因为当肺部顺应性下降时,振荡压力更易向肺终末区域传递。反之,过度湿化会导致患者呼吸管路、气管导管和气道中冷凝水形成,继而导致潮气量输送不足。

6. 吸痰 肺复张后影响肺容积维持的最主要因素为气管内负压吸引。不管是"管内"或是 HFOV 分离钳夹式吸引,负压吸引均会使肺组织显著回缩而导致吸引后低氧血症出现,且无论是增加 FiO_2 还是 MAP 都无法改善这类低氧血症。因此建议 HFOV 开始的 24~48 小时内尽量减少负压吸引,吸痰应根据患儿的自主呼吸情况(频率、强度)、心率、肤色、经皮血氧饱和度及气管插管内是否有分泌物等具体情况决定,并对分泌物性状和量、气道吸引的需要、气道吸引耐受性及效果等进行评估。吸痰操作应迅速,吸痰后及时连接呼吸机。早产儿 RDS 和其他非感染疾病,在 HFOV 开始 24~48 小时后或气道可见分泌物时开始吸痰,吸痰后有时需进行再充气过程。

第九节　临床应用及疗效判断

一、疗效判断和安全性评估

HFOV 氧合和通气的控制是彼此独立的。氧合取决于 MAP 和 FiO_2,通气取决于振幅(每搏输出量)、呼吸机频率和吸气时间。

HFOV 后 24 小时内 FiO_2 可降低 10%,氧合指数(OI)<42(OI=100×FiO_2×MAP/PaO_2),表明氧合良好;HFOV 后 48 小时 OI>42 提示氧合失败。$PaCO_2$ 维持在 70mmHg 以下,同时 pH>7.25,表明通气良好。如不能有效改善氧合,24 小时内 FiO_2 不能下降 10% 以上;不能保证足够通气量,$PaCO_2$>70mmHg,pH<7.15,提示 HFOV 治疗失败。

自 HFOV 在临床应用以来,其临床疗效和安全性一直被新生儿学者和呼吸治疗师们所反复提出。人们对 HFOV 安全性的担心,主要集中于 HFOV 是否会造成新生儿特别是早产儿颅内出血发病率的增高以及诱发慢性肺部疾病等。2002 年 8 月,《新英格兰医学杂志》分别发表了全球 2 个最大样本的 HFOV 在新生儿临床应用的多中心试验报告:美国的多中心对照试验结果表明,与 CMV 比较,HFOV 在不造成更多并发症的同时疗效略显优势;英国和欧洲的多中心对照试验显示,应用 HFOV 后发生慢性肺部疾病及病死率方面与 CMV 比较差异无显著性意义,在发生气漏、脑损伤等其他并发症方面亦无显著差别。但一些非多中心的研究报道中对颅内出血及脑室周围白质软化发生的危险性问题意见仍不一致,争议尚较多,但多数报道否认 HFOV 会增加脑室出血发生率。由 Henderson-Smart 等进行的一项 meta 分析表明,没有证据显示 HFOV 治疗可降低病死率,而且与 CMV 比较,没有确切的证据说明 HFOV 作为首选通气方案治疗早产儿急性肺功能不全更有效;但 HFOV 治疗,慢性肺部疾病的发生率似乎略有减少;虽然观察到了 HFOV 的一些短期的神经系统方面的副作用,但与 CMV 比较无显著性差异。关于 HFOV 对肺和神经发育的长期影响方面尚有待进一步观察和比较。

二、临床应用

(一) 弥漫性均质性肺疾病 (diffuse homogeneous lung diseases)

这类疾病包括 RDS、弥漫性肺炎、双侧肺发育不良等。目标是复张和维持肺容积，从而在较少气压伤和容积伤同时优化氧合和通气。振荡频率对于足月儿 10Hz 比较合适，超早产或超低出生体重儿频率选择 12~15Hz 更加合适。吸呼比选择 1:1 或 1:2。复张时容量保证能避免患者在复张过程中因为潮气量过大而发生 $PaCO_2$ 剧烈的变化；也能促进高频通气下的自动脱机，逐步转为自主呼吸为主。

RDS 患儿开始使用 HFOV 时，MAP 应较 CMV 时高 1~2cmH$_2$O，即高肺容量策略。之后在经皮氧分压或 SaO$_2$ 监护下，每 10~15 分钟增加 MAP 0.5~1cmH$_2$O，直至氧合改善。在氧合改善后，维持 MAP 不变，并逐步降低 FiO$_2$，直至 0.6 以下并维持氧合至少 12 小时以上，开始降低 MAP。在此过程中，需有胸片和血压监护，一旦出现肺过度扩张或心排出量降低，应先调低 MAP，后降 FiO$_2$。而频率和振幅的调节则取决于对 $PaCO_2$ 的要求。

(二) 非均质性肺疾病 (imhomogeneous lung diseases)

这类疾病包括局灶性肺炎、肺出血、MAS、单侧肺发育不良、支气管肺发育不良 (bronchopulmonary dysplasia, BPD) 等。治疗的基本目标是保持有效氧合和通气，受损部位得到治疗的同时，避免健康肺区域出现新的损伤，最终实现肺部均匀性改变。减轻肺区域间的非均匀性，尤其是存在区域肺萎陷时，建议使用高频率，这有利于肺部均匀化。理论上较低频率和较短吸呼比可能对治疗急性气体陷闭和高阻力疾病更理想：联合长呼吸周期 (低频率) 和相对吸气更长的呼气时间可降低流速并延长绝对呼气时间，对肺气体排空更有利。然而，克服气体陷闭需维持足够高 MAP 从而支撑气道开放，避免主动呼气时气道塌陷而使气体陷闭情况进一步恶化成气胸。治疗过程中必须根据病情经常调整呼吸策略。

MAS 早期，胎粪堵塞气道是主要问题，通气频率太高 (如 15Hz) 可加重原有的气体潴留，选用低频率 (10Hz) 可避免出现高碳酸血症，另外低频率可以减慢胎粪颗粒进入支气管树，为胎粪从气道清除提供"较长"的时间。如原已有心功能受损或合并严重 PPHN，用 HFOV 治疗效果差，常需要体外膜氧合 (ECMO) 治疗；有部分患儿，胸片显示病变较均匀，用 HFOV 效果较好。采用反比、呼气气流大于吸气气流 HFOV 联合表面活性物质灌洗肺泡可提高胎粪颗粒的清除率。

(三) 气漏 (airleak)

气漏包括肺间质气肿 (PIE)、大疱性肺气肿、纵隔气肿和气胸。无论何种气漏，用 CMV 正压通气时，都有部分潮气量通过漏排出，因而需要用较高的呼吸机参数，以提供较大的潮气量，而高的参数又使更多的气体漏出，致使参加交换的气体减少。HFOV 可用比 CMV 低的峰压和 MAP 获得气体交换而阻断以上循环。由于气体交换在低气量和低气道压力下进行，高频率的胸廓振动和主动呼气过程亦有利于促进胸膜腔内气体排出，故 HFOV 治疗气漏较 CMV 疗效好。这类患儿采用 HFOV 治疗时，必须接受和允许其有较低的 PaO$_2$ 和较高的 PaCO$_2$。为利于气漏愈合，可使用相对较低的 MAP 和较高的 FiO$_2$，以利肺部氧合，使

SaO_2 达到 85% 以上。当达到所需血氧饱和度后,应优先降低 MAP。一旦气漏愈合,则应优先降低 FiO_2,使其<0.6,而 SaO_2>90%,再根据患儿耐受情况降低 MAP。在气漏患者中管理 MAP 非常关键:激进的肺复张应该避免。MAP 应该减小到维持小气道开放水平从而避免气漏恶化。MAP 的设置可采用特殊 HFOV 通气方案:撤除 HFOV 而改为手控通气,如在某点压力时胸腔穿刺引流瓶内出现气泡,则此点压力称为"气漏压"。如"气漏压"≥15cmH_2O 时,则采取"允许性高氧"策略,即 HFOV 时 MAP 设置要低于"气漏压"、提高 FiO_2 致 SaO_2 达到 85%~90%。如"气漏压"<15cmH_2O 则因 MAP 太低无法达到良好的氧合状态,故不宜采取"允许性高氧"方法。另外振幅要小一些。即气漏患儿行 HFOV 时,应在能耐受的情况下使用尽量低的 MAP 和 ΔP,以利气漏愈合。如为张力性气胸,首先必须持续胸腔引流。HFOV 可轻度增加气漏发生率,其中主要是肺间质气肿。避免过度通气及控制频率,避免无意中传递过高的振荡压力应能减少气漏发生。如出现大量气漏,应以小潮气量通气为主要策略,同时应使用较高频率,避免叠加任何常频通气。如出现明显 PIE,则用较低频率,短吸呼比(如 I:E=1:2)。一旦患者恢复,持续使用 HFOV 24~48 小时以避免复发。出现单侧的 PIE 时,注意体位和 / 或用选择性的单肺通气来复张萎陷肺组织,同时让患侧肺休息,在 1~2 天后再轻柔地复张患侧肺,这样有利于尽快恢复。

(四)新生儿持续肺动脉高压(PPHN)

PPHN 时,HFOV 持续应用高 MAP 可以很好地打开肺泡并降低肺血管阻力,改善通气 / 血流比值,减少肺内右向左分流。改善氧合,促进 CO_2 的更多清除,进而反作用于收缩的肺动脉,使之舒张而降低肺动脉高压。开始 HFOV 时可维持其 MAP 与先前 CMV 时相同,然后通过调节 MAP 来改善患儿的氧合和通气状况。这类患儿 HFOV 时应避免发生过度通气或肺容量降低,否则会影响肺血管阻力和肺血流,从而使心输出量降低,导致病情恶化。

原发 PPHN,无肺部基础疾病,重点在于优化血流动力学状态:在开始 HFOV 前应先排除或治疗低血容量和低血压;争取恢复呼吸正常;选择合适 MAP,促进肺循环,避免肺通气不足或过度通气。频率选择取决于患者大小而非疾病,体重越小、越不成熟患者需频率越高。原发 PPHN 患者通常在常频治疗时就过度通气了,故切换到高频时一般不需在常频基础上再调高 MAP。通常下调 MAP 可增加心输出量从而改善患者情况。同时监测中心静脉压非常重要。

PPHN 如继发于其他疾病,治疗应针对病因。例如,肺不张复张后可能会明显改善患者的病情。联合 HFOV 和吸入 NO 治疗 PPHN 相比单独使用 HFOV 或 NO 在对重症 PPHN 治疗中往往有更好效果。

(周 伟)

参 考 文 献

[1]《中华儿科杂志》编辑委员会, 中华医学会儿科学分会新生儿学组. 新生儿机械通气常规 [J]. 中华儿科杂志, 2015, 53 (5): 327-333.

［2］ 周伟. 实用新生儿治疗技术 [M]. 北京: 人民军医出版社, 2010: 137-149.

［3］ COURTNEY SE, DURAND DJ, ASSELIN JM, et al. High-frequency oscillatory ventilation versus conventional mechanical ventilation for very-low-birth-weight infants [J]. N Engl J Med, 2002, 347 (9): 643-652.

［4］ JOHNSON AH, PEACOCK JL, GREENOUGH A, et al. High-frequency oscillatory ventilation for the prevention of chronic lung disease of prematurity [J]. N Engl J Med, 2002, 347 (9): 633-642.

［5］ Henderson-Smart DJ, Bhuta T, Cools F, et al. Elective high frequency oscillatory ventilation versus conventional ventilation for acute pulmonary dysfunction in preterm infants [J]. Cochrane Database Syst Rev, 2003 (4): CD000104.

［6］ ELLSBURY DL, KLEIN JM, SEGAR JL. Optimization of high-frequency oscillatory ventilation for the treatment of experimental pneumothorax [J]. Crit Care Med, 2002, 30 (5): 1131-1135.

［7］ BELTEKI G, MORLEY CJ. High-frequency oscillatory ventilation with volume guarantee: a single-centre experience [J]. Arch Dis Child Fetal Neonatal Ed, 2019, 104 (4): F384-F389.

［8］ BERKENBOSCH JW, TOBIAS JD. Transcutaneous carbon dioxide monitoring during high-frequency oscillatory ventilation in infants and children [J]. Crit Care Med, 2002, 30 (5): 1024-1027.

［9］ ZIMOVÁ-HERKNEROVÁ M, PLAVKA R. Expired tidal volumes measured by hot-wire anemometer during high-frequency oscillation in preterm infants [J]. Pediatr Pulmonol, 2006, 41 (5): 428-433.

［10］ MUKERJI A, BELIK J, SANCHEZ-LUNA M. Bringing back the old: time to reevaluate the high-frequency ventilation strategy [J]. J Perinatol, 2014, 34 (6): 464-467.

［11］ GONZÁLEZ-PACHECO N, SÁNCHEZ-LUNA M, RAMOS-NAVARRO C, et al. Using very high frequencies with very low lung volumes during high-frequency oscillatory ventilation to protect the immature lung. A pilot study [J]. J Perinatol, 2016, 36 (4): 306-310.

［12］ TUZUN F, DELILOGLU B, CENGIZ MM, et al. Volume guarantee high-frequency oscillatory ventilation in preterm infants with RDS: tidal volume and DCO_2 levels for optimal ventilation using open-lung strategies [J]. Front Pediatr, 2020, 8: 105.

［13］ BELTEKI G, LIN B, MORLEY CJ. Weight-correction of carbon dioxide diffusion coefficient (DCO_2) reduces its inter-individual variability and improves its correlation with blood carbon dioxide levels in neonates receiving high-frequency oscillatory ventilation [J]. Pediatr Pulmonol, 2017, 52 (10): 1316-1322.

［14］ ISCAN B, DUMAN N, TUZUN F, et al. Impact of volume guarantee on High-Frequency oscillatory ventilation in preterm infants: a randomized crossover clinical trial [J]. Neonatology, 2015, 108 (4): 277-282.

［15］ LEE SM, NAMGUNG R, EUN HS, et al. Effective tidal volume for normocapnia in very-low-birth-weight infants using high-frequency oscillatory ventilation [J]. Yonsei Med J, 2018, 59 (1): 101-106.

［16］ SAHETYA SK, MANCEBO J, BROWER RG. Fifty years of research in ARDS. Vt selection in acute respiratory distress syndrome [J]. Am J Respirat Crit Care Med, 2017, 196 (12): 1519-1525.

［17］ SÁNCHEZ LUNA M, SANTOS GONZÁLEZ M, Tendillo Cortijo F. High-frequency oscillatory ventilation combined with volume guarantee in a neonatal animal model of respiratory distress syndrome [J]. Crit Care Res Pract, 2013, 2013: 593915.

［18］ MUKERJI A, BELIK J, SANCHEZ-LUNA M. Bringing back the old: time to reevaluate the high-frequency ventilation strategy [J]. J Perinatol, 2014, 34 (6): 464-467.

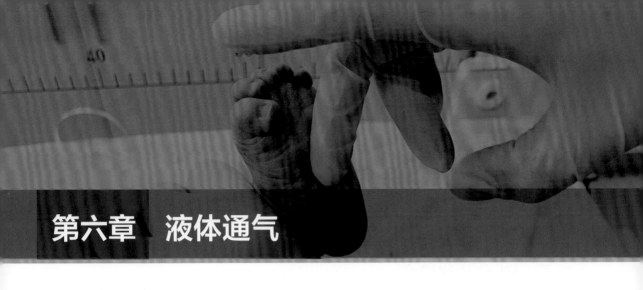

第六章　液体通气

液体通气(liquid ventilation,LV)是一种以液态呼吸介质(liquid respiratory medium, LRM)代替气体灌注气管、支气管进行呼吸的特殊通气方式。当肺内充满液体后,液-液界面取代传统的气-液界面,肺泡内表面张力显著降低,机械通气中需要的肺泡膨胀压力降低,因此液体通气提供了一种可减少气压伤风险的通气技术。

第一节　工作原理

一、液体通气技术的发展历史

1. **液体通气概念提出阶段**　1962年,Kylstra等将小鼠放入经氧合的生理盐水中,发现小鼠肺仍可将盐水作为气体交换的媒介进行气体交换,最早提出了液体通气的假设,但由于生理盐水溶解 O_2 和 CO_2 的能力不足,实验动物常伴有 CO_2 潴留,盐水无法作为理想的呼吸介质,以后的研究集中于寻找一种可以用于气体交换的液体。1966年,Clark和Gollan首次发现全氟化碳(perfluorocarbons,PFC)具有 O_2 和 CO_2 溶解度高、性质稳定、分子间作用力小、无毒等特点后,逐渐开始对液体通气进行研究。

2. **完全液体通气(total liquid ventilation,TLV)研究阶段**　1976年,Shaffer等提出了在机械通气时,将全肺充满PFC的"完全液体通气"方案,相当于潮气量体积的PFC被呼吸机泵入和泵出肺部,在每个呼吸周期中,充分氧合的PFC将 O_2 带入肺内,同时将 CO_2 排出体外。TLV对设备的要求高,需要特殊的液体呼吸机,PFC用量也较大,费用昂贵,且对循环和呼吸功能的不良影响大,临床应用受到限制。

3. **部分液体通气(partial liquid ventilation,PLV)研究阶段**　1991年,Fuhnnan等提出了PLV概念,PLV是指用LRM部分替代气态介质,同时连接正压呼吸机进行人工通气的技术。Norris等在1994年对TLV方案进行简化,设计出了"部分液体通气"方案,即将一定量

(小于功能残气量)PFC 注入肺内,然后连接传统呼吸机进行机械通气。PLV 对设备要求不高,普通的呼吸机即可应用,而且 PFC 用量小,对循环不良影响也相对较小。

4. **液体通气新模式发展阶段** 在部分液体通气的基础上,液体通气技术进一步发展,对多种新的 PFC 应用方式进行了创新研究,如:①低温液体通气,将低温 PFC 注入肺内进行液体通气,可迅速降低体温,减慢机体代谢,缓解心脏、脑、肺脏等多种脏器损伤;② PFC 吸入液体通气,将 PFC 雾化或汽化吸入肺内以达到治疗目的;③ PFC 腹腔注射,将 PFC 注入腹腔,经腹膜吸收发挥抑制炎症反应作用。

二、PFC 理化特点

PFC 在结构上与碳氢化合物相似,但所有的氢原子都被氟取代。PFC 具有许多特性使其能够成为一个完美的 LV 物质:PFC 为生物惰性、稳定、无毒、易挥发、不代谢、不导电、几乎不溶解于水及脂类的液体;可以在室温下无限期保存,并且可以进行高压灭菌而不变性;密度比水和软组织都大,表面张力和黏度较低。对气体有高亲和力,能使气体迅速扩散,有效完成气体交换,每 100ml PFC 中可溶解 50ml 的 O_2,是水的 20 倍以上,每 100ml PFC 中可溶解 160~210ml 的 CO_2,为水的 3 倍;表面张力很低,相当于水的 1/4,被注入肺内后其作用类似于表面活性物质。PFC 液体也有很大的蒸发压力范围,可以通过蒸发而被清除,少量进入血液循环的 PFC 也可再进入肺蒸发;在人的体温下,蒸发速度比水快得多。PFC 的高密度有助于在肺内均匀分布,使不张的肺泡复张,改善通气 / 血流比值。清除后肺部可以根据需要重新充气。

PFC 液体有近百种,在选择作为呼吸媒介的 PFC 液体时须考虑其表面张力、密度、黏度、对 O_2 和 CO_2 的溶解度、蒸汽压及挥发速度等理化性质。目前应用较多是 l- 溴全氟辛烷,又名潘氟龙(perfluoron)。

三、液体通气的原理

LV 有明显的潜在益处,包括:改善气体交换,降低表面张力,改善肺顺应性,降低气道压力等。主要的作用机理包括:

1. **气体转运的作用** PFC 提高了 O_2 和 CO_2 溶解度,因而具有较高的携带 O_2 及 CO_2 能力,在肺内起着气体转运的作用。

2. **降低肺泡表面张力** 正常肺泡内层气 - 液界面具有表面张力,因表面活性物质的存在,肺泡不至于塌陷。由于 PFC 的高密度、低表面张力,在重力作用下能进入并扩张萎陷的肺泡,以液 - 液界面替代通常的气 - 液界面,迅速降低肺泡表面张力,可起到类似于肺泡表面活性物质的作用,使萎陷的肺泡重新开放,同时肺泡内存在的 PFC 在呼气末相当于呼气末正压(PEEP),上述作用又称为"液态 PEEP"效应。此外,有研究表明,PFC 可以参与维持肺表面活性物质的活性、促进磷脂合成与分泌。

3. **促进肺泡复张,恢复功能残气量** PFC 通过降低表面张力、消除炎性渗出物、改善肺表面活性物质活性,使得萎陷的肺泡复张,在较低的气道压力条件下,肺换气功能得到改善。

PFC 复张肺泡后,表面张力降低,故肺泡不再萎陷,肺顺应性显著升高,通过液体扩张肺泡的压力仅为气体扩张肺泡所需压力的 1/3。

4. 调节肺内通气 / 血流比 PFC 借助重力作用,部分液体通气时潴留于肺组织通气不良的下垂部位,可造成该部位血液流向上部区域,使肺内上、下区域的血流得以重新分布,进一步改善了通气 / 血流比值。

5. 局部抑制炎症作用 尽管目前作用机制尚未完全明了,但是研究发现 PFC 可稳定细胞膜,抑制炎症介质的释放,从而抑制肺组织的炎症反应,防止或减轻肺损伤的程度,加快肺部的恢复。

6. 有利于肺泡及小气道分泌物的排出 液体通气时,小气道和肺泡内的渗出物及碎屑能有效集中于大气道内,便于通过吸引清除。

第二节　适应证与禁忌证

基于 PFC 的作用原理,液体通气在临床上为治疗急性肺损伤提供了一些理论上的优势,适用于各种原因导致的严重呼吸衰竭。在过去的 40 多年里,人们进行了各种动物模型的研究,包括正常、早产和具有肺损伤的动物模型,后续也发表了一系列小规模的临床研究。

临床研究开始于 20 世纪 80 年代末、90 年代初,但均为小样本临床研究。1989 年,Greenspan 等首次将液体通气应用于临床治疗新生儿呼吸窘迫综合征(neonatal respiratory distress syndrome,NRDS);之后 Leach 等报道了一项对患有严重 NRDS 的早产儿进行 PLV 治疗的多中心研究;Pranikoff 等报道了 4 例先天性膈疝(congenital diaphragmatic hernia,CDH)患儿 PLV 治疗的结果。临床研究提示,该技术似乎是安全的,可以改善这些婴儿的肺功能和恢复肺容量。

在新生儿科领域内,LV 可用于常规治疗无效、无条件进行 ECMO 治疗或 ECMO 治疗失败的重症 NRDS,以及对其他治疗无效的重症呼吸衰竭如 CDH、ARDS 等合并呼吸衰竭。

目前的研究缺乏较为统一的病例纳入标准,如严重 NRDS 需要使用大剂量的肺表面活性物质仍无效,可以考虑应用 PLV。同时对于 PLV 的呼吸支持策略、PFC 的剂量及给药方式等,不同的研究单位实施技术标准与方法均不同。作为一种常规治疗手段,PLV 目前应用于新生儿的临床证据并不充分,尚需进行严谨的多中心、大样本、随机对照研究。

目前 LV 的主要适应证包括 NRDS、急性呼吸窘迫综合征(acute respiratory distress syndrome,ARDS)、胎粪吸入综合征(meconium aspiration syndrome,MAS)、间质性肺气肿和 CDH 等。另外,在一些动物实验研究中,LV 未来也可能应用于以下方面:肺挫伤、吸入综合征、囊性纤维化、肺泡蛋白沉积、药物载体、影像学、体温控制、体外循环时的肺保护、器官捐赠时的肺保护等。

LV 尚未在临床普遍开展,应用经验仍然有限,目前并无绝对禁忌证,但在使用时需注意可能出现的并发症,如气胸、低血压、心律失常、心搏骤停、酸中毒、CO_2 清除障碍等。

第三节　液体通气方法

液体通气根据注入肺部 PFC 量的多少可分为全液体通气(TLV)和部分液体通气(PLV)两种方法。

1. **全液体通气**　TLV 是向肺内注入相当于肺总量的 PFC,通过液体通气机驱动液体在肺内外进行循环。吸气时,液体通气机将相当于潮气量的含氧 PFC 液体送入肺内,呼气时肺内 PFC 液体流出,然后通过泵入一个到类似于体外膜肺中,完成补充 O_2、去除 CO_2、滤过气道分泌物及微生物、加温及补充散失的液体等过程,最后再回到肺内进行气体交换。与气体通气或部分液体通气相比,TLV 的优点包括没有气 - 液界面,从而有利于肺泡恢复和增加肺顺应性,特别是在受损伤的肺脏中。1989 年,TLV 开始用于重症 ARDS 患者的临床治疗。TLV 缺点是需要特殊设备,操作复杂,费用昂贵,清除 CO_2 能力低,易造成 CO_2 潴留,另外PFC 液体密度高,可压迫肺毛细血管,阻碍静脉回流,使右心室后负荷加重,对循环干扰大,由于有上述缺点,其临床应用受到一定的限制。

2. **部分液体通气**　1991 年,Fuhrman 等将液体与气体技术相结合,发展了 PLV 技术,显著简化了液体通气的应用程序。PLV 是向肺内注入少于或相当于功能残气量(functional residual capacity,FRC)的 PFC,然后使用传统呼吸机进行常规机械通气(conventional mechanical ventilation,CMV),送入潮气量的气体使肺内 PFC 液体氧合,PFC 再与肺泡毛细血管进行气体交换,排出 CO_2(图 6-1)。大量研究表明此技术的治疗作用与 TLV 大致相当,但其操作简便、易行,省略了体外充 O_2 和清除 CO_2 的过程,同时没有 PFC 引出和重新灌注的繁琐过程,对血流动力学影响小,清除 CO_2 能力较 TLV 强,平均气道压较 CMV 和 TLV 小,可用常规呼吸机进行通气,无需特殊设备。这些优势使得 PLV 成为液体通气的主要方式。PLV 的治疗作用主要包括以下方面:① PFC 表面张力低,可起到类似肺表面活性物质的作用,促使萎陷的肺泡复扩张,同时肺泡内存在的 PFC 在呼气末相当于呼气末正压(PEEP);②肺泡内的液 - 液界面提高了肺部顺应性;③ PFC 密度较高,因重力作用分布于肺低垂部位,增加肺泡内压,改通气 / 血流比例,提高气体交换效率;④稳定细胞膜,抑制炎症介质的释放,从而抑制肺组织的炎症反应,防止或减轻肺损伤。动物研究证实与常规机械通气相比,PLV 能抑制急性肺损伤动物模型的血清肺泡灌洗液和肺组织中促炎因子白细胞介素(interleukin,IL)-1β、IL-6、IL-8 的表达。而唐瑾等通过动态观察 PLV 对内毒素诱导急性肺损伤(acute lung injury,ALI)幼猪促炎 / 抗炎因子的影响,发现 PLV 可显著降低 ALI 幼猪促炎因子水平,且在维持促炎 / 抗炎因子平衡方面效果更明显,这可能是 PLV 改善肺损伤的机制之一。其缺点就是不能完全消除气液界面,所需通气压力较 TLV 高。

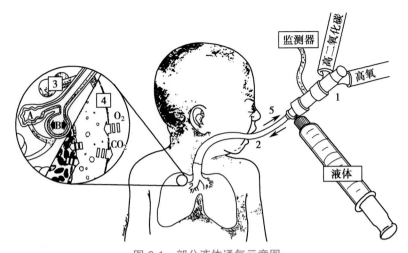

图 6-1 部分液体通气示意图
常规通气正常进行(1),而液体通气介质通过侧孔注射器注入肺中(2),
液体可使闭合肺泡张开(3),气体可以通过液体介导交换(4),CO_2 呼出(5)。

进行 PLV 的第一步是通过气管插管侧孔向肺内灌注与 FRC 等量的 PFC 液体,灌注速度为 1ml/min,操作中要连续监测生命体征,轻轻变换患儿体位。有条件应监测 FRC,一旦获得理想 FRC,立即停止注入。无条件测量 FRC,可根据情况注入 PFC 液体,剂量大约为 (20 ± 10)ml/kg。PFC 进入肺部后,因分布不均匀,肺泡会呈现三种状态,即完全充满 PFC,部分充满 PFC 和完全没有 PFC,尤其对于部分充满 PFC 的肺泡,PFC 所占肺泡体积比例的不同,会导致不同比例的空气 -PFC- 肺界面,从而影响气体交换效率。有学者认为较大剂量的 PFC(20ml/kg)会对肺泡的扩张效果更好,但这样会导致肺泡毛细血管通透性增加而加重肺间质水肿。可能导致部分肺泡过度膨胀而进一步加重肺损伤,尤其气胸的发生率较高。而有实验研究结果表明,小剂量 PLV(3ml/kg)促进氧合改善效果更好,且不良反应也更少。有文献指出,可通过呼气末压为零时,气管插管内出现半月形液面来判断灌注的液体达到 FRC 量。选择低潮气量、高频率有利于减少气漏的发生。

一旦 PLV 建立,肺功能逐步改善,根据病情可以调整呼吸机参数。PFC 液体在通气过程中不断蒸发,一般按 2~6ml/(kg·h)补充。连续拍摄胸部 X 线片对确定 PFC 液体的分布和肺容积的复张非常有帮助,当肺容积增加后,应补充 PFC 液体以保证液体 FRC 量。PLV 时,当呼吸道出现大量分泌物,必须采用吸引的方法给予清理,以免造成呼吸道阻塞。PLV 的缺点是不能完全消除气 - 液界面,应用中需要的吸入压力相对较高。

PLV 通气策略与常规机械通气有许多相似之处,但 PLV 时 PFC 液体在肺内的分布、PFC 液体中 O_2 和 CO_2 的饱和状况、PFC 液体的蒸发丢失、气体容积与分布的变化等还有许多未知数,因此对一部分充满液体和一部分充满气体的肺组织进行有效的机械通气并非是一件简单的事,有关 PFC 液体的最佳灌注策略以及通气策略仍在研究之中,个体化评估 FRC 容积以及潮气量等参数的调节、对血流动力学影响等方面均需要做进一步研究。

第四节 并发症及其处理

尽管 LV 在一些研究中已经显示出其潜在的优势,但其临床应用的经验仍然较少,因此在使用过程中需要密切监护患者 PaO_2、$PaCO_2$、氧合指数以及各项生命体征,需要警惕以下可能出现的相关并发症。

1. **气胸** PLV 期间肺气压伤的发生率和设置的潮气量、PEEP 值密切相关。由于 PFC 的液态 PEEP 作用,PLV 时呼气末肺容量增加,压力 - 容量曲线环左移,低位转折点降低,合理的 PEEP 设定值应为低位转折点增加 1~2cmH_2O。由于高容量和气压伤有关,故在 PLV 时主张中小潮气量,可适当减少气胸的发生。

2. **循环系统** 早期研究显示的血流动力学损伤主要发生在 TLV,TLV 清除 CO_2 能力低,易造成 CO_2 潴留,另外 PFC 液体密度高,可压迫肺毛细血管,阻碍静脉回流,提高肺血管阻力使右心室后负荷加重;PLV 对心血管系统影响较小。虽然 PFC 可能会压迫血管床,增加肺动脉压和阻力,但是 PLV 时由于氧合改善,肺血管收缩反应反而减弱。LV 时偶尔可导致心律失常和心搏骤停。

3. **气道阻塞** 由于 PFC 与气体相比黏度高,且黏液容易堵塞,妨碍气体交换,容易导致 CO_2 潴留,需要频繁的吸引和支气管镜检查。

4. **其他** PFC 对人体远期影响和安全性还需要更多的研究和临床实践证实。

第五节 监护和注意事项

1. 密切监测患者生命体征、血氧饱和度、潮气量等。

2. 可通过连续拍胸片观察 PFC 分布情况和肺部复张情况。

3. 气管插管后,患者应使用有侧孔的接头与呼吸机连接,以方便通过侧孔注入 PFC。从侧孔注入 PFC,速度为 1ml/(kg·min),不必中断呼吸机正常通气状态。

4. 呼吸机使用常规通气模式,一般使用时间切换、压力限制模式。

5. 量化和监测 PFC 液体的蒸发是非常重要的,确保肺内含有相当于功能残气量的 PFC 是 LV 能有效进行气体交换与改善肺顺应性的重要因素。因此,需要准确评估随着时间的推移而不断丢失的 PFC 量,从而及时给予补充来维持 PFC 的最佳剂量,一般以在呼气相于气管隆嵴或以上水平可见液体半月面为宜。一般可按照 2~6ml/(kg·h) 补充。

6. 呼吸机参数和注入 PFC 速度要根据肺机能变化来调整,保证合适的潮气量。

7. 有条件的单位可以通过监测 FRC 来确定 PFC 注入量,获得理想 FRC 即可。

8. 不同研究发现,将 PEEP 设定在高于测得的静态压力 - 容量曲线低位转折点(lower inflection point in static pressure-volume curve,LIP)水平 1cmH$_2$O 可有效提高肺氧合,与将 PEEP 相对固定地设定于 5cmH$_2$O 比较,也有明显的优点。

第六节　临床应用及疗效评估

在新生儿科领域,液体通气已用于 ECMO 治疗失败或不适宜 ECMO 治疗的早产儿重症 RDS,以及对其他治疗无效的各类重症呼吸衰竭、ARDS 等。

1. **新生儿呼吸窘迫综合征**　早产儿的特征性表现为表面活性物质缺乏和肺实质不成熟,虽然表面活性物质替代疗法和产前类固醇激素的使用大大改善了临床病程,但这些患儿似乎从液体辅助通气中获益最多,尤其是早期应用时。PFC 可减少或消除表面张力,预防或救治肺不张,可再现胎儿肺发育中的液体环境,减少了对呼吸机过度压力和氧浓度的依赖。多项动物研究表明,肺力学、气体交换和肺组织在早产儿肺脏疾病模型中有显著改善。

最初的临床研究是 1989 年在宾夕法尼亚州费城进行的,PFC 应用于 6 名即将死亡的早产儿,采用 TLV,所有患儿均能很好耐受 TLV,包括肺顺应性和气体交换在内的生理学参数显著改善。

1996 年,Leach 等在《新英格兰医学杂志》报道了一个多中心研究,13 名胎龄 24~34 周(平均胎龄 28 周)、出生体重 640~2 000g(平均体重 1 055g)、患有严重 RDS 的早产儿,经传统机械通气和肺表面活性物质治疗失败后,换用 PLV 治疗约 76 小时。在注入 PFC 1 小时后,患儿的 PaO$_2$ 上升 138%,氧合指数从 49±60 降低为 17±16;肺顺应性增加超过 60%。PFC 过程中平均肺顺应性提高 2 倍即从 0.22 达因 /kg 增至 0.48 达因 /kg,而平均氧合指数明显下降,由 50 下降到 10,这组病例中与 PLV 同期相关的并发症是气道黏液不易引流和气胸,13 例患儿 7 例无病存活;3 例无效,死于呼吸衰竭;1 例死于严重支气管肺发育不良;2 例尽管对 PVL 治疗有效,但死于颅内出血;而 4 月龄的追踪显示其中 8 名患儿听力及视力正常,而且精神心理发育正常。

2. **急性肺损伤 / 急性呼吸窘迫综合征**　急性肺损伤 / 急性呼吸窘迫综合征(ALL/ARDS)是各种因素导致的严重肺损伤,临床上以呼吸窘迫、顽固性低氧血症及酸中毒为特征。基于 LV 的作用机制恰是针对 ALI/ARDS 的病理生理改变,故可能成为治疗的潜在手段。LV 治疗 ARDS 的研究主要集中在动物实验,而临床试验相对滞后。在新生儿领域,LV 也可用于 ECMO 治疗失败或不适宜 ECMO 治疗的早产儿重症 RDS。

3. **先天性膈疝**　先天性膈疝(CDH)棘手的问题是通常存在一侧肺发育不良,还可以合并肺表面活性物质缺乏。PFC 液体有潜力最大限度地补充发育不良肺脏的功能,同时最大限度地减少表面活性物质缺乏导致的高表面张力,改善 CDH 患儿的肺顺应性,提高氧合指数,并最大程度地减少气压伤。对一种用 PLV 支持的羔羊 CDH 模型研究发现,无论是在出生时预防性应用 LV,还是在通气治疗一段时间后使用 LV,与常规通气治疗相比,CDH 的气体交换和顺应性都得到了改善。与通气治疗抢救治疗组相比,分娩时预防性使用 PFC 液体治疗组的功能改善明显。此外,根据 PFC 液体的重力依赖性分布特征,通过不透射线的 PFC 液体,还可评估这类患儿的肺组织和支气管数量。临床上 Pranikioff 等对 4 例接受 ECMO 治疗的 CDH 足月儿进行 PLV 临床试验,所有患儿已经过 2~5 天 ECMO 治疗,结果显示,PLV 治疗后 PaO_2 和肺静态顺应性显著增加,可有效改善 CDH 患儿的气体交换和肺顺应性,还可评估这类患儿的肺组织和支气管数量。

4. 胎粪吸入综合征 近年来有关胎粪吸入后机械通气治疗的动物研究表明,PLV 可以改善机体的氧合、肺的顺应性,减少肺损伤。国内朱晓东报道了使用 PLV 成功治疗一例新生儿 MAS 及其诱发的严重呼吸衰竭,患儿在使用呼吸机进行常频机械通气无效的情况下,将加温后的 PFC 缓慢注入患儿肺内,通过球囊加压,使其在肺内均匀弥散后继续进行常频通气,治疗后患儿的氧合情况明显改善,氧合指数(OI)显著下降,6 小时后 OI 比 PVL 前下降 41.18%,无明显 CO_2 潴留,提示 PVL 在治疗新生儿 MAS 方面有良好的应用前景。

5. 支气管肺发育不良 目前还没有可以显著改善重症支气管肺发育不良(BPD)病程的治疗方法。液体通气中低压力肺泡复张和改善通气/血流比例的作用有可能改善发育不良肺的气体交换功能和肺顺应性。Eichenwald 等在 2017—2018 年,对 9 例年龄约为 5 个月患有严重 BPD 患儿气管内灌注全氟辛基溴(perfluorooctyl bromide,PFOB),PFOB 被认为最适合液体通气的 PFC,PLV 治疗超过 5 天,没有患儿发生气胸、持续血氧饱和度降低、持续高血压、严重黏液堵塞和持续二氧化碳潴留等不良安全事件,中期分析显示 PLV 组在 3 周后 PCO_2 有显著且持续的下降。在这组严重 BPD 的早产儿中,用 PFOB 进行 PLV 是安全可行的,在停止给药 30 天后,没有出现与残留 PFOB 相关的不良反应。

6. 其他领域的应用前景 PLV 时可通过 PFC 进行肺部药物运输,高 O_2 和 CO_2 的溶解性、低表面张力以及进入塌陷肺泡的能力使 PFC 能较好地将药物运送到肺部,已被研究用于输送抗生素、麻醉药和血管活性药物等;PLV 在心肺复苏中也可以作为心脏停跳的一种辅助治疗,用冷 PFC 可很快使胸腔内容物降温并促使低温脑保护,同时不会影响气体交换;在支气管镜中使用 PFC 液体作为支气管造影剂,可以显著增强远端气道的导航能力,最小至 0.8mm;LV 在放射学的应用可确定膈疝等肺发育不全的严重程度。

7. 与其他疗法的合用 PVL 既可单独使用也可与肺表面活性物质(surfactant,PS)替代、高频振荡通气(high frequency oscillatory ventilation,HFOV)、一氧化氮吸入(inhaled nitric oxide,iNO)等疗法联合应用。但联合治疗仍处于初步阶段,因试验规模小、数量少,尚不能充分说明其有效性和优越性。

(1)PLV 与 NO:可能有积极的效果,因为通过液体可将 NO 有效地分布到打开的肺单位,PLV 基础上吸入 NO 可增强机体对 NO 的反应。但这种方式可使 NO 和 O_2 共存的时间延长,是否会产生毒性效应还未可知。

(2)PLV 与外源性 PS:有研究表明,用 PS 后行 PLV 较单独用 PS 可更好地改善气体交换、提高肺静态顺应性、减轻肺病理损伤、降低平均气道压,其改善程度与 PFC 剂量、PLV 频率有关。高频率、大剂量组吸气峰压低、肺静态顺应性高、气压伤发生率低、PFC肺内分布均匀一致；低频率、小潮气量组平均气道压虽最低，但肺扩张不均匀，PFC分布欠佳。另有研究显示，PS与PLV联合应用比单独使用PS可明显改善RDS动物的氧合、肺力学指标、减轻病理改变。其原因可能为PS虽滴入气道，但不能达到气体交换区，即使进入气体交换区，也因气道内存在渗出蛋白质而失活。PS与PFC联合应用时，PS由PFC送至肺内气体交换区，渗出、水肿液及组织碎片由PFC带出肺脏，PS不会被灭活。目前主张先用PS随后行PLV。

（3）PLV与HFOV：研究显示，HFOV与PLV联合应用较单独使用HFOV能更好的改善气体交换、降低肺血管阻力、增加肺血流和保持主动脉压稳定。HFOV合用小量PFC（3ml/kg）于低平均气道压下即可获得较单用HFOV更好的氧合效果，使肺泡复张，降低肺内分流。

第七节　液体通气的安全性问题和局限性

PLV通气期间，更多的气体比PFC容易进入肺非依赖PFC的区域，可能是因为过多的PFC充填到肺中导致充气的肺容积减少，则较大的潮气量和较高的PEEP通气容易导致气漏。PLV时所应用的PFC可迅速经肺排出，少量经皮肤排出，实验表明经静脉（或气管内）注射的PFC将被网状内皮系统的巨噬细胞所吞噬。虽然吞噬现象是宿主的正常防御反应，而且可以逆转，无急性中毒的危险，但PFC长期应用的安全性还需进行研究观察。至今未发现PFC能引起明显的组织学损伤。在鼠ARDS模型中，光镜形态学检查发现，PLV组相对于常频机械通气组肺泡出血、水肿和透明膜形成减少。采用PLV时肺泡内的PFC容积将随气化而不断减少，如不及时补充丢失的PFC，则需增加PEEP方可维持已改善的氧合，亦即PLV后改为常规通气后仍可能出现肺泡萎陷。PLV时吸入氧浓度不得低于0.50，否则可导致动脉血氧饱和度不足。

在早期的动物实验中发现，使用液体通气时可降低动物心输出量、氧消耗、CO_2产生和pH值，升高肺血管阻力，这与PFC的重力作用对心脏和大血管的压迫有关。但近年来的研究认为对心血管影响不大，早期实验在正常动物的肺中进行，其病理生理状态和RDS肺大不一样，且检测指标在进行肺液体通气早期就进行，正常肺更容易将机械通气的压力传导给心血管系统。

经过几十年的研究，液体通气技术在动物试验方面获得较为理想的效果，但临床研究结果并不能令人满意。迄今为止，国际上报道的新生儿使用PVL治疗的病例十分有限。目前对LV治疗机制的了解仍有限，PLV的应用尚存在很多有待解决的问题，如适应证如何选择、PEEP水平的调节、最佳的正压通气策略、潮气量的大小、通气时的体位、脱机时机、PFC给药方式和剂量、PFC对人体远期的毒副作用等。以上这些问题的回答，将有助于正确评价液体通气技术的临床应用价值。

另外,关于液体通气的临床随机对照研究开展起来较为困难。一方面,液体通气是一种不同于其他通气方式的呼吸支持技术,目前的研究缺乏较为统一的病例纳入标准。另一方面对于 PLV 的呼吸支持策略、PFC 的剂量及给药方式等,不同的研究单位实施技术标准与方法均不同。因此,开展液体通气的治疗作用及远期影响的研究仍需大量的投入。

(程国强　邱建武)

参 考 文 献

[1] 唐瑾, 张洁, 厉旭光, 等. 部分液体通气对内毒素诱导急性肺损伤幼猪炎症反应的影响 [J]. 中华危重病急救医学, 2014, 26 (2): 74-79.

[2] 朱晓东, 朱建幸, 单炯, 等. 部分液体通气治疗新生儿胎粪吸入综合征疗效观察 [J]. 临床儿科杂志, 2005, 23 (6): 345-347.

[3] 程志鹏, 梁志欣. 液体通气治疗急性呼吸窘迫综合征研究进展 [J]. 解放军医学院学报, 2021, 42 (9): 988-992.

[4] 陈菲, 朱晓东. 液体通气诊疗进展 [J]. 中国小儿急救医学, 2013, 20 (1): 104-107.

[5] 郭忠良, 梁永杰. 液体通气在急性呼吸窘迫综合征中的研究进展 [J]. 国际呼吸杂志, 2009, 29 (24): 1500-1504.

[6] 邵肖梅, 叶鸿瑁, 丘小汕. 实用新生儿学 [M]. 5 版. 北京: 人民卫生出版社, 2019: 167-177.

[7] 赵锦宁, 李雪, 史源. 特殊通气技术: 氦氧混合气通气和部分液体通气 [J]. 中国小儿急救医学, 2017, 24 (2): 109-112.

[8] 刘芳, 赵时敏. 液体通气 [J]. 临床儿科杂志, 2003, 21 (11): 747-749.

[9] KYLSTRA JA, TISSING MO, VAN DER MAEN. Of mice as fish [J]. Trans Am Soc Artif Intern Organs, 1962, 8 (1): 378-383.

[10] SHAFFER TH, RUBENSTEIN D, MOSKOWITZ GD, et al. Gaseous exchange and acid-base balance in premature lambs during liquid ventilation since birth [J]. Pediatr Res, 1976, 10 (4): 227-231.

[11] FUHRMAN BP, PACZAN PR, DEFRANCISIS M. Perfluorocarbon-associated gas exchange [J]. Crit Care Med, 1991, 19 (5): 712-722.

[12] NORRIS MKG, FUHRMAN BP, LEACH CL. Liquid ventilation: It's not science fiction anymore [J]. Aacn Clin Issues Crit Care Nurs, 1994, 5 (3): 246-254.

[13] SHAFFER TH, WOLFSON MR. Liquid ventilation: an alternative ventilation strategy for management of neonatal respiratory distress [J]. Eur J Pediatr, 1996, 155 (2): S30-S34.

[14] HAMILTON MCK, PEEK GJ, DUX AEW. Partial liquid ventilation [J]. Pediatric radiology, 2005, 35 (11): 1152-1156.

[15] GREENSPAN JS, WOLFSON MR, SHAFFER TH. Liquid ventilation [J]. Semin Perinatol, 2000, 24 (6): 396-405.

[16] MULTZ AS. Liquid ventilation [J]. Respir Care Clin N Am, 2000, 6 (4): 645-657.

[17] HIRSCHL RB. Current experience with liquid ventilation [J]. Paediatr Respir Rev, 2004, 5 (Suppl A): S339-S345.

[18] GREENSPAN JS, WOLFSON MR, RUBENSTEIN SD, et al. Liquid ventilation of human preterm neonates [J]. J Pediatr, 1990, 117: 106-111.

[19] LEACH CL, GREENSPAN JS, RUBENSTEIN SD, et al. Partial liquid ventilation with perflubron in premature infants with severe respiratory distress syndrome [J]. N Engl J Med, 1996, 335 (11): 761-767.

[20] PRANIKOFF T, GAUGER PG, HIRSCHL RB. Partial liquid ventilation in newborn patients with congenital diaphragmatic hernia [J]. J Pediatr Surg, 1996, 31 (5): 613-618.

[21] GARVER KA, KAZEROONI EA, HIRSCHL RB, et al. Neonates with congenital diaphragmatic hernia: radiographic findings during partial liquid ventilation [J]. Radiology, 1996, 200 (1): 219-223.

[22] EICHENWALD C, DYSART K, ZHANG H, et al. Neonatal partial liquid ventilation for the treatment and prevention of bronchopulmonary dysplasia [J]. NeoReviews, 2020, 21 (4): e238-e248.

[23] SARKAR S, PASWAN A, PRAKAS S. Liquid ventilation [J]. Anesth Essays Res, 2014, 8 (3): 277-282.

第七章 体外膜氧合

    体外膜氧合(extracorpreal membrane oxygenation,ECMO)起源于体外循环技术,通过将体内的静脉血引出体外,经特殊材质人工心肺旁路氧合后再注入患者动脉或静脉系统,从而起到部分心肺替代,维持人体脏器组织氧合血供作用(图 7-1)。世界上首例成功 ECMO 病例报道于 1971 年,J.Donald Hill 医生成功救治了一例 24 岁车祸伤导致主动脉撕裂及创伤后急性呼吸窘迫综合征(post-traumatic acute respiratory distress syndrome)的病例。1975 年,Robert Bartlett 医生首次将 ECMO 成功应用于治疗一例新生儿胎粪吸入综合征(meconium aspiration syndrome,MAS)患儿,随后 ECMO 在危重症新生儿的应用逐步展开。根据国际体外生命支持组织(extracorporeal life support organization,ELSO)统计数据,自 1989 年组织建立至 2021 年 4 月,全球共纳入 ECMO 病例总数 151 683 例,其中新生儿共 45 205 例,占比约 30%,新生儿 ECMO 总体存活率约 65%。在 ECMO 发展初期,新生儿病例占比较大,然而随着一氧化氮吸入治疗、高频通气技术等发展,同时由于新型冠状病毒 COVID-19 在世界范围肆虐,近年来新生儿 ECMO 所占比例逐年缩小,而成人 ECMO 占比快速增加。我国 ECMO 起步较晚,2002 年中山市人民医院完成了中国内地第一例成人 ECMO 治疗,2008 年浙江省儿童医院报道首例儿童 ECMO 病例。近十余年特别是近五年以来,国内新生儿 ECMO 技术得到迅速发展,尤其是在新生儿呼吸衰竭治疗方面,取得了巨大的成功。ECMO 已成为危重新生儿,尤其是常规生命支持手段难以解决的严重心肺功能衰竭新生儿治疗的终极手段。

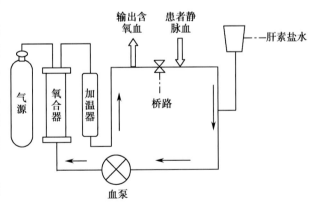

图 7-1　ECMO 工作原理示意图

体外膜氧合系统组成和工作原理

一、ECMO 系统组成

ECMO 的基本结构包括血管内插管、连接管、动力泵（人工心脏）、氧合器（人工肺）、供氧管、监测系统等，其核心部件包括：

1. **氧合器（人工肺）**　氧合器可将非氧合血氧合成氧合血，在 ECMO 中起到替代肺功能作用，故又名人工肺。目前临床常用氧合器有硅胶膜型与中空纤维型两种，前者肺相容性好，少有血浆渗漏，血液成分破坏小，适合长时间辅助，但排气困难，价格昂贵。中空纤维型膜肺易排气，安装简便，但易发生血浆渗漏，对血液成分破坏更大。临床可根据病情需要和需要 ECMO 支持时间进行选择。

2. **动力泵（人工心脏）**　在 ECMO 中起到心脏替代作用，通过动力驱动血液在管路中循环流动。临床上主要有滚轴泵、离心泵两种类型（表 7-1）。因滚轴泵不易移动，管理困难，大部分 ECMO 以离心泵作为动力泵，移动及管理方便，血液破坏小，且其抽吸效应可有助于缓解临床常见的低流量问题。当前 ECMO 整体机配置也基本为离心泵系统。

表 7-1　离心泵和滚轴泵优缺点比较

项目	离心泵	滚轴泵
流量	和转速压力成正比	和转速、管道大小有关
类型	开放限压	闭合限量
血细胞破坏	轻微	严重
血栓形成	不常见	常见
进气	不常见	常见
远端梗阻后果	管道压力轻度增高	压力增高明显，可使管道破裂
长期使用	适合	不适合
机动性	方便移动	不易移动
血液倒流	转速不够时可出现	闭合不好时可出现

3. **管路系统**　ECMO 管路系统包括血管插管和流转系统的循环管路。血管插管有静

脉插管和动脉插管两种。静脉插管的血流方向是血液进入机器,主要通过重力和负压虹吸提供动力,容易使管道瘪陷、贴壁,因此一般设计有端孔和侧孔,保证血流畅顺。体重<10kg的婴儿或新生儿也可使用单管双腔静脉插管进行静脉-静脉(V-V)支持,侧孔引血,端孔回血,可减少创伤。动脉插管的血流方向是流出管道进入人体,由驱动泵提供动力,不容易瘪陷和贴壁。因血流冲击可能会损伤血管,为了避免损伤动脉血管壁,一般只设计端孔。为了使血流阻力小,选用弹性比较好的材料。

ECMO循环管路和体外循环使用的管路大同小异,由硅胶材料组成,有肝素涂层。肝素涂抹表面(heparin-coated surface,HCS)技术的成功对长时间ECMO支持至关重要,可使血液在低活化凝血时间(activated clotting time,ACT)水平下不在管路产生血栓,同时可减少肝素用量、减少炎症反应、保护血小板及凝血因子。婴幼儿一般使用口径为0.635cm(1/4英寸)的动静脉管路。

4. 热交换器 长期ECMO支持,血液引至体外,容易热量散失而导致低体温。故在所有的ECMO系统中均设计有一个热交换装置,用于给循环管路中的血液加温,一般加温至稍高于期望体温,最高温度限定不能超过42℃。

5. 氧气源 ECMO气体交换所需气体与呼吸机使用的气体相仿,需要氧气和压缩空气气源,两种气体等压进入空氧混合器内,根据需要调节不同的气体流量和氧浓度。

6. 呼吸机 ECMO临床使用的目的是暂时性替代心肺功能以争取心肺功能恢复的机会。在使用ECMO系统过程中,为保证肺正常膨胀状态,必须使用呼吸机对肺进行支持,但此时肺进行气体交换不是主要目的,故呼吸机参数可以较低。

7. 监测装置 监测装置是保证ECMO安全不可或缺的组成部分,包括ECMO功能和安全检测装置及患者监测系统。前者主要包括:① ACT监测仪,用于监测ECMO过程中血液ACT,肝素化目标是维持在180~200秒,时间过短易出现血栓和血液凝固,时间过长则可能导致出血。②血气仪,用于及时检测酸碱和水电解质平衡状态。③泵压监测装置,ECMO使用滚压泵时,正常情况下泵压应<280mmHg,如果管路出现阻塞血流不畅,泵内压力会急剧增高,造成各种连接管脱落、泵管破裂、管路系统进气等不良现象,造成事故。现在很多泵都带有泵压监测装置,可设定报警线。患者监测装置包括体温、心电、动脉血压、中心静脉压监测等装置。

二、工作原理

ECMO的基本原理是通过静脉置管,利用机械泵将未经氧合的血液由患者体内引流出来,经由连接氧气的氧合器进行氧合,同时通过加温装置,将经过氧合并加温的血液由动脉或静脉置管回输给患者(见图7-1),以维持机体器官的供血供氧,替代患者受损的心肺功能,使患者心脏及肺脏充分休息,为其功能恢复争取时间。根据ECMO治疗模式不同,可选择动脉置管、静脉置管或静脉双腔置管。目前使用较多的采血泵多为滚轴泵或离心泵,其中滚轴泵为被动方式利用重力作用引血,操作安全性及简便性有限,而离心泵则不依赖重力,且体积小、设备简单,因此目前使用比例逐步增高。氧合器目前常用新型中空纤维氧合器,可以允许氧气和二氧化碳进行弥散气体交换,但可阻止液体及细胞透膜;气流调节装置与膜氧合器相连,可以根据患者情况调节气流速度、氧浓度等。加温装置通常为水泵,热交换水流与血流反方向流动,以增加热交换效率,对 ECMO 管路中的血液进行加温,回输给患者。整个 ECMO 管道回路将以上各组成部分连接起来,另外在泵前、泵后膜前、膜后还需要连接测压装置。与传统体外循环支持不同的是,ECMO 采用密闭性管路,无体外循环过程中的储血瓶装置,且采用肝素涂层材质,血液在密闭管路系统中持续流动,对抗凝要求较低,ACT 维持 120~180 秒即可,远低于体外循环要求的ACT > 480 秒,故可以较长时间进行支持;一般 ECMO 也无需开胸手术,相对操作简便快速。

第二节　适应证和禁忌证

一、适应证

根据 ELSO 在 2017 年发布的第 4 版 ECMO 治疗新生儿呼吸衰竭的指南,ECMO 治疗适应证为:严重呼衰竭的新生儿,高度可能死亡但具有潜在可逆的病因基础,伴有以下一项或一项以上的情况,①氧合指数(oxygenation index,OI)≥40,持续 4 小时以上[OI = (MAP × FiO$_2$ × 100) ÷ 动脉导管后 PaO$_2$](MAP 为平均气道压,FiO$_2$ 为吸入氧浓度,PaO$_2$ 为动脉血氧分压);②经过积极治疗超过 48 小时仍需要纯氧支持,或持续反复失代偿;③严重呼吸衰竭急性失代偿(动脉血氧分压 PaO$_2$<40mmHg),对干预治疗无反应;④严重肺动脉高压合并右心室功能不全和/或左心功能不全;⑤缩血管药物抵抗的低血压。2020 年 10 月 ELSO 对该指南进行了更新,对于 OI 具体数值、积极治疗时间不再设定界限,而强调在积极常规治疗的基础上,组织氧输送(oxygen delivery,DO$_2$)仍不能满足机体需求,OI 持续上升或没有改善,即需考虑 ECMO 治疗。

ELSO 对于 ECMO 治疗儿童心脏衰竭的指征包括:①心脏手术及置管,包括手术前稳定、术后撤离心脏旁路失败、术后低心排血量综合征等;②各种原因导致的心脏循环衰竭;③院内心搏骤停用对传统心肺复苏无反应,需要进行体外心肺复苏(extracorporeal cardiopulmonary resuscitation,ECPR)。而目前对于新生儿心脏支持应用 ECMO 指征,尚无统一标准,可以考虑借鉴儿童适应证。

ECMO 进行新生儿呼吸支持的主要疾病包括 MAS、先天性膈疝(congenital diaphragmatic hernia,CHD)、新生儿持续性肺动脉高压(persistent pulmonary hypertension of newborn,PPHN)、呼吸窘迫综合征(respiratory distress syndrome,RDS)、新生儿脓毒症以及其他原因导致的严重呼吸衰竭等。而进行新生儿心脏循环支持的主要疾病为先天性心脏病(例如左心发育不良综合征、左/右心室流出道梗阻、房室间隔缺损等),其他原因则包括心源性休克、心肌炎、心肌病以及心搏骤停。

二、禁忌证

ECMO 治疗的禁忌证包括：①致命的染色体缺陷（包括 13- 三体综合征和 18- 三体综合征，但不包括唐氏综合征）或其他畸形；②严重且不可逆的脑损伤，不可逆的肺部疾病（如表面活性物质蛋白 B 缺乏、肺泡毛细血管发育不良等）；③不可控制的出血；④Ⅲ级及Ⅲ级以上颅内出血；⑤血管直径太小不能置管。相对禁忌证包括：①不可逆转的器官损伤（除非考虑行器官移植）；②体重<2kg（可以考虑床旁超声评估血管大小）；③胎龄<34 周；④机械通气时间>14 天。

ECMO 治疗作为体外生命支持技术，属于有创操作，在符合治疗指征且不具有禁忌证的基础上，仍需获得患儿监护人知情同意。治疗前应进行充分评估，仔细耐心与患儿监护人沟通，详细告知其 ECMO 治疗的必要性、可行性以及可能存在的各种风险与并发症，尊重患儿监护人的选择权，在患儿监护人对于患儿病情及 ECMO 治疗有充分了解并签署知情同意书后方可进行 ECMO 治疗。

第三节　**体外膜氧合支持模式**

ECMO 按照支持模式可分为静脉 - 静脉 ECMO（V-V ECMO）和静脉 - 动脉 ECMO（V-A ECMO）（图 7-2）。

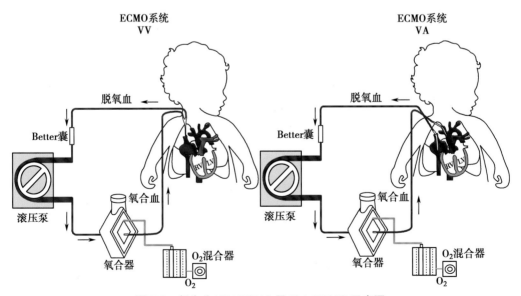

图 7-2　新生儿 V-V ECMO 及 V-A ECMO 示意图

1. **静脉 - 动脉（veno-arterial，V-A）模式**　一般采用右侧颈内静脉及颈总动脉置管，静脉置管尖端位于上腔静脉与右心房连接处,动脉置管尖端位于右颈总动脉与主动脉弓交界处,血液由静脉置管采出,经氧合后由颈总动脉回输给患者,再通过主动脉弓供给全身灌注,因而同时具备心、肺辅助功能,适用于呼吸衰竭合并 PPHN,严重影响心脏功能和循环功能稳定的患儿。V-A 转流时,在非心脏疾病患者中,全身总血流量是 ECMO 泵流量和自身左心输出量的总和;在一些心脏疾病患者中(如心脏手术后、心肌顿抑),全身总血流完全依赖于 ECMO 的泵血流。患有严重肺部疾病和 / 或肺血流量很少,或患有严重心脏功能障碍患者,可能需要更高的 ECMO 泵流量来维持氧合。V-A 转流时,ECMO 管路是与心肺并联的管路,可增加心脏后负荷,同时导致肺血流减少,时间过长可导致肺水肿甚至出血。

2. **静脉 - 静脉(veno-venous,V-V)模式** 由静脉采血,经过氧合器氧合后,再由静脉将血液回输给患者,由于仍依赖于患者心脏搏动将氧合后的血液泵入体循环动脉系统,因而该模式主要是替代肺的气体交换功能,使肺脏得到充分的休息和修复,多用于呼吸衰竭而无需心脏支持的患儿,对循环无支持作用。通常选择股静脉引出,颈内静脉泵入,也可根据患者情况选择双侧股静脉,新生儿股静脉较小,易出现引流量不足,故一般使用双腔插管(double-lumen catheter)从右侧颈内静脉引流和回输,远端采血孔位于下腔静脉,近端采血孔位于上腔静脉,中间孔将氧合后的回血直接输送回右心房(图 7-3)。选择该模式前需严格评估患儿心脏功能,包括心脏射血分数、动脉导管开放情况及分流情况、应用正性肌力药物指数等。V-V 转流时,通过静脉插管动脉侧回流的血液没有输送到体循环就通过静脉侧被回抽会发生再循环,这表现为 ECMO 混合静脉血氧饱和度高、同时患儿脉搏血氧饱和度低或相同。通常泵流量越高,再循环就会增加,如果考虑由于再循环导致低氧血症,可尝试减少泵流量。在该模式下,由于替代了部分肺氧合功能,仅需较低呼吸机参数即可维持正常气体交换,可阻断为维持氧合而进行的伤害性治疗。

V-A 模式和 V-V 模式的优缺点见表 7-2。

表 7-2 V-A 模式和 V-V 模式的优缺点比较

项目	优点	缺点
V-A 模式	• 直接心、肺支持 • 给机体提供高氧合的血液 • 能快速稳定病情	• 需要结扎颈动脉 • 非搏动性血流 • 心肌供血氧合度低 • 管路中的血栓可造成体循环栓塞
V-V 模式	• 高氧合血液进入肺部 • 搏动性血流 • 高氧合血液供给心肌 • 肺血管床能过滤栓子 • 不使用颈动脉 • 置管操作时间较短、损伤小	• 仅能辅助肺功能,不能直接提供心脏支持 • 需患者自身心脏射血功能稳定来维持循环 • V-V 导管价格较高

既往研究表明,对比 V-V ECMO 和 V-A ECMO 治疗 CDH 新生儿,两组患儿的存活率、ECMO 治疗时间、撤机时间、出院时间、近期颅内并发症等均无差异,考虑潜在的优点,建议首选 V-V ECMO。还有研究表明在两种 ECMO 治疗模式运行时间无统计学差异的情况下,V-A ECMO 组总体并发症发生率及神经系统并发症发生率均较高,因而,目前对于新生儿患者,若其心脏功能尚正常,仅需呼吸支持,建议首先考虑选择应用 V-V ECMO,当患儿在 V-V ECMO 治疗过程中出现心脏循环功能衰竭时,可考虑转行 V-A ECMO 治疗。若患儿一开始就存在心脏循环功能衰竭,则应首选 V-A ECMO。然而,由于新生儿 V-V ECMO 置管所需的颈内静脉双腔置管未获准国家审批,因此不管是进行 ECMO 新生儿呼吸支持还是心脏循环支持,目前我国各 ECMO 中心仍基本采用 V-A ECMO 治疗模式。

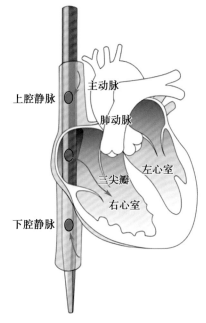

图 7-3　V-V ECMO 颈内静脉双腔置管示意图

第四节　体外膜氧合前准备及操作流程

1. **ECMO 团队准备**　ECMO 是一项重要且精细的体外生命支持技术,需要整个团队的通力合作,因而准备好一支随时能战的 ECMO 团队至关重要。一个完善的 ECMO 团队通常包括:小儿外科医生(由经验丰富的心血管外科或普外科医生组成)负责 ECMO 启动时动静脉置管、ECMO 撤机时撤除置管的手术;麻醉师、手术室护士在置管、撤管过程中辅助外科医生工作;ECMO 体外循环灌注师或专职护士负责 ECMO 管道安装、管道预充以及治疗过程中的维护;新生儿科或重症医学科医生负责患儿整个治疗过程的指导及监控;呼吸治疗师在 ECMO 治疗过程中进行呼吸机参数的调节及呼吸系统维护;药师及营养师在 ECMO 治疗过程中对于患儿的药物、肠内肠外营养进行调整。建立良好稳定的 ECMO 团队是治疗成功的关键。当有潜在的 ECMO 患者出现时,新生儿科医生需要一边评估患儿是否符合 ECMO 治疗指征,一边及时与 ECMO 团队内所有成员取得联系并良好沟通,为进行 ECMO 治疗做好充分准备。

2. **患者的选择**　ECMO 患者的选择需要相当慎重,在启动 ECMO 治疗前需要由有经验的 ECMO 团队进行仔细评估,对于每一例潜在的 ECMO 治疗对象,都应该针对 ECMO 适应证、禁忌证,以及 ECMO 治疗过程中可能出现的风险进行全面分析讨论。在治疗前全面评估患儿的基本状态,确保在 ECMO 治疗前已对患儿施行本中心最优化的常规治疗手段,包括最优的机械通气(包括常频及高频通气)、一氧化氮吸入等降肺动脉高压治疗、肺表面活性物质(pulmonary surfactant,PS)应用、合理的抗感染治疗、液体复苏及血管活性药物治疗等,若患儿在以上常规治疗基础上仍进一步恶化,则需要考虑 ECMO 治疗。

3. **完善相关辅助检查**　①检查血常规:全血细胞分析,包括血红蛋白和血小板计数等;②血型、交叉配血;③血气分析,电解质,血生化(肝肾功能、血糖、乳酸等);④凝血功能检查:纤维蛋白原,抗 X a,凝血酶原时间(prothrombin time,PT),部分凝血活酶时间(partial thromboplastin time,PTT),国际标准化比率(international normalized ratio,INR);⑤头颅及腹部 B 超、心脏彩超、胸腹部 X 线平片;⑥ C 反应蛋白(C-reaction protein,CRP)、降钙素原(procalcitonin,PCT)、血培养等;⑦遗传学检查(必要时)。

假如患儿符合 ECMO 治疗适应证,不存在绝对禁忌证,则应及时与患儿家长或监护人谈话,告知实施 ECMO 的必要性、风险及相关并发症等,获得其知情同意,签署知情同意书,尽早开始启动 ECMO 治疗程序。

4. **场所准备**　ECMO 患儿通常病情危重,因此 ECMO 置管及启动一般均在新生儿重症监护室(NICU)或儿科重症监护室(PICU)床旁进行,所以需要设置专门的房间,保证有足够的操作空间,严格遵守无菌原则及手术操作规范,房间内需要配备无影灯、负压吸引器等手术辅助设备,手术器械、电刀、头灯等手术相关设备则可由麻醉师及手术护士提前准备并带入室。患儿需放置于远红外加热辐射台以方便操作,留置有创动脉及中心静脉,持续监测动脉血压及中心静脉压,合理调整呼吸机、一氧化氮治疗仪、输液泵等设备位置,预留足够的手术操作空间。

5. **ECMO 设备及耗材准备**　打开电源,确定 ECMO 主机、变温水箱无机械故障。检查 ECMO 全套耗材(动静脉置管均应备相邻 2 个型号,以备在置管手术时外科医师根据患儿实际血管粗细选择合适的型号),核对消毒日期、型号。如超声提示永存左上腔静脉,要选择更小的静脉插管。

6. **血制品和药物准备**　2~3 单位悬浮红细胞,100~20ml 新鲜冰冻血浆,人血白蛋白,血小板;肝素,马来酸咪达唑仑,芬太尼,罗库溴铵(维库溴铵、阿曲库铵),碳酸氢钠,葡萄糖酸钙等。

7. **患儿插管体位准备**　患儿置于可加热辐射台,垫高肩膀,保持头部后仰转向左侧,暴露出右侧颈部,便于切开右侧颈内静脉及颈总动脉。插管前预先放置 X 线板,插管过程严格遵守无菌原则,无关人员撤离,关闭外部氧源,避免氧气聚集在使用电刀时引起火灾。

8. **插管麻醉和插管前抗凝**　床旁给予镇静、镇痛和肌松剂。采用咪达唑仑 0.3mg/kg 静脉注射、芬太尼 10~20μg/kg 静脉注射、罗库溴铵 0.6mg/kg 静脉注射,麻醉成功后留置有创动脉及中心静脉,持续监测动脉压及中心静脉压。插管前根据患儿凝血情况给予肝素 0.5~1.0mg/kg 抗凝,5 分钟后查 ACT,维持 ACT 目标范围 200~250 秒即可进行插管操作。紧急情况下可给完肝素后直接插管。

9. **血管通路的建立**

(1)V-A ECMO:插管选用右侧颈部血管,经颈内静脉、颈总动脉分别插入静、动脉插管,静脉插管型号选择 10~12Fr,动脉插管型号通常选择 8~10Fr。静脉插管末端应置入右心房中部(置管深度 6~7cm),动脉插管末端应位于升主动脉与颈总动脉分叉口(置管深度 2~3cm),避免过深影响主动脉瓣开放。置管完成后,需立即进行床旁 X 线片拍摄明确导管尖端是否位于最佳位置(图 7-4),如合适再缝合皮肤固定。目前也有建议认为应用床旁血管多普勒超声判断导管位置更为准确,有条件的单位可以选择开展。

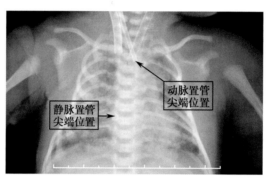

图 7-4 新生儿 V-A ECMO 动、静脉置管尖端位置

(2)V-V ECMO:选择右侧颈内静脉,插入 12~16Fr 的双腔静脉导管,最佳位置为尖端采血孔位于下腔静脉,近端采血孔位于上腔静脉,中间孔则将氧合后的回血直接输送回到右心房。(固定插管时要保持红色的动脉血回输管在前,对准三尖瓣口,减少回输血的重复循环)。

头部引流:ECMO 支持过程中,如出现头部淤血,可在颈内静脉朝向头端再放置插管引流头部静脉血液,一般选用型号为 8Fr 或 10Fr 的动脉插管。

10. 管路预充 有条件的可使用预设套包,无条件的可根据实际情况剪裁、组装管路,有条件可二氧化碳排气。乳酸林格液预充管路排气,然后用胶体(20% 人血白蛋白或新鲜冰冻血浆)或悬浮红细胞(根据患儿凝血情况加入肝素 0.5~1.0mg/ 单位红细胞)排出管路中晶体液,加入 5% 碳酸氢钠 5~10ml,最后加入 10% 葡萄糖酸钙 3ml。以上操作结束后使管路系统自循环,检查管路预充血液血气并调整。如患儿病情危重(如 ECMO 支持下心肺复苏),无法及时血液预充,采用晶体液预充排气,使用白蛋白排出晶体液即开始转流,维持生命体征后再予以输血纠正血液稀释。

11. ECMO 连接及启动 管路预充完毕后,将管路与患儿动静脉插管连接,以最低 1 000r/min 启动离心泵,按照先静脉(V)、确保泵流量开启(On)、后动脉(A)顺序(V-O-A)松开管路钳。当动脉侧未夹紧时,泵必须保持运转,否则可能发生血流逆行入动脉插管进入 ECMO 管路。ECMO 启动后 5~10 分钟内达到全流量辅助[120~150ml/(min·kg)],观察 ECMO 机器运行状态和患儿生命体征,然后逐渐降到患儿实际需要的辅助流量。如果使用滚压泵,松开管钳以启动 ECMO 流量,松动脉侧(A),然后松开桥(B)(如果适用),最后松开静脉侧(V)(A-B-V);可以启动流速低至 10ml/(kg·min),并在置管后缓慢增加流量至目标[至 100ml/(kg·min)]5~10 分钟。

12. 撤除常规支持 当达到足够的流量时,呼吸机设置调低至"休息"水平(高 PEEP

10cmH$_2$O,长吸气时间 1.0 秒,通气频率 10 次 /min,PIP 20cmH$_2$O,FiO$_2$ 21%~30%)。根据血压和 ECMO 支持类型,升压药改间断给药或停用。V-V ECMO 可能需要增加升压药使用,因为它不支持心脏和心输出量。如果患者在 ECMO 插管前接受吸入一氧化氮,考虑在 ECMO 插管后停药直至 X 光提示肺部再次开放。

13. ECMO 运行中的监测与管理(见本章第六节体外膜氧合运行中的监测与管理)。

第五节 体外膜氧合基本参数

ECMO 上机后需要调节血流量、气流量。通常 V-A ECMO 血流量维持在 80~100ml/(kg·min),V-V ECMO 血流量维持在 100~150ml/(kg·min),初始上机时可以按血流量高限设定。如果使用的 ECMO 采血泵为滚轴泵,可以较为精确地控制血流量;但是如果应用的采血泵为离心泵,则需要通过设定转速来调节血流量,通常转速设定为 2 000~4 000r/min,上机后调节转速使血流量达到上述范围。氧合器供气流量初始设置一般维持气血比(1~2):1,然后根据中心静脉血氧饱和度(central venous oxygen saturation,ScvO$_2$)、乳酸水平、二氧化碳分压(PCO$_2$)进一步调节气流量和血流量。需要注意的是当离心泵转速长时间小于 1 500r/min 时,容易出现管路中血栓堵塞,因此应尽量避免长时间低泵速流转。VA-ECMO 和 VV-ECMO 基本参数设置可参考表 7-3。

表 7-3 V-A 或 V-V 模式时 ECMO 基本参数设置

ECMO 基本参数	VA-ECMO	VV-ECMO
血流量 /[ml·(kg·min)$^{-1}$]	80~150	100~150
转速(离心泵)/(r·min^{-1})	2 000~4 000	2 000~4 000
氧合器供气流量(Sweep)	2× 血流量	2× 血流量
Hct/%	30~35	30~35
ACT/s	180~220	180~220
SvO$_2$/%	65~80	没有(可能>75)
SaO$_2$/%	>90	>80
PaCO$_2$/mmHg	35~50	35~50
PaO$_2$(膜后)/mmHg	(3~5)× Sweep 氧浓度(60~80)	(3~5)× Sweep 氧浓度(40~60)
P1(泵前)/mmHg	>-30	>-30
P2(泵后 / 膜前)/mmHg	<300	<300
P3(膜后)/mmHg	<250	<250

由于 ECMO 患儿病情危重,在 ECMO 治疗前,患儿多处于高参数机械通气支持中。一

且 ECMO 治疗开始,即可降低机械通气参数使肺部得到充分休息。目前建议使用常频机械通气,参数设置如下:FiO$_2$ 0.21~0.30,呼气末正压(positive end-expiratory pressure,PEEP)8~10cmH$_2$O,吸气峰压(peak inspiratory pressure,PIP)15~25cmH$_2$O,呼吸频率 10~20 次 /min,吸气时间 0.6~1.0 秒,潮气量 4~6ml/kg。有研究表明,相较于常频通气,应用高频机械通气会延长 ECMO 治疗和机械通气的时间,因而目前不推荐在 ECMO 治疗期间使用高频机械通气。

第六节 体外膜氧合运行中的监测与管理

一、液体、电解质及营养

1. **液体** 开始运行当天,液体量以保证 ECMO 平稳运行为目的。运行平稳后液体量可限制 80~100ml/(kg·d)(不包含血制品,基础体重可参照出生体重)。

2. **利尿药** 首选呋塞米,起始剂量 0.04mg/(kg·h)。起始时机:自循环稳定,平均运转 48~72 小时后开始使用。

3. **肠外营养** 平稳运行后即可开始肠外营养,氨基酸自 2g/(kg·d),脂肪乳自 2.0g/(kg·d)开始。脂肪乳需从患者端或膜后输注,推荐自患者端(PICC 或 CVC)输注。

4. **肠内营养** 根据病情,肠道开始充气后可微量喂养[20ml/(kg·d),持续泵入]。

5. **电解质** 电解质需每日监测,钙离子需维持在 1.1mmol/L 以上。钾的补充按照 2~3mEq/(kg·d)的剂量在静脉营养液中补充,低血钾时需将补钾剂量加入静脉营养中持续给予。

液体及营养管理是新生儿 ECMO 治疗中一个较难管理的部分。组织缺氧缺血、炎症反应及细胞因子释放,导致毛细血管渗漏及肾功能损害,加上部分患儿 ECMO 上机前常接受大量液体复苏,因此液体超载和水肿在 ECMO 新生儿较为常见。部分患儿在 ECMO 治疗的同时需要进行持续性肾脏替代治疗(continuous renal replacement therapy,CRRT)。但同时新生儿在 ECMO 治疗过程中仍需要摄入足够营养以满足代谢及生长需求,因此在 ECMO 上机后应尽早启动静脉营养支持,尽量使蛋白质摄入达到 3g/(kg·d),同时在病情稳定后及时评估,尽早开始肠内营养。

二、呼吸系统

1. **胸部 X 线检查** 床边胸腹片需每日监测,同时 NO 吸入治疗的患儿,当胸片出现白肺时,可停用 NO 治疗,同时了解置管位置,出现病情变化随时复查,根据胸片情况,可重新 NO 治疗。

2. **血气分析** 每 4~6 小时监测 1 次患者端血气分析,次选为膜前血气。若病情需要,随时复查,PCO_2 40~50mmHg,PO_2 维持 60~80mmHg,患儿 SpO_2 90% 以上。每 12~24 小时需监测 1 次膜前、后血气分析,了解膜前、后 PO_2 情况(一般相差 3~5 倍)。

3. 呼吸机　若 ECMO 开始运行,呼吸机调整至肺休息状态,ECMO 患儿 PEEP 8~10mmHg,其他参数视患者而定(可参考 PIP/PEEP 20/10,RR10 次 /min,Ti 1 秒,FiO_2 21%~30%),同时设置紧急状况下呼吸机参数(参考 PIP/PEEP 35/10,RR50 次 /min,Ti 0.4 秒,FiO_2 100%;建议打印放置呼吸机旁)。同时根据患儿胸片等情况动态调整紧急状态下呼吸机参数,可每日更新。

ECMO 治疗中需要注意监测患儿血气,以了解患儿的氧合及二氧化碳清除情况,同时需要注意计算氧输送(DO_2)变化:DO_2(ml/min)= 血氧含量(CO_2)× 心输出量(CO,L/min)× 10(dl/L),其中 CO_2(ml/dl)= 血红蛋白浓度(Hb,g/dl)× 动脉血氧饱和度(SO_2)× 1.34(ml/g)+ 动脉血氧分压(PO_2,mmHg)× 0.003ml/(dl·mmHg)。健康人群 DO_2 与组织耗氧量(VO_2)一般呈 5∶1 关系。新生儿 VO_2 通常为 6ml/(kg·min),在 ECMO 治疗新生儿,DO_2 至少需要维持在 VO_2 的 3 倍以上,即至少 18ml/(kg·min)。通常在 V-V ECMO 支持下需要维持 SaO_2>85%,V-A ECMO 支持下维持 SaO_2>90%。$ScvO_2$ 是反映组织氧供的重要指标,目标是使其维持在 65%~80%。通常在 ECMO 上机时起始氧浓度维持在 100%,在后续治疗过程中监测血气分析,如果 PaO_2>100mmHg,应及时下调氧浓度,避免高氧损伤。ECMO 治疗中二氧化碳的清除主要取决于气流量,通常上机时维持气血比(1~2)∶1,监测血气使 PCO_2 维持在 35~45mmHg 的正常范围,若超出范围应及时调整气流量,避免低碳酸血症和高碳酸血症分别导致的脑白质损伤和颅内出血等并发症。

三、循环系统

1. 高血压　收缩压>120mmHg 和 / 或平均压>100mmHg,需紧急干预。首选药物为尼卡地平[起始 0.5μg/(kg·min),用生理盐水或 5% 葡萄糖稀释至 1ml∶1mg,间隔 30 分钟依血压变化调整剂量。初始 1 小时内降压幅度 10%~20%,随后 23 小时内降压幅度 5%~15%,剂量范围为 0.5~3μg/(kg·min)]。二线药物:硝普钠[0.3μg/(kg·min),持续静脉滴注,最大量 10μg/(kg·min)]。

2. 心肌顿抑　出现脉压小于 10mmHg,患儿端血气分析 PaO_2 在 50~100mmHg 或是与膜后 PaO_2 无差异。处理:①动脉置管位置过深;②予以 10% 葡萄糖钙剂 1ml/kg 静脉推注补充。

3. ECMO 开始后血管活性药物可减量,24 小时内可考虑停用。

4. 注意是否发生心律失常,运行中必要时复查心脏彩超。

5. 可选择无创心输出量监测。

ECMO 患儿上机前多数有大剂量血管活性药物维持血压及循环。在 V-V ECMO,患者的血流动力学状态取决于其本身的心功能情况,因此可能仍然需要适当的血管活性药物以维持合适的血压、心输出量和外周血管阻力。当然,随着 ECMO 治疗后患者的病情改善,血管活性药物剂量应逐渐下调。在 V-A ECMO,血流动力学受到血流量(包括 ECMO 血流量加上患者自身心输出量)及外周血管阻力的影响。由于 ECMO 上机后血管活性药物会逐渐减量,在此过程中外周血管阻力下降,血压可能会出现下降,此时注意观察患者的尿量、外周循环、乳酸等指标,必要时需要提高血流量、输注血制品或者重新滴定缩血管药物。

四、血液系统

1. **血红蛋白(Hb)及血细胞比容(HCT)** 开始 ECMO 治疗时 Hb 维持在 120g/L 以上,HCT 维持在 40% 以上,血小板维持在 100×10^9/L 以上,输注时注意红细胞和血浆比 2∶1。ECMO 运行稳定后,Hb 维持在 110g/L 以上,HCT 维持在 35%~40%。若无明显出血,血小板维持在 80×10^9/L 以上,ECMO 脱机前 HCT 提高到 40% 以上,血小板维持在 100×10^9/L 以上,主要关注临床有无出血倾向。

2. **凝血功能** 插管前 3 分钟,直接给予肝素 75~100U/kg(早产儿 50U/kg);ECMO 启用后即应监测 ACT 水平,待 ACT 水平降至 300 秒以内,开始启用肝素抗凝 28U/kg(>1 月龄 20U/kg),再视情况逐渐增至 40~50U/(kg·h)。根据 APTT、ACT 及抗 Xa 结果综合判断,APTT 维持在 100~200 秒,ACT 目标 180~220 秒(可至 250 秒),每次调整肝素控制 10% 内,ECMO 治疗过程中,纤维蛋白原需维持在 1.5g/L 以上。

3. **监测时机** 血常规及凝血功能每 4~6 小时监测 1 次。ECMO 开始运行时,ACT 每 0.5~1 小时监测 1 次,待 ACT 及 APTT 稳定后,可延长至 2~4 小时监测 1 次。每日需监测抗 Xa 及血栓弹力图。

ECMO 治疗中,要保持流转顺畅,但又要避免出血等并发症,监测凝血功能是非常重要的一个环节。目前在新生儿 ECMO 国际上通用的还是应用肝素抗凝,但也有一部分单位采用直接凝血酶抑制剂(direct thrombin inhibitors,DTIs)抗凝。通常在置管前首次应用肝素 75~100U/kg,之后维持量一般从 28~30U/(kg·h)起步,逐渐增加至 40~50U/(kg·h),甚至更高。在 ECMO 治疗过程中,需要每 2~3 小时监测 ACT,使其维持在 180~220 秒,每 12 小时监测凝血酶原时间(prothrombin time,PT)、APTT、纤维蛋白原、D- 二聚体,维持纤维蛋白原>1.5g/L,APTT 50~80 秒。另外有条件的单位可以同时监测血浆抗凝血酶Ⅲ(antithrombin Ⅲ,AT Ⅲ)和抗 X 因子,维持 AT Ⅲ>70%,维持抗 X 因子 0.35~0.7U/ml。同时每 12 小时监测血常规,维持血红蛋白>120g/L,血小板>50×10^9/L。若出现凝血功能异常、血小板降低,需输注血小板、血浆、冷沉淀、纤维蛋白原等凝血类物质时,必须经外周静脉输入,禁止在氧合器前输入,防止管道栓塞形成。

五、泌尿系统

1. **尿量** ECMO 开始 48~72 小时常可出现无尿,可无需处理。呋塞米自循环稳定后开始使用,使用剂量详见营养管理部分。

2. **尿色** 若出现茶色尿等,需注意血管内溶血,动态监测尿常规及尿红细胞位相。

3. **监测** 每日需监测尿常规、肾功能。

4. 必要时评估是否联合 CRRT 治疗。

六、神经系统

1. **脑功能监测**　有条件的单位可进行振幅整合脑电图（amplitude-integrated electro-encephalography，aEEG）和近红外光谱（near infrared reflectance spectroscopy，NIRS）进行ECMO治疗中的脑功能监测。

2. **颅脑超声监测**　ECMO开始后头5日每日颅脑超声监测有无颅内出血，每4小时检查瞳孔；ECMO运行5日后隔日监测颅脑超声。

3. **惊厥处理**　出现惊厥发作，可予以苯巴比妥治疗。

七、内分泌系统

监测血糖，每4~6小时一次。

八、镇静镇痛

新生儿ECMO治疗期间常需要适当的镇静镇痛处理，主要原则是利用最低的镇静镇痛药物剂量以达到理想效果。首选药物为吗啡，起始剂量0.01mg/（kg·h）持续滴注，根据患儿镇痛镇静程度调整剂量；若患儿有明显烦躁，可临时给予负荷剂量0.05~0.1mg/kg，每次负荷剂量给药间隔为3小时，每日需统计前1天临时推注次数，折算入次日吗啡用量中。芬太尼作为阿片类镇痛药物，兼具有镇痛及镇静的作用，首剂10μg/kg，可据需要重复每剂5μg/kg，维持剂量1~3μg/（kg·h），其相对于吗啡的优势是对患者呼吸的抑制及对血压的影响更小，但容易在ECMO管路吸附，故不常用于ECMO。苯二氮䓬类药物，例如咪达唑仑，由于考虑长期应用对神经系统的潜在副作用，不作为常规镇静药，如果需要使用，尽量用最小剂量0.05~0.3mg/（kg·h）维持，尽量短期使用；劳拉西泮，必要时每次0.02~0.1mg/kg，每4~6小时一次；地西泮，必要时每次0.1~0.2mg/kg，根据效应调整剂量。右美托咪啶在成人及儿童ECMO治疗时镇静应用相对较多，但是在新生儿应用的经验尚不足。对于先天性膈疝患儿，ECMO支持期间可能需要在镇静镇痛的基础上应用肌松药。罗库溴铵，首剂静脉推注0.45~0.6（间歇0.075~0.15）mg/kg，持续静脉滴注7~10μg/（kg·min）；维库溴铵，非操作前肌松药每次0.1mg/kg，用于操作每次0.2mg/kg，置管期间可据需要重复每次0.1mg/kg，持续滴注时0.1mg/（kg·h），根据效应调整。

九、感染防治

严格采取院内感染防控措施，建议有条件的医院实施单间隔离。根据基础疾病和感染指标（C反应蛋白、降钙素原和血培养）监测合理选择抗生素，在支持过程中再根据微生物学证据随时调整。血培养48小时阴性可停用抗生素。

十、ECMO流量、气体和压力监测

流量取决于疾病进程和代谢需求。维持血流量100~150ml/（kg·min）、气流量／血流量比（1~2）∶1；根据SvO_2、SpO_2、PaO_2、$PaCO_2$和血乳酸水平调节气流量和血流量。ECMO

支持治疗期间需要持续监测管路压力,一般需要维持泵前压力>-30mmHg、泵后膜前压<300mmHg、膜后压<250mmHg、跨膜压<60mmHg,若压力出现异常,需要考虑可能出现管路栓塞等情况,需要立即处理。

十一、护理管理

1. **血栓**　每班需注意管路中血栓情况,若出现动脉端血栓应立即上报。

2. **膜肺**　每小时冲刷膜肺 1 次。

3. **SvO$_2$ 及 HCT 监测**　膜前 SvO$_2$ 及 HCT 应依据血气分析及血常规结果定期校准。

4. **ECMO 开始后任何静脉、动脉穿刺及尿管置入及拔除都需要慎重。**

5. 建议每天监测游离血红蛋白,如无条件,可通过肉眼观察血清和尿液颜色判断是否溶血。如出现溶血,应检查管路,判断是否有凝块、打折,动脉插管是否堵塞,管路压力过高等情况,并更换氧合器、泵头或整套管路,碱化尿液和使用利尿剂维持尿量。

第七节　并发症及其防治

一、机械并发症

1. **置管位置异常**　置管位置应当在外科医师置管后、ECMO 上机前明确,若上机后出现采血不畅的情况,应警惕置管移位,必要时完善影像学检查确认,若确认脱管,应立即停机、更换插管。

2. **氧合器失能**　当氧合器出现渗漏或者内部出现血栓堵塞的情况下,氧合作用出现失效,导致气血交换障碍,一旦确定为此种情况,应当立即更换氧合器。

3. **离心泵故障**　包括突然停泵和泵头过度产热。如遇突然停泵,应立即夹闭管路,恢复呼吸机参数至完全支持,迅速将离心泵转速下降至 0,再重新提高转速至原水平,若操作无效可尝试关机重启。如遇泵头过度产热,不论何种原因,都应及时停泵并更换泵头。

4. **管道渗漏或破裂**　较为少见,一旦发生则为紧急情况,须立即更换管路。

5. **管路堵塞**　常见于静脉端血栓形成,动脉端较为少见,在 ECMO 治疗期间医护人员应当常规检查管道,特别是静脉端管路接口处、泵头处等位置,若发现少量血栓形成可根据患儿 ACT 等情况适当调整肝素用量,若管路严重堵塞影响血流量,则应考虑更换管路。

二、常见的机体并发症

1. **出血**　是最为常见的并发症,其中颅内出血占 10% 左右,另外还包括气道及肺出血、置管部位局部出血、胃肠道出血等。轻微的出血可以通过纠正凝血功能、补充血制品等解决,局部出血可予以包扎、明胶海绵按压及局部应用凝血酶胶等处理,消化道出血可予以质子泵抑制剂、H_2 受体拮抗剂等处理，肺出血可调整呼吸机参数、提高 PEEP、纠正凝血障碍，但如果出现严重且难以纠正的出血，特别是颅内大量出血时，则需要提前终止 ECMO 治疗。

2. **血栓形成** 也是常见的机体并发症之一，出现微小血栓，可以考虑调整肝素处理，如果血栓严重或者发生弥散性血管内凝血（disseminated intravascular coagulation，DIC），则应考虑更换管路。有研究表明，在新生儿 ECMO 治疗时使用抗凝血酶Ⅲ，与常规抗凝治疗组相比较，血栓发生的风险较低。

3. **溶血** 在 ECMO 治疗中，溶血的发生率可高达 15%~27%，其中可能主要与离心泵应用有关，因此建议监测游离血红蛋白，同时观察尿液颜色，如果出现溶血，需要检查管路，排除管路凝块、栓塞、压力过高等情况，必要时更换氧合器或管路，碱化尿液并且利尿维持尿量。

4. **肝素诱导的血小板减少性血栓形成**（heparin-induced thrombocytopenia with thrombosis，HITT） 是指在长时间大剂量应用肝素的过程中，由于免疫介导出现的血小板减少及继发性血栓形成，通常发生在应用肝素后 5~14 天，血小板常 $<10 \times 10^9/L$，伴有血栓形成，ACT 时间显著延长。一旦发生 HITT，应及时停止应用肝素，改用其他凝血酶抑制剂如阿加曲班、比伐芦定等，然后根据 APTT 及 ACT 结果滴定用量。

5. **液体超载以及肾功能不全** 也是新生儿 ECMO 常见并发症，其原因可能与严重低氧血症、低血容量、肾脏灌注不足导致的肾功能损伤，也有可能与 ECMO 导致的机械性溶血、肾脏血管栓塞、全身炎症反应以及毛细血管渗漏综合征等有关。当 ECMO 治疗患儿出现肾功能不全时，常常需要联合 CRRT 治疗，但是两者的连接可能增加溶血、出血等并发症的风险。ECMO 与 CRRT 联用一般可以使用 3 种方式连接：① CRRT 从 ECMO 氧合器后引血，滤过后血液回输至 ECMO 采血泵前，此为临床最常用的模式；② CRRT 从 ECMO 氧合器后引血，滤过后血液回输至 ECMO 采血泵后、氧合器前；③ CRRT 滤器进血和回血均连接于 ECM 采血泵前（图 7-5）。

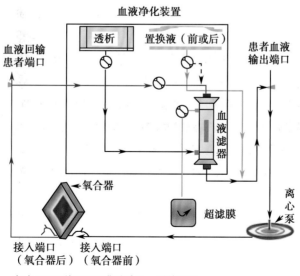

（1）CRRT从ECMO膜后采血，泵前回血

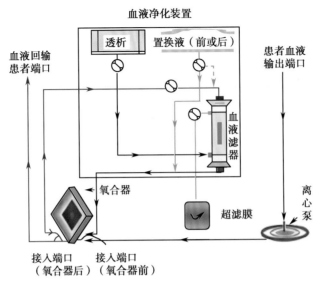

（2）CRRT从ECMO膜后采血，泵后膜前回血

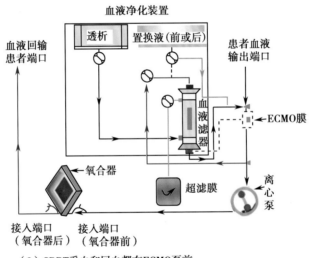

（3）CRRT采血和回血都在ECMO泵前

图 7-5　CRRT 与 ECMO 的连接方式

6. **神经系统损害**　在 ECMO 治疗过程中,常见的神经系统并发症包括脑室内出血、脑梗死、缺氧缺血性损伤等。患者本身疾病导致的低氧血症、低血压、酸中毒等均可导致神经系统损害,而在 ECMO 治疗期间,凝血功能异常、血栓形成、血管损伤,以及颈动脉结扎等,也是造成神经系统并发症的重要原因。因此在 ECMO 治疗过程中,神经系统监测相当重要。床旁头颅超声可以用于 ECMO 治疗前、中、后的颅内出血情况的排查;NIRS 可以监测大脑氧供趋势;aEEG 用以监测惊厥状态;头颅 CT 可作为头颅超声发现异常后的明确诊断,辅助临床决策;头颅 MRI 则在出现临床症状时完成并且可以用作预后随访。

7. **感染**　ECMO 治疗作为有创性操作,需要注意监测患儿感染指标。部分患儿在

ECMO治疗之前可能已存在脓毒血症等严重感染问题,可能已经使用高级别、广覆盖的抗生素治疗,但另外一部分患儿可能在ECMO治疗之前并未出现感染征象。通常ECMO治疗新生儿建议单间隔离,严格采取院内感染防控措施,根据治疗期间血常规、CRP、PCT、血培养等感染指标合理选择抗生素治疗,若找到细菌病原学证据,可根据药物敏感度测试及时调整抗生素应用。

8. **高血压** ECMO时由于离心泵循环儿茶酚胺水平增高引起后负荷增大;液体及电解质过度负荷引起前负荷增大;皮质醇水平的增高;肾素-血管紧张素-醛固酮系统的变化等可发生高血压(高血压标准:胎龄34~37周MAP≥65mmHg,胎龄>37周MAP≥75mmHg持续1小时以上或MAP≥85mmHg;当收缩压>120mmHg和/或平均压>100mmHg,需紧急干预)。处理方法:①在SvO_2允许的情况下减低管路流量;②评估镇静是否适当(加强镇静);③尼卡地平(nicardipine),开始剂量0.5μg/(kg·min),用生理盐水或5%葡萄糖注射液稀释至1ml:1mg,如30分钟内未达到目标血压值,则可每15~30分钟增加0.25~0.5μg/(kg·min),最大量3μg/(kg·min);④肼苯达嗪(hydralazine),首剂0.3mg/kg,必要时3mg/kg,每4小时一次;如果20~30分钟内无反应,可增0.2mg/kg,然后必要时0.5mg/kg,每4小时一次。

9. **心肌顿抑** 心肌顿抑(myocardial stunning)是V-A模式常见并发症,V-V模式时少见,表现为脉压差变小、动脉血气PaO_2很高。早期可因电解质紊乱、开始时流速进展缓慢、置管位置不当,晚期冠脉血流减少,心肌缺血缺氧导致心肌收缩力减弱或消失(V-A模式多见)所致。心肌顿抑时需降低系统气流的FiO_2以防止血氧过高,同时应行心脏超声检查确认插管位置。心肌顿抑状态大部分无需特殊处理,可自然缓解。必要时扩容,输注葡萄糖酸钙等。V-V ECMO上的心肌顿抑是一种紧急情况;V-A ECMO上的顿抑需要与填塞区分开来。

10. **气体栓塞** ECMO过程中,空气可能通过各种途径进入环路,包括:①从静脉注射管线注射药物、输血、抽血,操作不当可导致空气进入管路;②ECMO静脉管路打折、堵塞或者静脉回流不足情况下,血泵会产生极高的负压,液体中的气体会被抽出来形成气穴;③压力过高可导致氧合器膜撕裂,血液漏出到气相中,堵塞气体排出通道,导致气相压力高于血相压力,进一步造成膜肺撕裂,气体进入血液;④血液中氧分压过高或者过饱和,造成氧气从血液中溢出。因此,应避免氧合器后血液氧分压高于600mmHg。据ELSO数据库统计,气栓占总并发症发生率的4%。气体进入患儿体内将导致生命危险,应全力避免。动脉端的气体是ECMO的紧急事件,V-A ECMO的气栓较严重。重点是预防,应减少管路接口,增加气泡监测点(泵前),注意采血端配接及操作,密切监控管路破损。ECMO时应每小时进行一次管路检查,一旦发现管路中有气体流动,立即采取行动,首先应停止血泵运转,使气体停止移动;然后在靠近患者的地方夹闭动脉管路,防止气体进入患者体内;最后应打开管路的桥连接,夹闭静脉管路,将患者与ECMO脱离。如果已经有气体进入患者体内,必须采取进一步的保护措施:①脱离ECMO后,患者采取尽可能的头低位,使气体尽可能远离脑循环;②使用高压仓进行逐步降压处理；③如果气体进入冠脉，引起心脏功能损害，可能需要使用大剂量正性肌力药物。

体外膜氧合的撤离及撤离后处理

ECMO 是一种有创生命支持手段，本身并不能治疗心肺和其他脏器功能衰竭，仅仅是为患者治疗争取时间，长期 ECMO 治疗将带来一系列合并症。从 ECMO 实施时，就应该积极治疗原发病，促进心肺功能恢复，为 ECMO 成功撤离做好准备。ECMO 治疗时间应尽可能短，以降低合并症发生。选择合适的撤离时机，避免撤离失败，对于患者能否存活至关重要。

一、ECMO 试停机指征

ECMO 支持下患儿原发疾病明显好转，临床症状改善，胸部 X 线片检查透光度增加，仅依靠最低 ECMO 支持水平［即气体流量 ≤ 0.1L/min，氧浓度 0.3~0.4，ECMO 流量 80~100ml/(kg·min)］即可维持良好的氧供及循环状态，不需要血管活性药物支持，能耐受护理，可考虑做 ECMO 撤离或试停试验。

V-A ECMO 能否进行撤机试验取决于 ECMO 管路中是否设置桥连接。若未设置桥连接，则仅需按每小时 20ml 速度逐渐下降 ECMO 血流量，同时逐步上调呼吸机参数，当血流量降至 50ml/min 时，达到完全呼吸支持参数（设置参数参考 V-V ECMO 撤机试验），观察 2~3 小时，若患儿生命体征及血气分析指标满意，则可直接进入撤机程序。若 V-A ECMO 管路设有桥连接，则可进行撤机试验：以每小时 20ml 的速度逐渐降低 ECMO 血流量，同时相应上调呼吸机参数，当血流量降至 50ml/min 时，机械通气调整为完全支持状态，此时可以夹闭采血端和回血端，保持桥连接开放，使 ECMO 机器处于静脉 - 桥连接 - 动脉自循环模式，而与患儿连接断开，观察患儿自身呼吸及循环功能是否能维持基本氧合、血压。注意在此过程中，需每 5 分钟左右开放动静脉管路并夹闭桥连接冲刷一次，持续 5~10 秒，防止插管凝血。若监测血气指标满意，则可考虑撤机。

二、VA-ECMO 试停机方法

1. **低流量试验**　试停试验前，ECMO 流量以每小时下降 10~20ml/(kg·min) 至 50ml/(kg·min)，同时提高呼吸机参数设置；然后降至 20~30ml/(kg·min)，机械通气调整为完全支持状态，此时可以夹闭插管，进入静脉 - 桥连接 - 动脉转流模式（开放桥连接，夹闭采血端和回血端，阻断 ECMO 与患者间的连接），为防止插管凝血，每 5 分钟打开静脉插管，夹闭桥连接、打开动脉插管冲刷一次，持续 5~10 秒，然后夹闭插管恢复桥连接。夹闭插管状态下，血气满意即可进入拔管程序。

2. **夹闭试验**　若为滚压泵，钳闭静脉管路 - 打开动静脉桥连 - 钳夹动脉管路，关闭流入气流,每15分钟冲洗管路10秒避免血凝块。若为离心泵,钳闭动脉管路 - 关闭转速 - 钳夹静脉管路,关闭流入气流,每15分钟冲洗管路10秒避免血凝块。停机尝试时长15分钟~1小时,重新提高流量直到外科团队就位。两种都需要逐渐减少ECMO流量。

三、V-V ECMO 试停机方法

将机械通气上调至完全支持状态(FiO$_2$ 0.3~0.5,PEEP 5~8cmH$_2$O,PIP 25~30cmH$_2$O,呼吸频率30~40次/min,吸气时间0.4~0.5秒),断开ECMO氧合器连接的氧气接口,并连接至出气口,停止ECMO循环中任何形式的气体交换,观察在呼吸机支持下患儿自身肺部的通换气功能,评估1~2小时,监测血氧饱和度、血气分析,若情况稳定,可考虑撤机。

四、ECMO 撤离

1. **撤离前准备**　撤离前,应仔细评估患儿一般情况,原发病恢复情况,行血气分析了解氧合状况,摄胸片和心脏超声评价心肺功能恢复情况,是否达到撤机指征(即试停机指征)。

2. **撤离方法**

(1)V-A ECMO 撤离:根据患者血氧及氧输送情况逐步下调ECMO流量,同时逐步增加机械通气支持。撤离过程应逐步推进,期间观察病情稳定。当流速减到20ml/(kg·min)后,可考虑准备停机拔管。撤离中也可利用桥路对患者进行停机试验。动静脉切开置管者停机后拔除导管前应在局部血管内作抗凝冲洗处理,然后作血管结扎,以防局部血栓形成和脱落引起栓塞。撤离期间如出现病情波动者应暂缓撤离计划。离心泵ECMO撤离顺序:夹闭动脉端导管 - 关掉转速 - 夹闭静脉端导管(离心泵ECMO恢复顺序则相反:松开静脉端导管 - 打开转速 - 松开动脉端导管)。

(2)V-A ECMO 快速撤离:患者在维持全速ECMO和最小的通气设置基础上,在数分钟内完成ECMO流量回撤,机械通气增加的过程。此法用于有并发症的紧急情况,或病情较稳定、一般情况较好的患者。

(3)V-V ECMO 撤离:撤离ECMO时首先提高机械通气参数设定,在不降低循环血量的基础上逐步调低膜肺氧流量,最后使氧合器出入两端的血氧水平值近似相等。在确认患者无失代偿性气体交换后可停机拔管。

3. **动静脉置管的拔除**　通常在ECMO撤机时需要同时拔除动静脉置管。V-A ECMO撤机时需要外科医师在无菌条件下手术操作,结扎右侧颈总动脉,右侧颈内静脉插管拔除进行压迫止血。V-V ECMO撤机时仅需拔除双腔管,压迫止血,不需要进行血管结扎。需要注意的是,在进行静脉插管拔除时,需患儿处于吸气相,同时按压肝脏,防止气体进入血管导致静脉气体栓塞。目前国外有研究认为ECMO撤机后可以考虑延迟拔出动静脉置管,不仅不增加风险,反而可以避免撤机失败需要重新上机而反复置管的风险。

五、ECMO 撤离后处理

ECMO撤离后,患儿仍需继续机械通气呼吸支持,随着肺部原发病改善,呼吸机参数逐步下调,直至能够撤离有创呼吸支持,拔除气管插管后建议先给予无创呼吸支持,逐渐脱离氧气。部分 V-A ECMO 循环支持的患儿在撤离 ECMO 后,若循环功能仍未完全恢复,可能需要继续血管活性药物支持,在血压、外周循环、血气分析等维持正常的情况下,逐渐撤离血管活性药物。ECMO 撤离后的后续治疗及护理,需要根据患儿的原发病、身体状态、并发症情况等进行个体化处理。

还有一些特殊情况,例如患儿在 ECMO 治疗中原发病进展加重被认为无逆转可能,或者证实存在肺泡毛细血管发育不良(alveolar capillary dysplasia,ACD)等致命性先天疾患,或者出现大量颅内出血等严重并发症,或者家属坚决要求放弃治疗等,则无需进行撤机试验,而给予紧急撤机。在撤机后,根据情况给予继续常规治疗,或者选择给予安宁疗护(palliative care)。

出院前一般检查包括切口愈合情况、喂养及肺功能评估。建议头颅 MRI 检查,可更敏感地评估脑损伤情况。建议进行听力筛查、眼底检查及神经发育评估。有 ECMO 支持病史的危重新生儿存在一定神经发育风险,建议长期随访。

第九节　临床应用与疗效评估

ECMO 作为抢救生命的最终手段之一,需要掌握严格的指征,在临床应用时对于患者的选择一定要慎重,由于存在潜在的诸多并发症风险,临床实践中切忌盲目放松治疗指征,千万不可为了累积经验而随意应用于本不需 ECMO 干预的患儿。ECMO 治疗还时刻面临伦理挑战,特别中国现在仍处于发展中国家行列,国家优生优育政策、家庭经济因素、对远期并发症及预后的担忧,都导致许多家庭在遇到危重新生儿需要 ECMO 治疗时处于两难的境地。此时临床医生一定要做好家属的沟通工作,征询家属意见,充分告知其治疗必要性、可行性及存在的风险,尊重家属的选择权和决定权。

ECMO 治疗疗效评估主要有两个指标,一个是成功撤机率,一个是存活出院率。根据 ELSO 的统计数据,新生儿 ECMO 呼吸支持的成功撤机率达到 87%,存活出院率也能达到 73%,而 ECMO 心脏循环支持的成功撤机率有 69%,但存活出院率仅 43%。国内由于总体新生儿 ECMO 病例数不多,大多只有单中心报道,但总体存活率与国际数据差距不大。

对于 ECMO 治疗存活患儿的随访,目前尚无国际统一标准,但是对于该类患儿,远期神经系统预后评估和相应的康复治疗,以及患儿和家庭的心理状况评估和干预,是未来需要重点关注的环节。如何提高 ECMO 存活患儿的生存质量,改善家庭困境,都需要整个社会的关注和支持。

一、新生儿胎粪吸入综合征

胎粪吸入综合征(MAS)时,由于机械阻塞和化学炎症,很容易出现严重低氧血氧和肺动脉高压,病死率极高。常规机械通气往往难以打断其病理进程,而由于高氧高压力通气带来的继发 ARDS,将导致肺损伤进一步恶化。采用 ECMO 进行心肺替代,使受损的肺得到休息,使胎粪逐渐吸收,肺动脉高压得以缓解,可打破缺氧、肺动脉高压之间的恶性循环。正是其特殊的病理生理特点,决定了 MAS 是适用于 ECMO 治疗的一种理想的疾病。1976年,Bartlett 完成的首例新生儿 ECMO 治疗即为 MAS 患者。此后,ECMO 被广泛应用于 MAS 治疗,是新生儿 ECMO 治疗的第一位疾病,治疗效果也是最佳的。ESCL 报告 ECMO 治疗 MAS 的总存活率高达 94%。近几十年来,随着高频通气、NO 吸入治疗及肺表面活性物质应用,ECMO 在 MAS 中应用比例有所减少,但仍是严重 MAS 最后的生命支持手段。MAS 行 ECMO,一般模式可选择 V-V ECMO,但如存在明显心功能不全、低血压,也可选择 V-A ECMO。

二、先天性膈疝

先天性膈疝(congenital diaphragmatic hernia,CDH)是因一侧或双侧膈肌发育缺陷,导致腹腔器官疝入胸腔,引起肺发育不良、呼吸衰竭、持续肺动脉高压(PPHN)、消化道梗阻等系列病理生理变化的先天性疾病。其发病率约为 1:2 200,病死率高达 35%。肺发育不良和 PPHN 是 CDH 患儿生后主要临床表现的基础。CDH 不仅是外科急症,也是引起呼吸、心脏衰竭的病理生理急症,需要早期呼吸支持和手术处理。常规的呼吸支持往往难以解决肺发育不良和 PPHN 带来的严重低氧血症,而且因过高参数的呼吸支持,极易导致气胸、ARDS等,最终病情恶化而死亡。ECMO 替代,可以给肺带来发育和休息时间,为手术赢得时机,大大提高了 CDH 的存活率。据 ELSO 统计,至 2015 年 6 月底,已累计有 7 419 例 CDH 患儿接受了 ECMO 治疗,存活率为 51%,在所有接受 ECMO 治疗的疾病中是最低的。二十世纪八十年代后,随着对 CDH 肺动脉高压机制的深入理解,目前对 CDH 多采用先术前稳定生命体征,再外科手术的策略,CDH 存活率从 56% 上升至 71%。目前 ECMO 用于 CDH 的指征并不统一,但如达到新生儿呼吸衰竭,机械通气包括高频通气、NO 吸入治疗后仍无改善,OI>40 超过 2 小时和 / 或 AaDO$_2$>610mmHg 超过 8 小时,应该予以尽早 ECMO 治疗。V-V ECMO 虽然脑部合并症低于 V-A ECMO,但由于 CDH 多合并 PPHN,且多存在严重低氧血症、酸中毒、腔静脉回流不畅,V-V ECMO 容易出现流量不足情况,V-A ECMO 对呼吸循环支持可能更为可靠。临床上应根据具体情况选择合适模式。CDH 胎儿后期 MRI 肺容积有助于预测出生后存活率和 ECMO 需求率,如全肺容积大于 40ml,出生后存活率在 90% 以上,ECMO 需求率不足 10%;低于 20ml,存活率仅 35%,ECMO 需求率高达 86%。

三、新生儿呼吸窘迫综合征

Bartlett 等于 1985 年报道用 ECMO 技术治疗的 11 例呼吸衰竭患儿全部存活,目前应用 ECMO 治疗新生儿呼吸衰竭的成功率高达 86%。Schaible 等对新生儿应用 ECMO 进行了20 年的研究,自 1987—2006 年间共统计了 321 例患儿,对使用 ECMO 的中心调查发现,早期和晚期转移应用 ECMO 的患儿相比,其生存率在应用 ECMO 后最初的 24 小时内有统计学意义,早期应用 ECMO 的患儿的生存率有明显提高(77% *vs.* 54%),从而极力推荐对危重患儿早期选择 ECMO 治疗。但由于新生儿呼吸窘迫综合征(NRDS)多见于早产儿,ECMO 极易导致颅内出血,且呼吸支持和肺表面活性物质应用解决了绝大多数 RDS 治疗问题,ECMO 在 NRDS 治疗中应用已大大减少。

四、持续肺动脉高压

ECMO 对严重低氧性呼吸衰竭合并肺动脉高压,伴或不伴心力衰竭时,疗效是肯定的。对于新生儿预期生存率只有 20% 者,目前 ECMO 的总的存活率达 80%。尽管随着 NO 吸入治疗和高频通气的广泛使用,ECMO 作为呼吸支持手段使用概率明显降低,但对于严重 PPHN 病例,仍是终极呼吸循环支持手段。对严重的 PPHN,如 PaO_2<50mmHg,FiO_2=1.0,PIP>35cmH_2O,常频通气 OI>30,高频通气 OI>40,高频通气后 2~12 小时病情仍不改善,可提前告知有转移至有 ECMO 条件的单位接受治疗的可能性。2017 年,《中华儿科杂志》发表了中华医学会儿科学分会新生儿学组制定的《新生儿肺动脉高压诊治专家共识》,其中推荐对 PPHN 时 ECMO 应用指征:①在常频机械通气时 OI ≥ 40,在高频通气时 OI ≥ 50。②在最大的呼吸支持下,氧合和通气仍不改善,PaO_2<40mmHg 超过 2 小时;在常频机械通气 PIP>28cmH_2O,或在高频通气下 MAP>15cmH_2O,但动脉导管前 SaO_2<0.85。③代谢性酸中毒,pH 值<7.15,血乳酸增高 ≥5mmol/L,液体复苏或正性肌力药物应用仍不能纠正的低血压或循环衰竭,尿量<0.5ml/(kg·h)持续 12~24 小时。④其他,出生胎龄>34 周,出生体重>2kg。⑤酸中毒和休克。

除以上疾病外,ECMO 也被用于新生儿先天性心脏病术后低心输出量支持、心搏骤停复苏后支持等。

(颜崇兵　蔡成　周伟)

参 考 文 献

［1］缪惠洁, 张育才. 体外膜肺氧合下连续性肾替代治疗的难点和对策 [J]. 中国小儿急救医学, 2018, 25 (5): 321-325.

［2］闫钢风, 张晨美, 洪小杨, 等. 体外膜肺在中国大陆儿科重症监护病房应用现状的多中心调查 [J]. 中华儿科杂志, 2016, 54 (9): 653-657.

［3］陆铸今, 陆国平, 闫钢风. 儿童体外膜肺并发症及处理 [J]. 中国小儿急救医学, 2015, 22 (8): 587-589.

［4］中国医师协会新生儿科医师分会,《中华儿科杂志》编辑委员会. 新生儿呼吸衰竭体外膜肺氧合支持专家共识 [J]. 中华儿科杂志, 2018, 56 (5): 327-331.

［5］裴刚. 新生儿重症监护室开展体外膜肺氧合的常见问题及对策 [J]. 中华实用儿科临床杂志, 2019, 34 (23): 1761-1766.

［6］颜崇兵, 裴刚, 张育才, 等. 体外膜肺氧合救治危重症新生儿的临床应用 [J]. 中华新生儿科杂志, 2019, 34 (6): 448-452.

［7］ BROGAN T, LEUQIER L, LORUSSO R, et al. Extracorporeal life support: The ELSO Red Book [M]. 5th ed. Michigan: Extracorporeal Life Support Organization, 2017.

［8］ FRENCKNER B. Extracorporeal membrane oxygenation: A breakthrough for respiratory failure [J]. J Intern Med, 2015, 278 (6): 586-598.

［9］ WILD T, RINTOUL N, KATTAN J, et al. Extracorporeal Life Support Organization (ELSO): Guidelines for neonatal respiratory failure [J]. ASAIO J, 2020, 66 (5): 463-470.

［10］ RAIS-BAHRAMI K, VAN MEURS KP. Venoarterial versus venovenous ECMO for neonatal respiratory failure [J]. Semin Perinatol, 2014, 38 (2): 71-77.

［11］ BAMAT NA, THARAKAN SJ, CONNELLY JT, et al. Venoarterial extracorporeal life support for neonatal respiratory failure: Indications and impact on mortality [J]. ASAIO J, 2017, 63 (4): 490-495.

［12］ GARY BW, HAFT JW, HIRECH JC, et al. Extracorporeal life support: Experience with 2, 000 patients [J]. ASAIO J, 2015, 61 (1): 2-7.

［13］ FLEMING GM, SAHAY R, ZAPPITELLI M, et al. The incidence of acute kidney injury and its effect on neonatal and pediatric extracorporeal membrane oxygenation outcomes: A multicenter report from the kidney intervention during Extracorporeal Membrane Oxygenation Study Group [J]. Pediatr Crit Care Med, 2016, 17 (12): 1157-1169.

［14］ MAKDISI G, WANG IW. Extracorporeal membrane oxygenation (ECMO) review of a lifesaving technology [J]. J Thorac Dis, 2015, 7 (7): 166-176.

［15］ BLUM JM, LYNCH W, COOPERSMITH C. Clinical and billing review of ECMO [J]. Chest, 2015, 147 (6): 1697-1703.

［16］ WILDSCHUT ED. Drug therapies in neonates and children during extracorporeal membrane oxygenation (ECMO)[J]. Duke Mathematical Journal, 2010, 16 (2): 313-326.

［17］ KIM ES, STOLAR CJ. ECMO in the newborn.[J]. Amer J Perinatol, 2000, 17 (7): 345-356.

［18］ OLIVER WC. Anticoagulation and coagulation management for ECMO [J]. Semin Cardiothorac Vasc Anesth, 2009, 13 (3): 154.

［19］ THOURANI VH, KIRSHBOM PM, KANTER KR, et al. Venoarterial extracorporeal membrane oxygenation (VA-ECMO) in pediatric cardiac support [J]. Ann Thorac Surg, 2006, 82 (1): 138.

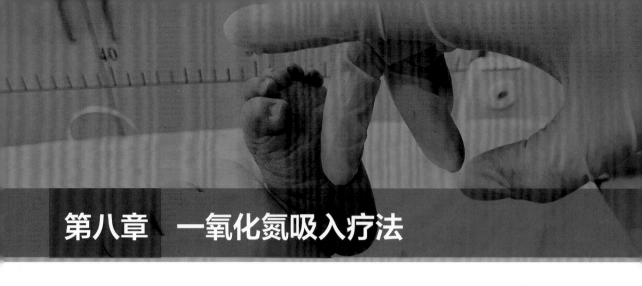

第八章　一氧化氮吸入疗法

自1978年，Furchgott教授在实验中首先发现"内皮依赖性血管舒张"现象开始，各国科学家进行了大量的相关研究，1987年，Palmer等证实此现象主要由内皮细胞所产生的一氧化氮（nitric oxide，NO）引起。随着对NO的深入了解，1992年，人们首次将NO吸入治疗成功地应用于新生儿持续性肺动脉高压（persistent pulmonary hypertension of the newborn，PPHN），随后在各种新生儿呼吸系统疾病和心血管系统疾病的治疗中也得到了较多的研究与应用，如治疗新生儿呼吸窘迫综合征所引起的低氧血症及足月儿低氧性呼吸衰竭等，自此，NO吸入治疗逐渐成为各种原因所致的新生儿肺动脉高压的重要治疗手段。

第一节　一氧化氮的作用及其机制

一、一氧化氮的生理功能

（一）调节血压

在基础状态下，血管内皮细胞可持续释放NO，以维持血管的基础张力，为血压调节的基本成分；此外，NO还可通过影响神经系统、心脏和肾脏等多种途径来调节血压。当血流增加，影响到血管内皮剪切压，以及缓激肽或乙酰胆碱激活内皮细胞受体时，均可引起细胞钙内流，刺激一氧化氮合酶（NO synthase，NOS）系统活性，促进细胞内L-精氨酸转化为L-瓜氨酸，产生游离NO；后者弥散入附近的平滑肌细胞，刺激可溶性鸟苷酸环化酶（soluble guanylyl cyclase，sGC），促进GTP转化为cGMP，激发一系列细胞内反应，引起平滑肌舒张；而cGMP则在平滑肌细胞内通过磷酸二酯酶系统迅速水化和灭活。

（二）调节血流灌注

NO对心肌收缩力有一定的调节作用，许多末梢神经也可通过NO相关机制发挥神经源性血管舒张作用，影响器官，如胃肠道、呼吸道及泌尿生殖道的血液供应。

（三）神经递质作用

在中枢神经系统,NO 合成后可直接扩散到邻近细胞,作为一种神经递质而作用于靶细胞。NO 的这种特性使得它在信息传递过程中起到一种特殊的作用,在增强海马及抑制小脑的长时程突触传递过程中尤为明显。

（四）抗炎作用

NO 可非特异性杀灭细菌、真菌及寄生虫等病原体和肿瘤细胞而增强非特异性免疫功能;对特异性免疫功能的影响较复杂,除在移植物抗宿主反应中可增强特异性细胞免疫反应外,一般认为 NO 的产生常伴有免疫功能的抑制,表现为大鼠淋巴细胞有丝分裂减低、巨噬细胞功能低下、淋巴细胞增殖减慢、抗体产生及多种细胞因子分泌受抑等。在新生儿临床应用上,已有实验证实 NO 可以抑制炎症细胞激动素基因的表达,减少中性粒细胞在肺部的与黏附积聚,从而使 BPD 的可能性降低。NO 的这种抗炎作用在感染性休克、哮喘及再灌注性损伤等病理过程中更为明显。

在疾病进程的晚期单独使用 NO 吸入,并不能改变患儿的机械通气时间和病死率,但作为预防措施(在炎症反应过程启动前给予 NO 吸入)可能具有一定的预防作用,或在肺内,甚至在肺外(脑、肾、心肌)水平上作为调节炎症反应的一种治疗手段,可能可以减轻肺损伤、心肌损害,甚至脑损伤。若这些研究结果最终被临床试验所证实,NO 将被常规加入到麻醉和 ICU 通气系统中,将使血流重新分布至灌注不良的肺组织区域,而不会改变全身的血流动力学。

（五）对出凝血机制的影响

NO 可抑制血小板凝集功能,抑制血小板和白细胞的血管壁黏附功能,使出血时间延长。

（六）其他

NO 可扩张支气管,也可保护由其他反应性中间产物,如超氧化物阴离子和 HO^- 自由基等所引起的氧化性损害。

二、一氧化氮降低肺动脉压力的机制

（一）内源性一氧化氮介导的血管扩张作用

NO 持续释放,并不断产生 cGMP,对维持多个血管床的基本张力必不可少。内源性 NO 的扩张血管作用仅仅局限于产生 NO 的血管局部。由内皮细胞产生的 NO 介导的血管舒张反应在动脉、静脉和毛细血管中均存在,但程度有所不同。由于传输动脉的平滑肌细胞含有较多钙离子激活的钾离子通道,NO 对传输动脉的舒张作用大于小动脉。内皮细胞释放 NO 能力随胎龄增长而增加。在生理情况下,当心脏收缩加强、肺内血流增加或血管内压力升高时,肺动脉血管内皮细胞释放 NO 也增多,从而维持肺循环阻力状态稳定。

（二）外源性一氧化氮降低肺动脉压力的机制

1. **主要作用机制** 血管平滑肌的收缩与其细胞内的钙离子浓度及钙调蛋白(calmodulin)密切相关。NO 为挥发性气体,具有亲脂性,能很快弥散到附近的肺间质和血管平滑肌细胞。当外源性 NO 由气道吸入后通过肺泡壁,进入肺毛细血管平滑肌细胞,直接以 NO 气体形式或间接以 S- 亚硫基硫醇（S-Nitrosothiol）的形式，通过与血红素结合而激活 sGC，使 cGMP 增加，阻止肌浆网的 Ca^{2+} 释放和抑制细胞外钙内流，最终使细胞质游离钙离子浓度降低，平滑肌舒张，血管扩张。与此同时，NO 亦可通过直接激活 K^+ 通道或通过调节血管紧张素 II 受体的表达及活性而使肺血管扩张，应用药物阻断此途径时，内皮素依赖性的肺血管扩张效应亦受到抑制。

外源性 NO 吸入后经呼吸道弥散到周围的局部肺血管，能最有效地扩张并只扩张与通气良好的肺单位相关的肺血管，降低肺血管压力，减少肺内分流，增加通气 / 血流比值，改善氧合；减少右向左分流，降低氧合指数，提高动脉血氧张力。NO 的应用方式为吸入，半衰期很短，仅 3~6 秒，治疗效应主要位于肺血管，不产生全身效应。

2. 对肺血管张力的调节　内源性 NO 对围产儿肺血管张力有着重要的调节作用。已经证实，内皮细胞释放 NO 的能力随着胎龄的增长而相应增加。胎儿氧张力增加时内源性 NO 释放也增加，婴儿出生时因多种因素的综合作用可导致肺血管扩张，而这种肺血管扩张作用就是由 NO 介导的。在生理情况下，当心脏收缩加强、肺内血流增加或血管内压力升高时，肺动脉血管内皮细胞释放 NO 也随之增多，在肺内血流增加的同时，不致引起肺血管灌注压的增加，从而维持肺循环阻力状态的稳定。但在长期缺氧情况下，肺血管内皮不能随肺内血流增加而相应增加 NO 的释放，若伴发血管内皮增厚而使 NO 不能顺利弥散至肺血管平滑肌时，更可减弱或消除 NO 的这种内稳定调节作用，进一步加剧肺血管的高压。

实验证明，补充外源性 NO 即可改善上述原因所引起的肺血管高压。应用肺动脉高压羊模型进行的研究发现，在吸入 NO 5~80ppm 数秒钟后肺血管即扩张，3 分钟后达高峰；吸入 NO 5ppm，平均肺动脉压降低，吸入 40~80ppm 时达到完全的扩张效应，但对心输出量和体循环血压无明显影响；在正常对照组羊吸入 NO 80ppm 6 分钟时，仍未见平均肺动脉压、心输出量和体循环血压产生明显的变化。其他实验也表明，吸入 20ppm 浓度的 NO 后，能在数分钟内完全缓解由低氧血症和呼吸性酸中毒所造成的肺血管收缩，吸入 80ppm 时发挥最大的肺血管扩张效应，而无高铁血红蛋白血症的发生，对体循环平均动脉压和脑血流亦无明显的影响。NO 吸入对肺血管发生作用的确切位置尚未清楚，但有资料表明，肺静脉较肺动脉对 NO 更为敏感。

3. 作为亲脂性血管扩张剂，如三硝酸甘油酯、亚硝酸异戊酯和硝普钠等的作用就是通过产生和释放 NO，刺激 cGMP 的生成，然后才引起血管平滑肌舒张。

三、一氧化氮灭活与排泄

NO 体内代谢主要在肺内进行。NO 具有很强的亲脂性，在肺泡内的弥散速度数倍于氧气和一氧化碳，与血红蛋白的亲和力数百倍于一氧化碳。NO 被吸入后 80%~90% 进入血流，随后立即与血红蛋白的血红素环结合（失去活性），形成亚硝酰基血红蛋白（nitrosyl hemoglobin），再经氧化迅速转变成为高铁血红蛋白，在红细胞内高铁血红蛋白还原酶的作用下，还原为亚铁血红蛋白和硝酸盐（nitrate）、亚硝酸盐（nitrite），后两者主要通过尿液排泄，少量通过唾液和肠道排泄。早产儿和某些种族人群高铁血红蛋白还原酶水平较低，容易产生高铁血红蛋白血症。

NO 容易通过肺泡进入血液,其通过速率在一定程度上取决于肺泡通气量。通气量越大,NO 通过就越快,灭活也越快。一般而言,NO 的半衰期只有 3~6 秒,只产生局部的扩血管效应,对体循环不发生作用。

此外,NO 也可被快速氧化成高氧氮原子(NO_X),使含巯基分子(如谷胱甘肽、半胱氨酸)和白蛋白硝基化,成为 NO 载体或以生物形式沉积 NO,使 NO 在较长时间内仍可影响组织细胞的功能。

四、一氧化氮吸入治疗仪工作原理

1. **气体配制** 自动控制系统依据参数设定值给质量流量控制器以相应的控制信号,控制 NO 标气输出流量,NO 标气与呼吸机治疗气混合后组成含一定浓度 NO 的治疗气给患者治疗。

2. **气体监测** 监测部分对混合气体部分取样,用电化学传感器监测取样气体中的 NO 和 NO_2 浓度,并将监测到的浓度值在液晶屏上显示。

第二节　适应证和禁忌证

一、适应证

1. 伴有肺血管张力异常的疾病,如新生儿持续性肺动脉高压,超声心动图估测肺动脉收缩压>40mmHg,肺动脉收缩压 ≥75% 体循环收缩压。

2. 对缺氧的足月儿和胎龄 ≥33 周的早产儿,在进行机械通气及吸入氧浓度为 100% 的条件下,若氧合指数仍 ≥25、SpO_2 仍<80% 或 PaO_2 仍<100mmHg。

3. 先天性心脏病手术指征及预后评估。术前肺动脉高压和高肺血管阻力的患儿在心脏手术后预后较差,术前对肺动脉压和肺血管阻力的测量,以及对肺血管收缩性的可逆性评估,对于决定术式(心脏和/或心肺联合移植)和评估长期预后是必要的;若术前存在良好的 NO 吸入反应性,则提示患儿术后对 NO 吸入的反应和预后良好。

4. 如早产儿出现上述情况时亦可考虑应用 NO 吸入治疗,但其效果差于足月儿。

二、禁忌证

1. 有出血倾向者,尤其是已有血小板减少或颅内出血者,谨慎应用;已有严重出血,如颅内出血、IVH、肺出血等。在出血得到有效控制后,病情变化仍然适用时可以使用。

2. 严重左心发育不良,左心功能不良、肺静脉梗阻性疾病(肺静脉异位引流、肺静脉闭塞等)或依赖动脉导管开放的先天性心脏病患儿禁用。

3. 已存在高铁血红蛋白血症或对高铁血红蛋白血症具有遗传敏感性者,禁忌应用。

1. **气源**　常用氮(N_2)平衡之气源,NO浓度为800ppm,也可用450ppm浓度的气源。铝合金钢瓶5L、8L、12L、20L、48L;压力10~15MPa(100~150bar);要求生产的NO气体其浓度在0~100μl/L(ppm)间连续可调,生成的二氧化氮(NO_2)浓度<3μl/L(ppm),排出后环境中NO_2浓度<5μl/L(ppm)。气源应严格按照GMP的标准生产制备,属于医用级。

2. **气源连接方法**　NO吸入多与人工呼吸机一同使用,也可通过面罩吸入。根据NO气体输送系统的不同,分为:①呼吸机联用式,即呼吸机后通入NO输送系统;②呼吸机一体式,即呼吸机前通入NO输送系统;③独立便携式,有脉冲式或空气压缩机式NO治疗仪。一氧化氮呼吸机给气方式包括:①呼吸机气体混合器接入,间断供气;②呼吸机湿化器前接入,间断供气;③呼吸机湿化器后接入,连续供气;④面罩内连续供气。

目前临床上使用的主要是呼吸机联用式:①NO气源经减压后,通过高精确度的转子流量计、质量流量计或质量流量控制器的调节,经不锈钢或聚四氟乙烯管道,以较小的流量加入到呼吸机管道供气支的新生儿吸入端,位于湿化器前或后,在供气支接近患儿气道三通接口处连续取样(图8-1)。NO所需浓度可根据以下公式计算:NO钢瓶输出流量=呼吸机流量÷[(钢瓶NO浓度÷需要的NO浓度)−1]。②也可将NO与N_2混合气体(混合器1)连接到人工呼吸机空氧混合器(混合器2)之"空气"输入端,通过调节混合器1与混合器2而取得所需的NO浓度。通常采用第一种方法,因为该方法只需要较小的NO输出流量,能节约相对较昂贵的NO气源,同时NO与氧接触时间相对较短,可减少NO_2的产生。

3. **NO/NO_2浓度监测**　设备中应设有NO和NO_2浓度监测装置,多为电化学探头(电池),NO监测浓度范围在0~100ppm,NO_2在0~10ppm。在临床使用中,接入方式为主气流式直接注入供气管道的中间位置,使在到达患儿气管插管接入端三通接口附近有至少30cm的混合段,保证气体得到充分混合及稀释后达到治疗浓度,在近三通接口处通过侧端气流将含有NO的混合气体以小流量(50~100ml/min)引入NO/NO_2浓度监测仪。接入气体应加用除水装置,防止潮湿对探头寿命的影响。需要注意的是,吸入NO浓度受到NO/N_2供气流量及呼吸机供气管道内气流流量两方面的影响。当后者相对不变时,接入NO/N_2流量与最终治疗浓度成正比。NO/N_2供气钢瓶中的NO浓度(比例)在治疗过程中保持不变,但使用消耗后,钢瓶中的压力会逐渐下降。钢瓶的气体消耗主要受呼吸机通气量和模式的影响。呼吸机管道流量越大,NO气体的消耗越大(以达到预设的吸入NO浓度)。气体消耗与患者体重也有关系,体重越大,消耗的NO气体越多。

4. **废气净化**　人工呼吸机的的呼气阀排气口应连接较粗的软管,以将废气引出室外。若在呼吸机的排气口加上净化装置,可以更好地清除NO和NO_2,减少对患儿和医务人员的潜在不良影响。

5. **备份供气装置**　为了防止主供气路意外失效,应设置备份 NO 供气管路,以便在必要时可以迅速开通并提供 5~10ppm 的 NO 气体。尤其是当接受 NO 治疗的患儿出现 NO 依赖时,备份 NO 供气系统显得尤为重要。在备份 NO 供气时间超过 30 分钟时,需对 NO、NO_2 和 O_2 浓度进行监测。

6. **复苏囊中加入 NO 气体**　可将 NO 气体加入复苏囊中的进气端贮气囊处,适用于手控呼吸、患儿转运及一些诊断性试验,但可能会因为复苏囊内 NO 与 O_2 的混合时间较长而产生较多的 NO_2。NO 吸入浓度(ppm)=(NO 流量 × 气源浓度)/(NO 流量 +O_2 流量)。

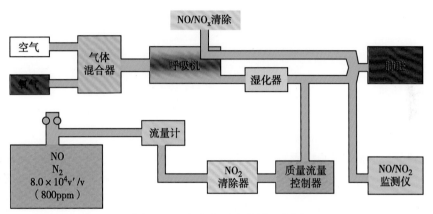

图 8-1　一氧化氮吸入装置示意图

第四节　操作流程

1. 使用前,确认各仪器已进行校准。

2. 确认减压器已关闭后,连接减压器与 NO 气瓶(注意:确保安装是清洁和干燥的且 PTFE 垫圈的位置正确)(图 8-2)。

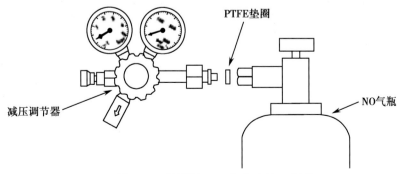

图 8-2　减压器与 NO 气瓶连接示意图

3. 打开气瓶,检查有否漏气。如漏气,关上气瓶,密封连接器后再次打开气瓶。

4. 正确连接各种接口(可参阅仪器附带的说明书)。

5. 设置减压器压力位于 1bar*(* 注意:如安装压力固定输出的减压器,打开减压器,根据气瓶上输入的压力,而实际输出压力会有一定的变化);经典的 NO 气瓶浓度为 1 000ppm。

6. 确认流量控制开关处于关闭状态后才打开 NO 气瓶阀门。

7. 正确连接患者回路到呼吸机(参阅呼吸机操作手册)。

8. 正确插入连接器配件及连接报警电缆。

9. 连接各种电源线路,包括接地电源线路后,开机待机。

第五节　一氧化氮吸入浓度的设定与撤离

由于引起肺动脉高压的病因、病情严重程度,以及病程等各不相同,目前尚无公认的最佳 NO 吸入剂量及吸入时间。

一、NO 吸入时间选择

对高危儿,出生后应尽快进行床边心脏超声检查,在确诊肺动脉高压后尽快选择合适的降低肺动脉压力方法。近期研究发现,对心脏超声检查证实存在肺动脉高压的患儿,在出生后头 3 天内进行 NO 吸入治疗,效果最佳。

二、NO 吸入浓度的初始设置

NO 的初调剂量常需要根据引起肺动脉高压的病因、病情严重程度,以及病程等而定。考虑到 NO 及 NO_2 的潜在毒性作用,一般应尽可能首先使用较小的剂量来达到临床所需要的目的,但亦有报告认为这可能会引起一系列的调节反应,影响疗效,有待进一步研究确定。NO 吸入治疗的常用浓度为 10~80ppm,但有研究认为应用 5~20ppm 即可。大量的动物实验和临床研究结果表明,NO 吸入浓度在 5~80ppm 存在一定的量效关系,在 10~40ppm 足月儿和早产儿的量效关系曲线相似。然而也有报告指出,患儿若对 20ppm 的吸入浓度无效,则极少亦会对 80ppm 的吸入浓度有反应。

1. 缺氧性呼吸衰竭的足月儿和晚期早产儿肺动脉高压　一般认为 NO 吸入初调浓度 20ppm 较为合适。

2. 早产儿肺动脉高压　NO 吸入治疗仍有争议。一般而言,对极危重早产儿及超低出生体重儿吸入 NO,效果并不理想;对出生体质量 1 000g 以上早产儿,低剂量 NO 吸入可降低其 BPD 的发生率;对因氧合差而进行 NO 吸入治疗的早产儿,若出现气漏或无初始反应,则预后差,可能导致死亡。①对延期破膜,出生前母亲曾用激素促肺成熟,以及预期会发生

BPD 的早产儿,在应用肺表面活性物质治疗无效而又经彩色多谱勒超声证实存在肺动脉高压时仍应考虑 NO 吸入治疗;对早产儿和超低出生体重儿 RDS 的应用可以从 10ppm 开始。②对极危重早产儿吸入 NO,效果并不理想,而且早期常规吸入 NO,预防效果不佳,严重脑损伤和不伴 BPD 的早产儿存活率并没有得到改善;因此对这部分早产儿,建议仅在应用肺表面活性物质无效而又经彩色多谱勒超声证实存在肺动脉高压时应用 NO 吸入治疗,一般认为其起始剂量和维持剂量均在 5ppm 左右。

三、NO 吸入浓度的调节

1. 吸入治疗 15~30 分钟后,血氧分压仍无明显改善者逐次增加 5ppm,直至吸入浓度达 50ppm 或 80ppm,并在吸入 6 小时后仍无效者停用。

2. 吸入治疗后,当差异性发绀消失,或 SpO2 升高达 100% 时或氧合稳定后,开始逐渐下调 NO 吸入浓度。宜缓慢逐渐撤离 NO 防止血管收缩及肺动脉高压反弹。开始撤离 NO 时 FiO2 应低于 60%,并且 PaO2 可以维持 ≥60mmHg(或导管前 SpO2 ≥90%)持续 60 分钟(即 NO 的 "60-60-60" 撤离原则)才开始减量。建议初始每隔 0.5~4 小时下调 3~5ppm,当 NO 降至 10ppm 以下时,每次下调 1~2ppm,以维持目标 SpO2 在 90%~95%。也有提出每 4 小时减低 5ppm,NO 剂量减至 5ppm 时,每 2~4 小时减少 1ppm。

四、NO 吸入时间及撤离方法

1. **吸入时间** NO 吸入治疗的起效时间有个体差异,其应用的持续时间同样也应根据疾病的性质和个体反应(包括疗效和潜在的毒副作用)而定。多数在 30 分钟内起效,但也有约 6% 的患儿在吸入 24 小时后才见效,NO 治疗有效者通常需要持续治疗 1~4 天,但也可短至数小时或长达数十天的个例,治疗有效者,NO 吸入时间平均为 44 小时。

2. **撤离方法** ①当 NO 降至 10ppm 以下时,每隔 0.5~2 小时下调 1~2ppm,当 NO 吸入浓度降为 3~5ppm 而患者病情仍稳定时,维持 12~24 小时后考虑停止吸入 NO。若 PaO2 降低超过 1.33kPa(10mmHg),则把 NO 吸入浓度调回到原来的水平。②对 BPD 患儿的 NO 撤离应缓慢进行:每 3 天调低 NO 吸入浓度 20%,直到最后停止吸入。③对难以撤离者,加用双嘧达莫、西地那非、扎普司特或 L- 精氨酸等辅助药物可能有助于 NO 的撤离。在第一次撤离时可代偿性提高 FiO2 20%,以维持良好的 PaO2。NO 和 NOS 之间存在负反馈抑制现象,外源性 NO 可抑制 NOS 的活性,导致内源性 NO 产生减少;当长时间应用 NO 吸入治疗而突然停止时,可瞬间引起肺动脉高压,甚至导致肺高压危象。因此在停用 NO 吸入治疗时,应逐步减量,直至最终撤离。

五、浓度监测方法

NO 吸入浓度除根据浓度稀释公式外,尚需要根据浓度监测数据最终确定。尤其是 NO2 毒性较大,更必须监测。经典的化学发光法测定 NO/NO2 较为可靠,其精确度可达 0.5×10^{-9}(十亿分之一),但因其仪器价格昂贵、操作要求高、体积大而不便于临床使用。目前较多采用电化学法测定,具有精确、可靠、体积小和价廉等特点,其测量范围也完全能满足临床应用需要。该仪器分别有 NO、NO_2 两个传感器,连接于呼吸机湿化器后的近患者端。仪器使用前应采用标准的 NO、NO_2 气体及零点定标,常用 NO 定标浓度为 80ppm,NO_2 定标浓度为 10ppm。

六、疗效判断标准

初始治疗 30~60 分钟 $SpO_2>90\%$ 或 $PaO_2>50mmHg$,可视为有效;也可根据治疗后血气中 PaO_2 上升 20mmHg 作为显著反应,上升 10~20mmHg 为部分反应,上升 <5mmHg 作为无反应。如果判断是部分反应或者无反应,可延长 30~60 分钟观察疗效,仍无反应可适当调高或考虑其他联合治疗。

根据持续性肺动脉高压(PPHN)对 NO 吸入的不同反应可将疗效分为以下 7 种情况:①无效,指 NO 吸入后 OI 下降 <25% 或 FiO_2 下降 <0.1 或 PaO_2 上升 <5mmHg;②初始有效,但改维持剂量 36 小时后无效;③对小维持剂量持续有效;④有效,但依赖大剂量;⑤反跳效应,指在停止吸入 NO 4 小时内,氧饱和度下降 5%。可能与外源性 NO 抑制了 NOS 活性,导致内源性 NO 产生减少有关。有研究发现在停止吸入 NO 24 小时前,静脉滴入环化加氧酶[前列环素,prostacyclin,10ng/(kg·min)]或米力农可以减轻此反跳效应。⑥NO 依赖,指在治疗中不能将 NO 浓度降低或在停止吸入 NO 后,若血氧饱和度下降超过 10% 或低于 85%。此时应对患儿重新吸入 5ppm 的 NO,并在病情再次稳定 30 分钟后,增加吸入氧浓度(FiO_2)0.40,然后才再次尝试撤离 NO。⑦治疗失败,指在 NO 吸入时间超过 30 分钟而 PaO_2 仍低于 40mmHg,或超过 60 分钟而 PaO_2 仍低于 60mmHg。此时应停止吸入 NO。一般而言,NO 吸入对肺血管痉挛所导致的 PPHN 效果较好,对心功能不良或肺小血管肌层增生所引起的 PPHN 效果较差。

七、增加疗效的常用方法

1. **改善通气** NO 吸入治疗的效果有赖于适当的肺通气,任何能改善肺通气及增加 NO 在肺内分布的方法均可加强其疗效。研究表明,液体通气、ECMO 和高频振荡通气,高频喷射通气均可改善患儿对 NO 吸入治疗的反应。对多数足月儿,辅以外源性肺表面活性物质和高频振荡通气,NO 吸入效果更佳。

2. **合用肺血管扩张剂** 如西地那非(sildenafil)、他达拉非(tadalafil)、伐地那非(vardenafil)、前列腺素(prostaglandin)、磷酸二酯酶(phosphodiesterase,PDE)3 抑制剂——米力农(milrinone),以及内皮素受体拮抗剂——波生坦(bosentan)等,对肺动脉高压危象患儿,可获得较好的叠加效应。

3. **减轻炎症反应** NO 可与分子氧反应,迅速形成多种氧自由基,加重肺损伤,因此将重组人超氧化物歧化酶和 NO 吸入联合治疗 PPHN,有可能对降低肺动脉压和改善氧合有协同作用。

4. **其他辅助药物** 磷酸二酯酶(PDE)抑制剂可抑制 PDE 分解环磷酸鸟苷,增加肺组织和血浆环磷酸鸟苷的水平,延长 NO 舒张肺血管的半衰期,维持肺血管舒张,提高肺血流;PDE 抑制剂如双嘧达莫、西地那非或扎普司特(zaprinast)等,与 NO 吸入联合应用,可能具有协同效应,有助于 NO 的撤离。一氧化氮供体如偶氮鎓二醇盐(NONOates),可通过雾化吸入或直接注入支气管选择性扩张肺血管,对体循环无明显影响,与小剂量 NO 合用,治疗效果可能更佳。

越来越多的证据表明,单独使用依前列醇及其类似物〔如依前列醇(epoprostenol)和伊洛前列素(iloprost)〕或内皮素受体拮抗剂〔如波生坦、西他生坦(sitaxsentan)和安倍生坦(ambrisentan)〕等,亦有较好的扩张肺动脉作用。血管内皮生长因子、尿苷酸环化酶活化剂(BAY 41-2272)和丝氨酸弹力酶抑制剂(M249314、ZD0892)等对 PPHN 可能亦有潜在的治疗作用,与小剂量 NO 合用,可能可以获得更好的治疗效果。

第六节　毒副作用及其防治

一、肺脏直接损伤

NO 本身是一种不稳定的自由基,大剂量吸入对肺脏有直接损伤作用,但若吸入浓度控制在 80ppm 以内,至今未见有吸入数天即直接损伤肺脏的文献报道。有报道认为谷胱甘肽对吸入 NO 而造成的细胞毒性具有保护作用;超氧化物歧化酶是氧自由基清除剂,具有抗氧化、硝基化的作用,两者联合应用对降低肺动脉压和改善氧合有协同作用。

二、NO_2 的毒性作用

NO 与氧结合后可产生 NO_2,后者是一种强氧化剂,50%~60% 滞留于肺而损伤肺脏,引起慢性肺疾病,尤其是对极低出生体重儿。因此在进行 NO 吸入治疗时,应注意监测并预防 NO_2 的形成及高铁血红蛋白血症的发生。

NO_2 的生成与 NO 浓度的平方及氧浓度成正比。有研究表明,应用新生儿呼吸机吸入 90% 的氧和 80ppm 的 NO 时,可在 20 秒之内产生 5ppm 的 NO_2。因此在吸入高浓度(80ppm)NO 时应避免长时间吸入高浓度氧,以免产生毒性损伤。此外,NO 与 NO_2 反应可产生水溶性的三氧化二氮(dinitrogen trioxide),进而形成硝酸盐及亚硝酸盐,参与对肺脏的损伤。有报道认为吸入 4 小时 5ppm 的 NO_2,即可对肺脏造成轻度炎症,长时间暴露于 NO_2 环境还可使气道功能减退、易感性增加。美国职业安全与卫生局将 NO_2 的安全限设为 5ppm。临床上常用的 NO 吸入浓度很少会产生超过 2ppm 的 NO_2,如将呼吸机流量降至 8~12L/min,更可进一步减少 NO_2 的产生。因此,如能有效监测 NO 和 NO_2 浓度,即可避免其毒性作用。

NO 和 NO_2 对多种组织均有毒性作用。吸入 0.1%~2% 的 NO 可引起实验狗高铁血红蛋白血症、低氧血症及肺水肿,甚至死亡;对人类,若置于 2.3ppm NO_2 环境中 5 小时,可导致血浆谷胱甘肽过氧化物酶活性降低 14%,11 小时时肺通透性下降 22%,提示即使 NO_2 浓度很低亦可能造成损害,引起机体反应迟钝。职业健康指导手册把 25ppm 定为每天工作 8 小时的工作场所 NO 浓度的上限,3ppm 为 NO_2 的上限。

三、对肺表面活性物质功能的影响

动物实验表明 NO 对肺表面活性物质功能的影响存在剂量效应,大剂量时功能降低,小剂量时则增加其基因表达、改善其功能及减轻缺氧的压力。

四、高铁血红蛋白的产生

NO 与血红蛋白的亲和力较一氧化碳与血红蛋白的亲和力大 280~1 500 倍,对还原型血红蛋白的结合力较对氧合型高 5~20 倍。高铁血红蛋白血症的发生取决于患者的血红蛋白浓度与氧化程度、高铁血红蛋白还原酶的活性以及 NO 最终吸入量。如吸入时间短,浓度控制在 20~80ppm,则高铁血红蛋白水平很少超过 2%;如持续吸入数天则仍有可能升高,但很少超过 10%,较少出现临床症状。高铁血红蛋白明显增高时,可能会造成肺水肿等病变。如高于 3% 时,可静脉滴注维生素 C 500mg 或亚甲蓝溶液,以及进行输血治疗;若已高于 5%,则在进一步试验性撤离 NO 的同时,注入亚甲蓝溶液,每次 1~2mg/kg,注射时间需超过 5 分钟。

吸入 NO 时必须严密监测高铁血红蛋白水平,一般在开始时检测 1 次,作为基础水平,其后每 6~12 小时检测 1 次,NO 吸入浓度 ≤20ppm 时每天检测 1 次。有报道,新生儿意外地吸入 >135ppm 浓度的 NO 时可发生严重的高铁血红蛋白血症。但对大多数患儿来说,长时间吸入常规剂量的 NO(新生儿 >23 天,成人 >53 天)不会产生不良后果。

五、氧自由基产生与 DNA 损伤

NO 可与分子氧反应,迅速形成超氧化物、过氧化物,以及过氧化亚硝酸基团等氧自由基,引起脂质过氧化,抑制线粒体功能,损伤 DNA,最终引起潜在的组织损伤和凋亡,尤其是对肺脏,可引起肺表面活性物质及其相关蛋白质损害。因此,长时间吸入 NO 时更应注意其对肺组织和肺功能的不良影响。

六、颅内出血

NO 可抑制凝血因子的激活,对血小板聚集和黏附功能产生一定的影响。动物实验和临床研究表明,吸入 30ppm 浓度的 NO 可致出血时间延长,可增加脑室内出血的机会,这在伴有动脉导管未闭的新生儿和早产儿中尤为明显,需注意的是,NO 可作为退行性信使,通过细胞膜扩散,进一步刺激谷氨酸分泌,有加重脑损伤的风险。但近期的多个研究表明,吸入 NO 并不会增加早产儿颅内出血的发生率,亦不会对神经发育造成不良的影响;相反,在吸入 NO 后,早产儿进行机械通气的时间缩短,其 BPD 的危险性和严重程度亦有降低趋势,脑损伤亦有可能得到一定的保护。

七、其他可能的副作用

NO 吸入可能对血流动力学产生不良影响,左心室舒张末期压力升高和肺水肿;吸入 NO 后出血时间可能延长,对有出血倾向者,需注意出血加重的风险。体外实验表明,NO 吸入治疗可能会对人培养细胞的 DNA 造成一定的影响,有潜在的致畸和致癌可能性。

第七节 监护与注意事项

一、一般监护

1. 检查和记录 NO 气瓶量表上的读数,监测气瓶的剩余气量,计划更换气瓶的最佳时间。

2. 持续监测呼吸机管道送气口靠近患儿的 NO 和 NO_2 浓度,测量前需用标准的 NO/NO_2 气体来将仪器校正。

3. 定期检查所有的连接是否紧密,有无泄漏。

4. 定期监测血液高铁血红蛋白浓度,一般于开始治疗前、开始治疗后 1 和 6 小时,各监测 1 次,之后在吸入 NO 治疗期间,每天 1 次监测高铁血红蛋白,当改变 NO 吸入浓度时需再次监测。如果高铁血红蛋白水平较低(<2%),并且 NO 吸入剂量低于 20ppm,无需长期监测。

5. 环境中 NO 和 NO_2 浓度监测,尤其是对通气换气不足的房间。

6. 血小板计数及出凝血时间监测。

7. 必要时应监测血清、尿液和气道冲洗液中的亚硝酸根水平,以判断 NO 在体内的代谢变化。

8. 其他监测指标包括血压、经皮血氧饱和度、血气分析等,有条件时监测中心静脉压、肺动脉压及心输出量。

二、NO 吸入对氧合作用影响的评价

吸入 NO 后患儿可即刻出现血氧改善,也可为缓慢改善,其差异取决于肺部疾病、心脏功能及体循环血液动力学在病理生理中所起的不同作用。评价 NO 吸入对氧合作用的影响时,常采用氧合指数(oxygenation index,OI)来表示,根据其动态变化来判断疗效。OI 牵涉到呼吸机参数、吸入氧浓度体积分数(FiO_2)及血氧分压等因素,即:OI= 平均气道压力 × 吸入氧浓度体积分数 ×100 ÷ 动脉氧分压。

三、肺动脉压和血流动力学监测

NO吸入后每8小时采用超声多普勒技术,以连续多普勒测定三尖瓣反流速度并计算肺动脉压;以脉冲多普勒测定左/右肺动脉平均血流速度(MPBFV)的动态变化及评估心血管功能状态,对选择NO吸入治疗的适应证及进行疗效评价具有较大指导价值。临床上常见到患儿在吸入NO后30分钟MPBFV显著增加,同时氧合改善;相反,在吸入前平均肺动脉血流已较多者(提示肺血管阻力增高不明显),NO吸入的疗效相对较差。

四、NO吸入治疗疗效差的可能原因

包括:①新生儿低氧但不伴有肺动脉高压;②存在先天性心血管畸形但未被发现,如完全性肺静脉异位引流、主动脉缩窄、肺毛细血管发育不良等;③败血症,尤其是B型链球菌败血症,引起心功能不全伴左心房、室及肺静脉舒张末压增高时;④存在严重的肺实质性疾病,肺泡扩张不够,此时吸入NO反而可能致氧合进一步恶化;⑤严重肺发育不良;⑥血管平滑肌反应性改变;⑦高铁血红蛋白血症。临床上20%~30%的PPHN患儿对NO吸入反应不佳。

五、NO撤离后的反跳与撤离失败

临床研究发现,在OI<10时,停用前NO吸入浓度越高,出现低氧性反跳的情况越多。如果在停用前NO的吸入浓度仅为1~2ppm,则出现反跳的现象相对较少。在撤机后,如果出现呼吸困难和呼吸衰竭复发,也可以考虑用nCPAP加吸入NO治疗,注意NO气体消耗量会因CPAP流量增加(压力提高)而显著增加。对吸入NO无反应或NO撤离失败的婴儿可能由于持续NO吸入治疗产生内源性内皮型一氧化氮合酶(endothelial nitric oxide synthase,eNOS)的抑制而导致对NO的长期依赖,需要联合使用其他肺血管扩张剂。对肺实质性疾病进行肺复张改善V/Q能提高NO吸入治疗的反应。

六、新生儿吸入NO的安全性和成本效益

大型临床试验表明,在低氧性呼吸衰竭的足月新生儿及胎龄>34周早产儿中吸入NO是安全的,可增加肺血流,改善V/Q比例失调,改善换气和氧合状态。目前的证据不支持在≤34周早产儿中常规使用NO吸入治疗,但是近年来世界范围内早产儿使用NO在持续上升,可能的解释是:在极度低氧血症的情况下,缺乏其他安全的替代治疗方案,临床决策往往以既往经验、生理原理和生物学合理性为指导原则。吸入NO与有肺部疾病婴儿的明显出血没有关联,在早产儿的研究也显示吸入NO没有增加IVH的发生率。NO吸入治疗是足月儿及胎龄>34周早产儿低氧性呼吸衰竭的一种经济有效的治疗方法,部分原因是它减少了ECMO的需要。对于国内尚未开展ECMO技术支持的单位,NO吸入治疗可以为降低极其危重的呼吸衰竭患儿提供相对可行的生命支持保障,降低病死率。

一、新生儿持续肺动脉高压

国外资料表明,新生儿持续肺动脉高压(PPHN)发病率高达(1.2~4.6)/1 000活产婴,它可以是特发性的,也可以与新生儿其他心、肺疾病,如胎粪吸入综合征(最多见)、窒息、感染及先天性膈疝等有关,其主要发病机制包括肺血管适应不良、肺血管发育不全和肺血管发育不良。动物实验结果表明,PPHN可能由内皮细胞功能异常所引起,严重缺氧时NO的释放受到影响;NO能抑制血管平滑肌细胞的增殖,其合成降低则可导致PPHN的组织病理改变;在PPHN急性期,应用放射性同位素方法测定,发现精氨酸利用率降低,NO合成减少,提示内源性NO缺乏在PPHN发病中占有重要的地位。

PPHN时肺血管阻力增高,可引起动脉导管和/或卵圆孔水平的右向左分流,临床上出现严重的低氧血症。传统处理方法包括:吸入高浓度氧和进行过度通气,以期纠正低氧血症与酸中毒;应用碳酸氢钠、硫酸镁、血管活性药物、肺泡表面活性物质、镇静剂或肌松剂以及补液治疗,以期纠正代谢与血液动力学异常。但是所有这些措施均只能在一定程度上降低肺动脉压力、改善氧合,并且往往会产生许多副作用,如氧中毒、气压伤、气胸和纵隔气肿等。血管扩张药也被广泛地用于治疗PPHN,但它非选择地作用于肺血管或扩张血管效果较差,常导致体循环压力下降,动脉导管水平的右向左分流增加以及V/Q比例失调加重。对危重症患儿采用ECMO来代替传统治疗方法,可使PPHN的治愈率提高到94%,但费用昂贵,其合并症亦不少,难以在临床上得到广泛应用。

NO作为选择性肺血管扩张剂,在治疗PPHN方面取得了很大的成功。吸入NO后,肺动脉压力降低,氧合改善,氧合指数下降,但肺的功能残气量和被动呼吸机制不变。NO吸入常以20ppm作为初治吸入浓度,一般可在4~8小时后将浓度降到5~6ppm,多数吸入24~48小时后可撤离。对PPHN早产儿,初治吸入浓度可设为5~10ppm或更低。在我国尚不能普遍开展ECMO治疗PPHN时,NO吸入治疗具有较大的应用价值。

PPHN的病因不同,对NO吸入治疗的反应也不同。特发性或急性呼吸窘迫综合征,特发性肺动脉高压以及不伴顽固性休克的败血症对NO吸入治疗效果较好,肺炎或胎粪吸入综合征次之,先天性膈疝较差,肺发育不良,包括肺泡毛细血管发育不良引起者效果最差,对由B族溶血性链球菌性败血症所引起的PPHN,效果亦不理想,合并先天性心脏病者,可能需要同时及时纠正心脏结构畸形。NO有一定的抗凝作用,因此NO吸入对血栓性肺动脉高压具有特别的治疗作用。有报道认为,对由先天性膈疝所引起的持续性肺动脉高压,加用双嘧达莫(一种cGMP磷酸二酯酶抑制剂)可以暂时改善其对NO吸入治疗的反应。

与前列腺素和妥拉唑林有所不同的是,NO吸入治疗更能有效地降低肺动脉高压;若给予适当监测,NO 吸入对体循环血液动力学影响甚微,给药相对安全,应优先使用。

二、新生儿呼吸窘迫综合征

新生儿呼吸窘迫综合征(NRDS)常并发 PPHN,在进行机械通气时,一般需上调其 SpO_2 报警上限,而肺表面活性物质的应用更是大大地改善了其预后,但该病仍然是引起早产儿死亡的主要疾病之一。其死亡原因与各种并发症有关,其中肺动脉高压尤为重要。对 NRDS 患儿吸入 20ppm 浓度的 NO,不管有否肺外分流(动脉导管或卵圆孔水平),均可显著改善其氧合指数和肺血流。多数患儿在吸入 NO 数分钟后氧合指数即开始改善,肺动脉平均血流开始增加,可降低患儿病死率和使用 ECMO 的概率,提示 NO 吸入治疗能降低 NRDS 患儿的肺动脉压或 / 和改善其通气 / 血流比值。在吸入 NO 前,应用小剂量的肺表面活性物质可以加强 NO 吸入的治疗效果。

对早产儿和急性呼吸窘迫综合征,NO 吸入的短期效果不肯定,产生的效果不一定大于潜在的毒性作用。如吸入浓度过高还可降低肺表面活性物质的功能,并作为肺脏的刺激性物质,激发肺脏巨噬细胞的吞噬功能,引发肺上皮细胞的炎症损伤和氧化性损害。NO 吸入治疗不能作为早产儿呼吸窘迫综合征的常规治疗手段,但小样本的长期随访研究并未能证实 NO 吸入会对早产儿在婴幼儿阶段的神经运动发育、脑瘫和死亡有不良影响。

三、足月儿低氧性呼吸衰竭

足月儿低氧性呼吸衰竭可由多种原因引起。重症患儿在经过血管活性药物、常频呼吸机或高频呼吸机等治疗后,若仍有低氧血症,则可能最终需要 ECMO 治疗。而 NO 的发现及临床应用,大大降低了患儿进行 ECMO 治疗的可能性。一般认为,若在呼吸机正压通气下,吸入高浓度氧(>60%)而 SpO_2 仍然低于 80%,存在肺动脉高压时,即可考虑应用 NO 吸入治疗,但约 40% 的患儿效果并不理想。

理论上,吸入 NO 只扩张通气良好的肺血管,故它不仅能降低肺动脉压和右室收缩压,减少肺内分流,还能减少死腔,改善通气 / 血流比值,显著提高 PaO_2,降低氧合指数,从而降低患儿进行 ECMO 治疗的可能性。大量的临床研究已充分证实 NO 吸入治疗对足月儿低氧性呼吸衰竭的有效性,NO 吸入可以改善缺氧性呼吸衰竭足月儿和近足月儿的预后,而未发现有对神经系统发育的远期不良影响。

NO 吸入治疗时可能存在量效关系,吸入初期疗效欠佳者常提示预后可能不良。对部分患儿,其疗效只能短暂维持,最终仍不能避免使用 ECMO。疗效的不一致可能与不同的病变性质有关,高频振荡通气可以更安全有效地改善肺通气,从而可以加强 NO 吸入治疗的疗效,故对 NO 吸入治疗效果欠佳的低氧性呼吸衰竭患儿,可以试用高频振荡通气和 NO 吸入的联合治疗。

对早产儿(胎龄 <33 周)呼吸衰竭,传统治疗方法为辅助通气及应用肺表面活性物质,有时辅以镇静剂或肌松剂,对危重早产儿,常加用血管活性药物以改善体循环。吸入 NO 后可见早产儿的氧合情况明显改善,但病死率、BPD 和颅内出血发生率无明显改善,有人认为对

呼吸衰竭早产儿,NO 吸入的临床意义不大,尚需进一步的研究确定。

值得注意的是,吸入 NO 亦有可能扩张已收缩的缺氧性肺血管,加重通气血流的不协调,从而加重缺氧,并使肺表面活性物质活性降低,影响血小板功能以及干扰内源性肺血管的调节。

四、胎粪吸入综合征

动物实验表明,对胎粪吸入综合征(MAS)新生儿,在传统机械通气或高频振荡通气的基础上,并用 NO 吸入治疗可更有效地改善其血液的氧合。而早期持续吸入 NO,还可以抑制肺动脉压力的升高,防止上皮细胞凋亡的加重,但对由胎粪吸入所引起的早期炎症性损害无明显影响。

MAS 为阻塞性肺疾病而非实质性肺疾病,单纯吸入 NO 时由于吸入的 NO 在肺内分布不良,效果欠佳,若在吸入 NO 前应用小剂量的肺表面活性物质,可以改善肺通气而加强其治疗效果。对合并肺动脉高压危象的 MAS 或先天性膈疝患儿,综合采用肺表面活性物质、NO 吸入及 ECMO 等措施,可能会有奇效。

五、严重支气管肺发育不良

一般认为,NO 吸入治疗对已发生或即将发生支气管肺发育不良(BPD)的新生儿有一定的治疗作用,可降低其氧合指数,改善其肺血管、肺泡以及末端肺组织的发育。提示对可能发生 BPD 的早产儿,若合并慢性肺动脉高压,仍应考虑进行 NO 吸入治疗。如对出生后 1~2 周仍持续依赖机械通气和高浓度氧的新生儿,持续吸入低浓度的 NO,可抑制肺泡巨噬细胞和炎症细胞释放促炎症介质,以及可能增强机体在持续高氧下的耐受性,对 BPD 的发生有一定预防作用。而对估计需要长期呼吸机治疗的儿童给予预防性吸入 NO,可抑制 BPD 的炎症和过氧化损伤,可能可以避免发展为慢性肺疾病。

若患儿吸入 NO 后,病情无明显改善,则每 6 小时降低 NO 吸入浓度 5ppm,并在 24 小时内停用。但若 NO 吸入治疗有效(即吸入氧浓度降低 15% 以上),则在病情稳定后缓慢撤离:每 3 天调低 NO 吸入浓度 20%,直到最后停止吸入。如调低后血氧饱和度降低>5%,并持续 10 分钟以上,或在 24 小时内氧需求增加 10% 以上,则需调回原来的吸入水平,并在 3 天后再次调低 NO 吸入浓度。在撤离的过程中,应严密监测血气、高铁血红蛋白以及 3- 硝基酪氨酸水平。

少部分肺发育不全或肺发育不良的患儿会发生 NO 依赖,而对并发肺发育不良的难治性 PPHN 新生儿,可以尝试进行间充质干细胞移植,以期重建正常的肺组织。

六、心脏疾病术后

对心脏病患儿在术后吸入 NO,可以选择性地降低肺血管张力,改善通气 / 血流比例,这在吸入氧浓度较高时尤为明显。其应用指征包括:①肺动脉高压时肺动脉压力与体循环动脉压力之比>0.5;②严重肺动脉高压;③肺血管压力高[Glenn 压力在双向 Glenn 手术后仍高于 2.40kPa（18mmHg）] 或在 Blalock-Taussig 分流术后吸入 100% 纯氧而动脉血氧饱和度仍低于 70%；④平均肺动脉压力高于 2.00kPa（15mmHg）和在 Fontan 术式手术后经肺压力差（平均肺动脉压减去左心房压）仍大于 1.07kPa（8mmHg）；⑤伴有左心室辅助系统的患儿，其肺血管压力升高 [平均肺动脉压力高于 4.00kPa（30mmHg），左室辅助系统流速低于 2.5L/（min·m²）]；⑥氧合功能受损（即当 PEEP>5cmH₂O 时 PaO₂/FiO₂<100）。

有研究表明，心脏病患儿在体外循环期间进行 NO 吸入治疗对心肌功能有一定的保护作用，但对术后恢复未见明显效果，而在 NO 吸入治疗期间，如同时进行体外循环，会更容易发生高铁血红蛋白血症，在进行 NO 吸入治疗时，辅以双嘧达莫治疗，可以减轻 NO 吸入撤离后的反跳性肺动脉高压。NO 吸入治疗不主张用于与二尖瓣功能不全和左心房压力升高有关的肺动脉高压新生儿。

七、新生儿缺氧缺血性脑病

缺氧缺血性脑病新生儿可伴随肺动脉高压，有研究表明，窒息新生儿在进行复苏后应用亚低温治疗时 PPHN 发生率更高，而窒息本身可降低 NO 吸入治疗的疗效。但研究也表明，对窒息新生儿，在进行窒息复苏的同时即进行 NO 吸入，可有效降低肺血管阻力，改善氧合，降低高氧暴露的机会，可能对脑组织也有一定的保护作用，而在进行亚低温治疗的同时进行 NO 吸入治疗，可减少海马的退行性改变。

（农绍汉）

参 考 文 献

［1］AL OMAR S, SALAMA H, AL HAIL M, et al. Effect of early adjunctive use of oral sildenafil and inhaled nitric oxide on the outcome of pulmonary hypertension in newborn infants [J]. A feasibility study. J Neonatal Perinatal Med, 2016, 9 (3): 251-259.

［2］ANGELIS D, SAVANI R, CHALAK L. Nitric oxide and the brain. Part 2: Effects following neonatal brain injury-friend or foe [J]. Pediatr Res, 2021, 89 (4): 746-752.

［3］BARNES M, BRISBOIS EJ. Clinical use of inhaled nitric oxide: Local and systemic applications [J]. Free Radic Biol Med, 2020, 152: 422-431.

［4］BARRINGTON KJ, FINER N, PENNAFORTE T. Inhaled nitric oxide for respiratory failure in preterm infants [J]. Cochrane Database Syst Rev, 2017, 1: CD000509.

［5］GARRIDO F, GONZALEZ-CABALLERO JL, LOMAX R, et al. The immediate efficacy of inhaled nitric oxide treatment in preterm infants with acute respiratory failure during neonatal transport [J]. Acta Paediatr, 2020, 109 (2): 309-313.

［6］HUGHES DRISCOLL CA, DAVIS NL, MILES M, et al. A quality improvement project to improve evidence-based inhaled nitric oxide use [J]. Respir Care, 2018, 63 (1): 20-27.

［7］JOANNA RGV, LOPRIORE E, TE PAS AB, et al. Persistent pulmonary hypertension in neonates with perinatal asphyxia and therapeutic hypothermia: a frequent and perilous combination [J]. J Matern Fetal

Neonatal Med, 2021, 21 (1): 1-7.

［8］ KELLY LE, OHLSSON A, SHAH PS. Sildenafil for pulmonary hypertension in neonates [J]. Cochrane Database Syst Rev, 2017, 8: CD005494.

［9］ KINSELLA JP, STEINHORN RH, KRISHNAN US, et al. Recommendations for the use of inhaled nitric oxide therapy in premature newborns with severe pulmonary hypertension [J]. J Pediatr, 2016, 170: 312-314.

［10］ MORE K, ATHALYE-JAPE GK, RAO SC, et al. Endothelin receptor antagonists for persistent pulmonary hypertension in term and late preterm infants. Cochrane Database Syst Rev, 2016 (8): CD010531.

［11］ NELIN LD, POTENZIANO JL. Inhaled nitric oxide for neonates with persistent pulmonary hypertension of the newborn in the CINRGI study: time to treatment response [J]. BMC Pediatr, 2019, 19 (1): 17.

［12］ NOVOTNY AM. The use of inhaled nitric oxide in congenital diaphragmatic hernia [J]. Adv Neonatal Care, 2020, 20 (6): 479-486.

［13］ SEKAR K, SZYLD E, MCCOY M, et al. Inhaled nitric oxide as an adjunct to neonatal resuscitation in premature infants: a pilot, double blind, randomized controlled trial [J]. Pediatr Res, 2020, 87 (3): 523-528.

［14］ SHIMADA S, NABETANI M, GOLDMAN RD, et al. Experience of cases with inhaled nitric oxide and therapeutic hypothermia [J]. Pediatr Int, 2021, 64 (1): e14901.

［15］ STEINHORN RH, FINEMAN J, KUSIC-PAJIC A, et al. Bosentan as adjunctive therapy for persistent pulmonary hypertension of the newborn: results of the randomized multicenter placebo-controlled exploratory trial [J]. J Pediatr, 2016, 177: 90-96.

［16］ VERNIX CASEOSAEDGAR KS, GALVIN OM, COLLINS A, et al. BH4-mediated enhancement of endothelial nitric oxide synthase activity reduces hyperoxia-induced endothelial damage and preserves vascular integrity in the neonate [J]. Invest Ophthalmol Vis Sci, 2017, 58 (1): 230-241.

［17］ VIEIRA F, MAKONI M, SZYLD E, et al. The controversy persists: Is there a qualification criterion to utilize inhaled nitric oxide in preterm newborns [J]. Front Pediatr, 2021, 9: 631765.

［18］ YANG MJ, RUSSELL KW, YODER BA, et al. Congenital diaphragmatic hernia: a narrative review of controversies in neonatal management [J]. Transl Pediatr, 2021, 10 (5): 1432-1447.

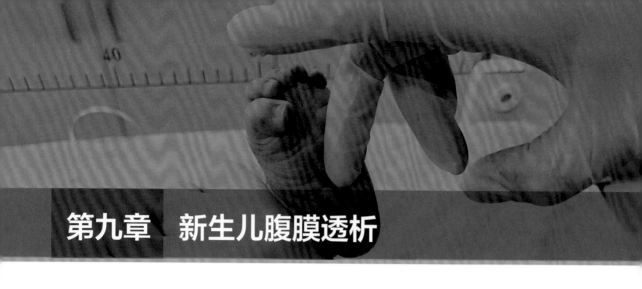

第九章　新生儿腹膜透析

腹膜透析（peritoneal dialysis，PD）是利用腹膜作为半透膜，向腹膜腔内注入透析液，借助毛细血管内血浆及腹膜腔内透析液中的溶质浓度梯度和渗透梯度，通过弥散（diffusion）和渗透（osmosis）原理以清除体内过多水分、代谢产物和毒素，纠正水电解质及酸碱平衡，从而维持机体内环境稳定。腹膜透析对血流动力学影响小，不需要全身抗凝，超滤水分效果好，设备和操作简单，并发症少。目前，腹膜透析被较多应用于急性肾衰竭、水中毒、代谢紊乱等危重疾病治疗。由于新生儿单位体重的腹膜面积相对较大，大于肾小球滤过总面积，腹膜透析效果较好。

第一节　腹膜的解剖结构和生理功能

一、腹膜的解剖结构

腹膜（peritoneum）是人体面积最大、分布最复杂的浆膜囊，由单层扁平上皮细胞及其深面的疏松结缔组织构成。单层扁平上皮亦称为间皮，是腹膜的游离面，由于浆液作用其表面湿润光滑；间皮的基底面借基膜与深层的结缔组织相连，其深面的结缔组织含弹性纤维较多，此层为腹膜的附着面，将腹膜附着于内脏器官的表面和腹壁的内面。腹膜面积约与人体表面积相等，约 $2.2m^2$。腹膜被覆盖于腹壁、盆壁内面和腹腔、盆腔各脏器表面。

腹膜可分为两类，其中，覆盖于腹壁、骨盆壁和横膈下表面的腹膜称为壁层腹膜（parietal peritoneum），覆盖于脏器表面的腹膜称为脏层腹膜（visceral peritoneum）。壁层与脏层互相移行而构成一极不规则的潜在性腔隙，称为腹膜腔（peritoneal cavity）。男性腹膜腔与外界不相通；在女性可经输卵管腹腔口与子宫及阴道相通，故女性泌尿道上行性感染，可造成盆腔炎或腹膜炎。由于壁层与脏层的来源不同，其神经分布也不同，壁层接受 7~11 对肋间神经、肋下神经及腰神经支配，膈中央部的壁层则受两侧膈神经支配，脏层受交感神经支配。因此壁层对痛觉和其他感觉敏感,脏层则反之,但脏器因膨胀,牵拉神经丛、缺血或平滑肌痉挛等也能引起痛觉。

二、腹膜的生理

目前认为腹膜具有下列生理功能。

(一)防御

一般认为,腹膜的抵抗力高于胸膜的抵抗力,也较皮下组织强,侵入腹膜腔的细菌如果毒性弱,数量少,在腹膜腔内多能被消灭而不致引起感染。腹膜和腹膜腔内浆液中含有大量巨噬细胞,可吞噬细菌和有害物质。腹膜的间皮细胞还可转分化为纤维细胞,此为腹膜再生能力强的基础,也是导致相邻结构腹膜面出现粘连的原因,此种粘连将影响肠管运动,甚至导致肠梗阻。

(二)吸收交换

腹膜在许多方面同血管的内皮相似,是一种具有双向通透性的半透膜,对液体和微小颗粒有强大的吸收机制。腹膜对液体的吸收,每小时可多达体重的 8%,等渗液吸收速度最快,非等渗液需转化为等渗液后再大量吸收,因而吸收速度相对较慢。横膈处腹膜吸收能力最强,盆腔则吸收较慢。一般只有少量液体经腹膜表面被转运,然而在治疗中,可经腹膜给予相当大量的液体。使用特定配制的液体注入腹膜腔,还能将血液中的某些物质如尿素等交换出去,这便是腹膜透析的基础。

(三)分泌

正常腹膜分泌液体总量为 75~100ml,超出上述量称为"腹水",可以润滑、减少摩擦。腹膜腔内液体含水、电解质和其他溶质,它们均来自邻近组织的组织间液和附近血管的血浆;腹膜液还含蛋白质和多种细胞,如巨噬细胞、淋巴细胞、成纤维细胞,这些细胞起到防御作用。

(四)修复

腹膜具有很强的修复能力和再生能力。腹膜受损后,在数小时内就能修复缺损,而不形成粘连,如愈合不完全或延迟,则结缔组织增生,且纤维素聚集,形成粘连。粘连也是一种防御反应,使炎症局限,粘连处血管再生,改善血液循环,吸收后可不留痕迹。间皮下的基底层对腹膜损伤后的修复起着重要的作用。它可选择性地阻止基膜下结缔组织中的成纤维细胞与间皮细胞接触,可是并不影响巨噬细胞、白细胞等穿透基膜。间皮细胞受损,周围的基膜可在损伤细胞的边缘形成新支架,周围完好的间皮细胞沿着新支架移行至受损区直至创面修复,如果基膜受损,间皮细胞因失去支架而不能按原样修复基膜。

第二节 腹膜透析的原理

1948 年,Bloxsom 及 Powell 首次尝试采用腹膜透析治疗小儿急性肾衰竭,并很快在全世界得到推广应用。1978年,加拿大一位3岁女孩成为世界上第一位接受连续性非卧床腹膜透析治疗患儿。由于腹膜透析技术简单,操作方便,被认为是新生儿最佳的透析方式,特别是在发展中国家。它可以缓慢清除液体和溶质,避免血流动力学不稳定,技术操作简单,可以在新生儿重症监护室(neonatal intensive care unit,NICU)连续进行。腹膜透析是利用人体腹膜(天然的生物性半透膜)作为透析膜,膜两侧液体中的溶质和水分进行跨膜转运而实施的透析治疗。

腹膜透析旨在清除本应由肾脏排出的溶质和液体。有效腹膜表面积是由充盈的腹膜毛细血管数及其面积决定,对透析极其重要。腹膜内透析液与毛细管内血液之间有3道屏障,最重要的是毛细血管壁,然后是间质组织和间皮细胞层。间皮细胞层并不是跨腹膜溶质或水转运的主要屏障,而间质组织会对溶质(大分子为主)转运造成一定阻力。透析时,由于同一时间只有约1/3的脏层腹膜接触透析液,故参与腹膜转运的主要是壁层腹膜。在腹膜的整体转运特性中,除了毛细血管表面积以外,透析液与腹膜间皮之间的扩散距离也有重要意义。

腹膜透析对溶质清除,主要是通过弥散和对流。影响溶质跨膜转运的因素包括腹膜内在通透性、腹膜两侧溶质浓度梯度等。

(1)弥散:溶质依靠液体之间浓度梯度透过半透膜(腹膜)进行的转运。血中含量高的毒素(如尿素、肌酐等)由血液通过腹膜进入腹透液,腹透液中溶质(HCO_3^-、葡萄糖)进入血中,直到腹膜两侧溶质浓度达到平衡为止,小分子较大分子容易通过。弥散是腹膜透析时溶质转运的主要机制,其转运速度受多种因素的影响,其中包括:①与腹膜两侧的浓度差成正比,浓度越大,则弥散速度越快;②与该物质的分子量大小有关,透出最快的是水分,其余依次是尿素、钾、氯、钠、磷、肌酐、尿酸等。

(2)对流:水分转运时伴随的溶质清除。中、大分子主要通过对流清除。溶质清除量与超滤量相关。

腹膜透析对水分的清除,是通过在腹膜透析液中添加具有一定渗透性的物质,以形成腹膜透析液与机体血液之间的跨腹膜渗透压差而清除血液内多余的水分,这一过程称腹膜透析超滤。腹膜透析超滤不仅能清除体内多余的水分,同时与溶质的对流转运有关。腹膜结构和功能的改变可引起腹膜超滤下降,导致容量超负荷;腹膜超滤功能下降达到一定程度则出现腹膜超滤衰竭,导致容量超负荷难以纠正。超滤主要机制包括:①渗透超滤。向腹膜透析液中加入一定渗透性物质以使腹膜透析液的渗透压高于血液,形成透析液与血液之间的渗透压差,则水由血液移向透析液中,达到超滤脱水的目的。水的超滤过程中部分溶质亦随之清除,此乃对流清除作用。②静水压超滤。增加腹腔内的透析液灌注量或改变体位均可增加超滤,但腹膜透析与血液透析不同,主要依靠渗透超滤脱水而静水压的超滤作用甚小。③淋巴回流对超滤量的影响,腹膜透析净超滤应为渗透超滤量减去淋巴回流量。淋巴回流量多使渗透超滤减少。

第三节　适应证与禁忌证

一、腹膜透析适应证

1. **急性肾损伤**　少尿或者无尿 2 天以上；出现尿毒症症状，尤其是神经精神症状；血尿素氮（urea nitrogen，BUN）>35.7mmol/L（100mg/dl）或 BUN 增速>9mmol/（L·d），血肌酐>620μmol/L。新生儿急性肾损伤（acute kidney injury，AKI）是一种常见的新生儿危重临床综合征，指多种原因导致的新生儿肾功能迅速下降。在 NICU 患儿中，AKI 的发生率为 8%~23%，病死率为 25%~50%。新生儿 AKI 的主要病因包括脓毒症、围产期窒息、多脏器功能衰竭、继发性脱水等。在成人，急性肾损伤时多采用不同类型的体外血液净化技术进行治疗。但新生儿多存在体重小，静脉置管困难，全身情况较差，血流动力学不稳定，或伴有出血倾向，采用血液透析可能存在较多问题，而腹膜透析技术简单，费用较低，不需要特殊设备，无需使用抗凝药物等，因而腹膜透析在新生儿疾病治疗中占据重要地位。

2. **液体超载**　严重水钠潴留或有充血性心力衰竭、肺水肿和脑水肿。几项观察性研究表明，在患有急性呼吸窘迫综合征、急性肺损伤、败血症和 AKI 的危重患者中，液体超载（fluid overload，FO）与病死率之间存在相关性。在儿童中，一项多中心前瞻性研究发现，液体超载量越低，连续性肾脏替代治疗的存活率越高。液体超载（%）=［（总液体摄入量（L）–总液体出量（L））/体重（kg）］×100%。对药物治疗无效的液体超载需要使用体外疗法，例如腹膜透析、连续性肾脏替代疗法。

3. **常规治疗不能改善的电解质紊乱**　例如，高钾血症，血钾 ≥8mmol/L；低钠血症，血钠 ≤ 120mmol/L；等。

4. **难以纠正的酸中毒**　动脉血 pH 值<7.15。

5. **毒性代谢产物积蓄或先天性代谢紊乱**　血氨、瓜氨酸、支链氨基酸等毒性代谢产物在体内积蓄。先天性代谢疾病包括许多不可逆性的酶缺陷病，导致某些中间代谢产物蓄积而产生中毒症状，常在新生儿期发病，目前的治疗手段有限，其中治疗方法包括清除蓄积的中间代谢产物，饮食调节及补充维生素等。例如腹膜透析能清除血液中高浓度的氨，缓解患儿酸中毒及临床表现，但清除效果不如血液透析。

二、腹膜透析禁忌证

1. **绝对禁忌证**　①腹膜广泛粘连或纤维化。②腹部或腹膜后手术导致严重腹膜缺损。③外科无法修补的疝。

2. **相对禁忌证**　①腹部手术 3 天内，腹腔置有外科引流管。②腹腔有局限性炎症病灶。③肠梗阻。④腹部疝未修补。⑤严重炎症性或缺血性肠病。⑥腹内巨大肿瘤及巨大多囊肾。⑦严重肺功能不全。⑧严重腹部皮肤感染。⑨长期蛋白质及热量摄入不足所致严重营养不良。⑩严重高分解代谢。

第四节　腹膜透析的临床优势和弊端

腹膜透析虽然是侵入性的操作,但是它是一种安全、简单、易于执行和有效的治疗手段,不需要高度复杂的设备或专业技术人员。腹膜透析可以缓慢地清除液体和溶质,同时避免血流动力学不稳定,抗凝血等问题。

一、临床优势

与其他透析模式相比,腹膜透析在新生儿具有以下优势:

1. 腹膜透析易于操作,技术上可以广泛使用。
2. 在血流动力学不稳定的患者中,可清除大量的液体。
3. 由于清除溶质速度很慢,所以一般不会引起失衡综合征。
4. 可以轻松地逐步纠正酸碱和电解质紊乱的情况。
5. 在新生儿,置入导管相对容易。
6. 不需要放置动脉或静脉导管和抗凝剂。
7. 该技术具有高度的生物相容性。
8. 透析液的计量很容易。

二、弊端

与其他透析模式比较,腹膜透析也存在一些弊端:

1. **腹腔感染和技术失败**　是腹膜透析最大的问题。腹膜透析的主要并发症是感染问题,与腹膜透析有关的感染包括腹膜炎、腹膜外段感染、隧道感染3种类型。金黄色葡萄球菌或革兰氏阴性菌感染、腹膜高转运率、导管梗阻常引起腹膜透析技术失败。与腹膜炎有关的原因占退出腹膜透析的63.5%,可见腹膜炎为腹膜透析技术失败的主要原因。

2. **消耗综合征**　腹膜透析每日可丢失大量蛋白质、氨基酸及肽类。如发生腹膜炎则丢失量可增加2~3倍。此外,各种维生素、微量元素也可通过腹膜透析过程丢失。

3. **疝和腹透液渗漏**　腹膜透析疝的发生率约为7%,常见的有切口疝、腹股沟疝、脐疝等,其发生与腹内压升高,透析时间的延长等因素有关。少数情况下,可出现胸腹腔漏,引起胸腔积液;腹腔阴囊瘘;罕有腹腔阴道瘘。

4. **代谢影响**　腹膜透析通过葡萄糖的浓度达到渗透性超滤,在透析的过程中腹透液中的糖通过腹膜吸收,葡萄糖吸收可能造成高血糖症及代谢紊乱。此外,蛋白从腹透液中丢失而出现肾病综合征、高脂血症发生的情况。

1. **透析液种类**　包括葡萄糖腹膜透析液、氨基酸腹膜透析液、葡聚糖腹膜透析液、碳酸氢盐腹透液。理想透析液应具备以下条件：可预测溶质清除率和超滤率；可提供和补充人体缺乏的物质；能有效清除体内潴留的尿毒症毒素；可提供机体所需要的营养而不会导致代谢紊乱；维持 pH 值在生理范围；透析液所含有成分对腹膜及机体无毒性作用；不利于病原微生物生长。目前尚无这种理想透析液问世。新生儿常用 1.5% 或 2.5% 葡萄糖腹膜透析液，透析液葡萄糖浓度愈高愈可增加液体透出量。由于高浓度葡萄糖透析液易造成高血糖、腹膜刺激症状等，故一般不使用 4.25% 葡萄糖透析液。对于新生儿和血流动学不稳定的婴幼儿，首选 1.5% 葡萄糖透析液。为实现更好的透析效果，2.5% 葡萄糖透析液是更好的选择。当患儿发生严重水钠潴留急需脱水时，可短时间选用 4.25% 葡萄糖透析液，以加大超滤力度。

2. **腹透液配制基本原则**　电解质的成分和浓度与正常血浆相似；透析液渗透压不应低于血浆渗透压；根据患儿具体情况加入适当药物如抗生素、肝素、钙、胰岛素等，不能加碱性液。

3. **腹透液基本成分和基本浓度**　①葡萄糖 1.5~2.5g/L；②钠 132~142mmol/L；③氯 101~107mmol/L；④钙 1.5~1.75mmol/L；⑤镁 0.25~0.75mmol/L；⑥乳酸根（碳酸氢根或醋酸）35~45mmol/L；⑦渗透压 340~490mOsm/L；⑧ pH 值 5.0~5.8（表 9-1）。

表 9-1　三种葡萄糖透析液电解质的成分与浓度

项目	成分					浓度 /(mmol·L^{-1})					渗透压 /(mOsm·L^{-1})	pH 值
	葡萄糖	氯化钠	乳酸钠	氯化钙	氯化镁	钠	钙	镁	氯化物	乳酸盐		
含 1.5% 葡糖	1.5g	538mg	448mg	25.7mg	5.08mg	132	1.75	0.5	96	40	346	5.2
含 2.5% 葡糖	2.5g	538mg	448mg	25.7mg	5.08mg	132	1.75	0.5	96	40	396	5.2
含 4.25% 葡糖	4.25g	538mg	448mg	25.7mg	5.08mg	132	1.75	0.5	96	40	485	5.2

4. **透析液的自行临时配制**　① 5% 葡萄糖注射液 250ml；② 5% 葡萄糖氯化钠注射液 500ml；③ 0.9% 氯化钠注射液 250ml；④ 5% 碳酸氢钠注射液 50ml；⑤ 5% 氯化钙注射液 5ml；⑥ 10% 氯化钾注射液（高钾患儿减少或不用）3ml。合计 1058ml。

5. **透析液的调整**

（1）加入肝素指征：①插管后最初 2 周；②每周透析日数在 2 天以下者；③有腹膜炎或其

他腹膜刺激表现者；④透析液中有纤维素条或血块或血性透出液者；⑤纠正导管移位或手术整复后，为防止导管阻塞。肝素用量 4~6.25mg/L。

（2）加入抗生素指征：①导管插入初期，手术整复或重置透析管后；②疑有腹膜炎。一般使用氨苄西林 50mg/L 透析液或头孢唑林钠 50mg/L 透析液。

第六节　透析方法和操作流程

腹膜透析通过腹部置入的腹透管，将透析液注入腹腔，利用"灌入 - 存留 - 排出"进行持续透析（图 9-1）。新生儿发生急性肾损伤的风险极高，包括体重<1.5kg、脓毒症、心脏手术后、窒息等。虽然存在体重<1kg 新生儿腹膜透析成功的报道，但新生儿腹膜透析置管和管理存在挑战。

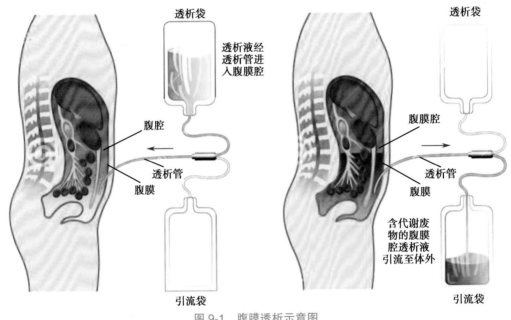

图 9-1　腹膜透析示意图

一、透析管置入

1. **腹膜入口**　腹正中线脐下 0.5~1.0cm 处或脐与左或右髂前上棘连线中内 1/3 处。

2. **透析管**　腹膜透析导管必须允许透析液的双向流动。腹膜透析导管种类有：Tenkhoff 腹膜透析导管（预计置管 5 天以上）、Cook 透析管、Teflon 导管、鹅颈（swan neck）透析导管、Moncrief-Popovich 导管、T 形带凹槽腹膜透析导管、提柄式（pail-handle）腹膜透析导管等，按照年龄大小分为成人腹膜透析导管、儿童腹膜透析导管和新生儿腹膜透析导管，体重<5kg 的婴儿可选用新生儿透析管。对于新生儿还报道了腹膜透析导管的替代品,如吸痰导管、2.0 气管导管、中心静脉导管和新生儿胸腔引流管。大多数这些导管都有侧孔,可进行液体交换。

3. **导管置入方式**　库克(Cook)导管经皮穿刺或手术放置 Tenckhoff 导管。

4. **Seldinger 穿刺置管技术**　①用穿刺针从穿刺点向耻骨联合方向进针,先在皮下潜行后,再斜向下行有明显落空感,提示进入腹腔,然后将导引钢丝从穿刺针针芯送入腹腔,固定导引钢丝,退出穿刺针,用扩张管将穿刺针进针点扩大;将 14G 单腔中心静脉导管从导引钢丝尾端插入,沿导引钢丝将中心静脉导管插入腹腔,至膀胱底部时可感阻力,稍改变方向插向膀胱直肠窝。停止送管,拔出导丝。由助手用 20 或 50ml 注射器注入生理盐水 10~15ml/kg后,即将透析管远端置于最低点放出液体,观察水流线及放出的液体量。若液体呈连续性线样或滴状流出,出水量和入水量相当则提示置管位置良好。②导管用专用固定装置妥善固定于腹壁,并用透明敷料贴覆盖伤口。③导管外接腹透液套装的连接导管,缓慢将透析液灌入腹腔并放空,观察患者有无不适,记录流出液体的量与颜色。操作过程中需全程监测,排空膀胱尿液避免损伤。

二、腹膜透析具体操作步骤

1. 置管后 X 线定位,建议管端位于左髂窝处。

2. 腹腔外管端连接到一次性三通套管。三通套管的另外两端连接两个普通的静脉输液管,其中一个连接腹透液,另一条连接留取流出液的排水瓶/袋。

3. 初始每次输入透析液 15ml/kg(一般每次入量 15~30ml/kg,周期逐渐延长),连接输液器,悬挂于暖箱外输液架上,用输液泵控制速度,于 15~30 分钟内缓慢流入,透析液在腹腔留置时间 30~60 分钟,之后轻柔按摩腹腔,缓慢放出腹透液,放液时间约 15~30 分钟;每 2 小时一次。之后根据患儿病情及放液情况酌情调整。

4. 治疗过程中每日监测患儿 24 小时出入量、热量、血压、体重、肾功能、电解质、血糖及血气分析等,每日做透析液常规检查,隔日做透析液培养。

5. 透析过程中若超滤量少,水肿明显,可应用 4.25% 葡萄糖透析液,水肿明显减轻后换用 2.5% 葡萄糖透析液。

6. 监测血钾正常后,腹透液中给予加 10% 氯化钾,根据血钾水平调整腹透液中钾浓度 1~4mmol/L。

7. 腹透治疗过程中若引流不畅,引流液中见纤维素样渗出物,将腹透液中加入肝素 100IU/L。

8. 透析过程。灌入:匀速用输液泵 15~30 分钟内泵入;保留:30~60 分钟;放液:30 分钟。重复以上步骤。可采用间歇式腹膜透析或 24 小时持续腹膜透析。

三、影响腹膜透析效能的因素

1. 腹膜的血流灌注。

2. 腹膜有效透析面积与毛细血管通透性。

3. 物理因素：透析液流量，透析液温度，透析液的分布、pH 值、超滤作用、淋巴循环及渗透压等。

4. 其他生理因素：溶质所带电荷，毛细血管内的流体静压和血浆的胶体渗透压，使用血管收缩药物等。

四、实施过程中的监测指标

1. **血糖**　至少每 12 小时 1 次；可以调整透析液或静脉葡萄糖成分或加胰岛素。

2. **血气**　至少每 12 小时 1 次；不管有无酸中毒，每日均需补充碱性液。

3. **血生化**　前 3 日每日 2 次，稳定后每日清晨检查 1 次；决定透析是否终止和透析速度、量。

4. **尿常规**　监测肾损害指标。

5. **引流液**　有性状改变，及时送检。

6. **液体量**　量出为入，入量 = 前 1 天尿量 + 异常丢失量 + 不显性失水量 − 内生水量 ［不显性失水量为 20~30ml/（kg·d），内生水量为 10~20ml/（kg·d）］。以 5% 葡萄糖注射液为主，体重不增或每日下降 10~20g/kg，血钠维持 130mmol/L，临床无脱水征或水肿。

7. **热量**　按 100kcal/（kg·d）。热量组成：葡萄糖 3g/（kg·d），一般不推荐 3g/（kg·d）以上；脂肪占 30%，脂肪乳剂 0.5~2.0g/（kg·d）；蛋白质每日腹透液丢失 2~6g，根据血生化指标及腹透液蛋白漏出结果及时补充，补充为生理需要量加上 24 小时丢失量。

8. **感染**　约 70% 患者合并感染，感染可促组织分解，加重氮质血症、高钾、酸中毒。其中 1/3 死于感染。选择有效无肾毒性抗生素，根据肾小球滤过率调整剂量、给药间隔：内生肌酐清除率（endogenous creatinine clearance rate，Ccr）40~60ml/min 时药量为正常量 75%~100%；Ccr10~40ml/min 时药量为正常量 50%~75%；Ccr<10ml/min 时药量为正常量 25%~50%。

五、腹膜透析撤离指征

1. 循环稳定，没有水中毒。

2. 尿量 >2ml/（kg·h），尿比重在正常范围。

3. BUN<9mmol/L，Cr<80mmol/L。

4. 水、酸碱平衡、电解质正常。

第七节　并发症及其处理

新生儿腹膜透析的并发症发生率高，并可能危及生命。近年来文献报道的并发症发生率最高可达 59.6%,尽管并发症出现大多数会降低腹膜透析效率,甚至需停止透析或进行二次透析,但并发症通常是可预防或治疗的。

1. **插管并发症**　膀胱穿孔、肠穿孔、腹膜内出血、液体渗漏。通常与导管的选择及置管方式、置管者的技术水平等因素有关。要严格按操作规程实施,如出现并发症,要能及时发现并及时处理。为了预防膀胱穿孔发生,术前应确保患者完全排空膀胱。

2. **导管周围透析液渗漏**　透析液大量进入腹腔、腹腔内压力增高时易发生;也可能与手术切口结扎不紧,或结扎线靠近导管壁之间无腹膜组织等有关。如果发生这种情况,可以执行以下步骤:①如果可能,减少填充量;②还考虑一段时间停止透析(相对于连续 24 小时);③用更大规格的导管更换相同位置的导丝上的导管;④在导管和隧道壁之间注入纤维蛋白胶;⑤在不同位置插入新导管。出现渗漏会增加隧道感染和腹膜炎风险,常需预防性使用抗生素,渗漏较多,需停止腹膜透析。

3. **导管堵塞**　通常是由于导管扭结、网膜包裹或移位或纤维蛋白凝块的形成。如果发生导管阻塞,可以采取以下顺序步骤来尝试解决阻塞问题:①确保排空膀胱;②肝素盐水冲洗导管;③如果怀疑有纤维蛋白凝块,可以尝试将组织纤溶酶原激活剂滴入导管中[2.5mg(1mg/ml) 与 10ml 生理盐水混合并缓慢注入导管],放置 1 小时,然后轻轻抽吸和冲洗导管,一旦导管阻塞被清除,则应向每升腹膜透析溶液中添加 500U 的肝素;④在相同位置的导丝上更换导管;⑤大网膜包裹需手术处理;⑥透析管扭曲可变换体位、轻揉腹部;⑦在不同位置插入新导管。

4. **导管移位、错位**　与导管的选择有关,与刚性探针导管相比,使用 Tenckhoff 导管时,其发生风险要低。导管移位需手术复位或重新置管。

5. **腹膜炎**　腹膜炎是腹膜透析最常见的感染相关并发症,也是导致腹膜透析失败的常见原因。内源性或外源性的腹膜感染,是腹膜透析腹膜炎发生的原因。如果新生儿有败血症的临床症状、腹部触痛或不适、有囊块、皮肤颜色改变或透析液浑浊,可怀疑是腹膜炎。应将腹膜透析液送检进行细胞计数、分类、革兰氏染色及细菌培养,以明确诊断。透出液细胞计数 $\geq 100/mm^3$,且细胞分类计数多形核白细胞 $\geq 50\%$,则可以确诊为腹膜炎。治疗:冲洗透析,3~6 次,停留 30 分钟;透析液加肝素 4.0~6.25mg/L;透析液加抗生素(氨苄西林、头孢唑林)。

6. **出口处/隧道感染**　根据培养结果调整治疗方案。如果抗炎无效、隧道感染同时伴腹膜感染,考虑拔管。复发感染,对抗炎效果不明显,重新换位置置管。皮下套管感染,可去皮下套管,但对革兰氏阴性菌无效。

7. **高血糖**　新生儿所用腹膜透析液重要成分为葡萄糖,糖耐受差或具有严重基础疾病的患儿进行腹膜透析时,葡萄糖经腹膜大量吸收,易出现高血糖。

8. **腹膜透析失衡综合征**　少数患者可出现抽搐、意识丧失等,停止腹膜透析后,症状逐渐好转,将此种并发症称为腹膜透析失衡综合征。其机制可能与血液透析相同,在透析开始时,由于透析剂量较大和交换周期较短,使血中较高的溶质清除较快,而脑细胞内较高溶质进入血管的速度相对较慢,造成脑细胞内呈高渗状态,脑细胞外的水分进入细胞内造成脑细胞水肿。停止腹膜透析或减少腹膜透析剂量,使血管内溶质的清除暂时停止或减缓,使细胞内外渗透压达到平衡,纠正脑细胞内水肿,此时症状消失。

9. **其他并发症** 在腹膜透析期间,由于腹腔内压力增加,可能会出现胸腔积液和肺炎。由于超滤过度或静脉回流减少,会导致组织灌注减少。继发于电解质和代谢紊乱的情况下,还会出现心律失常。透析液没有预热时,大量低温液体进入体内易出现低体温,低温液体亦可使腹膜毛细血管收缩而降低透析效率,或诱发患儿躁动而引起血流动力学波动,因此腹膜透析液进入患儿体内前需经加温器加温,适宜温度为 37~38℃。

第八节　监护和注意事项

1. 严格无菌操作,防止导管相关感染。

2. 监测生命体征,持续心电监护,持续观察血压、尿量、尿比重、pH 值、血糖、血气、电解质等。新生儿反应较慢,需谨慎,严密观察,防止意外发生。

3. 控制透析液温度。新生儿体温调节中枢发育未成熟,汗腺发育差,对环境温度要求高,保持室温 24~26℃,相对湿度在 60%~70%,腹膜透析液 37~37.5℃,患儿肛温维持在 36.5~37℃。

4. 泵入液体过程要水浴加热,延长管放近端加热,保持近腹腔透析管处温度适宜。

5. 三通管短端对应通道关闭,抽取透析液后随手关闭透析管路,防止腹腔液体或废液倒流污染。

6. 监测液体出入量,控制进液速度。新生儿腹腔容量小,入液过快过多,温度过高或过低均会刺激腹膜引起反射性疼痛。可对腹透回路进行改造,用注射器测量,以精确记录每次出入量,每日定时称体重,以确定当日输液量,避免水中毒。

7. 新生儿体重较小,体内液体比例高于儿童和成人,透析时须经加温泵缓慢流进腹腔,每次透析量 15~30ml/kg,温度 37~37.5℃,保留 30~60 分钟缓慢放出,速度不宜过快,以防腹内压急剧下降引起循环不稳定,放出时间以 30 分钟为宜。

8. 放液时 10~15 分钟监测血压,必要时液体复苏。

9. 如果发生堵管或者引流不畅,不要用负压抽吸,以免网膜等组织吸入。

10. 及时评估腹膜透析效果。准确记录每次腹膜透析开始及结束的时间,腹膜透析液浓度与流入量,透出液的量、颜色、性质及透明度,透析前后腹围,妥善固定导尿管,准确记录每小时尿量及性质。

11. 做好皮肤护理,透析管出口处每日换药或敷料被浸湿时立即更换。

12. 新生儿腹膜透析的持续时间通常为 48~72 小时,也可以持续至达到预期效果。透析液在腹腔内停留时间直接影响透析交换能力:短时间的停留可以充分的清除小溶质并保持晶体渗透梯度及超滤能力,而长时间的停留有助于肌酐和磷的清除。

13. 腹膜透析时透析液灌注量是影响透析充分性的重要因素。透析灌注量应从最低有效剂量开始，然后逐渐增加至患者可耐受的范围。在腹膜透析开始时，最初的交换量可从10~15ml/kg 开始，直到透析液变清，以减少腹压导致导管周围的透析液渗漏。交换量可缓慢增加至最大 30~40ml/kg。透析液的流入时间通常很短，为 10~15 分钟，尽量减少流入时间是腹膜透析的必要条件，但输入太快可引起腹痛。透析液停留时间多为 30~90 分钟，这个时间段对促进尿素和液体的清除最为有利。短于 30 分钟是不够的，长时间的停留有助于肌酐和磷的清除。重力作用控制着透析液的排除，通常持续时间 20~30 分钟。透析量、导管扭折、肠蠕动减弱、透析液纤维蛋白形成、引流袋与患者高度差，将影响排出时间。

（洪文超　孟　琼）

参 考 文 献

［1］周伟. 实用新生儿治疗技术 [M]. 北京: 人民军医出版社, 2010: 337-349.

［2］唐雯, 陶少华. 儿童腹膜透析 [M]. 中国小儿急救医学, 2014, 21 (2): 122-124.

［3］彭晓婷, 李秋平. 新生儿急性腹膜透析的应用及预后进展 [J]. 中华实用儿科临床杂志, 2020, 35 (22): 1754-1757.

［4］KARA A, GURGOZE MK, AYDIN M, et al. Acute peritoneal dialysis in neonatal intensive care unit: An 8-year experience of a referral hospital [J]. Pediatr Neonatol, 2018, 59 (4): 375-379.

［5］Hemodialysis Adequacy 2006 Work Group. Clinical practice guidelines for hemodialysis adequacy, update 2006 [J]. Am J Kidney Dis, 2006, 48 (Suppl 1): S2-S90.

［6］ABBOUD O, BARSOUM R, BERTHOUX F, et al. European best practice guidelines for peritoneal dialysis acknowledged by ISN [J]. Nat Clin Pract Nephrol, 2007, 3 (1): 6-7.

［7］WARADY BA, BAKKALOGLU S, NEWLAND J, et al. Consensus guidelines for the prevention and treatment of catheter-related infections and peritonitis in pediatric patients receiving peritoneal dialysis: 2012 update [J]. Perit Dial Int, 2012, 32 (Suppl 2): S32-S86.

［8］ÖZLÜ F, YAPICIOĞLU YILDIZDAS H, ŞEKER G, et al. Peritoneal dialysis in neonates: six years of single center experience [J]. Turk J Med Sci, 2018, 48 (2): 231-236.

［9］USTYOL L, PEKER E, DEMIR N, et al. The use of acute peritoneal dialysis in critically ill newborns [J]. Med Sci Monit, 2016, 22: 1421-1426.

［10］NOURSE P, CULLIS B, FINKELSTEIN F, et al. ISPD guidelines for peritoneal dialysis in acute kidney injury: 2020 Update (paediatrics)[J]. Perit Dial Int, 2021, 41 (2): 139-157.

［11］VASUDEVAN A, PHADKE K, YAP HK. Peritoneal dialysis for the management of pediatric patients with acute kidney injury [J]. Pediatr Nephrol, 2017, 32 (7): 1145-1156.

第十章 新生儿连续性血液净化

血液净化(blood purification)一词来源于希腊语 Apheresis,原意为"分离",临床转译为"净化、置换",是指将血液从体内引出,消除其中的目标致病物质后再回输体内的治疗方法。目标致病物质可能是血细胞成分、蛋白成分、免疫球蛋白、抗体、病毒或其他有害物质等。血液净化的治疗对象是血液,清除血液中存在的致病物质是其治疗目的。

连续性血液净化(continuous blood purification,CBP)是指所有连续性、缓慢地经过体外循环和滤器进行清除水分和溶质的治疗方式的总称,血液净化治疗连续时间 ≥ 24 小时,是血液净化的治疗方式之一。

1977 年首次报道,在成年急性肾损伤(acute kidney injury,AKI)患者中成功应用连续动静脉血液滤过(continuous arteriovenous hemofiltration,CAVH)方法进行血液净化,确立运用该方法治疗的可行性。1986 年首次报道成功应用 CAVH 治疗新生儿 AKI。CBP 技术是从连续性肾脏替代治疗(continuous renal replacement therapy,CRRT)技术的基础上发展过来。CBP 技术救治疾病谱从肾脏疾病拓展到非肾脏疾病,其应用已远远超出肾脏病的范畴,通过肾脏替代治疗、协助液体平衡管理、清除乳酸和炎症介质、逆转凝血病等作用。CBP 现已扩展到多种疾病的治疗和多器官功能障碍的支持治疗,救治对象从成人、儿童拓展到新生儿,实现救治人群的广覆盖。

随着人类对于疾病机制的深入认识,在透析技术基础上,血液净化技术得到快速发展与进步,是一门新兴学科,是近代医学史上一项重大的研究成果之一。目前,血液净化技术是危重症患儿的一种有效治疗与脏器支持手段,在急诊、危重症领域得到广泛应用,是近 50 年来同机械通气和血管活性药物合起来为重症监护病房(intensive care unit,ICU)三种最重要的脏器支持措施,是现代 ICU 必备的抢救技术之一。CBP 为从事危重病救治的医师提供有效的治疗手段,显著提高了危重患者的救治成功率。

连续性血液净化的技术工作原理

连续性血液净化(CBP)的基本工作原理为弥散(diffusion)、对流(convection)及吸附(adsorption)。弥散主要清除小分子溶质(分子量小于500Da),临床对应为透析技术。对流可清除中分子溶质(分子量500~5 000Da),临床对应为滤过技术;超滤(ultrafiltration)是特殊形式的对流。吸附可清除不同分子量的溶质,尤其是大分子溶质(分子量5~50kDa),临床对应为血液灌流(hemoperfusion,HP)、免疫吸附(plasma adsorption,PA)等模式。CBP能调节急性肾损伤(acute kidney injury,AKI)患儿的体液平衡、酸碱平衡、电解质平衡、渗透压平衡、凝血及抗凝血平衡、减轻组织水肿、改善供氧和器官功能,并为液体疗法和营养支持提供调整的途径,在患儿脓毒症相关性AKI和多器官功能障碍综合征(multiple organ dysfunction syndrome,MODS)治疗时体现重要价值。CBP还有助于改善AKI患儿血流动力学状态、减少正性肌力药物用量,提高存活率。

一、基本工作原理

(一)弥散

弥散是指溶液中的分子沿着电化学浓度梯度在半透膜上扩散。患儿血液通过半透膜与含一定成分的透析液相接触,两侧可透过半透膜的分子(如水、电解质和中分子物质)做跨膜移动,达到动态平衡,血液中的代谢产物通过半透膜弥散到透析液中,透析液中的物质弥散到血液中。因血液与透析液之间的浓度梯度,物质发生移动,血液量不减少,也不需要补液。通过将尿素等溶质从血液输送到透析液和将碳酸氢盐等溶质从透析液输送到血液来实现的。溶质浓度和分子量是扩散速率的主要决定因素。小分子如尿素,扩散得很快,而较大分子,如磷酸盐、β2-微球蛋白和白蛋白,以及蛋白结合的溶质,如甲酚,扩散慢得多。

(二)对流

对流最早来源于地理中的一个专门术语,冷、热空气按定规律流动形成对流。在CBP中用来描述血滤的原理。有人认为对流就是对着流,置换液向血中流,血中的水向膜外流。这种解释不对。血滤过程中膜外没有置换液,更无透析液,置换液在滤器前或者后入血。这里"对流"不能依靠字面意思理解,结合地理中的解释,对流应理解为:血液在流经透析器或者血滤器时在膜两侧跨膜压(transmembrane pressure,TMP)的作用下,血液中的溶质或水分经半透膜微孔流向膜外,而其中的电解质和毒素随水而出的过程。这里TMP只指膜两侧的静水压差,通过该压差,溶质随水的跨膜移动而移动,不包括浓度造成的渗透压差。这才是对"对流"的真正解释,置换液的补充是模仿了肾脏肾小管的重吸收原理。

对流是指溶质在流体静力和/或渗透跨膜压力梯度引起的流体运动(超滤)的拖曳下穿过膜孔的过程。溶质被困在流体中而发生在膜上的运动。对流溶质去除是流体通过开放膜超滤的结果。所有可以通过膜孔的溶质,即被膜过滤的溶质,都由流动的流体携带。而扩散能有效地清除小溶质,但扩散传输会随着分子量的增加而减慢,因此 1 000Da 的溶质被清除的速度是 60Da 溶质的一半。

(三)吸附

吸附是一种体外过程,在这个过程中,溶解在血浆或血液中的分子(特别是肽和蛋白质)与膜结构或其他吸附物质(如木炭、树脂或凝胶)结合。影响分子 - 膜相互作用的特征对于每个分子(即大小、电荷和结构)和每个特定膜(即孔隙率、组成、疏水性、表面电位)都是典型的。应根据吸附盒的设备吸附能力(device adsorptive capacity,DAC)和选择性对其进行评估。DAC 代表设备能够吸附的特定分子的总量,应该与该分子的血液浓度乘以血液体积的数量级相同。选择性是一个安全参数,定义了设备不能吸附的东西。

吸附是利用溶质的电荷、疏水性、亲水性等物理特性,将物质吸附清除的方法。在使用半透膜的弥散与滤过中,根据致病物质的相对分子量不同,基本决定了清除率。与之不同的是,因吸附器表面存在无数的细孔,扩大了吸附面积,这些细孔的大小及其与相对分子质量之间的关系,对吸附率产生影响。依据配体的不同,吸附形式分为非选择性吸附和选择性吸附两种。配体是可以与特定的蛋白质及细胞膜的各种受体进行选择性结合的物质,某种配体与需要清除的致病物质相结合,从而产生吸附现象。这种相互作用又分为物理化学作用和生物学作用两类。另外,也有像活性炭这样不用配体,利用材料本身的吸附能力的非选择性吸附形式。也就是说,吸附的清除特性取决于溶质的性质,这点与弥散和滤过完全不同,弥散和滤过的清除率取决于溶质的相对分子量。

某些蛋白、毒素、药物被选择性的吸附于透析膜表面,由于透析材料不同,化学结构和所带基团不同,其吸附的毒素也会有所差异。溶质吸附在滤器膜的表面或滤器中的活性炭及吸附树脂上,从而达到清除效果,应用于血液灌流等模式中。吸附剂要求对人体安全无毒,无过敏反应,具有良好的血液相容性、稳定的化学性质,吸附材料颗粒稳定,易于消毒灭菌,具有较快的吸附速度和较高的吸附容量。

(1)吸附树脂:对血液中的内源性和外源性毒物均有良好的吸附性能,不仅可清除血中小分子毒物,而且可清除尿毒症、烧伤毒血症及流行性出血热等患者血中的中分子物质。具有化学稳定性好、机械强度高、不易脱落等优点,合成吸附树脂还具有一定的选择吸附性。因此,吸附树脂通过血液灌流临床治疗许多疾病已成为有效可靠的方法。吸附树脂分为三类:①非极性吸附树脂,不带任何功能基团,对于脂溶性物质和非极性有机化合物的选择吸附性较强;②极性吸附树脂,在树脂的交联网状结构中带有羟基、酰胺基、烷氧基等极性基团,对脂肪酸等极性分子有较好的吸附选择性;③中性吸附树脂,指含酯基的吸附树脂,如丙烯酸酯或甲基丙烯酸酯与双甲基丙烯酸酯等交联的一类共聚物。

(2)离子交换树脂:主要是根据同电荷相斥、异电荷相吸的原理,对带相反电荷的分子进行选择性吸附。离子交换树脂由于存在吸附率低、选择性差、血液相容性差等缺点,同时又能吸附体内钙、磷等电解质,引起体内电解质平衡失调,因此,在临床应用不多,还有待进一步研究。

二、基本临床技术

（一）血液透析（hemodialisis，HD）

主要根据膜平衡机制，利用弥散的原理，依据溶质的浓度差实现清除，将患儿血液通过一种有许多小孔的薄膜（或管道，称半透膜），半透膜的一侧是血液，另一侧是透析液，这些小孔可以允许小分子通过，而直径大于膜孔的分子则被阻止留下，而半透膜又与含有一定化学成分的透析液接触，因两者之间的浓度梯度产生被动的物质转移。血液透析主要清除水溶性小分子物质，分子量一般小于500Da。血液透析治疗的清除率取决于血液流量、透析液流量和滤膜的性质。血液透析治疗过程中血液量没有变化，具有不需要置换液的优点，但同时具有清除大分子物质比较困难的缺点。

（二）血液滤过（hemofiltration，HF）

主要通过调节血液净化器的细孔径，模仿肾小球滤过和肾小管重吸收功能，利用滤膜两侧的压力梯度差形成液体移动，使得血液透析无法清除的大分子物质有可能清除。血液滤过主要清除中、小分子毒素或有害物质，分子量一般为20~30kDa。无论是单次治疗还是单位时间，血液滤过滤过小分子物质的清除率均低于血液透析，因含有被清除的物质的滤过液被废弃，通过血液滤过肯定会伴有血液容量的减少，需要通过置换液来补充减少的血液容量。

（三）血浆置换（plasma exchange，PE）

血浆置换就是将患者的血浆采用膜过滤或离心方式分离丢弃，以达到清除血浆中存在的蛋白或蛋白结合性致病物质的目的，同时补充外源性血浆或蛋白。血浆置换通常分为三类：单膜血浆置换、双重滤过血浆置换疗法（double filtration plasmapheresis，DFPP）和杂合模式的血浆置换，如配对血浆滤过吸附（coupled plasma filtration adsorption，CPFA）等。

单膜血浆置换是将血浆分离器的所有血浆废弃，然后置换等量的血浆及其代用品的治疗方法。其优点在于：可能清除掉的物质相对分子质量范围较广，则可以治疗的疾病范围也很广；缺点是：需要补充与废弃血浆等量的血液制品，是三种疗法中使用血浆量最多的，则需要考虑由血液制品带来的感染和过敏等风险。

DFPP是将通过血浆分离器的血浆再次用血浆成分分离器进行滤过，通过二级膜的血浆与置换液一起返回体内的治疗方法。其优点在于：利用相对分子质量的不同将致病物质与有用物质分离，回输有用物质而清除致病物质；缺点是：对目标致病物质的清除性能较单膜血浆置换稍低。

CPFA是将从血液分离出来的血浆通过血浆吸附器，清除致病物质的治疗方法。依据血浆吸附器内吸附材料的不同，可以选择性清除致病物质。因为CPFA不需要置换液，所以避免因血液制品带来的感染风险。吸附材料一般由与致病物质具有亲和性的配体和支撑这个配体的载体组成，配体能够产生吸附力或排斥力，具有选择吸附对象的特性。CPFA配体分三种：①疏水性氨基酸（苯丙氨酸、色氨酸），作用力是疏水结合，吸附对象物质为类风湿因子、免疫复合物、抗DNA抗体（苯丙氨酸）及抗乙酰胆碱受体抗体、免疫复合物（色氨酸）；

②硫酸葡聚糖,作用力是静电结合,吸附对象物质为低密度脂蛋白(low density lipoprotein, LDL)、抗心磷脂抗体、抗 DNA 抗体及免疫复合物;③苯乙烯 - 二乙烯基共聚物,作用力是静电结合,吸附对象物质为胆红素与胆汁酸。

(四)血液灌流(hemoperfusion,HP)

血液灌流是一种新型透析方法,在灌流器内部装入吸附剂,经过吸附、弥散、过滤等几重处理后,患者血液中的致病物质被清除,被净化后的血液能够再次输回患者体中。其历史可溯源到 1958 年 Scechter 使用离子交换树脂治疗肝性脑病,当前随着多种吸附材料的研发,血液灌流的适应证亦随之拓展。由于血液灌流疗法中使用吸附剂,吸附剂具有多孔、疏松、比表面积大等多种优点,对于中、大型分子的吸附及清除具有较好的作用。王婧等研究报道,血液灌流联合血液透析法能够改善糖尿病肾病患者体内的微炎症情况、降低炎症因子、β2- 微球蛋白水平及胰岛素抵抗程度,改善患者营养水平,且并发症较少,对于糖尿病肾病的治疗具有较好的有效性和安全性。

第二节　连续性血液净化的作用、优势与困境

一、连续性血液净化的作用

CBP 是所有连续性、缓慢经过体外循环和滤器进行清除水分和溶质的治疗方式的总称。CBP 可调节水 / 电解质 / 酸碱平衡 / 凝血与抗凝血平衡,减轻组织水肿,改善供氧和器官功能,恢复机体内环境平衡;清除血液中激活 / 损伤内皮细胞的成分,改善内皮细胞功能,改善组织氧代谢;调节炎症反应和免疫功能,重建机体免疫系统内稳状态;并能充分满足营养支持、药物等治疗。

二、连续性血液净化的优势

血液净化在治疗多器官功能障碍综合征(multiple organ dysfunction syndrome,MODS)患儿的诸多方面都是有效的,包括去除致病物质如体液介质、改善组织氧代谢尤其是氧消耗、精确管理液体、电解质和酸碱平衡、消除代谢废物,通过去除过量的水提供适当的营养支持,通过清除肺间质水肿和替换 MODS 患儿体内近乎耗尽的必需物质来改善呼吸功能。血液净化作为一种人工肾和人工肝,对经常发生肾功能衰竭和肝功能衰竭的多器官功能衰竭患儿也是有效的。上述患儿经 CBP 治疗后,血肌酐、血尿素氮水平明显下降,血压正常,血流动力学稳定,组织代谢和氧合指数改善,电解质、酸碱平衡紊乱纠正。对于血流动力学不稳定的患儿,CBP 较常规间断的血液透析不良反应更少,甚至可用于危重病的儿童及新生儿,清除的物质比间断透析更有效、更持久。

CBP 救治新生儿急性肾功能衰竭有效可行。经治疗心率、平均动脉压、P/F 比值

（PaO$_2$/FiO$_2$）于治疗 12 小时即较治疗前好转，且能维持在正常范围；呼吸于 24 小时较治疗前好转；pH 值、血 K$^+$、肌酐于 12 小时较治疗前好转，尿素氮、尿量于 24 小时较治疗前好转，且逐渐恢复至正常范围。由于新生儿全身各系统未发育完善，有可能影响其实施及效果，要重视选择治疗时机，治疗期间密切监测生命体征及各项指标。

新生儿脓毒症在经过 CBP 治疗后，心率逐渐下降，血压很快稳定，血管活性药物在短时间减少并消失，说明血液净化能够改善患儿的心血管功能；CBP 能够清除过多肺部液体，可作为治疗急性呼吸窘迫综合征（acute respiratry distress syndrome，ARDS）的辅助手段，也能清除肺部炎症介质，同时在心血管功能和肺部循环好转后，使通气 / 血流（V/Q）比例改善，有助于维持氧合稳定。

需要强调的是，国内和国际上对于儿童尤其小婴儿，主流推荐的还是腹膜透析技术。腹膜透析保护残余肾功能及清除中分子物质优于血液透析，故可能较好清除炎症因子。腹膜透析是以自体腹膜作为透析膜，且血液系统并不直接与腹透液接触，而血液透析过程中血液体外循环导致血液系统与透析膜、透析管路直接接触，生物不相容性可诱发剧烈炎症反应。但是，对于危重症病例，由于腹膜功能受损、循环不稳定等，尤其当肾脏功能和机体需求之间出现明显失衡时，采用 CBP 应为首选。CBP 的优点就是持续透析，效率高，对心血管功能的影响小，但是由于抗凝等原因，也造成相应并发症。

三、连续性血液净化的困境

目前新生儿行 CBP 治疗仍存在一些困境，主要表现在：①相对于大年龄儿童和成人，体重仍是限制 CBP 应用于小年龄儿童的重要因素。有研究报道，体重小于 3kg 患儿行 CBP 治疗的预后较差。②可用于新生儿的设备局限性大，目前仍缺乏新生儿所需液体精准控制的 CBP 机器。③体外循环管路和滤器容积的局限性。CBP 滤器加管路体外循环的容积大小会影响新生儿的循环血流动力学的稳定。④由于血管条件不足，新生儿尤其早产儿的置管存在一定困难。年龄越小，静脉直径越小，置管成功的难度越大，且有时难达到最佳的血流量，从而导致较大风险。⑤相对大年龄儿童和成人，新生儿行 CBP 治疗发生并发症的概率较高，并发症主要包括临床并发症和机械并发症，具体内容详见本章第八节并发症及其防治。

第三节　常用治疗模式及特点

血液净化技术包括肾脏替代治疗（renal replacement therapy，RRT）、血液灌流、血浆置换、血液吸附等。RRT 基本模式有 3 类，即血液透析（hemodialysis，HD）、血液滤过（hemofiltration，HF）和血液透析滤过（hemodiafiltration，HDF）。

一、连续性血液净化治疗模式

目前连续性血液净化治疗模式主要包括：

1. 缓慢连续超滤（slow continuous ultrafiltration，SCUF）。

2. 连续性静脉 - 静脉血液滤过（continuous venovenous hemofiltration，CVVH）。

3. 连续性静脉 - 静脉血液透析滤过（continuous venovenous hemodiafiltration，CVVHDF）。

4. 连续性静脉 - 静脉血液透析（continuous venovenous hemodialysis，CVVHD）。

5. 连续性高通量透析（continuous high flux dialysis，CHFD）。

6. 连续性高容量血液滤过（high volume hemofiltration，HVHF）。

7. 连续性血浆滤过吸附（continuous plasmafiltration adsorption，CPFA）。

8. 连续动脉 - 静脉血液滤过（CAVHF）。

9. 连续动脉 - 静脉血液透析（CAVHD）。

10. 连续动脉 - 静脉血液透析滤过（CAVHDF）。

11. 连续性静脉 - 静脉血液透析和 / 或滤过 - 体外膜氧合。

二、新生儿常用连续性血液净化模式及特点

（一）缓慢持续超滤（SCUF）

SCUF 主要以对流的方式清除溶质，并清除体内液体超负荷（fluid overlaod，FO）的一种血液透析技术。操作过程中不补充置换液，也不使用透析液。对溶质的清除不理想，不能有效清除肌酐、尿素氮等小分子毒素，对于肾功能衰竭患者，需辅以其他治疗方式。但因缓慢连续性超滤治疗模式简单方便，有血泵即可进行，所以在临床上得到应用和发展。

1977 年，Kramer 等首次临床应用连续性动静脉血液滤过（CAVH）技术，很大程度上克服了传统的间歇性血液透析（intermittent hemodialysis，IHD）所存在的"非生理性"治疗的缺陷，从而衍生出多种 CBP 技术。1980 年，Paganini 提出 SCUF 也是 CBP 的一种，特点是不补充置换液，不用透析液，更符合生理状况，缓慢、等渗地清除大量水分，有利于血浆再充盈，细胞外液渗透压稳定，能较好地维持血流动力学的稳定性。临床上主要应用于肾功能尚好不需透析治疗的严重水钠潴留、心力衰竭患者，对利尿剂反应不佳者尤为适用。

SCUF 的适应证为，液体超负荷（FO），常规药物处理无效，且不需要透析。SCUF 主要应用于严重水肿患者，如先天性肾病伴重度水肿，利尿药无效者；严重充血性心力衰竭，特别是心脏直视手术、创伤或大手术复苏后伴有细胞外液容量负荷过重者等。

SCUF 技术简单、方便及对血流动力学（如血压）影响小，在临床中得到广泛应用和发展。但是，SCUF 也有一定局限性，对伴肾功能衰竭的患者，单用 SCUF 不能解决酸碱失衡、电解质紊乱及尿毒症毒素清除等问题，通常需与其他血液净化治疗技术联用，如与透析、滤过及血浆置换等联用。因此，衍生出其他治疗方案，如 SCUF-HD、连续性静脉 - 静脉血液滤过（CVVH），连续性静脉 - 静脉血液透析滤过（CVVHD）及连续性血浆滤过吸附（CPFA）等技术，更好地满足临床需要。

（二）连续静脉 - 静脉血液滤过（CVVH）

CVVH 是采用静脉 - 静脉血管通路,应用血泵驱动血液循环,以对流和弥散方式清除中、小分子代谢产物和有害物质,补充合适的电解质溶液,以超滤方式清除体内过多水分的治疗技术。CVVH 主要特点:应用血泵,便于血流量控制,操作步骤标准化;对血流动力学影响小,优于连续性动 - 静脉血液滤过;避免动脉穿刺带来的各种并发症。

近 30 年来,血液净化技术发展迅速,各种治疗模式层出不穷,其中最常用的是 CVVH。CVVH 主要通过模仿肾小球的滤过原理,将静脉血引入具有良好通透性的半透膜滤过器中,血浆内的水和溶于其中的中小分子溶质以对流的方式被清除。由于体外循环血量少,血流速度相对较慢,对血流动力学不稳定的患儿更安全,危险性更小,可床边进行,特别适合不能耐受血液透析的危重患儿及婴幼儿。

（三）连续静脉 - 静脉血液透析（CVVHD）

CVVHD 采用静脉 - 静脉血管通路,血泵驱动血液流动的一种血液透析技术。CVVHD 主要依赖于弥散及少量对流,当透析液流量小于血流量可使透析液中全部小分子溶质呈饱和状态,从而使血浆中的溶质经过弥散机制清除。

CVVHD 技术是一种新型的血液净化方法,其优点是治疗模式更符合正常肾脏的功能,可清除部分中、大分子代谢产物及炎症细胞因子。从 1977 年血液净化技术应用于临床以来,CVVHD 在治疗急性重症肾功能衰竭及 MODS 方面显示一定的治疗效果。近年来研究显示,应用 CVVHD 治疗全身炎症反应综合征（systemic inflammatory response syndrome,SIRS）、急性呼吸窘迫综合征（cute respiratory distress syndrome,ARDS）、重症肾综合征出血热（sever hemorrhagic fever with renal syndrome,HFRS）等过程中,通过有效改善肾功能,纠正内环境紊乱,改善免疫功能减少炎症细胞因子的过度释放,治疗前后血浆细胞因子水平明显下降,改善血气分析指标,提示 CVVHD 可能通过减少细胞因子过度分泌并有效清除细胞因子而减轻 ARDS。同时,由于 CVVHD 治疗时间可以适当延长、超滤缓慢,可彻底清除尿素氮（BUN）及血肌酐（SCr）,可很好地稳定血流动力学。

（四）连续静脉 - 静脉血液透析滤过（CVVHDF）

CVVHDF 亦采用静脉 - 静脉血管通路,血泵驱动血液流动,使用高通量透析器,同时采用弥散和对流原理清除毒素的血液净化模式。CVVHDF 是 CBP 的常用模式之一,通过连续、缓慢清除水分和溶质,对危重症患儿的脏器起支持作用,现已成为重症 AKI 患者救治的重要手段。

随着血液净化技术的快速发展,以及对中、大分子致病物质(如尿毒症毒素)的认识,利用对流清除有害物质为主的治疗模式血液滤过(HF)得以发展,后来出现联合对流与弥散的治疗模式血液透析滤过(HDF)。HDF 是通过高通量膜的透析器将体内过高的代谢产物清除的联合对流与弥散的治疗模式,通过超滤清除水分。HDF 要求置换液无菌、无热源,在线 HDF 置换液是通过细菌和内毒素过滤器对透析液进行过滤产生,要求血液净化机器和过滤器的生产商提供清晰准确的过滤器消毒、检测及更换的流程。

（五）几种常用临床治疗模式特点比较

上述四种新生儿常用的临床治疗模式的特点比较见表 10-1。

表 10-1　几种新生儿临床常用治疗模式特点比较

治疗模式	SCUF	CVVHF	CVVHD	CVVHDF
血流量 /(ml·min⁻¹)	50~100	50~200	50~200	50~200
透析液 /(ml·min⁻¹)	–	–	20~30	10~20
置换液 /(ml·min⁻¹)	–	20~30	–	10~20
小分子清除能力	极弱	+++	+++	+++
中分子清除能力	极弱	+++	+	+++
溶质转运方式	对流	对流	对流	对流
有效性	清除液体	清除液体及溶质	清除液体及溶质	清除液体及溶质

第四节　适应证和禁忌证

患儿是否需要 CBP 治疗应由有资质的 NICU 或肾脏专科医师决定。NICU 或肾脏专科医师负责患儿的筛选、治疗方案的确定等。

一、适应证

1. 新生儿肾脏疾病

新生儿急性肾损伤（acute kidney injury，AKI）伴有血流动力学不稳定和 / 或需要持续清除过多水或毒性有害物质时，可考虑使用 CBP。具体如下：

（1）新生儿 AKI 伴有血流动力学明显紊乱。

（2）新生儿 AKI 伴颅内压增高或脑水肿。

（3）新生儿 AKI 伴心功能不全。

（4）新生儿 AKI 伴高分解代谢，如 AKI 合并严重电解质紊乱、酸碱代谢失衡。

（5）新生儿 AKI 伴严重液体超负荷。

（6）新生儿 AKI 伴肺水肿。

2. 新生儿非肾脏疾病

（1）新生儿多器官功能障碍综合征。

（2）新生儿败血症或感染性休克。

（3）新生儿急性呼吸窘迫综合征。

（4）新生儿挤压综合征。

（5）新生儿乳酸酸中毒。

（6）新生儿心肺体外循环手术。

（7）新生儿肝性脑病。

（8）新生儿药物或毒物中毒。

(9)新生儿严重液体潴留。

(10)新生儿严重的电解质和酸碱代谢紊乱。

3. 新生儿 CBP 治疗的具体指标

(1)代谢异常(如下列有 1 项或以上的即为代谢异常):尿素氮(BUN)>26.5mmol/L 或相对升高 ≥50%,经过内科治疗失败的血钾>6.5mmol/L,血钠>155mmol/L,血钠<120mmol/L,血镁>4mmol/L 伴无尿和腱反射消失。

(2)少尿 / 无尿:非梗阻性少尿[尿量<1.0ml/(kg·h)];无尿[尿量<0.5ml/(kg·h)]。

(3)酸中毒:pH 值<7.15。

(4)容量超负荷或液体超载:利尿剂无反应的水肿(尤其肺水肿);或液体超负荷超过 10% 时。

二、禁忌证

没有绝对禁忌证。

相对禁忌证为:①出生胎龄与体重,出生胎龄<34 周或者体重<2.0kg,置管非常困难情况者;②不可纠正的低血压,新生儿容量性低血压应补足容量,其他性质低血压应行扩容、血管活性药物及其余相应措施;③出血倾向,凝血功能部分纠正后可行 CBP 治疗,或者根据患儿凝血功能情况减少抗凝剂应用;④颅内出血,Ⅲ级或Ⅲ级以上脑室周围-脑室内出血;⑤体内重要脏器出血应止血后开始治疗。

三、CBP 治疗时机

启动 CBP 的决定应个体化,不应单独取决于肾功能或 AKI 阶段。当肾脏功能和机体需求之间失衡,经过内科保守治疗失败或出现威胁生命的并发症如容量过多的急性心力衰竭、严重电解质紊乱、代谢性酸中毒等时应予 CBP 治疗。对于严重败血症、MODS、ARDS 等危重症患者内科治疗无效时应尽早开始 CBP 治疗。

何时终止 CBP 治疗的指征暂无统一标准。推荐患儿自身肾功能明显好转可以满足自身需求,或者威胁生命并发症的危险解除,可终止 CBP 治疗。

一旦决定启动 CBP,应尽快开始,一般在决定启动后的 3 小时内。

第五节　置换液和透析液的配制

一、置换液和透析液的配制室

CBP 置换液和透析液的配制要求在规定的配制室内完成。

1. 置换液和透析液的配制室,应位于透析室或 NICU 清洁区内相对独立区域,透析室或

NICU 的周围无污染源,保持配制室内环境清洁卫生,用紫外线消毒,每天每班 1 次。

2. 置换液和透析液的配制桶须标明容量刻度,应保持配制桶和容器清洁,必须定期严格消毒。

3. 置换液和透析液的配制桶及容器的清洁卫生与消毒要求:

(1)置换液和透析液的配制桶:用透析用水清洗,每天 1 次;用消毒剂进行消毒,每周至少 1 次,并用测试纸确认无残留消毒液。配制桶消毒过程中,必须在配制桶外悬挂"消毒中"警示牌,以防消毒终止或消毒时间不够。

(2)置换液和透析液的配制桶滤芯:需要定期更换,每周至少 1 次。

(3)置换液和透析液的容器:必须符合《中华人民共和国药典》、国家 / 行业标准中对药用塑料容器的规定。用透析用水将容器内外冲洗干净,并在容器上标明更换日期,甚至准确到具体时间,定期更换或消毒,每周至少 1 次。

二、置换液和透析液的成分与浓度

新生儿 CBP 的置换液和透析液配制的总原则要求置换液和透析液的离子浓度应与新生儿血浆离子浓度一致。

新生儿 CBP 透析液和置换液的成分构成基本相同,其电解质的浓度原则上应接近新生儿体内的细胞外液水平。目前,透析液和置换液并无统一配方方案,也无确切的循证证据证明任何一种配方优于其他配方。置换液中的碱性缓冲液最常用的还是乳酸盐和碳酸氢盐。对存在高乳酸血症或严重肝功能损害、乳酸清除能力降低的新生儿,建议使用碳酸氢盐进行 CBP。接受枸橼酸局部抗凝的 CBP 时,应使用不含钙离子的透析液和置换液,并降低其中碳酸氢钠的含量。应及时评估新生儿体内的内环境(一般间隔 6~12 小时),根据危重症新生儿的血电解质、血糖水平来及时调整置换液和透析液中电解质和葡萄糖浓度。

常用透析液和置换液的组成见表 10-2。

表 10-2　常用透析液和置换液的构成成分与浓度

成分	浓度 /(mmol·L^{-1})
钠	135~144
钾	0~4
钙	1.25~1.75*
镁	0.75-1.5
氯	100~115
碳酸氢根(或相当于碳酸氢根)	22~35*
葡萄糖	1~10(低糖配方) >10(高糖配方)#
pH	7.25~7.35

注:*枸橼酸抗凝时,需调整碳酸氢根和钙离子浓度;#根据患儿血糖水平选择配制液体的糖浓度。

上海交通大学医学院附属儿童医院新生儿科推荐,新生儿 CBP 常采用 Ports 方案改良配方 1 或配方 2(表 10-3),根据电解质监测调整离子浓度。

表 10-3 血液净化置换液 Ports 方案改良配方

配方	成分	含量 /ml	离子	离子浓度 / (mmol·L^{-1})	适应证
配方 1	0.9% 氯化钠 5% 葡萄糖溶液 5% 碳酸氢钠溶液 10% 氯化钙溶液 * 50% 硫酸镁溶液 *	2 000 500 125 7.5 1.6	Na$^+$ HCO$_3^-$ Ca^{2+} Mg^{2+} Cl$^-$	144.0 29.0 2.6 2.6 120.0	危重新生儿合并 AKI,高血糖患儿适当减少葡萄糖用量
配方 2	5% 葡萄糖溶液 0.9% 氯化钠 5% 碳酸氢钠溶液 10% 氯化钙溶液 * 25% 硫酸镁溶液 * 10% 氯化钾	1 000 3 000 250 20 3.2 1.5$^\#$	Na$^+$ Cl$^-$ HCO$_3^-$ Ca^{2+} Mg^{2+} K$^+$	140.0 116.0 36.0 0.7 3.2 2.0	肝功能衰竭或高血钾患儿合并 AKI,高血糖患儿适当减少葡萄糖用量

注:* 为选项药物,可以根据情况增减,$^\#$ 为 ml/L。

新生儿 CBP 透析液中各种离子浓度的具体要求如下:

1. **钠** 常用透析液钠离子浓度为 135~145mmol/L,少数特殊病情,比如,低钠血症患儿用低钠透析液(Na$^+$<130mmol/L),高钠血症患儿用高钠透析液(Na$^+$>145mmol/L)。

2. **钾** 透析液 K$^+$ 浓度为 0~4mmol/L,常用钾浓度为 2mmol/L,临床应依据患儿的实时血钾离子浓度进行适当调整。

3. **钙** 常用透析液 Ca^{2+} 浓度一般为 1.5mmol/L;当患儿伴有高钙血症时,透析液钙离子浓度调至 1.25mmol/L;当患儿伴有低钙血症时,透析液钙离子浓度调至 1.75mmol/L。

4. **镁** 透析液 Mg^{2+} 浓度一般为 0.5~0.75mmol/L。

5. **氯** 透析液浓度与细胞外液 Cl$^-$ 浓度相似,一般为 100~115mmol/L。

6. **葡萄糖** 分含糖透析液(5.5~11mmol/L)和无糖透析液两种。

7. **透析液碳酸氢盐** 透析液碳酸氢盐浓度为 30~40mmol/L。

8. **醋酸根** 浓缩液中常加入 2~4mmol/L 醋酸,调整透析液 pH 值和防止 CO$_2$ 逃逸。

新生儿 CBP 的透析液和置换液可采用市售产品或自行配制。可考虑首选市售产品,因能满足多数危重症新生儿所需,其优点是可减少透析液和置换液配制过程中可能发生的污染或消毒不严格等风险,而缺点是各份浓度和比例固定,不能满足危重症新生儿的特殊个体化需求。若因新生儿有特殊个体化需求需自行配制,应将含电解质的酸性液体(A 液)和碱性缓冲液(B 液)分开配制,使用时再将两者按一定比例混合,生成最终的透析液或置换液;或者 A 液与 B 液不混合,分别输入。新生儿 CBP 的透析液和置换液自行配制的优点是能根据危重症新生儿情况及时调整电解质和糖浓度,满足危重症新生儿的特殊个体化需求,缺点是配制过程中发生污染或消毒不严格等风险较高。

三、置换液和透析液的配制

(一)制剂配制要求

1. 透析液应当由浓缩液(或干粉)加上符合质控要求的透析用水配制。

2. 购买的浓缩液(或干粉),应当具有国家相关部门颁发的注册证、生产许可证或经营许可证、卫生许可证。

3. 各家医院医疗机构制剂室生产血液透析浓缩液应取得"医疗器械生产企业许可证"后按国家相关部门制定的标准生产。

(二)配制人员要求

透析室或 NICU 用干粉配制浓缩液(A 液、B 液),应当由经过培训的血透室护士或工程技术人员实施,应做好配制记录,并有专人专职核查且登记。

(三)配制流程要求

1. **浓缩 B 液的配制**　为了避免碳酸氢盐浓缩液的细菌生长,降低碳酸氢盐浓缩液的运输和贮存价格,平常以塑料袋装固体碳酸氢钠,密封,CBP 使用前,用透析用水溶解。碳酸氢盐也可装入特制罐内,透析时直接装在血透机上,由 CBP 机器自动边溶解,边稀释,边透析。

(1)单人份浓缩 B 液:选取一个标有刻度的容器(如量筒),使用透析用水将容器内外冲洗干净,按照所购买的干粉(B 粉)产品说明书中的要求,将所需量的干粉(B 粉)倒入容器内,加入所需量的透析用水,使容器内干粉(B 粉)完全融化溶解即可。

(2)多人份浓缩 B 液:根据危重新生儿的人数准备所需量的干粉(B 粉)。将 B 液配制桶用透析用水冲洗干净后,将所需量的干粉(B 粉)倒入配制桶内。按所购买的干粉(B 粉)产品说明中规定的干粉(B 粉)与透析用水比例,加入相应的透析用水,搅拌至干粉(B 粉)完全融化溶解即可。将已配制的浓缩 B 液分装在已经准备好的清洁容器内。

(3)浓缩 B 液应在配制后 24 小时内使用。

2. **浓缩 A 液的配制**　浓缩 A 液的配制流程完全可以参照浓缩 B 液配制流程。根据血液净化单位或科室使用 CBP 机型号,决定配制透析液和置换液的倍数。按照倍数,计算出氯化钾、氯化钙、氯化镁,醋酸和葡萄糖需要量,加适量纯水配制而成。酸性透析液制成固体,固定袋装也已有市售。

四、置换液和透析液的质量控制

透析液细菌培养应每月 1 次,要求细菌数<200CFU/ml,透析液的内毒素检测至少每 3 个月 1 次,内毒素<2FU/ml。透析液的细菌、内毒素检测每台透析机至少每年检测 1 次。

第六节　血管通路的建立与参数设置

一、新生儿 CBP 的血管通路建立

CBP 技术的开展和实施必须要有良好的血管通路。中心静脉导管是各种血液净化治疗的常用血管通路之一,主要有单腔、双腔和三腔导管,目前双腔导管最常用。新生儿常用导管置入的部位有颈内静脉、股静脉和锁骨下静脉。生后 7 天以内的新生儿可置脐静脉,穿刺困难的新生儿可选择超声引导下穿刺。新生儿导管型号选用 5.0Fr 单管双腔中心静脉导管,动脉孔在远心端,静脉孔在近心端,相距 1.0~1.5cm。

中心静脉导管置管分中心静脉临时导管置管和中心静脉长期导管置管。由于危重症新生儿 CBP 治疗时间相比儿童尤其成人明显要短,基本上不会出现需要长期维持 CBP 治疗,长期维持 CBP 治疗可考虑选择中心静脉长期导管置管,因此,本章节主要阐述中心静脉临时导管置管术。

(一) 适应证

有 CBP 指征的危重症新生儿。

(二) 禁忌证

中心静脉置管无绝对禁忌证,相对禁忌证为:

1. 广泛腔静脉系统血栓形成。

2. 穿刺局部有感染。

3. 凝血功能障碍。

(三) 置管前评估

1. 患儿是否需要镇静镇痛。

2. 是否有可以供置管用的中心静脉,比如,颈内静脉、股静脉及锁骨下静脉。

3. 根据条件选择患儿的合适体位和最佳的穿刺部位。

4. 必要时可采用超声定位或超声引导穿刺。

5. 置管操作建议在手术室或治疗室内进行,紧急情况下也可以考虑在 NICU 独立房间或区域。

6. 置管操作必须由经过培训的专业医生(高年资的 NICU 或麻醉科医生)完成。

(四) 器材与药物

1. 穿刺针,导丝,扩张器。

2. 导管分单腔、双腔、三腔导管三种,各种不同类型导管各有其优缺点。①单腔导管:血流从单一管腔出入,可行单针透析,目前已很少用;也可以将单腔导管作为引出血液通路,另外找周围静脉做回路。②双腔导管:"死腔" 减少,再循环减少,导管相对较粗,穿刺难度

增加。目前主要使用的是双腔导管。因为三腔导管感染机会增加,当前不推荐常规使用三腔导管。

3. 肝素帽、注射器、缝皮针、缝线、小尖刀片、无菌纱布及透气敷料等。

4. 2%利多卡因注射液5ml、肝素100mg和生理盐水200ml。

(五) 操作方法

以临床常用的钢丝导引置入法为例。

1. 根据穿刺部位采取患儿不同体位,如颈内静脉采用头低足高位(Trendelenburg position)。

2. 穿刺部位皮肤严格消毒,铺无菌巾。

3. 操作者戴无菌手套。

4. 0.5%~1%利多卡因注射液局部浸润麻醉。

5. 采用穿刺针或套管针静脉穿刺,穿入静脉后有静脉血液抽出。

6. 固定穿刺针并插入导引钢丝。如用套管针者,先将套管针拔出,将套管留置在中心静脉内,沿套管插入导引钢丝,并拔出套管针。注意插入引导钢丝困难时,不可强行插入。

7. 应用扩张器沿导引钢丝扩张组织,包括皮肤、皮下组织及中心静脉。

8. 插入导管,取相应的导管,导管各腔内充满肝素生理盐水,沿导引钢丝插入中心静脉。

9. 抽出导引钢丝。

10. 分别检查导管各腔血流是否通畅。

11. 用20~40mg/dl肝素生理盐水充满导管各腔,并盖好肝素帽。

12. 将导管缝合固定到皮肤上。

13. 局部行无菌包扎。

(六) 导管拔除指征

1. 不能控制的导管周围或导管内感染。

2. 导管失去原有的功能,比如导管内血流量低。

3. 导管内有血栓形成且不能抽出。

4. 导管周围出血不止,压迫也不能止血。

(七) 导管拔出方法

1. 导管局部消毒。

2. 术者戴无菌手套。

3. 取无菌剪刀,将固定导管的缝合线剪开。

4. 颈内静脉或锁骨下静脉置管拔管时,患者应取卧位。

5. 拔除导管。

6. 局部压迫止血。

7. 局部包扎。

二、经皮股静脉置管术、经皮锁骨下静脉置管术及经皮颈内静脉置管术的比较

(一) 经皮股静脉置管术

1. 适用范围

(1)操作较容易,所以适合新开展经皮中心静脉置管技术的单位或术者。

(2)卧床及全身情况较差者。

(3)锁骨下静脉、上腔静脉血栓形成或颈内、锁骨下静脉插管有困难者。

(4)无需长期留置导管或即插即用者。

(5)插管后需紧急透析者。

2. 经皮股静脉置管术的优缺点

(1)优点:操作简单、安全。适用于需紧急抢救,神志不清、不能主动配合及不能搬动的患者。

(2)缺点:邻近外阴、肛门,易污染,感染率较高,保留时间短。易误穿入股动脉。导管易折,且不易固定。下肢活动相对受限。

3. 经皮股静脉置管术的注意事项

(1)股静脉穿刺为有创性的治疗措施,术前应向患儿家属说明手术的必要性及可能出现的并发症等,征得同意并签字后方可进行。

(2)如患儿的血管条件差,术前触摸不到股动脉搏动,应做血管超声检查。如有条件可在超声引导下操作。

(3)预冲导管时应注意避免混入气泡。

(4)如定位欠清晰或术者不熟练,穿刺前可予以5ml注射器探查血管。

(5)穿刺针穿入血管后如见暗红色血液,说明进入静脉的可能性大,如再推注压力小,则静脉的可能性更大。

(6)如穿刺针误入动脉或难以确定是否静脉,则应拔出穿刺针充分压迫。

(7)导丝进入过程中如遇阻力切勿强行推进,转动方向后再进。如仍有阻力,则需退出穿刺针和导丝,重新选择穿刺部位。

(8)扩皮器扩皮时动作应轻柔,避免将导丝压折。

(9)插导管前注意留在体外的导丝长度应长于导管,沿导丝插管时应及时打开静脉夹使导丝露出。

(10)需要较长的导管,一般股静脉临时导管的长度至少应为19cm。

(11)由于股静脉影响患者活动,易感染,不宜长时间使用。

4. 经皮股静脉置管术的并发症　穿刺部位出血或血肿(包括腹膜后),局部血肿压迫处理即可,腹膜后大血肿需要外科处理。

(二) 经皮颈内静脉置管术

1. 适用范围　有CBP治疗指征的危重症新生儿。但是,有明显充血性心力衰竭、呼吸

困难、颈部较大肿瘤者不宜选用经皮颈内静脉置管术。

2. 经皮颈内静脉置管术的优缺点

(1)优点:危重症新生儿的颈部易于保护,不易感染,使用时间相对较长。颈内静脉压力较低,容易压迫止血。血栓形成和血管狭窄发生的机会少。

(2)缺点:危重症新生儿穿刺时对体位要求较高。影响头部活动。

3. 经皮颈内静脉置管术的注意事项

(1)颈内静脉穿刺为有创性的治疗措施,较股静脉穿刺并发症相对要多,术前应向患儿家属充分说明并签知情同意书。

(2)如果患儿曾经做过同侧静脉插管,可能会存在颈内静脉狭窄或移位,可行血管超声定位。

(3)颈内静脉穿刺对体位要求较高,正确的体位是穿刺成功的前提;但心力衰竭较重难以平卧的患儿建议做股静脉置管。

(4)定位欠清晰时可先用5ml注射器探查,穿刺针穿入血管后如见暗红色血液,说明进入静脉的可能大,如推注压力小,则静脉的可能性更大;但心力衰竭患儿静脉压较高,而低氧血症患儿动脉血颜色较暗需要注意鉴别。

(5)当需要穿刺左侧颈内静脉时,因该侧颈内静脉与锁骨下静脉汇合成左头臂静脉后形成一定角度,注意扩皮器进入不要太深,以免损伤血管。

(6)避免同一部位反复穿刺,可以变换不同部位,以减少组织和血管的损伤。

(7)如穿刺针误入动脉或难以确定是否静脉,则应拔出穿刺针充分压迫,一般穿入动脉需压迫20分钟左右,确认无出血后再继续穿刺,但建议改换其他部位。

4. 经皮颈内静脉置管术的并发症与处理

(1)穿刺部位出血或血肿,局部压迫即可。

(2)误穿动脉:常见于颈动脉及锁骨下动脉。应立即拔出穿刺针,指压20分钟,否则易发生血肿。

(3)气胸及血气胸:较锁骨下静脉穿刺少见,大多发生经锁骨下或锁骨下凹切迹穿刺患者。主要是因为患儿不配合、患儿胸廓畸形、胸膜有粘连、穿刺点过低等所致。一般发生局限气胸,患者可无症状,常自行闭合;严重者可有呼吸困难,听诊同侧呼吸音减低。胸片可确诊。操作时宜防止穿刺点过低,避免扩皮器进入太深,发生后可按一般气胸处理。

(4)空气栓塞:少见,但可致命。临床表现为突发呼吸困难、缺氧。听诊心尖部可闻及水轮样杂音。超声检查有助于诊断。应与心律失常、大面积肺栓塞、急性心肌梗死和心脏压塞鉴别。如发生空气栓塞,宜取左侧头低位,经皮行右心房或右心室穿刺抽气,给予呼吸循环支持,高浓度吸氧。

(5)感染:远较股静脉导管感染率低,但长期留置可增加感染的机会。如临床上出现不能解释的寒战、发热,尤其是透析过程中,局部压痛和炎症反应,白细胞数增高,应高度怀疑感染。血培养可确诊。确诊后即应拔除导管,并做导管尖端和静脉血的细菌培养,开始经验性应用抗生素治疗,后续依据细菌培养结果和药物敏感试验针对性使用抗生素治疗。

(6)心律失常:导丝插入过深或导管过长可导致心律失常。多为窦性心动过速或房颤,且为一过性;存在严重心脏疾病的患者,有时可引起致命的室性心律失常。对于有严重心脏疾病的患者,应避免颈内静脉或锁骨下静脉插管;操作可在心电监护下进行。

(7)窒息:穿刺过程中损伤颈内静脉后压迫不准确,或者误刺动脉后继续操作造成大出血压迫气管可能导致窒息。临床表现为皮下血肿进行性或急骤增大,短时间内压迫气管,造成窒息甚至死亡。对持续性增大的血肿应切开皮肤减压并压迫或缝合出血点,如患者已出现严重的窒息症状,应及时气管插管,必要时立即气管切开。避免当日透析,如确实需要,应采用无肝素透析。

(8)导丝断裂或导丝留在血管内:主要因为操作不当,或患者躁动。请血管介入科或血管外科协助解决。

(三)经皮锁骨下静脉置管术

由于经皮锁骨下静脉置管术的合并症严重,新生儿 CBP 一般不推荐应用。经皮锁骨下静脉置管术的适应范围、优缺点、注意事项及并发症等在此不作详细介绍,如果临床操作中遇到经皮锁骨下静脉置管术的相关问题,处理原则可以参照上述的经皮股静脉置管术和经皮颈内静脉置管术。

三、新生儿 CBP 的模式选择

目前,连续静脉-静脉血液透析(CVVHD)和连续静脉-静脉血液透析滤过(CVVHDF),是新生儿 CBP 常用的两种模式。CVVHD 是通过弥散排除大量小分子物质,CVVH/CVVHDF 通过对流方法排除大量含中、小分子物质,均采用高通透性的透析滤过膜,并同时输入透析液或置换液,流速为 2 000ml/(1.73m^2·h);但是,高氨血症治疗时 CBP 透析液流速可高到 5 000~8 000ml/(1.73m^2·h)。

四、新生儿 CBP 参数设置

1. 血泵流速 3~5ml/(kg·min)。一般 CBP 启动时从较低速度开始,若患儿血压、呼吸、心率等生命体征逐渐趋向稳定,可逐渐上调血泵流速并维持于 5ml/(kg·min)。

2. 置换液速度 20~30ml/(kg·h)。

3. 透析液速度 15~25ml/(min·m^2) 或 20~30ml/(kg·h)。体表面积(m^2)=0.006 1× 身长(cm)+0.012 8× 体重(kg)−0.152 9。

4. 脱水速度取决于每天出入量、血泵流速和血流动力学状态,转流不间断。新生儿CBP 治疗时脱水量的调节需要根据患儿尿量情况来设置,CBP 启动时宜较低[如 0~2ml/(kg·h)],患儿血流动力学状态等稳定情况下可逐渐提高,一般每小时 2~5ml/kg,但每天总脱水量不宜超过体重的 10%。若经过 CBP 治疗,患儿尿量增多,可逐渐下调脱水量,直至停止脱水。

1. **模式的选择**　多采用 CVVHDF 或 CVVHD。

2. **血液通路**　新生儿常用穿刺部位有股静脉、颈内静脉,生后 7 天以内的新生儿可置脐静脉,穿刺困难的新生儿可选择超声引导下穿刺。

3. **导管型号的选择**　新生儿建议使用 5.0~7.0F 单针双腔血透导管;也可以使用两根 5F 单针单腔导管,但其使用寿命短。动脉孔在远心端、静脉孔在近心端,相距 1~1.5cm。血液再循环量<10%。通常会经切口将导管插入颈内静脉,类似于 ECMO 插管技术。

颈内静脉 - 股静脉分别置单腔静脉管,由股静脉出血,颈内静脉回血。

4. **血液滤器与管路的选择**　根据治疗目的选择相应的中空纤维型血液滤过器(如持续血液滤过器、血浆分离器、血浆成分分离器、选择性血浆成分吸附器、白细胞吸附器);滤过膜的滤过性能接近肾小球基底膜,常用聚酰胺膜、聚砜膜、聚甲基丙烯酸甲酯膜。滤过膜要求生物相容性好,截留相对分子质量明确(通过中、小分子物质),高通量,抗高压,滤器内容积较小。管路的选择要求体外循环血量<全身血容量的 10%(8ml/kg)(新生儿回路安全容积 20~25ml),如果体外循环血量>血容量 10%,需用全血、红细胞悬液、白蛋白预充。

5. 准备置换液、生理盐水、肝素溶液、注射器、消毒液、无菌纱布及棉签等物品。

6. 操作医生和护士都按卫生学要求着装,洗手,戴帽子、口罩、手套。

7. 检查并连接电源,打开机器电源开关。

8. 根据机器显示屏提示的步骤,逐步安装 CBP 血滤器及管路,安放置换液袋,连接置换液、0.9% 氯化钠注射液的预充液、抗凝用肝素溶液及废液袋,打开各管路夹。

9. 进行管路预充及机器自检。如未通过自检,应通知技术人员对 CBP 机进行检修。

10. **预充和回血**　体外循环回路中的容量不应超过新生儿血容量的 10%,以最大程度减少血流动力学的波动。目前国内能获得的 CBP 滤器与管路容积均大于 30ml,故需要预充,以免 CBP 时发生低血压。预充液的选择应根据新生儿体重、病情和体外循环回路的容量决定,如体重<3.0kg 或体外循环回路容量大于新生儿血容量的 10%(8ml/kg)用全血预充,全血预充量为体外循环回路的容量;体重在 3~5kg,可考虑选择白蛋白、新鲜冰冻血浆等胶体液或全血,预充量为体外循环回路的容量。准备结束 CBP 治疗时,结合患儿血流动力学状态、血红蛋白和血氧饱和度的具体情况综合分析决定是否回血或输血。

11. CBP 治疗机器自检通过后,检查显示是否正常,发现问题及时对其进行调整。关闭动脉夹和静脉夹。

12. 设置 CBP 治疗参数,如血流速度、置换液流速、透析液流速、超滤液流速及肝素输注速度等参数。

13. 打开患儿的留置导管封帽,用消毒液严格消毒导管口,抽出导管内封管溶液并注入生理盐水冲洗管内血液,确认导管通畅后,从静脉端给予负荷剂量肝素。

14. 将管路动脉端与导管动脉端连接,打开管路动脉夹及静脉夹,按治疗键,CBP治疗机开始运转,放出适量管路预冲液后停止血泵,关闭管路静脉夹,将管路静脉端与导管静脉端连接后,打开夹子,开启血泵继续治疗。如无需放出管路预充液,则在连接管路与导管时,将动脉端及静脉端一同接好,打开夹子进行治疗即可。用止血钳固定好管路,治疗巾遮盖好留置导管连接处。

15. 逐步调整血流量等CBP治疗参数至目标治疗量,查看机器各监测系统处于监测状态,整理用物。

16. 置换液输入

(1)前稀释法:滤器前补液,先输液后超滤。超滤率大,肝素用量小,滤器寿命长,有助于保持滤过膜的通透性;但置换液用量多,溶质清除率较后稀释降低15%~35%。适用于高容量血液滤过,Hct>35%、预防滤器凝血;出血倾向、减少抗凝剂用量。

(2)后稀释法:滤器后补液,先超滤后补液。置换液用量少,溶质清除率高,清除率等于超滤率;但肝素用量大,易发生滤器凝血,超滤速度<血浆流速25%。适用于所有无特殊需要的CBP治疗。

17. 抗凝管理

(1)普通肝素:先采用12 500U/L加入预冲液中进行闭路循环,并浸泡15~20分钟使部分肝素吸附到滤器膜和管路表面。转流前给予静脉肝素注射。用量取决于CBP前新生儿凝血状况、血流速度及血液黏滞度等。新生儿首剂负荷量10~20U/kg,维持量10~20U/(kg·h),根据APTT调整普通肝素用量,PT维持在25~40秒,APTT维持于80~120秒(正常年龄范围的1.5~2.0倍)。血液净化结束前30~60分钟停止追加。适用于无出血风险、凝血机制无异常且未接受全身抗凝剂新生儿。ACT(活化凝血时间)目标值180~220秒。若ACT<180秒,可每小时增加1U/kg肝素;若ACT>220秒,可每小时减少1U/kg肝素。当输注血小板或其他血制品时需每20分钟监测滤器后ACT直至ACT稳定。更换肝素后需每小时监测ACT。通常可每4小时监测ACT。

(2)低分子量肝素(low molecular weight heparin,LMWH):首剂15~40U/kg,推荐在治疗前20~30分钟静脉注射;追加剂量5~10U/kg,每4~6小时静脉注射,治疗时间越长给予的追加剂量应逐渐减少。使用LMWH时APTT变化不明显,不能用来监测疗效,而应采用Xa活性,要求达到0.3~0.6U/ml,但临床上不常规监测Xa活性。LMWH相对分子质量小,CBP时可被清除。LMWH对血小板影响较小,但是发生肝素诱导性血小板减少症也禁止使用。

(3)枸橼酸三钠:除常规应用外,尤可用于存在明显出血、凝血异常,同时需长时间CBP而不能应用无肝素化病例。CBP由于治疗时间长,容易引起枸橼酸盐蓄积中毒。使用局部枸橼酸三钠抗凝疗效的监测多采用ACT,一般4小时一次,稳定后逐渐延长至24小时一次。ACT在动脉端一般要求90~120秒,静脉端应在1倍以上。测定血浆离子钙水平也能用于抗凝效果判断,一般滤器后离子钙0.3~0.4mmol/L较为理想。测定血枸橼酸根浓度是安全性监测关键,正常值为0.07~0.14mmol/L,抗凝治疗时安全浓度0.5~0.8mmol/L,如用离子钙浓度监测,安全浓度为 1.0~1.2mmol/L。

18. CBP 的撤离　如果患儿的肾功能明显改善(每小时尿量增加>2ml/kg,持续 6 小时以上,血肌酐、血尿素氮值下降 50% 以上),血流动力学稳定(血管活性药物停用,血压恢复正常),组织代谢和氧合改善 P/F 比值(PaO$_2$/FiO$_2$)>250mmHg,容量负荷纠正,电解质酸碱平衡紊乱纠正,则终止 CBP 治疗。

(1)按下结束治疗键,停止血泵,关闭管路及留置导管动脉夹,分离管路动脉端与留置导管动脉端,将管路动脉端与生理盐水连接,将血流速减至 3~5ml/(kg·min),开启血泵回血。

(2)回血完毕停止血泵,关闭管路及留置导管静脉夹,分离管路静脉端与留置导管静脉端。

(3)严格消毒留置导管管口,生理盐水冲洗留置导管管腔,根据管腔容量封管,包扎固定。

(4)根据 CBP 机器提示的步骤,卸下透析器、管路及各液体袋。关闭电源,擦净机器,推至保管室内待用。

第八节　并发症及其防治

由于 CBP 治疗对象为危重症新生儿,有时治疗时间较长,血流动力学经常出现不稳定,故 CBP 一些并发症的发生率较高,而且有时程度较重,防治更为困难。如低血压、低血钾或高钾血症、低钙血症、酸碱失衡、感染等临床并发症,以及机械因素相关并发症。另外,由于治疗时间较长,肝素等抗凝剂应用总量较大,故容易发生出血或出血倾向;但如血流量较低、血细胞比容较高或抗凝剂剂量不足,则容易出现凝血。如治疗时间较较长,有可能导致患儿的维生素、微量元素和氨基酸等丢失,应依据具体情况适当补充。

(一)低血压

低血压是 CBP 治疗中最常见的并发症之一,据文献报道,发生率为 20% 左右。低血压约 50% 出现在体外循环治疗时,其次,自主神经紊乱以及过敏反应也可能引起低血压。CBP 治疗过程中患儿低血压常出现在开始阶段,多数与脱水速度过快有关。管路和滤器的容量(预充容量)与循环血量相比量较多的时候(通常定义为超过循环血量的 10%),流空效应和血液稀释等可导致低血压。

为保证血压的稳定,一般体外循环量不能超过循环量的 10%,超滤量不能大于血容量的 20%~25%。转流相关的低血压一般系转流开始时的一过性低血压,可通过几种方法预防或减轻:①采用胶体(白蛋白、血浆等)或全血预充管路;②转流开始同时通过静脉输入胶体类;③血流速度先低速,逐步加快,如新生儿可采用 10ml/min。也可加用或适当增加血管活性药物的剂量(如多巴胺、肾上腺素、去甲肾上腺素等)。低血压的一个重要原理是转流时血管的"流空效应",随着交感神经代偿和补充胶体,大部分患儿4~5分钟后即可恢复。但严重低血压患儿开始转流时应密切观察。

如果怀疑有过敏反应,应首先排除可能引起的变应原,同时停止回路返血,应迅速予以肾上腺素。如果怀疑有心功能减退和/或外周血管阻力下降,则及时做好床旁心脏超声检查,或无创心输出量检查,依据监测的血流动力学状态,给予相应血管活性药物处理。

(二)血小板减少和凝血因子减少

CBP 时由于使用抗凝剂、凝血因子被部分清除以及患儿基础疾病等可引起患儿血小板减少、凝血因子减少。因此,CBP 治疗过程中不仅需要监测凝血时间(APTT、PT),同时要监测凝血因子(纤维蛋白原和/或FXⅢ)。CBP 治疗可引起患儿血小板减少,严重者(血小板 $\leq 5 \times 10^9/L$)需立刻停止CBP治疗。肝素抗凝可发生肝素相关性血小板减少症(HIT),注意及时监测血小板,观察血栓发生。若血小板低于 $50 \times 10^9/L$,应及时申请输注血小板。

(三)血流感染

CBP 治疗过程中出现血流感染的主要因素包括置换液和/或透析液污染,导管相关性感染。外源性污染的主要原因包括:管道连接、采集血样、置换液和血滤器更换。防治血流感染,原则上早期识别、准确诊断,然后予以合适的抗生素,主要措施是严格无菌操作,同时注意手卫生。加强监管重点环节,如体外环路采血、置换液配制、置换液更换等。导管穿刺处的血肿可并发感染,应积极预防。密切监测、及时发现、良好穿刺技术是降低和防止血流感染的关键。

(四)过敏反应

CBP 治疗中出现过敏反应,因所选择的CBP治疗方法不同,过敏反应的原因亦不同。过敏反应可能带来致命危险,因此必须迅速采取对策。尽快对过敏症状作出评价,如呼吸系统、循环系统、中枢系统及皮肤症状等。症状轻微时可以继续治疗,但原则上出现过敏反应症状时应立即停止治疗。同时,必要时予以抗过敏性休克处理,如保持呼吸道通畅、呼吸支持、肾上腺素、激素、其他血管活性药物,以及心电监护等。

(五)电解质异常

CBP 治疗时,有可能发生电解质异常,大多数是可以预防的。高频度出现异常的电解质有钙、钠、钾、磷等及代谢性酸中毒。报道最多的是低钙血症,为 6%~8%。低钙血症在内的电解质异常大多会带来致命性的心律失常,因此,实时进行电解质和心电图监测等管理非常必要,宜及时补充并纠正相应的电解质异常。

(六)低体温

新生儿的体表面积与体重之比很大,更容易通过对流、蒸腾和辐射失去热量,并且CBP治疗过程中如果患儿放在开放辐射台保暖不够,或者回输血液未加温,容易出现低体温。CBP 治疗时通过电路加热装置解决,也可将患儿放置于辐射台或暖箱内,均可有效调节环境温度以保持体温,或减少体外回路面积来降低其发生率。

第九节　监测与注意事项

一、体内循环部分的监测

1. **心血管功能状态的监测**　动脉压、中心静脉压、心率。
2. **液体平衡**　24 小时出、入液体量。
3. **内环境稳定**　血糖、电解质、酸碱平衡。
4. **凝血状态**　监测 ACT、APTT、血栓弹力图、出血倾向。
5. **感染防治**　严格无菌操作技术。
6. **疗效评价**　血压、氧合、水肿、尿量、肾功能、意识等。

二、体外循环部分的监测

1. **循环压力监测**　动脉压力(静脉出血端压力, P_A, 反映血管通路提供的血流量与血泵转速关系); 滤器前压力(P_{BF}, 压力最高处, 与血泵流量、滤器阻力、血管通路静脉端阻力相关); 静脉压(P_V, 反映静脉入口通畅与否); 超滤压(P_F); 滤器跨膜压［TMP, 反应滤器要完成目前设定超滤率所需要的压力, 为血泵对血流挤压作用及超滤液泵的抽吸作用之和, TMP=(滤器前压 + 静脉压)/2- 超滤液侧压)］; 滤器压力降(PFD)。

2. **容量平衡监测**　通过泵和电子秤系统控制容量平衡——患儿 24 小时出入液量、滤器前后出入液量。

3. **安全报警监测**　空气监测(空气报警提示: 管路中有空气、静脉回路安装未到位、动脉壶血平面低、检测器故障、置换液加热过程中产生气体)、漏血监测(漏血监测报警提示: 漏血存在、废液浓度高或有气泡、沉淀物干扰、漏血检测器镜面污染、漏血检测器故障)、温度监测、运行状态监测。

三、注意事项

1. 新生儿 CBP 治疗前, 常先用肝素生理盐水预充滤过器, 再以红细胞悬液预充管路, 以避免发生低血容量并保持滤过器回路完整性。

2. CRRT 期间应频繁整合机器和患者液体平衡, 以调整治疗方案, 防止液体超负荷。

3. 实施 CBP 需考虑的因素: 治疗的风险和益处; 治疗目标和终点; 合并症; 长期生存预后; 患儿父母或监护人的意愿。

4. 应有专人专职 CBP 床旁监测, 密切观察患儿的生命体征变化及管路凝血情况, 按时复查凝血功能, 记录患儿的各项生命征监测参数, 每小时记录一次治疗参数及治疗量, 反复核实是否与医嘱一致。

5. CBP 治疗过程中抗凝非常重要,否则容易出现血液凝固阻塞管道,无法完成 CBP 治疗,要保证凝血酶原时间(PT)维持在 25~40 秒,活化部分凝血活酶时间(APTT)维持于 80~120 秒。

6. 根据 CBP 机器提示,及时补充肝素溶液、倒空废液袋、更换管路及透析器。

7. CBP 机器发生报警时,迅速根据 CBP 机器提示进行操作,解除报警。如报警无法解除且血泵停止运转,则需要立即停止治疗,手动回血,并速请专业维修人员到场处理。

（蔡 成）

参 考 文 献

［1］蔡成, 裘刚, 龚小慧, 等. 连续性肾脏替代治疗救治新生儿急性肾损伤的时机选择与效果 [J]. 中华围产医学杂志, 2018, 21 (96): 644-650.

［2］儿童危重症连续性血液净化应用共识工作组. 连续性血液净化在儿童危重症应用的专家共识 [J]. 中华儿科杂志, 2021, 59 (5): 352-360.

［3］蔡成. 新生儿急性肾衰竭的连续性肾脏替代治疗 [J]. 中华实用儿科临床杂志, 2017, 32 (2): 4-7.

［4］血液净化急诊临床应用专家共识组. 血液净化急诊临床应用专家共识 [J]. 中华急诊医学杂志, 2017, 26 (1): 24-36.

［5］周文浩, 陆国平. 连续性血液净化治疗新生儿急性肾损伤专家共识解读 [J]. 中华儿科杂志, 2021, 59 (4): 270-272.

［6］中华医学会儿科学分会新生儿学组. 连续性血液净化治疗新生儿急性肾损伤专家共识 [J]. 中华儿科杂志, 2021, 59 (4): 264-269.

［7］蔡成, 龚小慧, 裘刚, 等. 连续性血液净化救治危重症新生儿的临床应用评价 [J]. 中华围产医学杂志, 2015, 18 (10): 737-741.

［8］张伟峰, 陈冬梅, 吴联强, 等. 连续性血液净化救治新生儿多器官功能障碍综合征的临床分析 [J]. 中国当代儿科杂志, 2020, 22 (1): 31-36.

［9］蔡成, 裘刚. 连续性血液净化与新生儿急性肾损伤 [J]. 国际儿科学杂志, 2014, 41 (4): 434-437.

［10］陆国平, 陆铸今, 陈超, 等. 持续血液净化技术在新生儿脓毒症中应用 [J]. 临床儿科杂志, 2005, 23 (6): 356-358.

［11］中国医院协会血液净化中心分会和中关村肾病血液净化创新联盟 "血液净化模式选择工作组". 血液净化模式选择专家共识 [J]. 中国血液净化, 2019, 18 (7): 442-472.

［12］KRAMER P, SCHRADER J, BOHNSACK W, et al. Continuous arteriovenous haemofiltration. A new kidney replacement therapy [J]. ProcEur Dial Transplant Assoc, 1981, 18 (18): 743-749.

［13］RONCO C, BRENDOLAN A, BRAGANTINI L, et al. Treatment of acute renal failure in newborns by continuousarterio-venous hemofiltration [J]. Kidney Int, 1986, 29 (4): 908-915.

［14］SEE EJ, BELLOMO R. How I prescribe continuous renal replacement therapy [J]. Crit Care, 2021, 25 (1): 1.

［15］BELLOMO R, BALDWIN I, RONCO C, et al. ICU-based renal replacement therapy [J]. Crit Care Med, 2021, 49 (3): 406-418.

［16］SEE EJ, RONCO C, BELLOMO R. The future of continuous renal replacement therapy [J]. Semin

Dial, 2021, Online ahead of print.

［17］ HIMMELFARB J, IKIZLER TA. Hemodialysis [J]. N Engl J Med, 2010, 363 (19): 1833-1845.

［18］ MACEDO E, MEHTA RL. Continuous dialysis therapies: core curriculum 2016 [J]. Am J Kidney Dis, 2016, 68 (4): 645-657.

［19］ KELLUM JA, RONCO C. The 17th acute disease quality initiative international consensus conference: introducing precision renal replacement therapy [J]. Blood Purif, 2016, 42 (3): 221-223.

［20］ OSTERMANN M, JOANNIDIS M, PANI A, et al. Patient selection and timing of continuous renal replacement therapy [J]. Blood Purif, 2016, 42 (3): 224-237.

［21］ RAINA R, LAM S, RAHEJA H, et al. Pediatric intradialytic hypotension: recommendations from the Pediatric Continuous Renal Replacement Therapy (PCRRT) Workgroup [J]. Pediatr Nephrol, 2019, 34 (5): 925-941.

［22］ TANDUKAR S, PALEVSKY PM. Continuous Renal Replacement Therapy: Who, When, Why, and How [J]. Chest, 2019, 155 (3): 626-638.

［23］ NISHIMI S, SUGAWARA H, ONODERA C, et al. Complications during continuous renal replacement therapy in critically ill neonates [J]. Blood Purif, 2019, 47 (Suppl 2): 74-80.

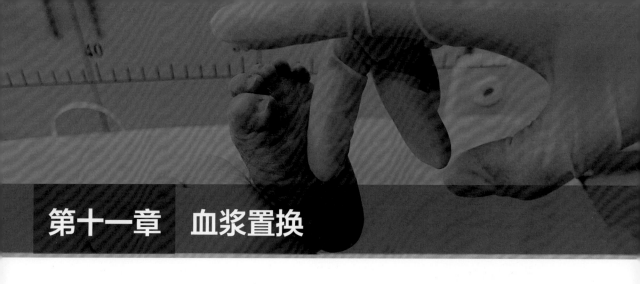

第十一章　血浆置换

血浆置换（plasma exchange，PE）是一种用来清除血液中大分子物质的血液净化疗法。其基本过程是将患者血液经血泵引出，经过血浆分离器，分离血浆和细胞成分，通过置换原理，去除致病血浆或选择性地去除血浆中的某些致病因子，包括自身抗体、免疫复合物、冷球蛋白、骨髓瘤轻链、内毒素、含胆固醇脂蛋白或其他物质，将大部分目标病理细胞或血浆分流入废液容器，同时将细胞成分、净化后血浆及所需补充的置换液输回体内，从而防止进一步损伤或逆转可能发生的病理过程。

第一节　工作原理

血浆置换（PE）作为一种血液净化技术，其原理包括以下四个方面：①迅速清除血浆中的致病物质，如抗体、免疫复合物、副蛋白质、内毒素、药物、同种异体抗原或改变抗原、抗体之间量的比例，这是 PE 的主要机制；②非特异性治疗，清除或降低血清中的炎症因子、补体产物、纤维蛋白原的浓度、细胞因子等，从而改善相关症状；③调节免疫系统功能，增加吞噬细胞的吞噬功能和单核 - 吞噬细胞系统清除功能；④补充缺陷的血浆因子。

PE 本质上是对流，溶剂是血浆，溶质是电解质、氨基酸、白蛋白和免疫球蛋白。溶质的清除主要取决于筛选系数，系数为 1，表示溶质完全可以通过滤过膜进入到废液袋。以某品牌血浆分离器为例，白蛋白的筛选系数为 0.97，总蛋白为 0.92，小分子如钾、肌酐、碳酸氢盐的筛选系数为 1，因此 PE 疗法不仅可以清除体内中、小分子物质，更重要的是清除大分子蛋白、免疫复合物等大分子物质，但小分子的清除远不及血液透析（hemodialysis，HD）和血液滤过（hemofiltration，HF），对水负荷过重的情况也无改善作用。是否采用 PE 来清除致病性物质，需要考虑拟清除物质的相对分子质量大小、与蛋白的结合率、分布容积，还需考虑是否有更好的药物治疗（如 C_5 单抗治疗非典型溶血尿毒综合征）、治疗费用及患者监护人的意愿。

PE 只能清除或补充血循环中的物质,不能清除固相中的物质。如膜辅助蛋白(membrane cofactor protein,MCP)是表达于细胞表面的跨膜蛋白,PE 不能清除异常的 MCP,也不能补充正常的 MCP。

作为非特异性治疗,PE 能迅速、有效地降低体内致病因子的浓度,清除炎症介质,减轻或终止由此导致的组织损害,同时能补充缺乏的血浆因子,增强免疫调节作用及改善内皮网状系统功能。然而,PE 对于绝大多数疾病并非病因性治疗,因此在 PE 同时应积极进行病因治疗,使疾病得到有效控制。

第二节 适应证与禁忌证

一、适应证

至少满足以下一种情况才可考虑采用 PE:①需去除的物质具有足够长的半衰期,使体外清除速度高于内源性清除途径;②需去除的物质须有剧烈毒性且/或常规治疗无效,需通过 PE 将其从细胞外液中快速清除,为原发病的治疗创造条件;③需去除的物质分子量>15 000Da,因而不易通过费用较低的净化技术去除,如血液滤过或高通量血液透析。

PE 适应证分为 4 类疾病:①Ⅰ类疾病,指某些疾病诊断一旦明确,以 PE 作为临床一线治疗,无论是单独应用还是联合其他治疗方式;②Ⅱ类疾病,PE 作为第二顺位治疗手段,无论是单独应用还是联合其他治疗方式;③Ⅲ类疾病,PE 作为独立的治疗手段不是最佳的,应用应个体化,例如脓毒症及多器官衰竭;④Ⅳ类疾病,在公布的证据中以及推荐中是无效或者有害的,但是伦理委员会批准,例如活动性类风湿关节炎。

PE 技术在成人及儿童重症监护室(PICU)中应用已相对成熟,儿童 PE 主要应用于抗中性粒细胞胞浆抗体相关性血管炎、噬血细胞综合征、神经系统疾病(急性炎症性脱髓鞘性多发性神经病、急性播散性脑脊髓炎、重症肌无力)、儿童重症系统性红斑狼疮、溶血尿毒综合征、肝衰竭、自身免疫性溶血性贫血等。国内新生儿科重症医学领域开展较晚,因此适应证相对有限。

1. **消化系统疾病** 新生儿高胆红素血症、急性肝衰竭、肝性脑病、胆汁淤积性肝病、高甘油三酯血症、重症肝炎等。

2. **血液系统疾病** 新生儿溶血性疾病,自身免疫性溶血性贫血(autoimmune hemolytic anemia,AIHA),遗传性球形红细胞增多症,血栓性微血管病(thrombotic microangiopathy,TMA)包括血栓性血小板减少性紫癜(thrombotic thrombocytopenic purpura,TTP)/溶血尿毒综合征(hemolytic uremic syndrome,HUS),多发性骨髓瘤,高 γ- 球蛋白血症,冷球蛋白血症,高黏滞综合征(巨球蛋白血症),肝素诱导性血小板减少症,难治性免疫性血小板减少症,血友病,纯红细胞再生障碍性贫血,噬血细胞综合征,白血病,淋巴瘤,自身免疫性血友病A等。

3. 风湿免疫性疾病 重症系统性红斑狼疮(systemic lupus erythematosus,SLE)(尤其是狼疮性脑病),皮肌炎或多发性肌炎,重症过敏性紫癜,抗磷脂抗体综合征,系统性硬化,嗜酸性粒细胞肉芽肿性血管炎等。

4. 免疫性神经系统疾病 重症肌无力(myasthenia gravis,MG),急性炎症性脱髓鞘性多发性神经病(acute inflammatory demyelinating polyneuropathy),兰伯特-伊顿肌无力综合征,多发性硬化,慢性炎症性脱髓鞘性多发性神经病,视神经脊髓炎谱系疾病,激素抵抗的急性播散性脑脊髓炎,儿童链球菌感染相关性自身免疫性神经精神障碍等。

5. 肾脏疾病 溶血尿毒综合征(HUS)包括非典型溶血尿毒综合征(atypical hemolytic uremic syndrome,aHUS)以及感染相关的HUS,抗肾小球基底膜病(肺出血-肾炎综合征),急进性肾小球肾炎,肾移植术后复发局灶性节段性肾小球硬化症,难治性局灶节段性肾小球硬化症,系统性小血管炎,重症狼疮性肾炎,抗中性粒细胞胞浆抗体(anti-neutrophil cytoplasmic antibodies,ANCA)相关的急进性肾小球肾炎(包括显微镜下多血管炎、肉芽肿性血管炎)、新月体性IgA肾病、新月体性紫癜性肾炎等。

6. 器官移植 器官移植前去除抗体(ABO血型不兼容移植、免疫高致敏受者移植等)、器官移植后排斥反应。

7. 自身免疫性皮肤疾病 大疱性皮肤病、天疱疮、类天疱疮、中毒性表皮坏死松解症、坏疽性脓皮病、硬皮病、特应性皮炎、特异性湿疹等。

8. 代谢性疾病 纯合子或半纯合子型家族性高胆固醇血症、高脂蛋白血症等。

9. 药物/毒物中毒 药物过量(如与蛋白结合率高的抗抑郁药物、洋地黄药物中毒等)、毒蕈中毒、动物毒液(蛇毒、蜘蛛毒、蝎子毒)中毒等。

10. 其他疾病 肝豆状核变性、特发性扩张性心肌病、突发性感音神经性聋、新生儿狼疮性心脏病、浸润性突眼等自身免疫性甲状腺疾病、甲状腺危象、脓毒血症致多脏器功能衰竭等。

二、禁忌证

无绝对禁忌证,相对禁忌证包括:

1. 对吸附器的膜、管道、血浆、人血白蛋白、肝素等有严重过敏史。

2. 严重活动性出血或弥散性血管内凝血(DIC)。

3. 药物难以纠正的全身循环衰竭,如严重低血压或休克,未稳定的急慢性心功能不全。

4. 严重感染。

5. 患儿低体重,与滤器及体外管路血容量严重不匹配者。

6. 非稳定期的心、脑梗死。

7. 颅内出血或重度脑水肿伴有脑疝等濒危状态。

<table>
<tr><td>第三节</td><td>血浆置换的方法</td></tr>
</table>

一、血浆置换方法的选择

(一)非选择性血浆分离法

1. 离心式血浆分离法 其基本原理是把患儿血液在抗凝下引流到体外,并引流进入特制的离心槽内,在离心力作用下,利用血液成分的比重不同分层沉淀,弃去不需要的血液成分,再将剩余部分回输患者体内。

2. 膜式血浆分离法 是目前最常用的 PE 方式,膜材料采用高分子聚合物制成中空纤维型分离器,其性质稳定,生物相容性好,渗透性高。将血浆成分透出,截留细胞成分,将血浆与细胞成分分离;此方法简单易行,费用相对低,目前国内均采用膜式血浆分离。①单重血浆置换:单重血浆置换是 PE 的基础,利用离心或膜分离技术分离并丢弃体内含有高浓度致病因子的血浆,同时补充同等体积的新鲜冰冻血浆或新鲜冰冻血浆加少量白蛋白溶液。单重血浆置换清除对象范围广,清除性能高,可以补充正常血浆,但血制品使用量较多,血液制品感染风险大。②双重血浆置换(double filtration plasmapheresis, DFPP):DFPP 是在单重血浆置换的基础上,使血浆分离器(第一滤器)分离出来的血浆再通过膜孔径更小的血浆成分分离器(第二滤器),进行二次分离,将患儿血浆中相对分子质量远远大于白蛋白的致病因子,如免疫球蛋白、免疫复合物、脂蛋白等丢弃,将含有大量白蛋白的血浆成分回输至体内,它可以利用不同孔径的血浆成分分离器来控制血浆蛋白的去除范围。相对于单重血浆置换,DFPP 的治疗针对性更强,能迅速清除患者血浆中的致病因子,调节免疫系统,清除封闭性抗体,恢复细胞免疫功能及网状内皮细胞吞噬功能,减少白蛋白的丢失,同时经二次分离的血浆能够回输至患儿体内,使病情得到缓解的同时减少了外源性血浆的使用,从而降低血液感染、过敏等风险,更为安全。

(二)选择性血浆分离法

选择性血浆分离法包括:①双重滤过;②免疫吸附;③冷却滤过法;④热滤过法;⑤体外光分离置换术;⑥血细胞去除术等。

1. 双重滤过 利用 2 个不同孔径的膜滤过器,选择性清除患儿血浆中的大分子物质,并将小分子物质滤出,再次输回患儿体内,该方法要求患儿有足够血容量,对于年龄较大、血容量充足的患儿可考虑双重血浆滤过法。

2. 免疫吸附 分离出的血浆经过含有不同特异性配体的吸附柱,特异性清除血浆中的致病因子。

二、血浆分离器的选择

血浆分离器是 PE 的关键部件。全血通过滤过器的微孔被分离出血浆,有形成分被输注入体内,从而达到血浆分离的目的。中空纤维型滤器膜面积为0.15~0.8m²,滤过膜孔径为0.2~0.6μm。为降低血容量及低血压的发生,应根据患儿的体重及体表面积选用容量尽可能小的血浆分离器。

三、置换液的选择

(一)置换液的种类

目前PE液主要有晶体液、胶液体、白蛋白、新鲜冰冻血浆四类,根据临床情况不同,可酌情选用。儿童常用的置换液为5%白蛋白和新鲜血浆,5%白蛋白混合1/3的生理盐水可降低成本,同时维持胶体渗透压,但由于白蛋白缺少凝血因子和免疫球蛋白,可在每次PE之后输注新鲜血浆,2~3次PE后交替使用一次新鲜血浆。对于有凝血障碍患儿,推荐置换液全部用新鲜血浆。各种PE液的优缺点简单阐述如下:

1. **晶体液** 主要包括生理盐水、葡萄糖生理盐水、林格液等,用于补充血浆中各种电解质的丢失。晶体液的补充一般为丢失血浆的1/3~1/2。其优点为过敏反应少、无疾病传播风险、价格低;缺点为扩容效果差,输入过多时可引起组织水肿、缺少凝血因子及免疫球蛋白。

2. **胶体液** 低分子右旋糖酐、凝胶、羟乙基淀粉等合成的胶体溶液替代物,可减少治疗的费用,扩容效果好、无疾病传播风险、价格低;但其在体内的半衰期只有数小时,只能暂时维持胶体渗透压,故总量不能超过总置换量的20%,并应在治疗起始阶段使用,尤其适用于高黏滞血症。用量大,可发生出血现象,无凝血因子和免疫球蛋白,偶有过敏反应。

3. **白蛋白** 常用浓度为4%~5%。白蛋白中钾、钙、镁浓度均较低,应注意调整,以免引起低钾和/或低钙血症;尤其是应用枸橼酸钠抗凝者,更应注意避免低钙血症的发生。白蛋白扩容效果好、过敏反应少、无疾病传播风险,但无凝血因子和免疫球蛋白,价格高。

4. **血浆制品** 优先选择新鲜冰冻血浆,新鲜血浆中含有大部分的凝血因子、补体、白蛋白、免疫球蛋白及其他生物活性成分,扩容效果好,是最符合生理的置换液,适用于凝血因子缺乏或其他血浆蛋白(免疫球蛋白、补体)缺乏的患儿。其缺点是有疾病传播风险,可导致病毒感染和变态反应,并需要血型匹配才能使用。

(二)置换量及置换频率

患儿的血浆容量可以按照下述公式进行计算和估计:新生儿血浆容量(L)=0.08×体质量(kg)×(1−红细胞比容),新生儿一般置换血浆量为每次50~80ml/kg。若致病物质只分布在血浆内,则理论上等倍量PE能清除大约63%,二倍量PE能清除大约86%。二倍量与单倍量相比,只带来约23%的额外效率,显然是不经济的,随着置换量的增加,每个血浆量的清除效率逐渐降低。故每次置换剂量以患者血浆容量的1.0~1.5倍为宜,不建议超过2倍。

PE频度取决于原发病、病情的严重程度、治疗效果及所清除致病因子的分子量和血浆中的浓度,应个体化制订治疗方案。高频小容量的PE优于低频大容量的置换,一般PE疗法的频度是间隔1~2天,一般5~7次为1个疗程,再对患儿病情进行综合评估分析是否需继续行PE治疗。

补充置换液的原则:①等量置换,血浆滤出的速度与置换液输入的速度要大致相同,尽量避免血容量波动；②保持血浆胶体渗透压正常，即血浆蛋白浓度正常；③维持水、电解质和酸碱平衡；④适当补充凝血因子和免疫球蛋白，避免降至临界水平以下；⑤减少病毒污染机会；⑥置换液需无毒性，不在体内蓄积。

第四节　操作流程

由于 PE 存在不同的治疗模式，并且不同的设备其操作程序也有所不同，应根据不同的治疗方法，按照机器及其所用的管路、血浆分离器或血浆成分分离器等耗材的相关说明书进行，主要程序如下：治疗前评估→建立血管通路→确定治疗处方→物品准备及核对→ PE 治疗→并发症处理。

一、治疗前评估

1. **医院资质**　建议双重血浆置换应在三级甲等医院的血液净化中心进行。

2. **常规检查**　血常规及血型，出血、凝血指标，血清白蛋白，血清球蛋白，血电解质（钠、钾、氯、钙、磷），肝功能，肾功能，心肌酶谱，与血源传播疾病相关指标（人类免疫缺陷病毒、梅毒、各种肝炎病毒标志物等）及与原发病相关的指标等。

3. 由有资质的肾脏和 NICU 医师负责综合评估患儿行 PE 的适应证和禁忌证，确定是否应进行 PE 及其治疗模式，制订 PE 治疗方案。

4. 向患儿监护人交代病情，签署知情同意书。

二、建立血管通路

血管通路可根据临床实际情况选择，对于初学置管术者、医疗条件有限或患者需要立即进行血液净化者，尤其是紧急透析治疗，预计留置时间较短者，可首选股静脉置管；为保证充足血流量及减少并发生症，在熟练掌握穿刺技术或有血管超声引导下，可首选颈内静脉穿刺置管法；<7 天的新生儿可考虑选择脐静脉置管。尽量避免选用锁骨下静脉穿刺留置导管，此位置锁骨下静脉狭窄和栓塞形成发生率较高，此外锁骨下静脉狭窄 / 血栓形成还会影响同侧上肢永久性动静脉血液透析通路的置入。

1. **颈内静脉穿刺置管法**

（1）优点：①颈部易于保护，不易感染，使用时间相对较长；②颈内静脉压力较低，容易压迫止血；③血栓形成和血管狭窄发生的机会少。

（2）缺点：①穿刺时对体位要求较高；②影响头部活动；③穿刺技术要求高，可能误穿动脉、胸导管或胸腔，需要超声引导。

（3）穿刺部位：因右颈内静脉与无名静脉和上腔静脉几乎成一条直线且右侧胸膜顶低于左侧，右侧无胸导管，故首选右颈内静脉插管。根据穿刺点的不同分前、中、后三种路径，以中路最为常用。①前路法。定位胸锁乳突肌前缘,向内推开颈总动脉,胸锁乳突肌前缘中点与甲状软骨上缘水平线交点,触及颈总动脉,旁开 0.5~1.0cm 为穿刺点,最好在超声引导下进行;进针的针柄与皮肤冠状面成 30°~45°,针尖指向同侧乳头,胸锁乳突肌中段后面进入颈内静脉。此路径位置高,颈内静脉深,合并气胸机会少,但易误入颈总动脉。②中路法。定位以胸锁乳突肌的锁骨头、胸骨头和锁骨形成的三角区的顶端作为穿刺点,颈总动脉前外侧;进针锁骨内侧端上缘切迹作为骨性标志,颈内静脉正好经此而下行与锁骨下静脉汇合。穿刺时左拇指按压此切迹。在其上方 2~5cm 进针。针柄与皮肤成 30°~45°,针尖略偏外。此路径颈内静脉较浅,穿刺成功机会大。③后路法。定位胸锁乳突肌外侧缘中、下 1/3 交点作为进针点;进针针柄呈水平位,在胸锁乳突肌的深部,指向胸骨柄上窝。

(4)操作方法

1)器材准备:用 20~40mg/dl 肝素生理盐水冲洗穿刺针、扩皮器及双腔管。

2)体位:以右颈内静脉穿刺为例,患儿去枕平卧,头转向左侧,肩背部垫一薄枕,取头低位 10°~15°。

3)选择中路法进针。常规消毒铺无菌洞巾,用 0.5%~1% 利多卡因溶液作穿刺点局部麻醉。

4)用含一定量生理盐水注射器连接穿刺针,穿刺针与皮肤冠状面成 30°~45°,针尖指向同侧乳头,进针过程中边进边回抽。有突破感后如见暗红色回血,说明针尖已进入静脉内。

5)进针深度一般为 1~4cm,置管长度为:身高 /10-(1~2)cm。

6)保持穿刺针固定,由导丝口送入导丝。沿导丝将扩皮器送入皮下扩皮,如皮肤或皮下组织较紧,可以用小尖刀侧切小口。

7)拔出扩皮器,将已预冲肝素生理盐水的导管沿导丝插入颈内静脉,导管进入后即拔出导丝,关闭静脉夹。

8)分别回抽导管动静脉两端观察回血是否顺畅,再于两端分别注入肝素生理盐水 2~5ml,冲净残血,用肝素帽封管。

9)建议用皮针与缝线将导管颈部的硅胶翼与皮肤缝合,固定导管,再以敷料覆盖包扎。

10)建议置管后摄胸部 X 线片,导管位置应在第 4~6 胸椎间。

(5)注意事项

1)颈内静脉穿刺对体位要求较高,正确的体位是穿刺成功的前提,有明显充血性心力衰竭、呼吸困难、颈部肿物及颈部明显肥短的患儿不应选用经皮颈内静脉置管术,建议行股静脉置管术。

2)如患儿曾行同侧静脉插管,可能会存在颈内静脉狭窄或移位,穿刺建议在超声引导下进行。

3)穿刺针穿入血管后如见暗红色血液,说明进入静脉的可能性大,如推注压力小,则静脉的可能性更大。心力衰竭患儿静脉压较高,而低氧血症患儿动脉血颜色较暗,需要注意鉴别。

4)当需要穿刺左侧颈内静脉时,因该侧颈内静脉与锁骨下静脉汇合成左头臂静脉后形成一定角度,注意扩皮器进入不要太深,以免损伤血管。

5)避免在同一部位反复穿刺,可变换不同部位,以减少组织和血管的损伤。

6)如穿刺针误入动脉或难以确定是否为静脉,则应拔出穿刺针充分压迫,一般穿入动脉需压迫 20 分钟左右,确认无出血后再继续穿刺,但建议改换其他部位。

2. 股静脉置管

(1)优点:①操作简单、安全;②适用于需紧急抢救,不能搬动及全身情况较差的患儿;③适用于锁骨下静脉、上腔静脉血栓形成或颈内、锁骨下静脉插管有困难的患儿。

(2)缺点:①邻近外阴、肛门,易污染,感染率较高,保留时间短;②易误穿入股动脉;③导管易折,且不易固定;④下肢肢体活动相对受限。

(3)操作方法

1)双腔管,导管长度 10~15cm。

2)腹股沟穿刺处常规备皮。

3)体位:患儿仰卧位,屈膝、大腿外旋外展 45°,特殊患儿如心力衰竭患儿,不能平卧者可采用半坐位,在完全坐位或前倾位不宜行股静脉置管。

4)穿刺点选择腹股沟韧带下 1~2cm,股动脉内侧 0.5~1cm 处。

5)其余操作步骤同颈内静脉穿刺操作方法。

(4)注意事项

1)如患儿血管条件差,术前触摸不到股动脉,应做血管超声检查。如有条件可在超声引导下操作。

2)预冲导管时应注意避免混入气泡。

3)如定位欠清晰或术者不熟练,穿刺前可给予 5ml 注射器探查血管。

4)穿刺针穿入血管后如见暗红色血液,说明进入静脉的可能性大,如再推注压力小,则静脉的可能性更大。

5)如穿刺针误入动脉或难以确定是否为静脉,则应拔出穿刺针并充分压迫。

6)导丝进入过程中如遇阻力切勿强行推进,转动方向后再进。如仍有阻力,则需退出穿刺针和导丝,重新选择穿刺部位。

7)扩皮器扩皮时动作应轻柔,避免将导丝压折。

8)插导管前注意留在体外的导丝长度应长于导管,沿导丝插管时应及时打开静脉夹使导丝露出。

9)需要较长的导管,一般股静脉临时导管的长度至少应为 10cm。

10)由于股静脉影响患儿活动,易感染,不宜长时间使用。

三、确定治疗处方

1. 确定 PE 量及频率,确定置换液的种类。

2. **血浆分离器的选择**　根据患儿体表面积选择不同容量的血浆分离器。

3. **抗凝方案的选择**　因不同患儿对肝素的敏感性和半衰期存在差异,治疗前应对患者凝血状态进行评估,抗凝治疗应强调个体化。

(1) 普通肝素:目前儿童常采用普通肝素抗凝,初始剂量 20~50U/kg,追加剂量为 10~20U/h,预期结束前 30 分钟停止追加,首剂应根据患儿凝血状态个性化调整。置换过程监测 ACT,动态调整肝素剂量,使 ACT 维持在 150~200 秒。

(2) 低分子肝素:一般选择 60~80U/kg,推荐在治疗前 20~30 分钟静脉注射,无需追加剂量。出血风险高的患儿,在监测活化部分凝血活酶时间(APTT)下,可采用枸橼酸盐抗凝。

(3) 枸橼酸盐:枸橼酸盐(acid citrate dextrose,ACD)可以螯合血中钙离子生成难以解离的可溶性复合物枸橼酸钙,使血中钙离子减少,阻止凝血酶原转化为凝血酶,从而发挥抗凝作用。葡萄糖枸橼酸溶液有两种配方,ACD-A(内含 2.2g/dl 的枸橼酸钠和 0.73g/dl 的枸橼酸)和 ACD-B(内含 1.32g/dl 的枸橼酸钠和 0.44g/dl 的枸橼酸),临床上常用 ACD-A。

四、物品准备及核对

1. 准备血浆分离器、血浆成分分离器、专用管路并核对其型号。

2. 准备生理盐水、葡萄糖溶液、抗凝剂(常用普通肝素、低分子量肝素)、配置含有抗凝剂的生理盐水,准备血制品或置换液,双人核查并签字。

3. 准备体外循环用的必需物品,如穿刺针(必要时)、止血钳、注射器、无菌治疗巾、碘伏和棉签等消毒物品、止血带、无菌纱布、无菌手套等。治疗车下层备医用垃圾桶(袋)、锐器盒。

4. 常规准备心电监护、血氧监测、地塞米松、葡萄糖酸钙、肾上腺素等急救药品和器材,还应准备镇静药物(5% 水合氯醛、苯巴比妥等)。

五、单重血浆置换流程

1. 开机,机器自检,按照机器要求进行管路连接。

2. 预冲管路及血浆分离器。配制含 4mg/dl 的肝素生理盐水(生理盐水 500ml 加普通肝素 20mg×3 瓶)预冲,保留灌注 20 分钟后,再给予生理盐水 500ml 冲洗,有助于增强抗凝效果。

3. 根据病情设置 PE 参数。分离血浆量速度为 200~600ml/h,置换时间每次 2~3 小时。设置各种报警参数。主要为跨膜压,一般膜性血浆分离器所能承受最大压力为 60mmHg (8kPa),超过此值,则易发生破膜。

4. 置换液的加温。PE 术中患者因输入大量液体,如液体未经加温输入后易致低体温,故所备的血浆等置换液需经加温后输入,应干式加温。置换液(新鲜冷冻血浆等)在 37℃水浴溶浆机(或简易热水容器)内复温后应用。

5. 血流速度。在治疗开始时给予静脉补充生理盐水或胶体液。PE 治疗开始时,血泵速度从低速开始,观察 2~5 分钟,无反应后再逐渐增加至以正常速度运行,血流量一般为 3~5ml/(kg·min),这些措施能有效预防低血压。

6. 防止血浆过敏。PE 开始前给予地塞米松 1~2mg,在置换过程中如果出现皮疹等表现时可再次追加给予。

7. 抗凝治疗。

8. 预防低钙血症。由于新鲜(冷冻)血浆所用抗凝剂为枸橼酸钠,枸橼酸钠能置换钙,使血液循环中游离钙浓度减低,所以在 PE 过程中应常规补充钙剂。临床一般补充 10% 葡萄糖酸钙 10~20ml,静脉缓慢推注或滴注。

9. 回输血浆速度。一般为置换开始后以血浆"快出慢入"的原则进行,即尽量在患儿耐受的前提下多排出病理血浆,根据患儿体重和血流动力学状态而定。

10. 密切观察患儿生命体征。全程监测血压、心率、呼吸、血氧饱和度,每隔 30 分钟记录 1 次。

11. 密切观察机器运行情况。包括全血流速、血浆流速、动脉压、静脉压、跨膜压变化等。

12. 置换达到目标量后回血,观察患儿的生命体征,记录病情变化及 PE 治疗参数和结果。

六、双重血浆置换流程

1. 开机,机器自检、按照机器要求进行血浆分离器、血浆成分分离器、管路、监控装置安装连接,预冲。

2. 根据病情设置 PE 参数、各种报警参数。如 PE 目标量、各个泵的流速或血浆分离流量与血流量比率、弃浆量和分离血浆比率等。

3. PE 开始时,全血液速度宜慢,观察 2~5 分钟,无反应后再以正常速度运行。通常血浆分离器的血流速度为 3~5ml/(kg·min),血浆成分分离器的速度为 25~30ml/min。

4. 密切观察患者生命体征(方法同前)。

5. 密切观察机器运行情况,包括全血流速、血浆流速、分离血浆流速动脉压、静脉压、跨膜压和膜内压变化等。

6. PE 达到目标量之后,进入回收程序,按照机器指令进行回收,观察并记录患者的病情变化、治疗参数、治疗过程及结果。

第五节 并发症及其防治

PE 过程中常见的并发症有过敏反应、低钙血症、低血压等,一旦出现应立即给予处置,若出现过敏性休克、肺水肿等应立即停止置换,并进行相应的处理。

一、置换相关的并发症

1. **过敏和变态反应** 系大量输入异体血浆所致,表现为皮疹、皮肤瘙痒、寒战、高热、气促等,严重者出现过敏性休克。可在治疗前适量应用糖皮质激素和/或抗组胺药物预防;出现上述症状时减慢血浆泵速或停止输入可疑血浆或血浆成分,予以糖皮质激素、抗组胺类药物及吸氧治疗,待稳定后继续,出现过敏性休克应立即停止置换,进行吸氧、抗休克治疗。

2. **低血压** PE 过程中滤出过快,补充液补充过缓,而致体外循环血量增多,胶体渗透压降低,血管活性药物清除或过敏反应均可致患儿出现低血压症状,根据不同的原因进行相应处理。考虑置换液补充量不足者,应选择合适的滤器,正确计算需要补充的血浆量,控制血流速度,治疗开始时,减慢放血速度,阶梯式增加,逐渐至目标流量,对于治疗前已经有严重低蛋白血症患者,或体外循环血量超过患者血容量10%时,根据患者情况可酌情使用人血白蛋白、血浆预冲管路,尽量避免使用晶体置换液,以提高血浆胶体渗透压,增加有效血容量,管路用生理盐水预冲。考虑血管活性药物清除所致者,必要时适量使用血管活性药物。考虑过敏者按过敏处理。

3. **溶血** 查明原因,予以纠正,特别注意所输注血浆的血型,停止输注可疑血浆;应严密监测血钾,避免发生高血钾等。

4. **钾离子紊乱** 血浆中含有大量钾离子,可引起高钾血症,故置换后可给予排钾利尿剂推注或者口服,如呋塞米。白蛋白中不含有钾,每置换一个血浆量,血钾浓度可降低25%,易导致心律失常,尤其对于低钾血症患儿,每升白蛋白中应加入适当的钾,以防止低钾血症加重。

5. **重症感染** 操作过程中注意无菌观念,避免菌血症。多次 PE,尤其是以白蛋白作为置换液时可致免疫球蛋白和补体成分缺乏,造成低丙种球蛋白血症。此外有些患儿可能同时应用免疫抑制剂,白细胞降低,从而使感染机会增加。因此高危患者每 2~3 次白蛋白置换后可静脉输注免疫球蛋白或使用一次血浆作为置换液。

6. **血行传播病毒感染** 主要与输入血浆有关,患者有感染肝炎病毒和人免疫缺陷病毒的潜在危险。

7. **出血倾向** PE 过程中血小板破坏、抗凝药物过量或大量使用白蛋白置换液置换血浆导致凝血因子缺乏。对于高危患者及短期内多次、大量置换者,必须补充适量新鲜血浆。

8. **药物清除** PE 过程中可清除与血浆蛋白相结合的药物,结合率越高、分布容积越小,药物清除率越高。置换后基本不清除的药物包括糖皮质激素,清除较少的药物包括免疫抑制剂、氨基糖苷类等,置换后必须补充的药物包括普萘洛尔、左甲状腺素钠等。建议药物均在置换后使用。

二、抗凝剂相关的并发症

1. **抗凝不足引起的并发症** 主要包括血浆分离器或管路凝血和透析过程中或结束后发生血栓栓塞性疾病。常因患者存在出血倾向而没有应用抗凝剂、患者先天性或因大量蛋白尿引起抗凝血酶Ⅲ不足或缺乏而选择普通肝素或低分子肝素作为抗凝药物、透析过程中抗凝剂用量不足及血流量不足、引流不畅等因素所致。对于合并出血或出血高危风险的患者,有条件的单位应尽可能选择枸橼酸钠或阿加曲班作为抗凝药物;采用无抗凝剂时应加强滤器和管路的监测,加强生理盐水的冲洗。应在血液净化实施前对患者的凝血状态充分评估,并在监测血液净化治疗过程中凝血状态变化的基础上,确立个体化的抗凝治疗方案。治疗过程中应尽量保持动脉端血流量和血流速度,对高凝状态如 DIC 和高脂血症要适当加大肝素剂量。有条件的单位应在血液净化治疗前检测患者血浆抗凝血酶Ⅲ的活性,已明确是否适用肝素或低分子量肝素。如已出现分离器或管路凝血应更换分离器及管路;出现血栓栓塞性并发症的患者应给予适当的抗凝、促纤溶治疗。

2. **出血**　常因抗凝剂剂量使用过大、合并出血性疾病、白蛋白置换液消耗凝血因子、血小板的破坏、抗凝药物的应用等导致。血液净化实施前应评估患者的出血风险。对于有高危出血倾向的患儿可考虑用新鲜血浆做置换,以降低出血风险。在对患者血液透析前和过程中凝血状态检测和评估的基础上,确立个体化抗凝治疗方案。对于发生出血的患者,应重新评估患者的凝血状态,停止或减少抗凝药物剂量,重新选择抗凝药物及其剂量。针对不同出血的病因给予相应处理,并针对不同的抗凝剂给予相应的拮抗剂治疗。肝素或低分子量肝素过量可给予适量的鱼精蛋白;枸橼酸钠过量补充钙制剂;阿加曲班过量可短暂观察,严重过量可给予凝血酶原制剂或血浆。

3. **抗凝剂本身的药物不良反应**

(1)肝素诱发的血小板减少症(heparin induced thrombocytopenia,HIT):系因机体产生抗肝素 - 血小板 4 因子复合物抗体所致。应用肝素类制剂治疗后 5~10 天内血小板下降 50%以上或降至 $1 \times 10^5/\mu l$ 以下,合并血栓、栓塞性疾病(深静脉最常见)以及 HIT 抗体阳性可以临床诊断 HIT;停用肝素 5~7 天后,血小板数可恢复至正常则更支持诊断。发生 HIT,应停用肝素类制剂,并给予抗血小板、抗凝或促纤溶治疗,预防血栓形成。发生 HIT 后,一般禁止再使用肝素类制剂。在 HIT 发生后 100 天内,再次应用肝素或低分子量肝素可诱发伴有全身过敏反应的急发性 HIT。

(2)高脂血症、骨质脱钙:系因长期使用肝素或低分子量肝素所致。与肝素相比,低分子量肝素较少发生。应在保障充分抗凝的基础上,尽可能减少肝素或低分子量肝素剂量;对存在明显高脂血症和骨代谢异常的患者,优先选择低分子量肝素;给予调脂药物、活性维生素 D 和钙剂治疗。

(3)低钙血症、高钠血症和代谢性碱中毒:系因枸橼酸钠使用剂量过大或使用时间过长,或患者存在电解质和酸碱失衡所致。可在治疗前、治疗时口服或静脉输注钙剂防治低钙血症的发生。严格控制血流速度,避免因枸橼酸盐输入过快而致血清游离钙急剧下降。采用无钙、无碱、无钠的置换液;治疗过程中密切监测游离钙离子浓度、调整枸橼酸钠输入速度和剂量;发生后应改变抗凝方式,并调整透析液和置换液的成分,给予积极纠正。

三、血管通路相关的并发症

1. **穿刺部位出血或血肿**　局部压迫即可。经皮股静脉置管术若出现腹膜后大血肿需要外科处理。

2. **误穿动脉**　常见于颈动脉及锁骨下动脉。应立即拔出穿刺针,指压 20 分钟,否则易发生血肿。

3. **气胸及血气胸** 锁骨下静脉穿刺较常见的并发症,大多发生经锁骨下或锁骨下凹切迹穿刺患者,发生率主要与术者的技术熟练程度有关。操作时应防止穿刺点过低,避免扩皮器进入太深,穿刺时尽量避免刺破胸膜,一旦出现该并发症应立即拔出导管,发生后可按一般气胸处理,对严重病例应行胸腔引流。

4. **空气栓塞** 少见,但可危及生命。临床可表现为突发呼吸困难、严重缺氧,心尖部可闻及水轮样杂音。超声波检查有助于诊断。发生空气栓塞时应取左侧头低位,经皮行右心房或右心室穿刺抽气,给予呼吸循环支持,高浓度吸氧。

5. **感染** 长期留置可增加感染的机会。应严格无菌操作;确诊后即应拔除导管,并做细菌培养,应用抗生素治疗。

6. **心律失常** 导丝插入过深或导管过长可导致心律失常。多为窦性心动过速或心房颤动,且为一过性。存在严重心脏疾病的患者,有时可引起致命的室性心律失常。对于有严重心脏疾病的患者,应避免颈内静脉或锁骨下静脉插管;操作可在心电监护下进行。

7. **窒息** 穿刺过程中如损伤颈内静脉后压迫不准确,或者误刺动脉后继续操作造成大出血压迫气管可致窒息。对持续性增大的血肿宜切开皮肤减压并压迫或缝合出血点,如患者已出现严重的窒息症状,应及时气管插管,必要时立即气管切开。避免当日透析,如确实需要,应采用无肝素透析。

8. **导丝断裂或导丝留在血管内** 主要因操作不当所致。应请血管介入科或血管外科协助解决。

9. **经皮锁骨下静脉置管术时上腔静脉或右心房穿孔、纵隔出血、心脏压塞** 主要与解剖变异,导管质地较硬,不光滑,扩张器进入过深有关。

10. **经皮锁骨下静脉置管术时胸导管损伤** 胸导管汇入左锁骨下静脉与颈内静脉连接处,在左锁骨下静脉插管时偶可引起乳糜胸或淋巴瘘,有时可见乳状液体从穿刺部位漏出。

第六节 监测与注意事项

加强 PE 患儿的监测与管理是保证 PE 效果、提高患儿生活质量、改善患儿预后的重要手段。

1. 建立系统完整的病历档案。记录患儿原发病、并发症和合并症情况,并对每次 PE 中出现的不良反应、平时的药物及其他器械等治疗情况、患儿的实验室和影像学检查结果进行记录。有利于医护人员全面了解患儿病情,调整治疗方案,最终提高患儿生活质量和长期生存率。

2. 治疗中严密观察患者意识状态,监测生命体征。监测血气、血电解质,肝肾功能。发现问题及时处理。

3. 密切观察机器运行情况,包括全血流速、血浆流速、动脉压、静脉压、跨膜压变化等。

4. 观察穿刺部位有无渗血、血肿等。

5. 抗凝治疗应强调个体化,应根据患儿凝血状态个性化调整。

6. PE 时患者输入大量液体,应加温后输入。

7. PE 治疗开始时,全血液速度宜慢,观察 2~5 分钟,再逐渐增加血流速度,期间严密观察有无寒战、低血压、出血、变态反应等,无反应后再以正常速度运行。

第七节　临床应用与疗效判断

一、严重高胆红素血症

与外周动静脉同步换血比较,PE 具有以下特点:①用血量少,可减少异体输血风险,特别是血源困难稀有血型患儿;②胆红素清除率高;③对内环境影响小;④新生儿血管条件较差,血管通路建立相对困难;⑤专为成人及儿童开发的血液净化机相对较大的体外循环回路容量与新生儿血容量较小之间的矛盾,也是目前新生儿血液净化的挑战之一。

2017 年,国外报道 1 例新生儿极重度高胆红素血症患儿经 PE 后,胆红素水平明显降低;近年来,国内陆续有应用 PE 治疗稀有血型或换血失败新生儿高胆红素的病例报道及回顾性分析,提示 PE 能快速、有效、安全地清除血清胆红素,可能成为新生儿极重度高胆红素血症新的治疗方法。可用于达到换血指征或换血治疗失败(换血治疗 ≥1 次后复查血胆红素仍在换血水平)的严重高胆红素血症患儿。

二、新生儿溶血病

免疫性溶血患儿血浆中存在大量自身抗体和活化的补体,PE 是采用膜式浆分离法将含有自身抗体的血浆从全血中分离出来,同时输入正常人新鲜冰冻血浆,可快速减少或去除抗体和补体,减轻免疫反应及游离血红蛋白对重要脏器的损伤。对于新生儿溶血病,通过置换分离出大量引起溶血反应的抗体,降低溶血的抗原 - 抗体反应程度,也降低了溶血的危害及并发症的发生。研究表明,若致病物质只分布在血浆内,理论上等倍量 PE 清除率约为63%,二倍量 PE 清除率约为 86%。研究表明,PE 能够替代换血治疗达到降低血清胆红素的目的,通过 1.5 倍量的 PE,胆红素平均下降 56%,网织红细胞比值下降 80%,抗体滴度下降 8倍以上,患儿神经系统预后良好。

三、肝衰竭

儿童急性肝衰竭(pediatric acute liver failure,PALF)通常指原先无肝脏损害,8 周内突发严重肝功能障碍,注射维生素 K 无法纠正的凝血障碍、凝血酶原时间(PT)>20s 或国际标准化比值(INR)>2.0,可无肝性脑病;或肝性脑病合并凝血障碍,PT>15s 或 INR>1.5。PALF

是儿内科危急重症,目前发病机制不清,部分病因不明,病情进展快,病死率高,预后差。新生儿肝功能衰竭可定义为出生后 4 周内肝脏合成功能失效,新生儿及小婴儿表现无特异性,皮肤黄染出现比较晚,早期表现为精神异常、纳差、睡眠颠倒等,晚期表现为皮肤黄染、嗜睡,严重者出现昏迷。

美国血液净化协会(American Society for Apheresis,ASFA)将治疗性血浆置换(therapeutic plasma ex-change,TPE)应用于急性肝衰竭(acute liver failure,ALF)作为 2B 级证据,高容量血浆置换(plasma ex-change,PE)作为 1A 级证据加以推荐。人工肝支持系统(artificial liver support system,ALSS)能暂时替代部分肝脏功能,帮助患者渡过肝衰竭危险期,并为肝脏功能恢复创造条件或作为肝脏移植的"桥梁",用于 PALF 的治疗。PE 治疗 PALF 的适应证:①早/中期肝衰竭[凝血酶原活动度(prothrombin activity,PTA)介于 20%~40%,血小板>50×10⁹/L];总胆红素(TBIL)>85μmol/L 或每日上升 ≥17.1μmol/L,ALT>1 000U/L,或凝血功能障碍(INR>2.0 或 PTA 20%~40%),Ⅱ级或以下肝昏迷;晚期肝衰竭慎重治疗;②终末期肝病肝移植术前等待肝源、肝移植术后排异反应及移植肝无功能期的患儿;③合并严重高胆红素血症(TBIL>200μmol/L)或高胆汁酸血症(>100μmol/L)经药物治疗无效者。相对禁忌证:①活动性出血或弥散性血管内凝血者;②对治疗过程中所用血制品或药品如血浆、肝素和鱼精蛋白等严重过敏者;③血流动力学不稳定者;④重度脑水肿伴脑疝等濒危状态;⑤血管外溶血者;⑥严重脓毒症者。

PALF 目前难以形成循证的 TPE 推荐方案,需要根据患儿器官功能障碍特别是肝衰竭或 MODS 程度采用个体化方案。需要进一步评价 PE 干预时机、置换剂量、疗程及 PE 与传统药物剂量调整与用药顺序等方面的探索。

四、溶血尿毒综合征

对于症状性尿毒症、氮质血症、严重液体超负荷或药物难治性电解质异常溶血尿毒综合征(HUS)患者,可给予 PE 治疗。PE 对典型溶血尿毒综合征(HUS)的严重神经系统症状改善具有积极作用,但不伴有严重神经系统症状的志贺毒素大肠埃希菌引起的 HUS(STEC-HUS)不推荐应用。对于非典型 HUS(aHUS),PE 可以有效地清除抗体及功能异常的补体调节因子,同时补充缺乏的正常补体调节蛋白,在无依库珠单抗的情况下,应首选 PE 治疗。但需要指出的是,不同的补体调节蛋白异常因其分布、作用机制存在差异,对 PE 治疗反应不同,应该区分对待。对抗 H 因子抗体阳性患儿 PE 需联合免疫抑制剂治疗,PE 对抗 H 因子抗体阳性的患儿疗效显著,诱导缓解率高达 70% 以上,抗 H 因子抗体相关的 aHUS 均为 Ⅰ 类推荐。有观点认为,在 PE 治疗后完全缓解,并且肾功能正常的情况下,无并发症及血浆不耐受的患者,可继续进行 PE 维持治疗,无证据表明 aHUS 患儿必须接受终身治疗,部分患者在停止 PE 治疗后达到长期缓解。有小样本文献报道,PE 治疗 *CFI* 基因突变相关的 aHUS,疗效欠佳,仅约 25% 的 *CFI* 基因突变患者获得缓解。不能明确 PE 治疗有益于 *THBD* 基因突变相关的 aHUS。有报道 PE 可以诱导 MCP 相关的 aHUS,临床症状迅速缓解,并且未监测到严重的不良反应,2016 年美国血液净化协会(ASFA)的新版指南中认为在基因突变的

aHUS 患儿中,PE 应根据病情严重程度采取个体化决策。

五、新生儿红斑狼疮

PE 可有效地清除 SLE 患儿体内自身抗体、免疫复合物、炎症因子、代谢产物,联合激素、免疫抑制剂治疗,可快速控制病情发展,改善症状,在国内外儿童 SLE、狼疮性肾炎诊疗循证指南中均有明确提及 PE 是儿童 SLE 的治疗手段。2017 年,国内报道 1 例 NLE 应用换血治疗难治性肝功能不全患儿,治疗后随访期间,患儿肝功能及及自身抗体均正常,血常规基本正常,疾病恢复良好,未发现任何不良反应。目前,PE 治疗 NLE 尚无报道,但在 NLE 合并难治性严重脏器损害时亦可作为一种选择,可参考儿童 SLE 的 PE 治疗方法,其具体临床应用及疗效评估仍需进一步研究。

六、新生儿败血症

败血症以失调和过度炎症反应为标志,以大量细胞因子释放、氧化应激、线粒体功能紊乱为特征。治疗性血浆置换(therapeutic plasma exchange,TPE)可迅速消除体内炎症因子等介质,在提供新鲜血浆的同时,提供了抗炎因子、免疫球蛋白、天然促凝血因子、抗凝血因子等以求逆转脓毒症病理生理过程,并恢复机体止血功能。

对<5kg 的新生儿行 PE 是技术挑战。TPE 不推荐用于初始的感染性休克复苏。一旦休克好转,TPE 可作为逆转 MODS 的策略,特别是严重凝血障碍患者。因 TPE 期间血流动力学的变化,需要调整药物剂量,并注意钙的补充。

(翁博雯　蔡　成)

参 考 文 献

[1] 沈颖, 吴玉斌. 儿童血液净化标准操作规程 [M]. 2 版. 北京: 人民卫生出版社, 2020: 118-128.

[2] 中国医师协会儿科医师分会血液净化专业委员会. 儿童血浆置换临床应用专家共识 [J]. 中华实用儿科临床杂志, 2018, 33 (15): 1128-1135.

[3] 唐小晶, 杨雪峰, 田家豪, 等. 血浆置换治疗新生儿极重度高胆红素血症疗效分析 [J]. 中国小儿急救医学, 2021, 28 (7): 609-612.

[4] 张榕, 李正秋, 张帆, 等. 血浆置换治疗换血失败的新生儿 Rh 溶血病疗效分析 [J]. 中华新生儿科杂志, 2020, 35 (5): 364-367.

[5] 王春霞, 张育才. 血浆置换治疗儿童肝衰竭专家共识解读 [J]. 中华实用儿科临床杂志, 2018, 33 (15): 1140-1142.

[6] 李戕, 周俪姗, 熊小丽, 等. 早期血浆置换治疗重症婴儿巨细胞病毒感染胆汁淤积性肝病的疗效观察及相关分析 [J]. 中国中西医结合急救杂志, 2016, 23 (6): 573-576.

[7] 刘小荣. 血浆置换治疗儿童溶血尿毒综合征专家共识解读 [J]. 中华实用儿科临床杂志, 2018, 33 (15): 1137-1140.

[8] 张高福, 王墨. 血浆置换治疗儿童重症系统性红斑狼疮专家共识解读 [J]. 中华实用儿科临床杂

志, 2018, 33 (15): 1143-1144.

［9］冯雅君, 陈青, 陈如月, 等. 换血疗法治疗新生儿红斑狼疮 1 例 [J]. 中华实用儿科临床杂志, 2017, 32 (21): 1679-1680.

［10］宋阳, 尹弘霁, 黄启坤. 新生儿暂时性重症肌无力一例 [J]. 中国小儿急救医学, 2020, 27 (9): 719-720.

［11］PADMANABHAN A, CONNELLY-SMITH L, AQUI N, et al. Guidelines on the use of therapeutic apheresis in clinical practice-evidence-based approach from the Writing Committee of the American Society for Apheresis: The eighth special issue [J]. J Clin Apher, 2019, 34 (3): 171-354.

［12］SAWYER T, BILLIMORIA Z, HANDLEY S, et al. Therapeutic plasma exchange in neonatal septic shock: A retrospective cohort study [J]. Am J Perinatol, 2020, 37 (9): 962-969.

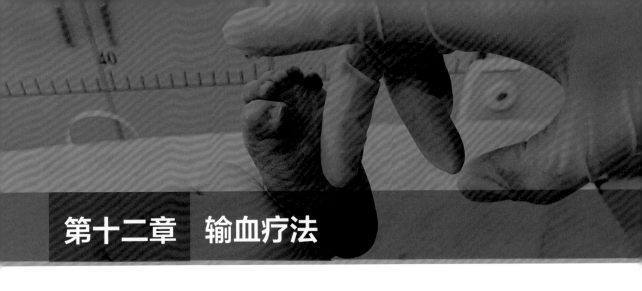

第十二章 输血疗法

输血疗法已成为抢救和治疗新生儿某些疾病的一种基本手段,体外膜氧合(extracorporeal membrane oxygenation,ECMO)是新生儿严重呼吸循环障碍救治的重要生命支持手段,而输血支持是 ECMO 建立和运行的重要环节,及时、合理的血制品输注可延长或挽救危重患儿生命,也可使一些急、慢性失血或出血性疾病得到缓解,甚至痊愈。但输血又是双刃剑,存在着各种输血风险,如传染病的传播、无效输注影响疗效,也会产生输血不良反应,严重时危及患儿生命。新生儿(尤其早产儿)各系统器官功能尚未完全成熟,易受各种生理、病理因素影响,新生儿血型鉴定难度较成人大,主要原因是其红细胞抗原性弱,ABO 血型检测易出现误判,输血治疗中不确定因素增多,使得新生儿血液输注更具独特性,临床操作更为复杂。

第一节　输血目的和原则

全血包括血细胞及血浆中各种成分,具有运输、调节、免疫、凝血及止血功能,并能维持细胞内外平衡和起缓冲作用。随保存时间延长某些有效成分丧失,主要有效成分是红细胞、血浆蛋白和部分稳定的凝血因子,主要功能是载氧和维持渗透压。随着输血医学的发展,包括红细胞悬液、血浆、血小板和粒细胞输注在内的成分输血越来越受到重视和推广,已基本取代全血输注。成分输血除满足补充血容量和纠正贫血的目的外,还可补充凝血因子。另外,通过采取对血液及血液制品辐照、使用白细胞过滤器等方法,使输血安全性和有效性得到提高。

实施输血治疗前,对患儿的综合评估非常重要,包括新生儿贫血状况、耐受情况、心肺功能和机体代偿情况等。只有在不输血则患儿不能维持生命体征,难以渡过难关时,才考虑实施输血治疗。新生儿血液输注基本原则包括:①输血前应先确定病因、贫血、失血的程度,决定是否需要输血;②如需输血,根据输血目的决定输血品种和输血量、输新鲜血还是库血;③严格掌握输血适应证和禁忌证;④不滥用输血治疗,药物等其他治疗有效则不需输血;

⑤输血治疗以成分输血为主,全血输注应严格限制。足月新生儿与婴儿输血类似,而早产儿由于神经、呼吸、循环、免疫系统发育尚未成熟,造血系统更是因胎龄、出生体重和日龄不同而变化,其输血更为复杂。

采取有效措施尽量减少供体暴露、降低新生儿输血需求,应尽一切努力以减少输血量为目标。

第二节　备血和输血

在输血前,严格按照相关程序对受血者和供血者的血液进行准确的输血前血型血清学检查,目的是让已输注的血液成分在受血者体内发挥有效作用并减少不良反应,例如:输入的红细胞在受血者体内应该不溶血,输入的血浆成分不破坏受血者的红细胞,即输入的血制品与受血者血液在免疫血液学方面"相容",才能使受血者获益。

输血前检测的主要内容包括:受血者的 ABO 血型和 RhD 血型定型,红细胞、白细胞或血小板同种抗体筛查和鉴定、交叉配血试验等。

一、输血前筛查及配血试验

(一)新生儿血型及鉴定

新生儿出生时其红细胞上的 ABO 血型系统抗原只及成人的 25%~50%,而自身 ABO 抗体在出生 3~6 个月后方逐渐产生合成,出生时可能从母亲获得少量的 IgG 类血型抗体,因此新生儿 ABO 血型检测易出现误判,常规试验中有时会发生弱凝集反应,使检出率无法达到 100%,可能导致血型鉴定困难;而其自身抗体还未产生,血清中的血型抗体效价低,且多为来自母亲的 IgG 抗体,因此新生儿 ABO 血型主要是通过标准血清(正定型)测定红细胞表面抗原来鉴定血型,不适合做反定型。

1. **新生儿的血型抗原特点**　新生儿红细胞所带的 A、B 抗原位点数目少,导致新生儿血型鉴定中可能出现弱的凝集或者混合视野的凝集,特别是 B 抗原其数量相对更少,在正定型时可能出现很弱的凝集。但新生儿 Rh 血型系统已基本发育成熟,出生时其抗原数量基本和成人相同。

2. **新生儿的血型抗体特点**

(1)新生儿自然抗体的特点:ABO 血型系统的抗体多为自然产生的抗体,是自然环境中的 A 和 B 物质免疫的结果,一般在胎儿初生 3 个月后可检出,而后效价会逐渐增高,到 5~10 岁时达到成人水平。6 个月以内的婴儿血清抗体大多含量不高,而且其效价比较低,与抗原结合的能力也比较弱,因此通过检测血清中的抗体,即反定型,来鉴定其真实血型意义不大,所以对新生儿血型鉴定"反定型"意义的正确评估是比较重要的。

(2)获得性抗体:母体内的抗 A 抗体和抗 B 抗体可以通过胎盘,这些抗体可以游离于新生儿血清中,也可以与红细胞发生结合从而致敏红细胞。游离的 IgG 类抗体可以在盐水介质中凝集红细胞,从而导致反定型的假阳性结果;"被致敏的红细胞"上结合的抗体可能干扰诊断血清与红细胞抗原的结合,导致正定型假阴性的结果。

3. 脐血标本 新生儿最好不用脐血标本做血型定型和交叉配型,因为脐血常含华通胶,对血型鉴定造成影响。但是在给胎儿鉴定血型时,只能用脐血,此时应将脐血红细胞洗三次再做血型鉴定,以去除华通胶的影响。

(二)新生儿初次交叉配血试验

需进行包括 ABO、Rh 血型定型及不规则抗体筛查。除输注 O 型、Rh 阴性血外,输注其他血型的血制品必须对新生儿进行抗体筛查以排除母体来源的抗 A 和抗 B 抗体。在出生后前 4 个月,如不规则抗体筛查阴性,可以输 ABO 及 Rh 血型与婴儿相同的血液或血型相合的红细胞,而不用再作额外的抗体筛查是安全的。若新生儿初次标本中测出抗体,则在每次输血前均必须作交叉配血试验及抗体筛查。

新生儿溶血病患儿宜使用母体血清作主侧交叉配血试验,因为此时新生儿的抗体大部分来自母亲,且其抗体含量总是低于母亲血清中抗体的含量,所以供者红细胞与母亲血清相配,也一定与患儿血清相配。如果当时只有患儿血样,则可用患儿红细胞的释放液作主侧配血,因为进入患儿的抗体可能大部分被患儿红细胞所吸收,所以释放液要比患儿血清更有代表性。在次侧交叉配血试验中,由于患儿红细胞已被不完全抗体致敏,所以用不完全抗体检查的介质(胶体、酶、抗人球蛋白介质)可使致敏红细胞显示凝集。故直接抗人球蛋白试验阳性的患儿红细胞,次侧配血不合,则不作配血禁忌考虑,只要主侧配合即可进行换血。

二、供血的处理

新生儿免疫功能不完善,输血可能会引起感染、输血相关移植物抗宿主病(transfusion associated-graft versus host disease,TA-GVHD)等,故所用血液除需进行各型肝炎、人类免疫缺陷性病毒(human immunodeficiency virus,HIV)和巨细胞病毒等血清学测定外,最好还要经过下列特殊处理:

(一)去白细胞悬浮红细胞

为去除了 99.9% 白细胞的悬浮红细胞。含白细胞的血液输注有许多弊端,在新生儿尤其应强调传播巨细胞病毒的危险性。去除白细胞是预防输血传播巨细胞病毒的有效手段,切实可行的方法是将 1U 红细胞保存前滤除白细胞分袋保存分次输注,由采供血机构用无菌一次性接驳器分袋制备。

(二)γ 射线照射

新生儿(尤其早产儿)本身 T 细胞绝对数较低,CD4$^+$/CD8$^+$ 比值下降,T 细胞的细胞毒作用极弱,输入的血液中如含有活性 T 细胞,则可在其体内存活、增殖,进而攻击和破坏受血者组织器官,可引起 TA-GVHD。γ 射线照射(钴-60 或铯-137)能有效灭活血液中的淋巴细胞,防止 TA-GVHD 的发生。新生儿存在下列高危因素时,输注的血液制品需要进行 γ 射线照射:①患有细胞免疫缺陷、免疫性血小板减少症或再生障碍性贫血患儿;②需要宫内输血、宫内输血后需血液置换或大量输血患儿;③需输注粒细胞的患儿;④血制品来自第一、二代亲属或人类白细胞抗原(human leucocyte antigen,HLA)供者。但也有研究表明,新生儿输注未经γ射线照射血液后发生 TA-GVHD 者极少,且与新生儿是否存在 TA-GVHD 高危因素无关。由此看来,并非所有新生儿输注血制品前均需γ射线照射,在实际临床工作中可灵活掌握。应当强调的是:①常规照射剂量(照射中心区域剂量为 2 500cGy,其他部位不低于 1 500cGy)对红细胞和血小板功能无影响,但使红细胞膜通透性增加,导致细胞内钾丢失,血制品上清液中游离钾质量浓度升高,故高血钾患儿如需要输注大量照射的红细胞制品时,应将照射过的红细胞洗涤后应用;②γ射线照射使红细胞寿命缩短,故最好在使用前进行辐照并尽快输注;③所用的γ射线照射剂量不足以灭活血制品中的致病菌,而灭活致病菌的照射剂量又不可避免地破坏血液成分。

(三)红细胞 T 活化

红细胞 T 活化是指红细胞表面隐藏的固有糖类抗原(Thomsen 抗原),因感染细菌产生的酶作用而暴露,继而与输入的血制品中几乎所有同型血浆凝集素发生反应,引发红细胞发生凝集现象,甚至溶血的发生。健康成人红细胞 T 活化发生率约 0.5%,而新生儿则高达 6%,多见于产气荚膜杆菌引起的坏死性小肠结肠炎、败血症及肺炎球菌感染。由于抗 T 抗原的抗体(简称"抗 T")在成人血浆中广泛存在,难以寻找到低滴度抗 T 供者,虽然被动输入抗 T 与 T 活化患儿溶血是否存在因果关系至今尚无定论,但为避免由此所导致的溶血发生,可输注洗涤红细胞,用生理盐水洗涤 5~6 次可去除 99% 以上的抗 T。

三、输血设备和用品

进行血液(血制品)输注时需准备下列设备和用品:心电监护仪(必要时)、微量注射泵、输液架、输液记录卡、头皮针或套管针、带滤器的标准输血器、注射器、输液贴、胶布、棉签、注射托盘或弯盘、网套、小垫枕、止血带、砂轮、开瓶器、绷带、夹板、皮肤消毒剂、无菌生理盐水、血液或血液制品(按医嘱准备)。

四、输血全过程闭环管理

输血全过程主要包括输血申请、交叉配血、到输血科/血库取血、血液输注和输注结束后血袋回收及疗效评价等,具体执行步骤和注意事项如下:

(一)交叉配血

①医生根据患儿病情需要开具《临床输血申请》医嘱,由主治医师核准签字,并让患儿监护人签署输血知情同意书;②护士核对过输血医嘱后,持贴有患者信息条码的试管,在抽血前认真核对患儿姓名、病区号、住院号和血型;③核对无误后抽取足量的血样并注入试管中,将交叉血及时送往输血科/血库进行交叉配血;④输血科/血库在交叉配血过程中,有两点值得特别提醒:一是若对交叉配血或患儿身份有疑问时,应与主管医生和护士重新核对,不能在原有标签上直接修改,应重新填写正确的输血申请和标本条码;二是应从新的静脉通道中抽取血样,而不能从正在输液的静脉中抽取。

（二）血库取血

交叉配血完成后,由输血科/血库通知临床取血,应由有资格的医护人员到血库取血,双方应当面认真进行检查核对工作并做好核对记录,内容包括:①核对交叉配血报告上患儿床号、姓名、住院号、病区号、血型和血量;②核对供血者编号、姓名、血型与患儿的交叉相容试验结果;③核对贮血袋上供血者姓名、编号、血型、日期是否与配血单相符;④检查贮血袋采血日期、有无外渗、血液外观质量,确认无溶血、凝块和变质。贮血袋须放在已铺上无菌巾的治疗盘上或专用取血箱取回。

（三）血液输注

①输血前由两位护士再次检查核对上述内容,确认无误后做好核对记录;②再次检查血制品质量,确认无溶血、无凝块、无变质后方可使用;③检查所用的输血器及针头是否在有效期内;④由两名医护人员共同到患儿床旁核对:病历和交叉配血报告与患儿腕带上的床号、姓名是否一致,再次确认受血者;⑤建立血制品输注静脉通道,并先输入生理盐水 10~20ml 冲洗管道;⑥再次核对无误后,轻轻摇匀血制品,消毒血袋导管,将输血管从生理盐水袋上拔出并插入血袋导管内;⑦开始输血,先慢滴数分钟以观察患儿反应,随后根据病情调整输液速度;⑧观察输血反应,记录输血时间,输注开始时护士应每 15 分钟巡视一次,连续两次,之后应每 30 分钟巡视一次,直至输注完毕。如果发现不良反应立即停止输血,并通知医师予以相应处理。

注意事项:①血液自血库取出后勿震荡、勿加温、勿放入冰箱速冻,在室温下放置时间不宜过长;②小心将输血管插入血袋导管,以防刺破血袋污染血制品。

（四）输注完毕后处理

①血制品输注完毕后,再用生理盐水 10~20ml 冲洗输注管道(可不输入患儿体内,以免增加血容量);②拔针或接上其他输液管;③整理病床,将患儿置舒适体位,输血管道毁形并按医用垃圾分类处理;④在病历中做好输血记录,血袋送回血库至少保存 1 天;⑤及时复查血常规或出凝血指标进行疗效评价。

第三节　血液及血液成分制剂输注

一、全血输注

全血是通过静脉穿刺从献血者直接获得的血液,收集在含抗凝剂和保养液的无菌血袋中,未作任何加工处理。全血中含有细胞成分和非细胞成分,前者包括红细胞、白细胞和血小板等;后者主要有蛋白质、脂类、碳水化合物、凝血因子、水和无机盐等。目前,全血主要是用作制备血液制品(成分血)的原料。国际上一般以 450ml 全血为 1 个单位(U),我国则将200ml 全血定为 1U。由于献血者个体差异和储存时间长短,每个单位全血内各种成分的含量不可能完全相同,但必须在规定范围内。

（一）全血的种类

根据血液离体时间的长短可将其分为新鲜全血和库存全血。新鲜全血是指采集时间在24小时内的血液,粒细胞、血小板及凝血因子Ⅷ保持较好的生物活性,适用于感染、血小板减少、凝血因子缺乏所致出血(如新生儿自然出血症)和贫血等疾病。库存全血是指将采集后放入(4 ± 2)℃冰箱或冷室保存超过24小时的全血,主要用于恢复有效循环血容量、维持血浆胶体渗透压和纠正贫血等。现代输血大多采取成分输血,不主张进行全血输注。

（二）适应证

由于血液保存液主要针对红细胞的特点而设计,在(4 ± 2) ℃下只对红细胞有保存作用,而对白细胞、血小板以及不稳定的凝血因子毫无保存作用。因此,全血在离体4℃保存24小时后,粒细胞和血小板几乎完全丧失功能,血浆中凝血因子Ⅴ、Ⅷ也明显丧失活性,仅存留具有载氧功能的红细胞和维持渗透压的白蛋白,其他成分均不浓、不纯、不足一个治疗量,疗效差。临床上全血输注的适应证越来越少,应严格掌握全血输注的适应证,新生儿仅在下列情况存在下可以实施:

1. **需要同时补充红细胞和血容量** 如各种原因引起的急性失血量超过自身血容量>30% 的患儿。

2. **全血置换** 新生儿高胆红素血症(新生儿溶血病、新生儿严重细菌感染所致)时为了去除胆红素、抗体、致敏红细胞和/或细菌及其毒素等,可用全血进行换血治疗。

（三）禁忌证

1. **心功能不全的贫血患儿** 输注全血将进一步加重心脏负担,导致心力衰竭。

2. **需长期反复输血者** 全血中含白细胞和血小板,可使患儿产生抗体,再次输血时可发生输血反应。

3. **血容量正常的慢性贫血患儿** 慢性贫血患儿以循环红细胞数量减少为主,血容量在正常范围内,单纯输注红细胞较为合理;若输注全血,可因血循环超负荷导致肺水肿和心力衰竭。

4. **可能进行干细胞或其他器官移植的患儿** 输注全血可诱发患儿产生抗体和/或免疫活性细胞,增加患儿以后实施移植时发生宿主抗移植物反应的危险性。

（四）输血量和速度

输注全血 0.6ml/kg 可提高外周血血红蛋白 1.0g/L,故全血输注量可用下列公式计算:输注量(ml)= 体量(kg)×(预期血红蛋白 – 实际血红蛋白)× 0.6。最好应用带有标准滤网(170μm)的输血器或白细胞过滤器的输液管道进行全血直接输注。用推注泵控制输注速度,输注速度开始较慢[1~2ml/(kg·h)],观察数分钟无不良反应后可适当调快滴注速度,一般以2~4ml/(kg·h)为宜,每次输血应在4小时内完成;如患儿出现失血性休克,可加快输血速度。

（五）注意事项

1. 全血并不"全"。

2. 输注全血不良反应多。

3. 保存血比"新鲜全血"更安全。梅毒螺旋体在(4±2)℃保存的血液中存活不超过 48 小时,疟原虫保存 2 周可部分灭活。另外,输血目的不同,新鲜全血的含义不一样:ACD(主要成分是无水葡萄糖、枸橼酸和枸橼酸钠)保存 3 天以及 CPD(在 ACD 配方基础上添加磷酸盐)或 CPDA(在 CPD 基础上加腺嘌呤)保存 7 天内的全血可视为新鲜血;若为了补充粒细胞,8 小时内的全血视为新鲜血。

在无"新鲜红细胞"供应时,新生儿是否可以输注"保存红细胞"存在争议。坚持只用"新鲜红细胞"者认为:"保存红细胞"K^+ 含量过高,2,3-DPG 水平低,保存液中某些成分(如甘露醇、高浓度的葡萄糖和磷酸盐等)可能对新生儿有不利影响。研究表明,上述担忧对大剂量(≥25ml/kg)快速输注或换血疗法时是合理的,而小剂量缓慢输注完全不必为此担心,因为无论何种保存液保存的悬浮红细胞,如按 15ml/kg 输注,输入的 K^+ 只有 0.3~0.4mmol/kg,与其生理需要量 2~3mmol/kg 相比是微不足道的,在临床工作中也未发现由此造成的高钾血症。的确,悬浮红细胞保存 21 天后,2,3-DPG 下降,$P50$(血红蛋白氧饱和度为 50% 时的氧分压)从 27mmHg 降至 18mmHg,即便如此也与正常新生儿 $P50$ 相当。此外,小剂量保存红细胞缓慢输注,无论是单次还是多次输注,抗凝保存液中的物质不会在体内积聚。

二、红细胞输注

贫血是新生儿常见的血液学改变,是临床工作者经常面临并需要解决的问题。红细胞输注可即时补充循环红细胞,纠正贫血和缺氧状态,是治疗贫血性疾病的有效措施。

(一)红细胞制品

1. **浓缩红细胞(packed red blood cells)**　与全血相比,主要去除了其中大部分的血浆,但具有与全血相同的携氧能力,而容量只有全血的一半,其中的抗凝剂、乳酸、钾、氨亦比全血少,用于心、肝、肾功能不全的患儿浓缩红细胞较全血安全,减轻患儿的代谢负担。对于血容量不足者,用时则可用生理盐水和血浆代用品稀释。由于浓缩红细胞无红细胞保存液,造成临床输注困难,现在采供血机构已较少提供。

2. **悬浮红细胞(suspended red blood cells,red cells suspension,CRBC)**　又称添加剂红细胞,全血离心后尽量移去血浆后制成的高浓缩红细胞,加入专门针对红细胞设计的添加剂,使红细胞在体外保存效果更好,静脉输注流畅,不需要加生理盐水稀释。CRBC 临床应用广泛,适用于临床大多数需要补充红细胞、提高携氧能力的患儿:外伤或手术引起的急性失血者,血容量正常的慢性贫血者,心、肾、肝功能不全需要输血者。

3. **洗涤红细胞(washed red blood cells,WRBC)**　红细胞从全血分离出来后,用生理盐水洗涤 3~4 次,移去了 98% 的血浆蛋白和 80% 以上的白细胞,最后加生理盐水悬浮。1U 的 WRBC 容积为 110ml,相当于 200ml 全血所含红细胞的 70%(洗涤过程中,红细胞有所损失)。WRBC 输注不易引起输血反应,其适应证包括:①血浆蛋白过敏者;②自身免疫性溶血性贫血者;③反复输血已产生白细胞抗体引起非溶血性发热反应者;④肝肾功能不全、高钾血症患者。

4. **少白细胞的红细胞悬液**　采取离心、沉淀、过滤等方法去除了 70% 以上白细胞的红细胞制剂,可明显减少输血反应和输血相关疾病的传播。1U 的少白细胞的红细胞悬液容积为 120ml,由 1U 浓缩红细胞(200ml 全血)制成,含 60~80ml 红细胞和 50ml 生理盐水。适应证包括:①反复输血已产生白细胞或血小板抗体引起非溶血性发热反应者;②准备器官移植者;③免疫功能低下者;④需要反复输血者。

5. **辐照红细胞**(irradiated red blood cells,IRBC) 不是单独的红细胞制品,而是对各种红细胞制品以 25~30Gy 剂量的 γ 射线照射红细胞,以杀灭具有免疫活性的淋巴细胞,但又不损害红细胞和其他血液成分的功能,从而预防 TA-GVHD 的发生。主要适应证包括:免疫缺陷或免疫抑制患儿的输血、新生儿换血、宫内输血、选择近亲供者血液输血;移植后患儿等。

(二)输注技术

1. **直接输血** 主要目的是纠正患儿贫血。正常情况下,新生儿血红蛋白及红细胞值随日龄变化而有所不同,在考虑贫血诊断前必须有所识别。国内对新生儿贫血的诊断标准是:生后 2 周血红蛋白<145g/L(轻度贫血为血红蛋白 120~145g/L,中度为 90~<120g/L,重度为 60~<90g/L,极重度<60g/L)。浓缩或红细胞悬液 0.3ml/kg 可提高血红蛋白 1.0g/L,故浓缩或红细胞悬液输注量可用下列公式计算:输注量(ml)= 体重(kg)×(预期血红蛋白 – 实际血红蛋白)g/L×0.3;在新生儿,悬浮红细胞输注速度一般 2~5ml/(kg·h),早产儿或有心功能不全者速度还应减慢。新生儿贫血愈严重输血量应愈少,且滴注速度更慢,最好用推注泵控制输注速度。急性失血性贫血并出现休克症状时,应加快输注速度。另外,输血时还应注意血温不宜过低,以室温为佳。

2. **部分输血** 可用来快速纠正贫血。对于严重充血性心力衰竭而不能耐受血容量扩张的贫血患儿,用浓缩红细胞部分换血可以在短时间内提高血红蛋白浓度。可用下列公式计算换血所需要的浓缩红细胞量:浓缩红细胞换血量(ml)= 总血容量 ×(预期血红蛋白 – 实际血红蛋白)÷(浓缩红细胞的血红蛋白 – 实际红细胞的血红蛋白)。其中,浓缩红细胞的血红蛋白约为 220g/L;总血容量 = 体重(kg)× 血管内容量(足月儿 80~90ml/kg,极低体重儿 100ml/kg)。

3. **置换输血**(exchange transfusion,ET) 又称交换输血或换血疗法,是采用正常血液替代患儿体内带有某种有害因子血液的一种治疗方法。应用指征包括:①出生时严重贫血,特别在有心脏病的情况下;② ABO 或 Rh 血型不合新生儿溶血病引起严重高胆红素血症;③严重败血症、代谢疾病、DIC 和药物中毒等。ET 前检查包括 ABO 和 Rh 血型、直接抗球蛋白试验、有临床意义的不规则抗体筛选。采集新生儿外周血作血型检测,外周血或脐带血作抗体检测。如果不能够从新生儿获得足够的血液样本,可采集母亲血液进行抗体检测。

进行 ET 时,应选择 ≤5 天内采集的、用 CPD 作为抗凝剂的血制品,应用前最好用 γ 射线辐照,输注前加温至 37℃。对于 ABO 血型不合溶血病,最好采取 AB 型血浆和 O 型红细胞混合后换血;Rh 血型不合溶血时,最好采用 Rh 血型同母亲而 ABO 血型同患儿的血或 O 型血;其他疾病需要换血时应选用 Rh 及 ABO 血型均与患儿相同的全血;红细胞葡萄糖 -6-磷酸脱氢酶(glucose-6-phoshate dehydrogenase,G-6-PD)缺乏症患者应选用 G-6-PD 活性正常的献血者。有明显贫血和心力衰竭者,可用血浆减半的浓缩血。应用 ≤5 天内采集的新鲜血进行换血,以防高钾血症发生。新生儿高胆红素血症的换血量常为总血容量的 2 倍 (150~180ml/kg),可换出约 85% 的致敏红细胞和 60% 的胆红素和抗体(置换输血方法见第十三章换血疗法)。

4. 宫内输血　为改善胎儿贫血,防止胎死宫内和胎儿水肿,为胎儿出生后争取进一步治疗机会,可考虑宫内输血。

(1)适应证

1)各种原因引起的贫血:①证实胎儿存在 Rh 血型不合等严重溶血病,胎儿血细胞比容<0.30、血红蛋白<100g/L 则需宫内输血;②微小病毒 B19 感染,超声检查技术是诊断微小病毒 B19 引起胎儿贫血的金标准,通过测定胎儿大脑中动脉的收缩期峰值速度,以达到明确胎儿有无贫血及水肿的目的;③胎 - 母输血综合征是发生于妊娠期的一种并发症,胎儿血液由胎盘的绒毛间隙进入母体血循环,引起胎儿不同程度的失血及母体溶血性输血反应。

2)胎儿同种免疫性血小板减少症:是由母儿血小板抗原不相容引起的,孕妇免疫系统针对胎儿血小板上父系的抗原产生相应的血小板抗体并不破坏母亲自身的血小板,仅作用于与孕妇血小板抗原不相容的胎儿父源性血小板抗原。母亲及新生儿体内存在血小板同种免疫抗体。在母亲以后的妊娠中要警惕此病的再次发生。通常在母亲孕至 20~24 周时抽取胎儿脐带血作血小板计数;一旦确诊此病,即可考虑宫内输注血小板。

3)先天性或遗传性出血性疾病:该病在分娩过程中有导致胎儿颅内出血的危险,宫内输注凝血因子可降低颅内出血的危险性,且效果较好。

(2)宫内输血方法及步骤

1)血液品种的选择:根据治疗疾病的不同,从红细胞扩展到血小板以及凝血因子。

2)红细胞的输血量:一般选 O 型、Rh 阴性的新鲜血作为血源,但为减少输血量,最好用浓缩少白细胞的红细胞。输注前需与孕妇血清做交叉配血试验,相合才能输注。Giannina 推荐简化的公式为,血细胞比容每增加 0.10,需要输注的血液量(L)为体重乘以 0.2%,而目标血细胞比容值为 0.40~0.50。Selbing 等推荐,(妊娠周数 –20)× 10ml 简化计算。如果胎儿小于 400g 时输血量应严格少于 30ml。腹腔内输血一般速度控制在 5~10ml/h,也需要严密观察胎儿心率情况,水肿胎儿腹腔内输血效果不及脐静脉内输血。

3)方法:包括胎儿血管内输血(intravascular transfusion,IVT)、胎儿腹膜腔内输血(intraperitoneal transfusion,IPT)和胎儿心脏内输血(intracardiac transfusion,ICT)三种,其中 IVT 为宫内输血最重要而有效的方法。① IVT 是在 B 超引导下经孕母腹壁进行脐血管穿刺取样并输血。当脐血样本血红蛋白<100~110g/L 时,IVT 可立即进行。由于穿刺针的针尖直径细(2~3mm),位置易变,不易固定,故应尽可能快的输血;因胎盘血管具有较大的红细胞容量,故快速输血胎儿是可以耐受的。② IPT 是经穿刺导管将血输注到胎儿腹膜腔。若胎儿由于严重溶血存在大量腹水、处于无呼吸及濒死状态时,IPT 没有价值,因为红细胞不可能被吸收;另外胎盘种植在子宫前壁时,IPT 可致胎盘戳穿,导致胎儿损伤性死亡。因此,尽管 IPT 操作技术相对简单,但临床极少应用。③ ICT 的应用是在脐血管,因太细,静脉穿刺难以成功,溶血威胁胎儿生命时,可作为有效挽救生命的最后选择方法,但危险较大。

4）宫内输血的危险：①胎儿损伤，严重者可致死亡；②胎盘损伤导致胎儿、母体失血或胎儿死亡；③胎儿或母亲并发感染；④流产或早产。

（三）新生儿常见疾病的红细胞输注

1. **新生儿贫血**　是指生后 2 周静脉血红蛋白<130g/L，或毛细血管血红蛋白<145g/L，是新生儿最常见的综合征之一，尤其是早产儿。足月儿脐血红细胞计数平均为 $(5.0~6.0)×10^{12}$/L，血红蛋白为 140~200g/L，血细胞比容为 0.45~0.65。足月儿生后 6~12 小时由于不显性失水、排出小便及入量不足，血液稍浓缩，血红蛋白有所上升，在生后第 2、3 天逐渐下降，一周后与脐血相似，以后继续下降，至 2~3 个月时降至最低水平，为 90~110g/L。

新生儿生理性贫血是指足月儿生后 6~12 周血红蛋白降至 95~110g/L，早产儿生后 4~8 周血红蛋白降至 65~90g/L，新生儿能耐受而无症状。这种贫血呈自限性，一般不需治疗。

由于对围产期造血、新生儿贫血的代偿机制及对红细胞输注的生理反应等问题尚未完全阐明，加之新生儿红细胞以胎儿血红蛋白为主，2,3-DPG 含量低，红细胞与氧的亲和力大，血红蛋白需要维持在相对较高水平才能满足生理需要，因此其理想的血红蛋白水平很难确定，故新生儿红细胞输注适应证一直存在争议。根据世界卫生组织的资料，血红蛋白的低限值在 6~59 个月者为 110g/L，我国小儿血液会议（1989 年）建议：血红蛋白在新生儿期<145g/L 为贫血。

新生儿红细胞输注目的是根据病情维持最适宜的血红蛋白，较为公认的适应证见表12-1。需要强调的是，对新生儿是否进行血液输注，通常根据新生儿的临床情况和实际医疗条件决定。

表 12-1　新生儿小剂量（10~20ml/kg）红细胞输注适应证

疾病或其他情况	指征
出生 24 小时内新生儿	血红蛋白 < 120g/L
严重心肺疾病	血红蛋白 < 130g/L（血细胞比容<0.4）
中度心肺疾病或大手术	血红蛋白 < 100g/L（血细胞比容<0.3）
贫血表现*	血红蛋白 < 70~80g/L（血细胞比容<0.24）
急性失血或医源性失血	失血量 > 血容量的 10%
与急性出血相关的休克	

*贫血临床表现：安静情况下有气急、呼吸困难、反复呼吸暂停、心动过速或过缓、进食困难、体重不增和表情淡漠等，且这些症状通过输血可缓解。

新生儿体重小，循环血量少，全身血液 200~400ml，且心脏功能尚不健全，容易引起循环超负荷，因此足月新生儿红细胞输注剂量一般为每次 10~20ml/kg，采用输血泵控制输注时间大于 2 小时为宜，多数新生儿需要多次重复输注。具体输注时还应注意以下几种特殊情况：①对合并有左向右分流的先天性心脏病（如室间隔缺损）的贫血患儿输血时，应注意不能使其血细胞比容过高（输注浓缩红细胞需用生理盐水稀释），否则肺循环的血液黏度增高，肺血管阻力进一步增加，从而增加左向右分流，增加心脏负担。②贫血可诱发心功能不全，而输血又会增加心脏负担。故贫血性心力衰竭患者,须少量分次输浓缩红细胞,尽量予以输注携氧能力强的相对年轻红细胞,每次 3~5ml/kg,可在输血前先用快速洋地黄化药物或呋塞米,同时给氧,或予以部分换血,即可不增加心脏前负荷。③对于严重呼吸和心血管系统疾病的新生儿,最好输注成人血红蛋白的血液制品,其 2,3-DPG 高于胎儿血红蛋白,有利于氧释放到组织。

2. 早产儿贫血 早产儿血红蛋白较足月儿下降更早、幅度更大而迅速,程度更重,在生后 4~8 周血红蛋白可降至 65~90g/L,此时早产儿如无症状,进食良好,体重增加,属生理性贫血范畴,不必输血;若早产儿除贫血外,同时出现精神淡漠、进食困难、体重不增、呼吸困难、心率增快、活动减少等症状,应属病理范畴,需要进行干预。

引起早产儿贫血的原因包括:①红细胞生成素(erythropoietin,EPO)合成不足和活力低下。早产儿生后数周内 EPO 主要在肝脏产生,而肝脏对贫血和组织缺氧的敏感性远低于肾脏;内源性 EPO 生成减少,骨髓红系造血能力不足,产生红细胞活力下降。②红细胞寿命较短。早产儿的红细胞寿命在 70 天左右,明显低于成年人。③血液稀释。早产儿生长发育较快,血容量迅速扩充使血液稀释。④医源性失血。早产儿监护过程中多次抽血,可造成医源性失血;出生胎龄越小、体重越轻或病情越重,需取血的机会越多,更易发生医源性失血,如出生体重为 1 000g 的早产儿若每天取血 2ml,连续 5 天就可失血 10%。⑤营养素缺乏。包括维生素 E、叶酸和铁缺乏等,胎龄<30 周的早产儿铁储备量极少,易发生缺铁性贫血。⑥感染、出血和溶血等也可加重早产儿贫血。

在血红蛋白水平降低的情况下,血黏降低,血流量增加,2,3-DPG 活力增强,使组织血流量和氧释放增加。早产儿输血不能只根据血红蛋白水平来决定,而应考虑到氧的需求和婴儿循环中血红蛋白释放氧的能力。由于胎儿血红蛋白浓度下降和红细胞 2,3-DPG 的升高,新生儿在生后头几周氧离曲线都会逐渐右移。即使多数早产儿在生后头 2~3 个月由于血红蛋白下降,携氧能力降低,但由于氧离曲线右移,实际释放到组织中的氧并没有下降。研究表明,出生体重 1 000g 的早产儿在生后一周内,血红蛋白150g/L,*P*50 为 19mmHg,中心静脉氧分压 40mmHg,每 100ml 血通过毛细血管将释放 1ml 氧至组织;该婴儿在 2 个月时,即使血红蛋白降至 80g/L,每 100ml 血仍将输送 2.1ml 氧,因为 *P*50 已向右移至 24mmHg,此时即使中心静脉氧分压低至 20mmHg,仍能把氧释放到组织,提示 *P*50 在某一血红蛋白浓度时决定婴儿输血的重要性。

由于早产儿理想的血红蛋白水平尚未确定,很难决定出生 3~8 周的早产儿是否需要输血,因为有的早产儿血红蛋白<70g/L 可无症状,而有的血红蛋白>70g/L 者反而在安静情况下出现气促、呼吸困难、反复呼吸暂停、心动过速或过缓、进食困难、体重不增和表情淡漠等,输血后并能得到改善。因此,早产儿红细胞输注除根据血红蛋白值外,还需同时考虑胎龄、日龄及临床具体情况等各种因素的影响。多数国内学者认为早产儿存在下列四种情况之一,可实施红细胞输注:①短期内医源性失血超过总血量的 5%~10%;②体重不增,进食易疲劳等;③呼吸暂停反复发作,氨茶碱或咖啡因疗效不显著;④血乳酸值>1.8mmol/L。国外学者根据早产儿的自主呼吸状态及呼吸支持种类,提出了相应的红细胞输注指征(表 12-2)。

表 12-2 早产儿红细胞输注指征

自主呼吸或呼吸支持	指征
自主呼吸 　　$FiO_2>0.21$ 　　空气	血红蛋白<80g/L,血细胞比容<0.25 血红蛋白<70g/L,血细胞比容<0.20
CPAP 　　<28 天 　　≥28 天	血红蛋白<100g/L,血细胞比容<0.30 血红蛋白<80g/L,血细胞比容<0.25
机械通气 　　<28 天,$FiO_2≥0.3$ 　　<28 天,$FiO_2<0.3$ 　　≥28 天	血红蛋白<120g/L,血细胞比容<0.40 血红蛋白<110g/L,血细胞比容<0.35 血红蛋白<100g/L,血细胞比容<0.30

因大量输血可延缓正常造血功能的恢复,故对于早产儿应采取小剂量输注方式,一般每次给予 5~10ml/kg 红细胞,使用输液泵控制输血速度,3 小时内静脉滴注。不少患儿可能需要第二次输血。值得一提的是,由于早产儿贫血的最主要原因是 EPO 合成不足及其对血红蛋白下降的反应迟缓,故及早使用 EPO 可减少早产儿的输血次数及量。有研究指出胎龄与EPO 水平呈负相关。极低出生体重儿若在生后 3~8 周内(有学者认为应早至生后 1~2 天)使用重组人 EPO 每次 200~250U/kg,皮下注射,每周 3 次,可明显减少输血的需要。

3. 新生儿溶血病　新生儿血型不合溶血病是指新生儿 / 胎儿从父亲遗传获得的母体不具备的血型抗原,刺激母体产生相应的 IgG 血型抗体,当这种抗体经胎盘进入胎儿血液循环与其红细胞上的相应抗原结合,使胎儿红细胞遭到破坏发生溶血和高胆红素血症。主要表现为黄疸、贫血、肝脾大,甚至胆红素脑病,少数存在胎儿水肿,严重者可危及胎儿生命。临床上 ABO 血型系统血型不合引起的溶血病最常见,但临床症状一般较轻,以母体 O 型而子体 A 型或 B 型的患者多见;Rh 血型不合溶血病发生率仅次于 ABO 溶血病,其发病快、症状突出、病情重,常常有危及胎儿及新生儿生命的溶血。血型不规则抗体是指 ABO 血型系统以外的其他抗体,可通过输血或母婴血型不合妊娠等多种途径免疫产生。IgG 型不规则抗体可经胎盘进入胎儿体内,造成新生儿溶血病。目前,ABO 溶血病治疗方法主要以光照疗法为主,辅以高剂量静脉注射免疫球蛋白治疗,少数严重病例需要进行换血治疗。

对于溶血病患儿可以通过单纯输入红细胞以纠正贫血。ABO 血型不合溶血病患儿在病程 2 周内宜输注 O 型洗涤红细胞,直到患儿与 ABO 同型血的交叉配血试验阴性。RhD 血型不合溶血病患儿在 2 周内也应输 Rh 阴性、ABO 同型或 O 型红细胞,直到患儿与 Rh 同型红细胞交叉配血阴性。开始应少量多次输注,并严密观察,及时处理各种情况。

若新生儿出现严重的溶血性贫血和高胆红素血症,在监护、光疗及一般对症处理的基础上,应尽快去除体内循环中的抗体和附有抗体的红细胞,去除体内过高的间接胆红素,防止核黄疸,纠正贫血,其重要的手段就是换血疗法。换血疗法指征:①产前已明确诊断,出生时血红蛋白<120g/L,伴水肿,肝脾大和心力衰竭者;②生后 12 小时内胆红素上升每小

时>120μmol/L 或已达 342μmol/L 者;③早产儿、低出生体重儿或者溶血伴有缺氧、酸中毒、败血症等时(并且指征应适当放宽)。血源选择及换血途径见前述置换输血。

4. 新生儿失血性贫血 新生儿失血性贫血在产前、产中及产后均可发生。通常在产前发生出血无明显征象,不容易发现,以胎 - 母输血、胎 - 胎输血综合征为主;在产中出血主要是因分娩中操作不当、脐带畸形与胎盘异常所造成,常表现为脐带牵拉过度与前置胎盘等;在产后发生出血的种类有多种,主要包括颅内出血、消化道出血、脐带出血及肾上腺出血等。在新生儿贫血的病理生理因素中,由于 EPO 对贫血刺激不敏感,即使补充造血物质(铁、叶酸、维生素 B_{12}、维生素 E 等)也不能明显提高骨髓红细胞生成能力,因而慢性失血的新生儿贫血症状较为明显,而严重急性失血可出现休克,须及时挽救生命。

(1)新生儿胎 - 胎输血:发生在单卵双生、单卵单绒毛双胎。新生儿胎 - 胎输血的病理生理基础是胎盘有共同的胎儿血管床,在胎盘循环中存在着血管吻合。资料表明,15%~33%的双胎可发生胎 - 胎输血,既可以是宫内慢性输血,也可以是分娩时急性输血。两个胎儿体重差异大,血红蛋白相差在 50g/L 以上,其中一胎儿苍白、瘦小,甚至出现贫血性心力衰竭;另一胎儿红润、发育良好,可有红细胞增多症的表现。对失血儿(贫血)应按失血性贫血处理,所需全血量(ml)= 体重(kg)×(预期血红蛋白值 – 实际血红蛋白值)(g/L)× 0.6。为避免血容量过多和输血的不良反应,可输浓缩红细胞(不主张输全血),为所需全血量的一半;也可采取小剂量 5~10ml/kg 反复多次输注的方式;对受血儿(红细胞增多症)症状突出者,可部分换血治疗,将血细胞比容比控制在 0.60 以下。

(2)胎 - 母输血:主要由于妊娠后期胎盘绒毛的细胞滋养层消失,胎盘表面扩张变厚,或胎盘屏障破坏,脐动脉与绒毛间隙存在压力,导致胎儿血进入母体循环。足月新生儿失血 30~50ml,可出现明显症状。临床上可采用红细胞空影检测法证实母血中混有胎儿红细胞及血红蛋白。胎 - 母输血的失血处理与急性胎 - 胎输血相同。有研究表明,胎 - 母输血是造成新生儿在早期发生重度贫血的重要原因,且多为重度贫血。

(3)胎儿 - 胎盘输血:多发生在胎儿娩出尚未断脐时,所处位置高于胎盘,使血液通过脐动脉持续注入胎盘,由于动静脉压差阻止静脉血回流到胎儿。胎儿 - 胎盘输血的失血处理也与急性胎 - 胎输血相同。

(4)产时失血:分娩时因胎盘、脐带的畸形,产科意外,如前置胎盘,胎盘早剥或剖宫产时损伤胎盘,脐带过度牵拉等,此多为急性失血,量较大,常有休克表现。治疗急性出血最重要的措施是控制出血,如果失血量不大,则用晶体溶液或较少使用的胶体溶液恢复循环血容量和组织灌注。如果估计失血量>循环血量的 25%,并且尽管初始静脉输液但患者的情况仍不稳定,则应毫不犹豫输注红细胞,同时以 1:1 的红细胞 / 血浆体积比输注血浆。一些专家建议,如果出血持续或"大量"出血(即大约 1 倍血容量或 60ml/kg,这在婴儿和小儿科患者中可能很快发生),应尽早输注血小板。

(5)生后失血:多为内出血,包括消化道出血、颅内出血及巨大头颅血肿(帽状膜下血肿)、肝脾破裂等,对出血量估计较困难,故应结合临床及血红蛋白水平,立即输血以纠正血容量的丧失,以选用新鲜红细胞为宜,输血量同上述。

5. **新生儿肺炎并心力衰竭**　新生儿肺炎由于肺泡和细支气管炎症使呼吸膜增厚及下呼吸道阻塞而导致通气与换气功能障碍,致 PaO_2 降低、$PaCO_2$ 升高,可出现发绀,呼吸、心率快而不规则。此时,若新生儿血红蛋白≥130g/L 可增加氧输送到全身尤其是脑呼吸中枢,故存在严重呼吸疾病的新生儿,在充足氧气支持基础上,可考虑小剂量(每次 5ml/kg)多次输注携氧能力强的相对年轻的红细胞,维持血细胞比容>0.40,血红蛋白>130g/L,通过充足供氧改善患儿心肺疾病的相关症状。

当血红蛋白<50g/L 时,贫血性心力衰竭常会发生,出现心率快、心律失常等,此时既要考虑输血纠正严重贫血,又要兼顾输血可能会加重循环和心脏负荷之间的矛盾,建议小剂量(每次 3~5ml/kg)缓慢输注红细胞,或在红细胞输注前 15 分钟注射足量快速利尿剂(呋塞米 1~2mg/kg),输血过程中还可酌情给小剂量洋地黄制剂,同时给氧,并密切监护生命体征,或予以部分换血,即可不增加心脏负担。

6. **新生儿 ECMO 输血**　目前认为各种原因引起的危及生命的呼吸和 / 或循环功能不全,为紧急支持生命均可实施 ECMO,输血支持是 ECMO 的重要环节,新生儿由于生长发育尚不成熟,呼吸循环系统、血液系统、神经系统、凝血功能等方面各具其特点,加之血细胞体外破坏、抗凝干预的出血风险增高,必须用红细胞进行管道预充、循环通路建立后都需要强有力的输血支持。

ECMO 的主要目标是提供足够的氧气输送(DO_2)以满足身体的耗氧量;ECMO 上的心输出量和动脉血氧饱和度均由提供者设置,并根据需要持续监测和调整;ECMO 的流量受到各种因素的限制,例如导管的直径。提供者经常操纵血红蛋白水平以维持最佳氧输送。ELSO最新指南(针对儿科心力衰竭于 2018 年更新,针对儿科呼吸衰竭于 2020 年更新)建议:ECMO期间将血细胞比容维持在 40% 以上,优化氧气输送的同时允许最低 ECMO 回路流量。

7. **输注红细胞保存日**　英国 2015 年 11 月发布的《输血指南》和美国 AABB 2016 年12 月发布的红细胞输注阈值和保存日临床实践指南指出:包括新生儿在内的所有患者宜使用在经过批准的保存期限内任何时间点的红细胞(标准发血),而不限定患者只使用新鲜红细胞(保存日<10 天)。针对>5 000 名各种疾病患者的多中心大规模随机对照试验取得了一致的结果,与标准发血比较,没有证据支持输注新鲜血液能够降低病死率,有 13 项试验符合纳入标准,试验对象包括新生儿、极低出生体重儿、小儿和成人。英国血液学会 2016 年 4月发布的小儿输血指南仍然强调,在宫内输血和新生儿换血等特殊病情使用新鲜红细胞(距采血日≤7 天),尤其是需要辐照处理的红细胞。临床医生应根据患儿及血制品实际供应情况选择合适时间的血制品品种及量。

三、血浆及血浆制品输注

随着成分输血知识的普及,人们已经认识到血浆用以补充血容量、补充营养、治疗低蛋白血症、新生儿黄疸、增强机体免疫力的盲目性和不合理性,血浆及其制品目前的主要适应证是补充凝血因子。此外,血浆输注可用于新生儿红细胞增多症的治疗。凝血因子不能通过胎盘,胎儿和新生儿凝血因子完全依赖自身产生。胎儿自妊娠 3 个月即可合成凝血因子,出生时足月新生儿 F ⅩⅠ、F ⅩⅡ、维生素 K 依赖性因子（F Ⅱ、F Ⅸ、F Ⅹ）及前激肽释放酶原（prekallikrein，PK）、高分子量激肽原（high molecular weight kininogen，HMWK）水平为成人的40%~50%，早产儿为成人的 20%~40%，F Ⅷ、F ⅩⅢ及纤维蛋白原水平与成人相似，抗凝血酶Ⅲ（antithrombin Ⅲ，AT Ⅲ）、蛋白 C、蛋白 S 为成人的 30%~50%，纤溶酶原水平也较低，新生儿面临出血倾向和血栓形成倾向的双重危险。总之，早产儿血浆凝血相关蛋白水平可能发育较迟、水平低，输注血浆时应根据实际出血或明显出血风险来确定，而不是简单地根据延长凝血时间的结果。

新生儿凝血因子缺乏的原因除上述发育不成熟因素外，病理因素主要有：①先天性凝血因子缺乏（血友病）。Ⅷ、Ⅸ缺乏为性连锁隐性遗传病；ⅩⅠ缺乏和Ⅱ、Ⅴ、Ⅶ、Ⅻ、PK、HMWK缺乏多为常染色体隐性遗传病。②维生素 K 依赖性凝血因子（Ⅱ、Ⅶ、Ⅸ、Ⅹ）缺乏可导致新生儿出血症。③其他包括肝病、休克、DIC、交换输血和体外循环等。

（一）冰冻血浆

新鲜冰冻血浆（fresh frozen plasma，FFP）是指从采血 6~8 小时内的全血中分离，立即 -30℃以下温度速冻成块，保存期在 1 年以内的血浆；保存期超过 1 年则为普通冰冻血浆（frozen plasma，FP）。FFP 含正常活性水平的凝血因子、白蛋白、纤维蛋白原和免疫球蛋白，可用于严重肝病出血、DIC、大量输入库存血等情况下的凝血因子补充。新生儿凝血因子缺乏又无相应浓缩剂时也可使用新鲜冰冻血浆，应用指征：①维生素 K 依赖性凝血因子缺乏出血，典型者 2~7 天发病，迟发者 2 周后发病，表现为脐部、黏膜、消化道、静脉穿刺部位或手术部位出血，也可以表现为轻微损伤部位大量出血，严重者发生颅内出血，尤其是迟发者。②其他如抗凝蛋白缺乏血栓形成、获得性凝血因子缺乏如交换输血、体外循环心脏手术等。③血浆中缺乏与血栓形成有关的几种抗凝蛋白（AT Ⅲ、蛋白 C 和蛋白 S）时，在此情况下，血浆作为替代疗法以抗凝治疗的作用适用于患有这些疾病的患者，当起作用后，则首选纯化相应的浓缩物予以治疗。④血栓性血小板减少性紫癜（即血栓性微血管病）血浆置换期间的补液。这包括因潜在疾病（例如，肺出血肾炎综合征、血管炎）引起明显出血患者的血浆置换，或有明显严重凝血功能障碍的疾病，仅用白蛋白溶液替代会显著恶化。血浆不适用于纠正血容量不足或作为免疫球蛋白替代疗法，因为存在更安全的替代疗法（分别为白蛋白或晶体溶液和静脉免疫球蛋白）。对于严重血友病 A 或 B、血管性血友病或Ⅶ因子缺乏症患者，不建议输注血浆，因为有更安全的血浆衍生和重组因子产品用于治疗。此外，轻度至中度 A 型血友病和某些类型的血管性血友病可用鼻内或静脉去氨加压素治疗。另外，冰冻血浆输注要求与受血者 ABO 血型相同或相容，但来自 AB 型全血的 FFP 不含抗 A、抗 B 抗体，可以用于任何血型患儿。冰冻血浆用量根据各种凝血因子所需止血水平计算，为避免循环超负荷，一般每天不超过 10~15ml/kg。

（二）冷沉淀

新鲜冰冻血浆于 4℃复融时可获得冷沉淀物，留下未溶解的约 20ml 白色胶状物，立即冻存于 -30℃冰箱内即为冷沉淀。1U 冷沉淀由 400ml 新鲜全血的血浆制成，容积 20~30ml，主要含有 5 种成分：F Ⅷ、F ⅩⅢ因子 80~100U、纤维蛋白原 250mg，还含丰富的纤维蛋白和血管性血友病因子。冷沉淀适用于血友病 A、血管性血友病和纤维蛋白缺乏症患儿，输注时要求与患儿 ABO 血型相同或相容。本品应在 30~37℃融化后尽早输注,室温下放置不得超过 6 小时。

（三）凝血因子

临床上应用的凝血因子制剂包括凝血酶原复合物（prothrombin complex concentrate, PCC，含Ⅱ、Ⅶ、Ⅸ、Ⅹ因子）、单凝血因子纯化制品（纤维蛋白原、Ⅱ、Ⅶ、Ⅷ、Ⅸ、Ⅻ）。PCC 主要用于维生素 K 缺乏所致的新生儿出血症、抗凝剂过量和肝病所致的凝血障碍等。严重出血时，可静脉直接输注 PCC，一般用量为 10~20 血浆当量单位/kg，输注时开始缓慢，15 分钟后可加快滴注速度；根据不同的因子缺乏，输注间隔时间可长可短。血友病 B 患儿，应根据病情需要选用单凝血因子纯化制品，也可选用凝血酶原复合物治疗。1U/kg Ⅷ因子纯化制品可提高体内Ⅷ因子 1%~2%。每 4~6g 纤维蛋白原制品可提高人血浆纤维蛋白原 1~1.5g/L。

（四）白蛋白

白蛋白主要用于各种原因所致的新生儿低蛋白血症和高胆红素血症等的治疗，剂量为每次 1g/kg。此外，白蛋白还是一种容量扩张剂，1g 白蛋白可增加循环血容量 18ml，故心肺功能不全者应酌情减量。每日输入大量白蛋白，可降低球蛋白、纤维蛋白原及其他凝血因子的合成，应予以重视。对于红细胞增多症的患儿，可用新鲜冰冻血浆或白蛋白进行部分换血把血细胞比容降至理想水平。部位可用脐静脉或周围血管，国内多采用周围小动脉如颞浅动脉、胫后动脉抽血，周围小静脉输入血浆或白蛋白。可用下列公式计算所需换血量：换血量（ml）= 总血容量 ×（实际血细胞比容 − 预期血细胞比容）÷ 实际血细胞比容。但是白蛋白临床应用合理性以及安全性问题一直有争议。

（五）免疫球蛋白

临床常用免疫球蛋白包括肌内注射用免疫球蛋白（丙种球蛋白）、静脉用免疫球蛋白（intravenous immunoglobulin, IVIG）和特异性免疫球蛋白。IVIG 可用于新生儿败血症的预防；由母亲抗 HLA 抗体通过胎盘而导致的新生儿血小板减少，在其生后 1~3 天大剂量的 IVIG（1g/kg）有良好的效果。免疫球蛋白主要用于防治某些病毒和细菌感染、替代治疗原发性低丙种球蛋白血症和治疗自身免疫性疾病如特发性血小板减少性紫癜等。特异性免疫球蛋白（如抗乙肝高价免疫球蛋白、抗破伤风免疫球蛋白、抗 Rh 免疫球蛋白等）中含特异性抗体，用于相应疾病的防治。

Rh 免疫球蛋白是经被动免疫由人血制备的血液制品，是预防 Rh 血型不合导致新生儿溶血病和溶血性及非溶血性输血不良反应的有效制剂。Rh（D）阴性的个体接受 D 抗原刺激频率越高，产生抗 D 抗体的可能性越大，即反复多次输注 Rh（D）阳性血或 Rh（D）阴性的妇女多次妊娠 Rh（D）阳性胎儿，产生抗体的概率也就越高。抗 D 抗体的产生可导致严重的溶血性输血反应和新生儿溶血病，严重者可导致受血者、新生儿或胎儿死亡。

四、血小板输注

新生儿包括早产儿出生时血小板计数<150×10^9/L 则为血小板减少，常提示有病理因素存在，应做进一步检查。新生儿血小板减少的主要原因为生成减少和/或破坏增多。研究表明，

新生儿骨髓巨核祖细胞低下,在血小板减少时血小板生成素(thrombopoietin,TPO)增高,但与贫血时 EPO 反应情况相似,TPO 增高程度远低于血小板减少的程度。血小板破坏增多的主要原因是免疫因素,如同种免疫性血小板减少,多因母亲含有抗父亲血小板特异性抗体,通过胎盘进入胎儿体内,如胎儿血小板表达父亲血小板表型,则引起血小板破坏;母亲患有特发性血小板减少性紫癜、系统性红斑狼疮、甲状腺功能亢进等自身免疫性疾病时,产生的抗血小板抗体也可通过胎盘进入胎儿体内,引起胎儿血小板破坏。这种新生儿出生时血小板降低往往不明显,生后数日血小板明显下降。其他原因(交换性输血、巨大海绵状血管瘤和 DIC 等)引起血小板减少则少见。新生儿输注血小板分为预防性输注和治疗性输注。

既往研究表明,诊断血小板减少症的新生儿中,25% 接受了 1 次或多次血小板输注治疗,此比例在极低出生体重儿中升至 50%。血小板减少是 NICU 中引起新生儿出血的重要原因,住院过程中超过 30%(18%~35%)的患儿曾有血小板减少,在超低出生体重儿中,该发生率高达 75%,更小出生体重(<750g)的患儿中,该比例可高达 85%~90%。血小板减少症可出现各种出血倾向,多表现在中枢神经系统(脑室内出血)、消化系统、呼吸系统(肺出血)、泌尿系统(肾脏出血),以及较轻微的皮肤黏膜出血等,亦可出现休克等危及生命的出血表现。

目前进行的血小板输注中,95% 左右为预防性治疗,主要目的是降低血小板减少的患儿自发性出血的发生,多用于两种情况:①血小板严重减少时防止出血;②维持正常的血小板计数以避免患儿出现更多的临床不稳定状态。新生儿血小板输注指征见表 12-3。

表 12-3 新生儿血小板输注指征

血小板计数 /(×10⁹·L⁻¹)	指征
<30	任何情况均输注
30~49	活动性出血
	体重<1 500g 且年龄<7 天
	临床情况不稳定(如血压波动)
	合并凝血障碍
	近期有明显出血(如 3、4 级 IVH)
	外科手术前
	手术后 72 小时内
50~100	活动性出血
	新生儿同种免疫性血小板减少症合并颅内出血
	神经外科手术前或后
	服用吲哚美辛、吸入一氧化氮、使用抗生素等时

血小板输注剂量遵循个体化原则,根据血小板降低程度和出血程度等临床表现决定,综合考虑血小板功能,而非单纯依靠血小板计数来指导血小板输注。特别是在新生儿中,血栓形成和出血的风险与儿童有很大的不同,血小板减少和血小板输注的方法同样存在不同。

健康新生儿的 TPO 水平高于老年人。相对于成人巨核细胞祖细胞,新生儿巨核细胞祖细胞对 TPO 更敏感,具有更高的增殖潜能,产生更大的巨核细胞集落。胎儿/新生儿巨核细胞比成年巨核细胞体积小,倍性低;而低倍性的小巨核细胞比高倍性的大巨核细胞产生更少的血小板。这可能使得正在发育的胎儿和新生儿的骨髓中能够提供足够数量的巨核细胞,但由于每个巨核细胞产生的血小板数量较低,因此在增殖过程中不会出现血小板数量过高的情况。血小板计数$<100 \times 10^9$/L 对早产儿有显著的临床风险。在出生体重$<1\,500$g 的婴儿中,当血小板计数$<100 \times 10^9$/L 时,出血时间可能会延长,出血时间(不再进行测试)与血小板减少程度不成比例地长,提示血小板功能障碍。血小板减少的婴儿出血的风险可能增加,此外,在控制血小板减少的严重程度后,发现血小板输注与降低脑室出血的发生无关。因此,没有证据表明预防性血小板输注对保持血小板计数在正常范围内或纠正中度血小板减少有好处。但临床上仍采取输注血小板来降低出血疾病的风险。

在血小板的分离中,200ml 新鲜全血用手工分离方法约可分离出25×10^9个血小板,称 1U。通过机器单采技术制成的血小板制剂中,每袋内含血小板$\geq 2.5 \times 10^{11}$个,红细胞含量<0.4ml。血小板浓缩液应一次足量输注,每次输注量 0.1~0.2U/kg。输注手工血小板时需做血交叉,而机采血小板无需交叉配血、但要求 ABO 血型相合。以患儿能够耐受的尽可能快的速度输注,建议血小板输注时间在 0.5~1 小时,相当于输血速度为 20~30ml/(kg·h)。若新生儿有发热、肝脾大、脾功能亢进、严重感染和 DIC 等破坏血小板的因素,应放宽血小板输注的指征,并加倍剂量使用。由于异体血小板内生半衰期极短(仅 1~2 天),往往需要多次输注(2~3 天输注 1 次)。一般尽量选择 ABO 血型和白细胞 HLA 抗原相同(至少 ABO 血型应相同),单独一人提供的血小板,可明显提高疗效。血小板输注疗效应根据出血是否控制判断,血小板升高只能作为辅助指标,因为血小板输入后参与了止血或填充了血管内皮细胞间隙。

新生儿血小板输注的特殊情况:①新生儿同种免疫性血小板减少症(neonatal alloimmune thrombocytopenia,NAIT)。该病与血型不合的新生儿溶血病一样,当母胎血小板抗原不同,母体产生抗胎儿血小板抗原的同种免疫性抗体,经胎盘进入胎儿血循环,覆盖了 IgG 抗体的血小板在婴儿网状内皮系统内破坏,导致新生儿血小板减少。②新生儿体外膜氧合(ECMO)。主要用于对药物治疗无效的呼吸衰竭或心力衰竭的患者。新生儿进行 ECMO 后,血小板会立即降低,推测是由于循环中输入的血液稀释作用,加上循环管道或膜氧合器对血小板的激活和黏附均加速了血小板的破坏所致。采用 ECMO 治疗的新生儿需多次输注血小板,维持血小板数在100×10^9/L 或110×10^9/L 以上,并尽可能输入来自单供者或有限数量供者的单采血小板。③影响血小板功能的药物应用。消炎痛常用来通过可逆性抑制环氧化酶损害血小板的功能,而吸入含氮氧化物可使血小板功能下降,某些抗生素例如利奈唑胺、万古霉素可导致血小板数量减少。

五、粒细胞输注

由于非特异性和特异性的免疫功能不健全,新生儿尤其是早产儿、小于胎龄儿,容易发生产前、产时和产后感染,严重者出现败血症。对于新生儿败血症的治疗,积极有效的抗生素是主要的措施,在此基础上,中性粒细胞输注、使用粒(单)细胞集落刺激因子对控制新生儿严重感染有利。

新生儿出生时外周血粒细胞计数较高,最高可达$(10\sim25)\times10^9/L$,生后 4~6 天开始下降,整个新生儿期维持在较低水平,4~6 个月升至成人水平。一般认为,生后 1 周内中性粒细胞$<3\times10^9/L$、1 周后$<1\times10^9/L$即为中性粒细胞减少,需进行粒细胞输注。新生儿易发生感染不仅与中性粒细胞数量不足有关,更重要的是中性粒细胞功能异常。

新生儿因中性粒细胞数量和功能均有异常,理论上暴发性细菌感染(如败血症)时无论中性粒细胞是否降低均可输注粒细胞,但因输注粒细胞有可能引起严重并发症而不常用,意见比较统一的应用指征为:生后第一周中性粒细胞$<3\times10^9/L$,或出生一周以后中性粒细胞$<1\times10^9/L$,伴有严重败血症,经抗生素治疗 48 小时以上无效者,可考虑加用粒细胞输注。对于中性粒细胞定性缺陷(中性粒细胞功能障碍)的儿童通常血液中性粒细胞数量充足甚至增加,但会发生严重感染,因为其中性粒细胞杀死病原微生物的效率低下。对于中性粒细胞功能障碍综合征其本身很少见,因此没有明确的治疗指南。然而,一些患有进行性危及生命感染的患者在抗生素治疗中加入输注粒细胞(通常长期给予)后显示病情明显改善。这些疾病通常是慢性的,因此与白细胞抗原的同种免疫风险增加有关,特别是一些慢性肉芽肿病患者红细胞上的 Kell 系统抗原,只有当严重感染对抗菌药物明显无反应时才推荐粒细胞输注治疗。通常 100ml 全血制备的粒细胞为 1U,约含1.35×10^9个粒细胞。粒细胞输注剂量必须足够,一般容量为 10~15ml/kg,中性粒细胞数量为$1\sim2\times10^9/kg$,连续 3 天以上或直至感染控制。粒细胞输注应同型输注,全血分离的浓缩白细胞因含有较多红细胞还需进行交叉配血。疗效判断应以临床感染是否控制为主,不应以中性粒细胞是否升高为指标,因为输入的中性粒细胞游走至感染部位或吞噬了细菌后死亡。关于新生儿、早产儿败血症粒细胞输注疗效的临床报道较多,也存在争议,比较一致的观点是新生儿败血症应以抗生素等支持治疗为主,重症感染中性粒细胞明显降低或骨髓贮存池降低时采用粒细胞输注。

粒细胞输注最常见并发症是非溶血性发热反应,肺部并发症在新生儿报道较少,应该引起重视的是巨细胞病毒传播和 TA-GVHD。要避免巨细胞病毒传播和 TA-GVHD 应尽量减少粒细胞输注,如患儿血清巨细胞病毒抗体阴性则应选择巨细胞病毒抗体阴性供者;引起 TA-GVHD 的是淋巴细胞,单采粒细胞含淋巴细胞较低,但全血分离浓缩白细胞含有较多淋巴细胞,有条件者可进行 γ 射线照射。研究认为,照射剂量为 25Gy 时可完全灭活淋巴细胞,对中性粒细胞也无损害。

六、粒(单)细胞集落刺激因子

使用粒(单)细胞集落刺激因子(G-CSF、GM-CSF)可使外周血中性粒细胞明显提高,并能增加骨髓中性粒细胞储备量,可有效防止或纠正新生儿中性粒细胞减少。一般剂量 5~10μg/kg,皮下注射,连用 5~7 天和大剂量静脉输注 IVIG(500~1 000mg/d,连续 3~6 天),可提高中性粒细胞数量及改善新生儿抵御细菌感染能力。

输血不良反应、风险及其处理

　　输血不良反应是指受血者输入血液或血液制品过程中或输注结束后出现不能用原有疾病进行解释的某些新症状和体征，发生率为 1%~10%。按照发生时间分为急性和迟发性反应，输血 24 小时内称为急性反应，发生于 24 小时后称为迟发性反应。又可分为免疫性及非免疫性输血不良反应。随着塑料血容器普遍应用，在密封容器条件下进行输血，已最大限度地降低细菌污染和空气栓塞危险性，但输血可发生发热、过敏、溶血、输血后紫癜等反应。新生儿时期可能发生的输血不良反应、风险及其处理方法如下。

一、发热反应

　　非溶血性发热反应是输血反应中较为常见的一种反应，指患者在输血中或者输血后体温升高 ≥1℃，并以发热与寒战等为主要临床表现，且能排除溶血、细菌污染、严重过敏等原因引起发热的一类输血反应，多见于粒细胞输注。非溶血性发热反应多在输血后 15 分钟至 1 小时内发生，体温常达 38~41℃，可伴寒战、恶心、呕吐、出汗、皮肤潮红等，血压一般不降低。轻度发热时可先减慢输血速度，肌内注射异丙嗪 0.5~1mg/kg，严重者立即停止输血，并缓慢输注生理盐水保持静脉通路，皮下注射肾上腺素或静脉注射地塞米松，给予退热剂等对症支持处理。

二、过敏反应

　　过敏反应为血液或血液制品输注的常见不良反应，约占全部输血反应的 45%。输注全血、血浆或血液制品后可发生轻重不等的过敏反应，特别是输注血浆蛋白制品后。一般不发热，无寒战，发生率为 1%~3%。轻者出现皮肤瘙痒、风团、荨麻疹、血管神经水肿等过敏样反应；严重者发生过敏性休克和死亡。轻症过敏反应患儿一般经减慢输血速度、肌内注射异丙嗪后，多在数小时内症状和体征逐渐消退；严重过敏患儿可出现气管痉挛、喉头水肿、过敏性休克（出汗增多、烦躁不安、脉搏增快和血压降低等），此时应立即停止输血，用生理盐水保持静脉输液通道畅通，皮下或缓慢静脉注射肾上腺素、地塞米松和抗休克处理，喉头水肿严重者应及时行气管插管或气管切开。对有过敏家族史和抗 IgA 抗体患儿，最好输注洗涤红细胞或洗涤浓缩血小板，禁用血浆或含血浆的血液制品。

三、溶血反应

　　溶血反应是由于免疫（ABO 血型不合等）或非免疫（红细胞本身缺陷，如红细胞膜缺陷、红细胞酶缺陷或红细胞珠蛋白异常等）原因，使输入红细胞在受血者体内发生异常破坏而引起，表现为急性血管内溶血反应和迟发性血管外溶血反应。前者主要因输入 ABO 血型不合血液所致,出现急性溶血症状、血红蛋白尿和含铁血红素尿;后者通常为非 ABO 血型不合引起,可表现黄疸、肝脾大、尿胆原增加等。也可以按溶血部位分为血管内溶血与血管外溶血。溶血反应是最严重和病死率最高的输血反应,多于输血后数分钟至数小时出现,应引起高度重视。临床上,输血开始后应密切观察患儿病情变化,如输血不能达到预期效果、贫血加重或尿色加重,应高度怀疑出现溶血反应,首先停止输血,用生理盐水保持静脉输液通道畅通,并立即行相关检查(重新核对血型、重做交叉配血试验、不规则抗体检测、直接抗人球蛋白试验、血浆游离血红蛋白测定、尿血红蛋白和尿胆原测定等)。溶血反应一旦证实,及时补给适量液体,静脉给予地塞米松、呋塞米,适当应用碳酸氢钠,注意水、电解质平衡,根据病情正确输血(洗涤红细胞);溶血反应严重者,可早期考虑换血疗法:ABO 异型输血导致的严重溶血反应,早期采取换血疗法效果显著。无论是 ABO 血型中任何血型错输,均使用 O 型红细胞加 AB 型血浆混合后进行换血治疗,换血量根据病情而定,置换量甚至可以达到患儿的整个血容量。合并休克、DIC 或急性肾衰竭者,应及时给予相应处理:休克者应适当注射糖皮质激素、扩充血容量、纠正电解质和酸碱平衡紊乱。应用肝素防治 DIC 越早越好,新生儿一般首剂为 70~90U/kg,静脉注射;以后根据病情以 30U/(kg·h)的剂量,6~24 小时持续静脉滴注。甘露醇是一种渗透性利尿剂和血容量扩充剂,通过改善肾血流、减轻肾缺血达到防治急性肾衰竭的目的;在急性期,还可应用多巴胺扩张肾血管和增加心排血量。对严重肾衰竭患儿,在少尿期或无尿期应限制液体输入量,必要时实施血液净化治疗(血液透析)或连续性肾脏替代治疗(CRRT)。

四、输血相关移植物抗宿主病

输血相关移植物抗宿主病(TA-GVHD)是输血最严重的并发症之一,是指受者输入含有供者免疫活性淋巴细胞(主要是 T 淋巴细胞)的血液或血液成分后,不被受者免疫系统识别和排斥,供者淋巴细胞在受者体内植活,增殖并攻击破坏受者体内的组织器官及造血系统,是致命性的免疫性输血并发症。

主要损伤的组织器官包括皮肤、黏膜、肝脏和造血组织,新生儿 TA-GVHD 发生率为0.01%~0.1%,病死率可高达 90%,应引起高度重视。TA-GVHD 可发生在免疫功能正常者,当患儿接受家庭成员血液或具有共同 HLA 抗原的随机供血者(供者常常是 HLA 单倍体纯合子),在这种情况下,受血者不能将供血者的细胞作为外来抗原处理,输注淋巴细胞在患儿体内增殖并可导致 TA-GVHD。TA-GVHD 多发生于输注粒细胞、血小板和新鲜血液后。冰冻血浆制品输注不发生 TA-GVHD。TA-GVHD 发病早于骨髓移植后 GVHD,通常在 1~2 周发生。TA-GVHD 临床表现不典型,易发生漏诊。TA-GVHD 潜伏期短,输血后 8~10 天发病,发热是最常见症状,其次是皮肤红色斑丘疹,通常最先出现于躯干部,然后向周围扩散。随病程进展,渐出现肝功能异常、恶心、血便、水样便。骨髓衰竭导致的白细胞减少,继而全血细胞减少在 TA-GVHD 患儿也很常见,多发生于症状开始后 2~3 周。根据临床表现可以诊断,通过皮肤活检可证实。实验室检查发现患儿体内存在供者的淋巴细胞也可以证实GVHD 是由于输血引起,可以应用细胞遗传学分析或 DNA 微小卫星多态性分析对患儿和供者的 HLA 类型进行检测。引起死亡的主要原因为严重的全身感染,常发生于输血后 3~4 周。如患儿出现上述表现,需积极处理,通常选用免疫抑制措施(免疫抑制药物环孢素、皮质激素、抗胸腺细胞球蛋白、抗淋巴细胞球蛋白、抗 T 细胞单克隆抗体等)治疗 TA-GVHD,但总体治疗效果不佳,成功率很低,一般在症状出现后 1~3 周迅速死亡,病死率高达 90% 以上,死亡原因以感染多见。

由于缺乏有效治疗方法,预防 TA-GVHD 很重要,预防的意义远大于治疗的努力,目前主要的预防方法就是用 γ 射线照射即将输注的血液制品。IUT、HLA 匹配血小板输注、亲属间血液输注、严重先天性免疫缺陷病、早产儿、接受换血的新生儿都有可能发生 TA-GVHD,对其输注的血液制品事先进行照射,以抑制供者淋巴细胞的增殖,而且对红细胞、血小板和粒细胞的功能没有显著影响。

五、输血相关急性肺损伤

输血相关急性肺损伤(transfusion-related acute lung injury,TRALI)是指从开始输注血液制品到完毕后 2~6 小时内,由于输入含有与受血者 HLA 相应的抗 HLA 或粒细胞抗体,发生抗原抗体反应,导致急性肺功能不全或肺水肿,发生率为 0.02%。病死率在 6%~23%,是输血反应中常见的致死原因之一。常表现在输入血制品 1~6 小时内,患儿突然出现发热、干咳、哮喘、呼吸困难和发绀等呼吸系统症状和体征,可伴有血压下降、肝、肾功能衰竭和休克,严重者危及患儿生命。TRALI 一旦发生,立即停止输注,镇静,吸氧或机械通气,静脉应用肾上腺皮质激素(氢化可的松或地塞米松)和利尿剂(呋塞米)等。血液分析、血生化指标、血气分析对病情严重性有提示意义,胸片发现肺水肿和肺梗死对 TRALI 有确诊意义。

预防 TRALI 发生的措施:①输注白细胞过滤的血液制品,输注速度不能过快,同时密切观察病情;②输血时不应同时输注林格液和钙剂;③若患儿血液中存在 HLA 抗体,选用 HLA 相容血液输注。④避免输注来自女性供体的血浆或血小板,这些供体可能在怀孕期间对白细胞抗原进行了同种免疫,或者通过选择可能为 HLA 阴性的供体。

六、输血相关感染

输血也可传递感染,特别是肝炎病毒(乙型、非甲非乙型、丙型肝炎病毒)感染,也可传递 HIV、巨细胞病毒、梅毒螺旋体或细菌感染等。尽管各供血单位已采取严格筛查措施,检测血及血制品中可能对受血婴儿造成严重后果的病原体,但筛查结果并非完全准确,有时也可呈假阴性,故极少数贫血者还是有可能发生上述输血相关感染。

值得一提的是,近年来血小板输注日益增多,而为了保持血小板活力,要求在室温下(22℃左右)保存血小板制剂,此温度也是细菌生长繁殖的适宜温度。因此,细菌性输血反应再次受到关注,成为重要的输血反应之一。细菌污染的血液或血液制品并在其中生长繁殖,输注给患儿可引起严重的细菌败血症。一旦发生细菌性输血反应,首先立即中止输血,保持静脉输液通路顺畅,在紧急使用抗生素和对症支持疗法的同时,应对血制品进行革兰氏染色和细菌培养,以指导抗生素治疗。对于输血相关的巨细胞病毒感染,可通过输注减少白细胞的血液制品或选择从血清巨细胞病毒抗体阴性的献血者身上采集的血液,而降低新生儿感染的机会。

七、输血后紫癜及血小板输注无效

血小板输注已成为临床输血的重要部分,但多次血小板输注后,因免疫因素(患儿血清中产生 HLA 抗体或血小板抗体,引起同种免疫反应)和非免疫因素(发热、感染、败血症、DIC 等)存在,常发生输血后紫癜(post-transfusion purpura,PTP)和血小板输注无效(platelet transfusion refractoriness,PTR),即输入患者体内的血小板被迅速破坏,患者外周血血小板计数也未能增加,从而未能防治因血小板数量不足或功能障碍所致的出血。PTP 往往在全血或血小板输注 1 周左右突然发生,表现为突发性血小板减少性紫癜,患儿皮肤瘀点、瘀斑、黏膜出血,严重者内脏和颅内出血。PTR 是血小板输注中最主要的并发症,患儿在血小板输注过程中出现畏寒、发热和渗血等症状,血小板计数不仅不升高反而下降,甚至比输注前还低,严重者危及患儿生命。临床上出现血小板输注反应时,应立即停止输注,及时做必要的实验室检查(血小板抗体检测及鉴定),分析发生原因(免疫性还是非免疫性)。为了解决血小板输注产生同种免疫反应,最好的对策是输注"适合性血小板"和交叉配型输注,即最好输注ABO 血型同型的血小板,理想的血小板交叉配合试验应包括 HLA 型和血小板特异性抗原(human platelet antigen,HPA)型的配合。对于由免疫因素引起的 PTP 和 PRT 的患儿,采用血浆置换治疗可取得较好疗效;大剂量静脉注射免疫球蛋白也能获得一定的疗效。对于非免疫因素所致的 PTP 和 PRT,在治疗原发疾病的同时,继续增加血小板输入量有可能达到提高外周血血小板数量的效果。

总之,输血疗法已广泛应用于新生儿疾病中,但新生儿病情变化快,新生儿输血必须十分谨慎,应对血液制品有全面了解和正确认识,采取合理的血袋包装、适宜的输血装置,是改善目前儿童输血现状的方向。在这样的情形下,要求临床医生一定要在熟悉血液成分生理功能的基础上、正确选择和应用各种血液制品。应用过程中还要警惕因输血所引起的不良反应,包括感染性和非感染性副作用,急性和慢性副作用。

(顾晓琼)

参 考 文 献

[1] 田兆嵩. 临床输血进展 [M]. 成都: 四川科学技术出版社, 2010: 174-214.

[2] 郭永建. 英国和美国 AABB 红细胞输注指南推荐意见的比较 [J]. 中国输血杂志, 2017, 30 (1): 104-107.

[3] 张雯雯, 童笑梅. 新生儿重症监护病房血小板输注治疗新生儿血小板减少症 [J]. 中国新生儿科杂志, 2016, 11 (5): 398-400.

[4] 陈峰, 朱发明. 英国血液学标准委员会输血工作组辐照血液使用指南 (2)[J]. 国际输血及血液学杂志, 2012, 35 (6): 559-563.

[5] KEIR AK, STANWORTH SJ. Neonatal plasma transfusion: An evidence-based review [J]. Transfus Med

Rev, 2016, 30 (4): 174-182.

［6］ PATEL RM, MEYER EK, WIDNESS JA. Research opportunities to improve neonatal red blood cell transfusion [J]. Transfus Med Rev, 2016, 30 (4): 165-173.

［7］ SOLA-VISNER M, BERCOVITZ RS. Neonatal platelet transfusions and future areas of research [J]. Transfus Med Rev, 2016, 4 (30): 183-188.

［8］ ZIEMAN M, HEUFT HG, FRANK K, et al. Window period donations during primary cytomegalovirus infection and risk of transmitted-transmitted infections [J]. Transfusion, 2013, 53: 1088-1109.

［9］ STRAUSS RG. Data-driven blood banking practices for neonatal RBC transfusions [J]. Transfusion, 2000, 40: 1528-1540.

［10］ JOSEPHSON CD, CALIENDO AM, EASLEY KA, et al. Blood transfusion and breast milk transmission of cytomegalovirus in very-low-birth-weight infants: a prospective cohort study [J]. JAMA Pediatr, 2014, 168: 1054-1062.

［11］ GOODNOUGH LT. Blood management: transfusion medicine comes of age [J]. Lancet, 2013, 381: 1791-1792.

［12］ CARSON JL, TRIULZI DJ, NESS PM. Indications for and adverse effects of red-cell transfusion [J]. N Engl J Med, 2017, 377 (13): 1261-1272.

［13］ VENKATESH V, KHAN R, CURLEY A, et al. How we decide when a neonate needs a transfusion [J]. Br J Haematol, 2013, 160: 421-433.

［14］ SPARGER KA, ASSMANN SF, GRANGER S, et al. Platelet transfusion practices among very-low-birth-weight infants [J]. JAMA Pediatr, 2016, 170: 687-694.

［15］ KARAM O, NELLIS ME. Transfusion management for children supported by extracorporeal membrane oxygenation [J]. Transfusion, 2021, 61: 660-664.

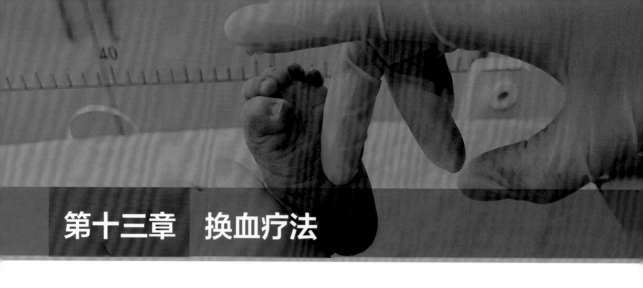

第十三章　换血疗法

换血疗法(exchange transfusion)是指用库存或新鲜血液置换出患儿血液,以降低血液及细胞外液中胆红素浓度,是迅速去除胆红素最有效的方法,主要用于同族免疫性溶血导致的高胆红素血症,除了可去除过高的胆红素外,还可以清除循环中的抗体和致敏红细胞,纠正贫血、改善低氧血症、防止心力衰竭,也可用于其他原因所致的严重高胆红素血症。必要的换血对预防或治疗急性胆红素脑病和减少核黄疸风险有重要作用。换血疗法还可用于治疗新生儿弥散性血管内凝血、严重败血症、药物中毒,以及用于去除体内各种毒素等。

第一节　工作原理

1. **清除体内异常升高的代谢产物**　①胆红素:生理浓度胆红素在心、脑、肝及血管等器官和组织中具有保护作用,既是强抗氧化剂,又是超氧化基有效的清除剂,对细胞具有保护作用,而胆红素浓度过高时对机体可造成不同程度损害。因此,在光疗效果不佳时,换血能有效地清除胆红素,使未结合胆红素下降到安全水平。②氨、氨基酸:遗传代谢性疾病所造成的高氨血症或氨基酸异常增高,严重损害心、脑、肾等脏器功能,在无血浆滤过条件时,换血不失为一种有效的手段。

2. **清除过量或导致中毒的药物**　血浆滤过应是清除过量或中毒药物的有效方法,在无血浆滤过的条件时,换血仍为一种有效的方法。

3. **清除体内炎症介质,纠正内环境紊乱**　严重感染可引起全身炎症介质释放,促炎/抗炎平衡失调,表现为全身炎症反应综合征(SIRS),最终可导致多器官功能障碍综合征(MODS)。换血可有效清除炎症介质,改善全身脏器血流和组织氧代谢,纠正酸中毒及内环境紊乱,恢复脏器功能。重度高血钾、高血钠、高血钙,无条件进行血浆滤过时,也可考虑换血。

4. **纠正严重贫血或降低高浓度血红蛋白水平**　新生儿溶血性贫血时,红细胞和血红蛋白急剧下降可导致全身组织的缺氧,严重的髓外造血影响肝脏的蛋白质合成,低蛋白血症致全身极度水肿,皮肤胀裂渗水,胸腹腔积液增加,心力衰竭。换入正常血红蛋白血液,可使血红蛋白恢复正常,纠正组织缺氧;增加胶体渗透压,减轻水肿,改善心功能。新生儿红细胞增多症的主要病理生理改变是血液黏滞度增加,血流速度减慢,氧转运减少,部分换血是降低高浓度血红蛋白水平,减少组织缺氧损伤的重要措施。

5. **调整抗体-抗原水平**　新生儿 Rh 血型不合与 ABO 血型不合的同族免疫性溶血,是高未结合胆红素血症的常见原因。换血移除来自母体的自身免疫抗体及附有抗体的红细胞,是有效终止溶血,降低胆红素水平,纠正贫血的重要方法。严重感染的新生儿,免疫功能受抑制,成人鲜血可提供吞噬细胞和特异性抗体、补体、调理素改善免疫状态,从而提高抗感染能力。有报道,换血后 12~24 小时新生儿 IgG、IgA、IgM 水平显著升高。

6. **纠正严重凝血功能障碍**　新生儿尤其是早产儿、低出生体重儿凝血系统处于一种低活性状态,当内皮细胞受损时释放多种炎症因子,形成"瀑布样"反应,导致脏器与组织微循环障碍,血小板与凝血因子的大量消耗。当单一成分输血不能纠正时,换血可换出部分致病因子,减少血小板的消耗,换入血浆和凝血因子,有助于纠正严重凝血功能障碍。

7. **增强携氧能力**　新生儿红细胞含胎儿血红蛋白约 70%,成人血红蛋白约 30%。而胎儿血红蛋白对 2,3-二磷酸甘油酯的抑制作用欠敏感,与氧的亲和力较强,氧离曲线左移,不利于氧的释放。换入以成人血红蛋白为主的血液,可使氧离曲线左移消失,增加氧气的释放,纠正以胎儿血红蛋白为主的严重低氧血症,逆转组织缺氧。换血后氧合状态观察提示,尽管换血不引起显著性氧合应激反应,但能帮助恢复抗氧化能力,改善红细胞的变形能力和微循环。

第二节　换血指征和禁忌证

一、换血指征

1. **各种原因所致的高胆红素血症**　①出生胎龄 ≥ 35 周的新生儿参照 2004 年美国儿科学会推荐的换血参考标准(图 13-1),出生体重 <2 500g 的早产儿换血标准参考表 13-1。在准备换血的同时先给予患儿强光疗 4~6 小时,若血总胆红素(total serum bilirubin,TSB)水平未下降甚至持续上升,每小时上升 ≥ 8.5μmol/L(0.5mg/dl),或对于免疫性溶血患儿在光疗后 TSB 下降幅度未达到 34~50μmol/L(2~3mg/dl)立即给予换血。②严重溶血,出生时脐带血胆红素 >76μmol/L(4.5mg/dl),血红蛋白 <110g/L,伴有水肿、肝脾大和心力衰竭。③已有急性胆红素脑病的临床表现者无论胆红素水平是否达到换血标准,或 TSB 在准备换血期间已明显下降,都应换血。在上述标准的基础上,还可以血清胆红素与白蛋白比值(B/A)作为换血决策的参考,如胎龄 ≥ 38 周新生儿 B/A 值达 8.0,胎龄 ≥ 38 周伴溶血或胎龄 35~37 周

新生儿 B/A 值达 7.2,胎龄 35~38 周伴溶血新生儿 B/A 值达 6.8,可作为考虑换血的附加依据。对于出生体重<2 500g 的早产儿,由于神经系统对胆红素的耐受性差,且生后容易因各种高危因素而住院治疗,因此相对于足月儿,其发生胆红素脑病的风险更高,因此需根据早产儿不同的出生体重制订不同的光疗和换血标准(表 13-1)。

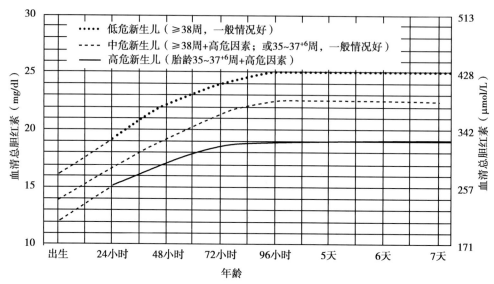

图 13-1　胎龄 ≥ 35 周新生儿换血参考标准

注:高危因素:同族免疫性溶血、G6PD 缺乏、窒息、显著的嗜睡、体温不稳定、败血症、酸中毒或低蛋白血症。

表 13-1　出生体重<2 500g 早产儿光疗和换血参考标准

体重 /g	血清总胆红素 /(mg·dl⁻¹)										
	<24 小时	<48 小时		<72 小时		<96 小时		<120 小时		≥120 小时	
	光疗	光疗	换血	光疗	换血	光疗	换血	光疗	换血	光疗	换血
<1 000	4	8	5	10	6	12	7	12	8	15	8	15
1 000~1 249	5	10	6	12	7	15	9	15	10	18	10	18
1 250~1 999	6	10	7	12	9	15	10	15	12	18	12	18
2 000~2 299	7	12	8	15	10	18	12	20	13	20	14	20
2 300~2 499	9	12	12	18	14	20	16	22	17	23	18	23

2. 严重贫血　胎 - 胎输血,胎 - 母输血,胎儿 - 胎盘间输血等所致严重贫血,出生时血红蛋白<80~100g/L,常用浓缩红细胞 80ml/kg 进行换血,既可使血红蛋白升高,又不增加心脏负担。有些患儿亦可行部分换血。

3. 红细胞增多症　当静脉血 HCT>0.65,Hb>220g/L 可诊断。如静脉血 HCT 在

0.65~0.70,临床有症状者可作部分换血。

4. **严重败血症** 尚无严格换血指标,可参考表 13-2。≤3 分者,不必换血;4~7 分者,应迅速换血,效果良好;≥8 分者,即使换血亦常死亡。

表 13-2　新生儿败血症换血评分标准

项目	0 分	1 分	2 分
*不同系统症状	无	一般症状	功能不全
血 pH 值	>7.25	7.16~7.25	≤7.15
**(A-a)PO$_2$/kPa	<13.5	13.6~33.4	≥33.5
皮肤硬肿面积 /%	≤60	61~79	≥80

注:* 不同系统,分别计算分值后相加;** (A–a)PO$_2$ = [(713 × FiO$_2$–PaCO$_2$/0.8)–PaO$_2$] × 0.133 ;(A–a)PO$_2$:肺泡 – 动脉血氧分压差(kPa)。

5. **其他** 弥散性血管内凝血,严重肺透明膜病,药物过量或中毒,产生毒性产物的代谢缺陷病(高氨血症等),各种经胎盘获得抗体而引起的免疫性疾病(新生儿血小板减少症等)。但尚无明确的换血标准,可根据具体情况选择换血。

二、禁忌证

如患儿在换血前存在严重窒息伴缺氧、心力衰竭、休克等生命体征不平稳的状态,须纠正后再评估是否可行换血治疗。

第三节　血源的选择和换血量的确定

一、血源的选择

1. Rh 血型不合时,采用 Rh 血型与母同型,ABO 血型与新生儿同型或 O 型血。在 Rh(D)溶血病无 Rh 阴性血时,不得已也可用无抗 D(IgG)的 Rh 阳性血。

2. ABO 血型不合时,最好用 O 型红细胞与 AB 型血浆混合的血。也可选用 O 型或与新生儿血型相同的血。

3. 其他疾病,如库姆斯试验阴性的高胆红素血症、败血症等用 Rh 及 ABO 血型均与新生儿相同的全血。

胎儿所有抗 Rh、抗 A 或抗 B IgG 都来自母体,故换血用的血液应该与母亲血清无凝集反应。有关换血血型的选择次序见表 13-3。

表 13-3 新生儿换血血液的选择

新生儿	换血的血型选择次序
Rh 溶血病有抗 D 者	(1)Rh 阴性,ABO 型同患儿 (2)Rh 阴性,O 型血 (3)无抗 D IgG 的 Rh 阳性,ABO 型同患儿 (4)无抗 D IgG 的 Rh 阳性,O 型血
Rh 溶血病抗 C、E 等者	(1)Rh 型同母亲,ABO 型同患儿 (2)Rh 型同母亲,O 型血 (3)无抗 C、E 等 IgG 的任何 Rh 型,ABO 型同患儿 (4)无抗 C、E 等 IgG 的任何 Rh 型,O 型血
ABO 溶血病	(1)O 型红细胞,AB 型血浆 (2)O 型血 (3)同型血
不明原因的高胆红素血症	(1)同型血 (2)O 型血

二、对供血的要求

1. 献血员应经血库筛选(除外 G-6-PD 缺乏症、镰状红细胞贫血等)。同族免疫溶血病时献血员应与母血清及婴儿血作交叉配合。

2. 白细胞是嗜白细胞病毒载体,可能导致巨细胞病毒、人类 T 淋巴细胞白血病病毒和人类免疫缺陷病毒等经血传播。以去白细胞血(保存前用滤器去除白细胞)或低度放射线杀白细胞血换血可减少此类风险。

三、抗凝剂的选择

1. **肝素抗凝血** 每 100ml 血中加肝素 3~4mg,换血结束时可用换入血中肝素半量的鱼精蛋白中和。肝素血的贮存不能超过 24 小时。

2. **枸橼酸盐抗凝血** 枸橼酸盐抗凝血 100ml 中含枸橼酸钠 2.2g,枸橼酸 0.8g,葡萄糖 2.45g,保养液占血量的 1/5。枸橼酸盐保养液可结合游离钙,引起低钙血症,故每换 100ml 血应缓慢注射 10% 葡萄糖酸钙 1ml,换血结束时再注射 2~3ml,但也有人认为没必要。因保养液中葡萄糖含量较高,可刺激胰岛素的分泌,使血糖降低,故换血后数小时内应密切观察有无低血糖症的发生。必要时每换 100ml 血补给 25% 葡萄糖液 3ml。枸橼酸盐抗凝血最好为新鲜血,不应超过 3 天,以防止高钾血症。

现代输血观点认为保存血比新鲜血更为安全,有报道枸橼酸盐 - 磷酸盐 - 葡萄糖(CDP)或枸橼酸盐 - 磷酸盐 - 葡萄糖 - 腺嘌呤(CDPA)抗凝血,保存 7 天可看成新鲜血,能满足换血的需要,对内环境影响小,不会导致血钾过高。

四、换血量的确定

换血量等于新生儿血容量时,可换出 70%~75% 的新生儿红细胞;换血量 2 倍于新生儿血容量时,可换出 90% 的新生儿红细胞。但所能换出的胆红素和游离抗体的量则显著低于红细胞,这是由于胆红素和游离抗体可进入血管外组织。

1. **双倍量换血**　血型不合所致高胆红素血症,适宜的换血量为新生儿估计血容量的 2 倍,所需全血量(ml)为:体重(kg)×2× 估计血容量或按 150~180ml/kg 体重计算。足月儿估计血容量为 85ml/kg,而极低出生体重儿血容量约为 100ml/kg。胆红素换出率约 50%。采用 2 倍以上的换血量时,换血效果的增加非常有限。如用红细胞与血浆的"混合"血,按配制成的 HCT 为 0.50 计算,实际所用红细胞制品和血浆的量如下:所需绝对红细胞量(ml)= 换血量 /2;所需实际红细胞制品量 = 所需绝对红细胞量 / 红细胞制品的 HCT;所需实际血浆量 = 换血总量 - 所需实际红细胞制品量。根据患儿的临床情况可以将红细胞和血浆配制成不同 HCT 的血液,并在换血过程中调节 HCT。对于严重贫血的新生儿可以先用 HCT ≥ 0.70 的浓缩血迅速纠正贫血,随后逐渐降低 HCT。

2. **单倍量换血**　适用于凝血缺陷病、败血症等。高胆红素血症时,单倍量换血的胆红素换出率约 28.75%。

3. **部分换血**

(1)贫血:多用浓缩红细胞进行部分换血。

$$所需浓缩红细胞量(ml)=\frac{血容量 \times\left[要求 Hb(g/L)-测得 Hb(g/L)\right]}{浓缩红细胞 Hb(g/L)-测得 Hb(g/L)}$$

注:浓缩红细胞 Hb 为 220g/L(22g/dl)。

(2)红细胞增多症:多用新鲜冰冻血浆或白蛋白进行部分换血。

$$换血量(ml)=\frac{血容量 \times(实际 HCT- 预期 HCT)}{实际 HCT}$$

注:新生儿血容量 =85ml× 体重(kg),预期 HCT 为 0.60。

第四节　操作流程

一、器材准备

1. 辐射加温床,输注泵,体温计,心电、血压、氧饱和度监测仪,复苏器等。

2. 婴儿约束带,胃管,吸引装置。

3. 放置动、静脉留置管的全套消毒设备,动脉、静脉留置针,静脉测压装置。

4. 换血用器皿。滤血器 2~3 个,20ml 注射器 20~30 个,采血管若干支,延长管 2 条,静脉输液管 3 条,三通管 3 个,放置废血容器 1 个。

5. 药物。含 6.25U/ml 肝素生理盐水(100ml 含肝素 10mg),5% 葡萄糖注射液及 10% 葡萄糖酸钙注射液(每 100ml 血备 1ml 可预防低血钙),硫酸鱼精蛋白 1 支,急救备用药品等。

二、术前准备

1. 禁食 3~4 小时,抽出胃内容物,肌内或静脉注射苯巴比妥钠 10mg/kg,置患儿于辐射保温床上约束四肢,接上监护仪。

2. 如伴窒息、缺氧、酸中毒、心力衰竭、休克、低血糖、低蛋白血症等,须先纠正。如呼吸情况欠佳或呼吸衰竭,先行气管插管给予机械通气以改善呼吸功能。

3. 高胆红素血症,无心力衰竭者换血前 1 小时用白蛋白 1g/kg 静脉慢注,Rh 溶血病有严重贫血时,应先以浓缩红细胞作部分换血待 Hb 上升至 120g/L 以上再行双倍量全血换血。

4. 冲洗连接管道。抽吸肝素生理盐水(6.25U/ml)冲洗并充满管道,由活塞排净气泡。

三、换血方法

1. **单管交替抽注法(Diamond 法或 push-pull 技术)** 传统采用脐静脉插管单通道反复抽、输血,由于交替的通过脐静脉输血和抽血,容易引起血压的波动,影响脏器供血,且疗效不及双管同步法,现已逐步淘汰。

2. **外周动静脉双管同步换血法(Wiener 法)** 现多采用改良外周动静脉同步换血法,备有两条大动静脉血管通路,抽与注同时进行,同步、等量、等时。以桡动脉、肱动脉或颞浅动脉抽血,对侧大隐静脉、贵要静脉、肘正中静脉、头皮静脉、腋静脉或股静脉输注血,血流较畅。应注意穿刺针套管较细、软、短(约 1.6cm),抽血不及脐动脉顺畅,如固定不牢,有松脱出血危险。

(1)手动换血法:双人同时进行抽与注血。需要操作者娴熟掌握换血手法,在换血过程中集中思想,反复进行双人核对以准确记录出入量,保证出入量的平衡。而在反复抽、推的过程中很难保证换血速度匀速一致,容易引起血压波动,亦有发生感染、凝血块或空气栓塞的危险。现临床已很少应用。

(2)输液泵输入血液,手动控制抽放血:保证了入血的准确度,但手动抽放血需反复打开注射器接头,容易造成污染。

(3)外周动静脉同步全自动换血术:目前最常用的换血方法。基于手动换血的弊端,不断改良方法,采用输液泵控制全自动换血方法。该方法中整个换血通道形成封闭回路,减少感染机会。同时,由输液泵控制出入速度,保证了出入量的平衡,减少血压波动及血液动力学的紊乱,使换血过程更安全,操作更简便。

也有报道采用外周静脉 - 静脉同步换血法,以股静脉抽血时,上肢或头皮静脉输血,以颈内静脉抽血时,下肢静脉输血方式换血。

3. **深静脉双管置管同步换血法** 有研究报道了深静脉双管置管同步换血的方法,即将双腔深静脉置管一端作为出血端,另一端作为进血端实施换血。统计分析显示,该方法的胆红素换出率为(67.69 ± 13.92)%,较之于外周动静脉同步换血而言,治疗效果更好。但该方法对操作者的要求较高,要求其非常熟悉锁骨下静脉的走行,熟悉深静脉穿刺的操作规程,操作不慎,将引起气胸等严重并发症,因此使得临床推广受到限制,但可作为其他方法置管失败的替换方案。

四、换血速度和时间

作桡动脉穿刺,连接延长管和两个串联三通管,第一个三通管接含肝素盐水的注射器,第二个三通管作为抽出患儿血液用;作周围静脉穿刺,连接三通管,与血滤管及注射器相接。另一条周围静脉同时按每 100ml 供血输入稀释的 10% 葡萄糖酸钙 1~2ml。

1. 手动法

(1)换血速度:每次抽血速度为 2~5ml/(kg·min)。

(2)每次换血量:体重>2kg 者为 20ml/ 次,1~2kg 者为 10ml/ 次,<1kg 者为 5ml/ 次。

(3)抽血次数:总换血量 ÷ 每次抽血量。

(4)每次抽血间隔时间:5~8 分钟;换血时间:2~4 小时。

2. 全自动法

(1)排血装置:动脉留置针连接三通管,三通管一端接肝素盐水(6.25U/ml),速度 30ml/h 以保持排血管通畅,另一端接延长管至废血量筒,输液泵置于延长管上,排血速度为 30ml/h 加输血速度。

(2)开始换血速度 100ml/h,10 分钟增至 120ml/h,30 分钟增至 150~200ml/h。余血量 30ml 时停止排血。

(3)换血时间 120~150 分钟,总胆红素换出率为 48.41%。

第五节 换血术后处理

1. **监测生命体征** 观察血氧饱和度、呼吸、心率、心律,测血压每小时 1 次,共 4 次,以后改每 2 小时测 1 次,共 4 次,注意心功能情况。

2. **监测血糖** 换血后 4 小时内每隔 1~2 小时测血糖 1 次,及时纠正低血糖或暂时性高血糖。

3. **蓝光治疗** 高胆红素血症换血后继续蓝光治疗,次日复查血清胆红素。如仍高于 342μmol/L(20mg/dl),考虑再次换血。

4. **预防感染** 术后 3 天可用抗菌药物预防感染。

5. **监测血常规** 有报道换血后 47.56% 出现贫血,术后 3~5 天内每隔 1~2 天检测血常规,当 Hb<100g/L 时需输入与换入血型相同的浓缩红细胞。白细胞及血小板的降低可望在 3~5 天恢复,酌情输注血小板。

6. **纠正电解质紊乱** 监测电解质,常见高钠、低钾、低钙应及时纠正;有报道甲状腺素、血清总蛋白和白蛋白降低。

7. **穿刺针处理** 注意穿刺针的脱落及出血,每 2 小时输注少量肝素生理盐水,以保持管道通畅,备再次换血之用。若不需要换血可拔管。

8. **喂养** 情况稳定,换血后 8 小时开始喂奶。

尽管换血能有效地改善患儿的病情,但换血可能影响机体内环境稳定。因此,应严格掌握换血指征,并严密监测患儿的病情变化,及时处理换血中和换血后相关问题,不断探索更好及更安全的方法,降低换血风险。

第六节　并发症及其处理

1. **血源性感染** 所有捐献的血液虽然都经过输血传播相关感染(例如,乙型肝炎、丙型肝炎、巨细胞病毒感染、艾滋病、梅毒等)的筛查,获得感染的概率较低,但是仍存在有一些病原微生物可能处于窗口期无法检出,换血过程中不可避免地增加血源性感染的风险,此外,因换血治疗的过程一般需要 2~3 小时,需要反复操作,增加了细菌污染血制品的风险。因此在换血治疗后,视情况可应用抗生素 3 天,预防感染。

2. **心血管并发症** 心律失常、心力衰竭、空气栓塞导致心搏骤停。应严密监测心电节律,积极寻找并纠正可致心律失常的原因(电解质紊乱、酸中毒、休克等),术中注意掌握输血与输液速度,根据中心静脉压及时调整速度。换血管道切忌有空气,静脉导管不可开口放置在空气中,以免患儿哭闹或深喘气时吸入空气导致空气栓塞。

3. **血生化改变**

(1)血糖及电解质紊乱:术中或术后可出现低血糖、低血钙、低血镁、高血钾、低血钾、高血钠。低钙血症主要由于红细胞保存液中含有枸橼酸盐,枸橼酸盐可以与血液中的钙离子发生反应,导致血钙降低,高钾血症主要来源于红细胞破坏后细胞内的钾,在换血过程中定期监测血钙水平,必要时可给予葡萄糖酸钙纠正低钙血症。术前应纠正血糖与电解质紊乱,术中注意监测血糖与电解质,保持其稳定。必要时检测供血血糖、电解质水平,以利于及时纠正。

(2)蛋白及甲状腺素改变:总蛋白、白蛋白、甲状腺素水平下降,可在术后 3~5 天恢复正常。术后 12~24 小时血中 IgG、IgA、IgM 水平显著提高。可酌情输注白蛋白或静脉丙种球蛋白,短期口服甲状腺素。

(3)白细胞及血小板改变:白细胞、血小板数可下降,其与供血有关。严重败血症新生儿换血后,白细胞、血小板上升,可能与感染毒素清除后,骨髓抑制减轻有关。可酌情输入白细胞与血小板。

(4)血浆渗透压改变:术中或术后血浆渗透压可升高,其可能与高血糖、高血钠有关。术中、术后应避免高渗液体输注,以免引起严重中枢神经系统损伤。

4. **出血性并发症** 可致血小板减少或出血。严重血小板减少症,应在术前和术后输入血小板。DIC 患儿应采用肝素血并于术后给予半量的鱼精蛋白纠正。

5. **血管性并发症** 可发生栓塞、血栓形成、坏死性小肠结肠炎。换血管道切忌有血凝块注入,及时更换易发生血凝块栓塞的三通管。避免选择脐静脉换血,减少坏死性小肠结肠炎的发生。

6. **移植物抗宿主病**(graft-versus-host-disease,GVHD) 多发生于早产儿、低出生体重儿、原发性免疫缺陷的婴儿或者接受其他免疫抑制剂治疗者,对于可能发生 GVHD 者,可考虑使用辐照红细胞或去白红细胞取代悬浮红细胞。

7. **早产儿并发症** 早产儿有可能发生脑室内出血、极低出生体重儿视网膜病。注意换血速度,减少血流动力学的急剧变化,保持血压及内环境稳定。

第七节　监护与注意事项

1. 每隔 15 分钟监测并记录 1 次体温、呼吸、脉搏、心率、血压、经皮血氧饱和度,记录尿量、每次进出血量等各项参数。根据中心静脉压(central venous pressure,CVP)或血压调节抽注速度,CVP>0.78kPa(8cmH$_2$O)或血压偏高时多抽少注,CVP 或血压偏低时多注少抽。

2. 换血前、后作血培养、血生化、胆红素、血糖、血常规检查,换血中(在换血量 1/3、1/2、2/3 或酌情)检测血气、血电解质。如合并有低氧血症、低钙血症、高钾血症、低血糖等情况,及时给予纠正。如发现患儿存在贫血,则在换血结束前可适当多输 10~20ml/kg 悬浮红细胞。

3. 肝素抗凝血的血糖水平低,易发生低血糖,术中每 100ml 血给予 5~10ml 的 5% 葡萄糖注射液,以保持血糖稳定。

4. 枸橼酸抗凝血可导致低血钙,术中每 100ml 血给予 1~2ml 的 10% 葡萄糖酸钙注射液,须经另一静脉通路注入。目前主张根据血钙水平调整。

5. 换血过程中须确保整个换血通道处于封闭状态,避免有空气或血凝块注入,形成栓塞。

6. 换血过程中要求入血与出血应同时、同步、等量进行。如没有条件实现自动换血,可采用手动抽血的方法,每次抽出的血量应与输入的血量基本一致,换血治疗过程中应严格执行无菌操作。

(孟　琼)

参　考　文　献

[1] 周伟. 实用新生儿治疗技术 [M]. 北京: 人民军医出版社, 2010: 325-336.

[2] 邵肖梅, 叶鸿瑁, 邱小汕. 实用新生儿学 [M]. 5 版. 北京: 人民卫生出版社, 2019: 193-196.

［3］杜立中. 新生儿高胆红素血症 [M]. 北京: 人民卫生出版社, 2015: 152-161.

［4］龙丽华, 李禄全, 余加林, 等. 影响换血疗法治疗新生儿高胆红素血症疗效及不良事件发生的多因素分析 [J]. 实用儿科临床杂志, 2011, 26 (14): 1096-1098.

［5］中华医学会儿科学分会新生儿学组,《中华儿科杂志》编辑委员会. 新生儿高胆红素血症诊断和治疗专家共识 [J]. 中华儿科杂志, 2014, 52 (10): 745-748.

［6］American Academy of Pediatrics Subcommittee on Hyberbilirubinemia. Management of hyperbilirubinemia in the newborn infant 35 or more weeks of gestation [J]. Pediatrics, 2004, 114 (1): 297-316.

［7］HOVI L, SIIMES MA. Exchange transfusion with fresh heparinized blood is a safe procedure. Experiences from 1 069 newborns [J]. Acta Paediatr Scand, 1985, 74 (3): 360-365.

［8］KEENAN WJ, NOVAK KK, SUTHERLAND JM, et al. Morbidity and mortality associated with exchange transfusion [J]. Pediatrics, 1985, 75 (2 Pt 2): 417-421.

［9］STEINER LA, BIZZARRO MJ, EHRENKRANZ RA, et al. A decline in the frequency of neonatal exchange transfusions and its effect on exchange-related morbidity and mortality [J]. Pediatrics, 2007, 120 (1): 27-32.

［10］ABBAS W, ATTIA NI, HASSANEIN SM. Two-stage single-volume ex-change transfusion in severe hemolytic disease of the newborn [J]. J Matern Fetal Neonatal Med, 2012, 25 (7): 1080-1083.

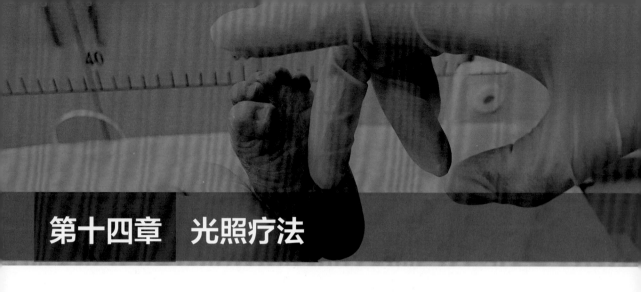

第十四章 光照疗法

光照疗法(phototheraphy,PT)源于1956年,英国埃塞克斯郡的 Rochford General 医院的两名儿科护士发现早产儿暴露在日光下的皮肤明显比被遮盖部位的皮肤颜色要浅,几周后又无意中发现黄疸的新生儿采集的血液放置在日光下几个小时后,其胆红素值明显低于预期值,于是发现了日光的照射与胆红素的减少有关。这个发现在新生儿黄疸的治疗中具有里程碑式的意义,后来光照疗法逐渐开始应用到新生儿黄疸的治疗中,是目前治疗新生儿黄疸的最常用和有效的方法且不良反应少,有利于减少换血和新生儿胆红素脑病的发生。

第一节　工作原理

采用蓝光或蓝绿光进行光疗时,光源所发出的光子可以使皮肤浅层毛细血管中的胆红素分子发生光能量的变化,从而使胆红素分子转换为水溶性的结构,降低非结合胆红素的水平。主要涉及的作用机制包括以下3个方面。

1. 胆红素的结构异构化　人体内的胆红素是胆红素Ⅸ-α,其中Ⅸ表示原卟啉Ⅸ的代谢产物,α表示闭合原卟啉环在α碳原子处断开。胆红素的四个吡咯环通过3个碳原子连接,其中两侧碳原子通过双键与两侧吡咯环连接(图14-1)。在双键处,存在两种构型:Z型和E型。人体内胆红素Ⅸ-α在双键部位的构型均为Z型,即4Z,15Z胆红素Ⅸ-α。在这种空间构型中,分子中的亲水基团-吡咯环上的丙酸基参与形成分子内的氢键(图14-2),而不能与外界环境反应,故4Z,15Z胆红素Ⅸ-α呈亲脂、疏水的性质。在光照的作用下胆红素分子内发生环化作用,经过重新整理成新的结构异构体称为光红素(lumirubin),也形成Z、E的异构体,可以从胆汁和尿液排出体外。胆红素共有4种构型异构体:4Z,15Z;4Z,15E;4E,15Z和4E,15E。在接受光照后,稳定的胆红素4Z,15Z结构主要转变为4Z,15E胆红素异构体(图14-3)(占总胆红素水平的20%~30%)和少量的光红素(占总胆红素水平的 2%~6%)。因为光红素的清除比光致异构体 4Z,15E 更快,所以提示光疗时光红素的形成是使血清胆红素下降的主要原因。胆红素在光作用下通过结构异构化转变成光红素这个过程是不可逆的。光红素比胆红素可溶性更强,更容易排泄到胆汁和尿液中。这是光疗减少胆红素的主要机制。

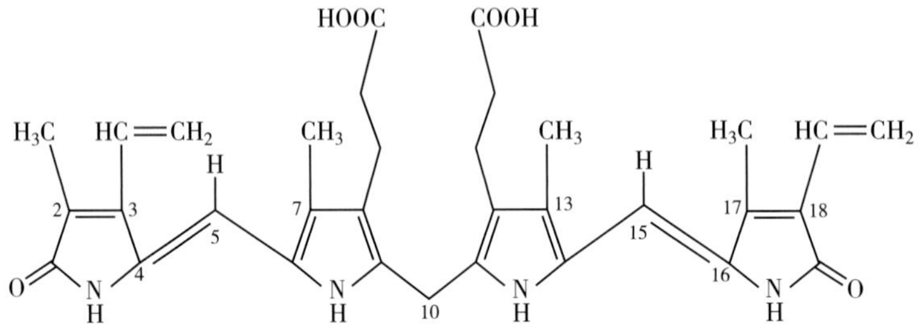

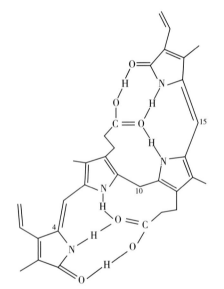

图 14-1 4Z,15Z 胆红素Ⅸ-α 分子式

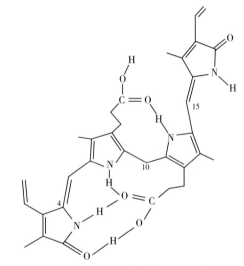

图 14-2 4Z,15Z 胆红素Ⅸ-α 三维结构

图 14-3 4Z,15E 胆红素Ⅸ-α 三维结构

2. **光异构化** 光疗将胆红素稳定的 4Z,15Z 异构体转变为毒性较低的 4Z,15E 异构体。4Z,15E 异构体比 4Z,15Z 的形式更具极性,而毒性更低。虽然 4Z,15E 异构体的清除是非常缓慢且光异构化反应是可逆的,一些在胆汁中的 4Z,15E 异构体还会转变回到稳定的胆红素 4Z,15Z 异构体,可能对血清胆红素值的下降影响不大;但是光疗后的光致异构体产物(4Z,15E)异构体比 4Z,15Z 的脂溶性更小,所以这些 4Z,15E 异构体很少透过血脑屏障。事实上,光疗开始后有 20%~30% 血循环的胆红素被转化为非脂溶性的胆红素,从而在胆红素被排出前就减少了异构体的毒性作用。

3. **光氧化反应** 胆红素 4Z,15Z 分子吸收光源后产生短暂激活状态,这种短暂的中间状态被激活后胆红素与氧发生反应,光氧化反应将有极性的胆红素分子转化成无色极性化合物,胆红素的光氧化反应包括联吡咯物、单吡咯物等。大多为无色可溶于水。但目前的研究证据表明,光疗中胆红素光氧化反应非常有限。

第二节　适应证和禁忌证

新生儿出生后胆红素的变化是一个动态的过程,因此,很难用单一的确切的胆红素值作为干预的标准,因此在判断新生儿是否需要进行光疗时,除了要考虑新生儿的胎龄、日龄和是否存在高危因素外,还要考虑是否存在发生胆红素脑病的高危因素。对于胎龄≥35周的新生儿,目前多采用美国Bhutani等所制订的新生儿小时胆红素列线图(图14-4)或美国儿科学会推荐的光疗参考曲线(图14-5)作为诊断或干预的标准。对于胆红素水平超过95百分位的高胆红素血症,应当给予光疗。对于未能密切监测新生儿胆红素变化的医疗机构和出生体重<2 500g的早产儿,光疗的标准可适当放宽,光疗标准参照表13-1。常见的可能增加胆红素脑病发生风险的因素包括:同族免疫性溶血、G-6-PD缺乏、窒息、嗜睡、体温不稳定、脓毒症、酸中毒、低蛋白血症(血白蛋白<30g/L),以及液体不足伴有体重过度降低。

预防性光疗是指在没有光疗指征的情况下进行光疗,部分医生会对新生儿进行预防性光疗,虽然可以减少新生儿出院后再次因高胆红素血症住院光疗的风险,但也使部分新生儿出现了不必要的光照暴露,延长了出生后住院时间和母乳喂养的良好建立。因此,在条件允许的情况下,建议加强住院期间和出院后的胆红素随访和监测,避免预防性光疗。

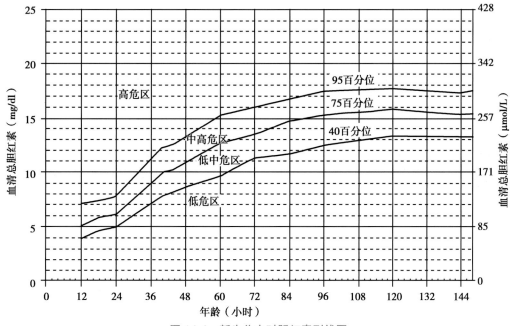

图14-4　新生儿小时胆红素列线图

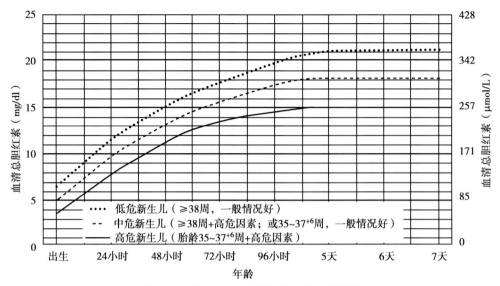

图 14-5 胎龄 ≥ 35 周新生儿光疗参考曲线

注:高危因素包括同族免疫性溶血、G-6-PD 缺乏、窒息、显著的嗜睡、体温不稳定、败血症、酸中毒或低蛋白血症。

第三节 光疗方法

一、光源设备

目前有多种光源可以选择,研究表明,蓝光发光二极管(蓝光 LED)光源光疗安全性和效果最好,可作为光疗的首选,其他可选择的光源有蓝色或绿色荧光灯管、日光或卤素灯泡等。

1. **蓝光 LED** 蓝光 LED 采用高强度的氮化镓气体,发光的峰值波长为(470±10)nm,蓝光 LED 可以发出胆红素吸收范围内的高强度窄带宽管线,且使用过程中由于轻便、功率低、发热少且可以产生高辐射强度,是目前首先最安全有效的光疗光源。设备有冷光源 LED 治疗仪、治疗床(箱)、蓝光毯等。有研究显示对于出生体重 ≤ 1 000g 的早产儿,同样治疗时间内使用蓝光 LED 治疗后 TSB 降幅最大,其次是聚光灯、蓝色荧光灯,最后是光纤毯。

2. **蓝色或绿色荧光灯管** 是目前应用较广泛的光疗设备,适用于普通的新生儿黄疸,由于荧光灯管衰减较快,在使用 2 000 小时后光疗强度逐渐减弱,应及时更换灯管,以免影响光疗效果。设备有蓝光治疗仪、蓝光治疗箱。

3. **卤素灯** 高压汞蒸气卤素灯在蓝光范围能提供良好的效能。卤素灯光疗仪能提供较荧光光源更高的光照强度,但辐射光谱窄,含红外、紫外波段,具有发热效应容易造成烫伤。临床少用。

4. 光纤光疗毯 是基于光导纤维技术原理的毯式光疗仪。由一条 1m 长光导纤维连接一光垫,其反射器的高强度钨氯灯泡发出的光源,经金属光纤过滤器,可提供 440~550nm 蓝色冷强光,是治疗高胆红素血症的有效光线,通过毯式 2 400 束光导纤维传导,提供的能量高达 55μw/(cm²·nm)。光纤光疗毯光线未投照到头部,对眼睛无刺激,无须佩戴眼罩和遮盖会阴;且治疗时不影响母乳喂养,利于母乳喂养的推广;可在暖箱内进行,不易出现低体温;光纤几乎不导热,接触皮肤也不会致体温升高。

5. 日光或白炽灯 如没有以上光源的装置,也可采用白炽灯或日光进行光疗,也有一定的效果。

二、光疗剂量

光照强度以光照对象表面所受到的辐照度计算,标准光疗光照强度为 8~10μW/(cm²·nm),强光疗为 30μW/(cm²·nm) 以上。照射时间可为连续 24 小时,或间断照射,即 6~12 小时后暂停 2~4 小时再照,也有照 8~12 小时后停止 16 小时或 12 小时再照,应按病情需要而定。有报道间断照射效果与连续照射无差异,可酌情选择。间断光疗的优点在于:①光疗一段时间后,可以休息,减轻新生儿的疲劳感;②方便母乳喂养及探视;③光疗过程中改变皮肤和皮下组织循环血中的胆红素结构,使胆红素更易排出体外,但内脏中(肝脏、脾脏等)的胆红素需要循环至皮肤和皮下组织才能得到有效光疗。而休息的过程就是皮肤和皮下组织中的胆红素与内脏中的胆红素平衡的过程。有这种光疗适用于胆红素水平达到光疗标准但并不是非常严重高胆红素血症的新生儿。胆红素水平接近换血标准时建议采用持续强光疗。Rh 溶血病或重度 ABO 溶血患儿,光照时间一般要 48~72 小时或更长。普通高胆红素血症,只需要 24~48 小时就可获得满意疗效。

三、光疗方法

根据婴儿黄疸的程度,可以选择单面、双面或多面光疗。将婴儿以仰卧位置于光疗箱内或温箱内,使用遮光眼罩遮住双眼,尿布覆盖会阴部后进行光疗,注意要尽量减少尿布或其他物品对体表的覆盖,尽量暴露身体,以提高光疗的效果。

1. 单面光疗 单面光疗适用于早产儿、低体重儿、烦躁好动者、脊柱后突畸形者。新生儿大多取仰卧位,光源位于新生儿的上方,灯管距患儿正面皮肤 40cm 左右。单面光疗仪有固定于暖箱和移动式两种。尽管尽量暴露新生儿体表面积,光疗面积也有限,很难最大限度地达到有效的光疗效果。因此,单面光疗多使用于胆红素水平不是太高,非急症的高胆红素血症。

2. 双面光疗 患儿裸体置于光疗箱透明有机玻璃板上,上下均有光疗灯,上灯箱光辐照度 ≥850μW/cm²,下灯箱光辐照度 ≥700μW/cm²,上方为操作便利,距离为 35cm,下方缩至 20cm,以增强光照射强度,且玻璃板温度适宜。因增加了照射面积,双面光疗疗效优于单面光疗,适用于严重的新生儿高胆红素血症,有利于快速的降低胆红素。

3. 多面光疗 多面光疗是在单面或双面光疗的基础上,在患儿的两侧面增加 1~2 个可移动的蓝光光源,最大限度地覆盖体表面积,增加光疗的效果。其适用于那些需要在短时间内尽快降低胆红素水平的严重高胆红素血症的急重症患儿,以及准备换血前的光疗。多面光疗多采用 $\geqslant 30\mu W/(cm^2 \cdot nm)$ 的光疗强度。

第四节　影响光疗疗效的因素

1. **光源的选择**　光疗作用的强弱与光源和设备有关。组织中未结合胆红素吸收最强的光在光谱的蓝色区域,光波长接近460nm,效果最佳的光波长为420~490nm,光对组织的穿透力会随着光的波长增加而明显增加。①蓝光LED:蓝光LED采用高强度的氮化镓气体,发光的峰值波长为(470±10)nm,蓝光LED可以发出胆红素吸收范围内的高强度窄带宽光线,其发出潜在有害波长的光线更少,有利于减少光疗对婴儿的伤害,且使用过程中由于轻便、功率低、发热少等优点,在减少婴儿经皮肤不显性失水的同时,还可以缩短婴儿与光源间的距离,增加辐射强度,提高光疗效果,是目前首选最安全有效的光源。有研究发现对于出生体重 ≤ 1 000g 的早产儿,使用蓝光LED治疗后使TSB降幅最大,其次是聚光灯、蓝色荧光灯,最后是光纤毯。②荧光灯管:是传统的应用较广泛的光疗设备,适用于普通的新生儿黄疸,由于荧光灯管衰减较快,在使用2 000小时后光疗强度逐渐减弱,应及时更换灯管,以免影响光疗效果,目前在临床上的应用逐渐减少。③卤素灯:其在蓝光范围的光波可以提供良好的光疗作用,但由于其光疗过程中易发热,需防止长时间固定部位照射,烫伤新生儿,且光疗范围相对较小,光疗范围强度不均衡,临床少用。④蓝光毯:采用蓝光LED灯制作而成,由于其产热少,可靠近婴儿放置,可以不需眼罩,易于护理,适用于家庭光疗。

2. **光照辐射度**　特定波长的光照射在物体表面,其每单位面积接受到的辐射功率称为辐射度,光疗的强度以光疗对象表面所受到的辐射度计算,辐射度由辐射计量器检测,单位为 $\mu W/(cm^2 \cdot nm)$。采用标准光疗时,婴儿接受的辐射度为8~10$\mu W/(cm^2 \cdot nm)$,主要用于治疗普通的高胆红素血症或预防性治疗时采用,如果婴儿的 TSB>20mg/dl(342$\mu mol/L$),需提高光疗辐射度至30~35$\mu W/(cm^2 \cdot nm)$,可以通过增加额外的光源和暴露于光疗的体表面积来实现。光照强度随灯管与暴露皮肤间距离增加而减弱,对于晚期早产儿和足月儿,如果采用蓝光LED进行光疗时,因其产热少,可调整光源至皮肤的距离为10~15cm,可增加辐射度和光疗效果。蓝光灯管使用300小时后能量减少20%(使用2 000小时能量减少45%)。虽然光照强度与光疗效果有直接关系,但有研究表明当光照强度达到或超过饱和点时,光疗的效果将不再增加。然而这项研究并非采用同一光源,以及没有逐步增加光的强度进行研究。迄今尚不能确定光照强度的饱和点,也不清楚光疗最大的安全有效剂量。

3. **光疗的面积**　光疗的效果除了与光源的选择和光疗的强度有关外,也与暴露在光疗下的体表面积相关。光疗时,除眼睛覆盖眼罩和会阴部覆盖尿布外,其他部位尽量暴露,以增加光疗的体表面积。

4. 光疗的时间 理论上光疗时间越长,光疗的效果越好,因为所有的光疗都会增加胆红素的排泄。但有一些临床研究比较间歇性光疗和持续性光疗产生了相互矛盾的结果。Sachdeva等通过随机对照试验研究发现,在非溶血性高胆红素血症的治疗中,间断光疗(光疗12小时,停止12小时)与持续光疗的效果相当,且间断光疗的不良反应要少于持续光疗。一项纳入16项研究包含1 449例研究对象的meta分析显示,间断光疗与持续光疗相比,两组在治疗24小时,48小时有效率,退黄时间的差异无统计学意义,但间歇光疗组发生不良反应如发热、腹泻、皮疹、低血钙的风险均低于持续光疗组,间断光疗是否优于持续性光疗,还有待更大样本的临床研究进一步明确,因此建议,对于新生儿高胆红素血症,如果血总胆红素水平接近换血区,应持续强化光疗,直到血清胆红素水平理想的下降或开始换血。

5. 其他 患儿是否便秘亦影响疗效,因光疗后形成的4Z,15E异构体,经胆道排泄入肠腔后,如未能及时排出,又可转变为4Z,15Z,并经肠道吸收,形成胆红素肠肝循环,不利于血清胆红素的下降,因此应保持大便通畅。在溶血病进展快的阶段,光疗不能阻止溶血,总胆红素可能仍较高,切勿误认为无效。

第五节 光疗效果评价和停止光疗指征

一、光疗效果评价

严重高胆红素血症光疗后4~6小时复查总胆红素值,判断光疗效果。根据光疗效果调整干预手段与方法。光疗后4~6小时血清总胆红素水平每小时仍上升8.6μmol/L(0.5mg/dl)可视为光疗失败,如达到换血标准应准备换血。

二、停止光疗指征

光疗停止的时间与出生后日龄和胆红素水平有关。当胆红素水平低至足以消除毒性作用时,当胆红素毒性水平的高危因素消失,当婴儿日龄可以应对胆红素负荷时,可停止光疗。对于胎龄>35周新生儿,一般当TSB<222~239μmol/L(13~14mg/dl)可停光疗。具体方法可参照:①应用标准光疗时,当TSB降至低于光疗阈值胆红素50μmol/L(3mg/dl)以下时,停止光疗;②应用强光疗时,当TSB降至低于换血阈值胆红素50μmol/L(3mg/dl)以下时,改标准光疗,然后在TSB降至低于光疗阈值胆红素50μmol/L(3mg/dl)以下时,停止光疗;③应用强光疗时,当TSB降至低于光疗阈值胆红素50μmol/L(3mg/dl)以下时,停止光疗。停止光疗12~16小时后胆红素水平的平均上升幅度小于1mg/dl(17.1μmol/L)时,不需要重新光疗。

<table>
<tr><td>第六节</td><td>光疗副作用及其防治</td></tr>
</table>

目前认为光疗是一项安全有效的治疗新生儿高胆红素血症的措施,但光疗过程中也存在一些不良反应,一般停止光疗后可逐渐消退,也有一些光疗相关的远期不良反应引起重视。

1. **发热或低体温** 由于荧光灯产热,光疗最常见副作用为发热。体温可达 38~39℃,天气炎热时更高。治疗时应监测体温,及时调整箱温,打开侧板通风散热,必要时暂停光疗或物理降温。天气寒冷室温低下时,双面蓝光箱保暖欠佳,可引起体温偏低,尤其低体重儿,应尽可能采用温箱内单面光疗加蓝光毯,以保持体温稳定。传统光疗可打破体内热环境的平衡,光疗最常见副作用为发热或低体温,不显性失水增加,甚至脱水。再者,光疗代谢产物经肠道排出时刺激肠壁,引起肠蠕动加快,腹泻较常见,腹泻可导致水分丢失。因此,光疗时应监测体温,及时调整箱温,打开侧板通风散热,必要时暂停光疗或物理降温。天气寒冷体温低下时,双面蓝光箱保暖欠佳,可引起体温偏低,尤其低体重儿,应尽可能采用温箱内单面光疗或加蓝光毯,以保持体温稳定,同时补充适量的液体。

2. **腹泻** 光疗代谢产物经肠道排出时刺激肠壁,引起肠蠕动加快,腹泻较常见。大便稀薄呈绿色,每日可达 4~5 次,最早于光疗 3~4 小时即可出现,光疗结束后不久即消失。腹泻可导致水分丢失,应及时补充液体。

3. **皮疹** 光疗中部分患儿会出现丘疹或瘀点,常分布于面部、躯干及下肢,光疗结束后可消退不留痕迹。原因不明,严重皮疹应暂停光疗。

4. **核黄素缺乏与溶血** 核黄素吸收高峰为 450nm,与蓝光光谱相近,因此,蓝光治疗时核黄素与胆红素同时分解。光疗 24 小时以上,可造成体内核黄素缺乏。核黄素缺乏影响黄素腺嘌呤二核苷酸(flavin adenine dinucleotide,FAD)合成,红细胞谷胱甘肽还原酶活性降低,导致溶血加重。光疗时给予核黄素 5mg,每日 3 次,光疗结束后改为每日 1 次,连续 3 天。光疗前 30 分钟肌内注射 10mg 核黄素可有效预防 36 小时光疗造成的核黄素缺乏。也有人认为光疗结束后 24~48 小时核黄素水平恢复正常,可不予以补充。

5. **青铜症** 严重高胆红素血症,血清结合胆红素>68.4μmmol/L(4mg/dl)时,且血清谷丙转氨酶、碱性磷酸酶升高,光疗后皮肤呈青铜色,应停止光疗。其原因可能是胆汁郁积,胆红素光化学反应产物经胆管的排泄障碍所致。铜卟啉浓度显著升高,铜卟啉经光照射易于形成棕褐色物质。光疗停止后,青铜症可以逐渐消退。

6. **低血钙** 光疗中可引起低血钙的发生,尤其在早产儿中多见,一般无临床症状,可口服钙剂或暂停光疗,几乎所有低钙血症患儿在结束光疗 24 小时后,血清钙可恢复正常。严重低血钙可导致呼吸暂停、青紫、抽搐,甚至危及生命,应予以注意并及时纠正。光疗导致低血钙原因未明,可能为光源中所含的紫外线通过新生儿皮肤产生大量的维生素 D,使钙沉积于骨导致血清游离钙降低；也可能与尿钙排出增加及光疗抑制松果体褪黑素分泌有关。

7. **贫血** 母婴血型不合溶血病由于抗体存在光照后可能继续有溶血性贫血现象。G-6-PD 缺乏时，光疗使核黄素被氧化，红细胞内核黄素减少，抑制辅酶 II 的产生，从而使葡萄糖 -6- 磷酸脱氢酶与谷胱甘肽还原酶活性降低而加重溶血。有人证明光疗可使红细胞膜引起光敏感氧化性损伤，从而使溶血加重。

8. **对视觉的影响** 光照射时视网膜吸收的光子量增加，对光敏感的诱导细胞提前老化死亡，光疗可直接损伤视网膜细胞，在早产儿尤为明显。国外大量研究证明，光疗与早产儿视网膜病（ROP）的发生有一定相关性。另外，强光照射可造成充血、角膜溃疡等眼睛损伤。因此光疗时双眼必须用黑布眼罩保护眼睛，同时也应注意防护相邻床位住院患儿。

9. **对生理节律的影响** 有研究光疗对外周血单核细胞生理节律基因表达情况，光疗显著增加 *Cry1* 基因表达，降低血清褪黑素水平，改变正常的昼夜节律，最终导致新生儿异常行为，如频繁哭闹、易激惹等。提示光疗可造成生理节律紊乱，在情况允许时，应根据婴儿正常生理节律合理安排光照时间。

10. **光疗与肿瘤的关系** 过量日光暴露可促进黑素痣和黑素瘤的发生，因此，新生儿未成熟皮肤在接受大剂量光照后是否会增加黑素痣、黑素瘤和皮肤癌的发生率是值得关注的问题。有报道长时间光疗（>72 小时）后患儿外周淋巴细胞姊妹染色单体交换率增加，使 DNA 分子特性发生改变，DNA 链的损伤，从而导致基因突变和染色体畸形。

11. **对心血管系统的影响** 光疗可加快心率、降低心输出量、增加外周血流量及降低平均动脉压，心血管功能的变化可影响动脉导管的关闭或重新开放。

12. **光疗与变应性疾病** 有报道光疗可能会打破某些细胞因子平衡，如增加肿瘤坏死因子等水平而影响 T 细胞分化，从而引起免疫功能失调；光疗也可能是发生哮喘、过敏性鼻炎的高危因素。但仍需进一步证实。

第七节 光疗中的监护与注意事项

1. 光疗时应把婴儿仰卧置于光疗箱内，由于光疗采用的光波波长会对新生儿视网膜造成伤害，且长时间强光疗可能增加男婴外生殖器鳞癌的风险。因此光疗时应该用眼罩遮住眼睛同时使用尿布遮盖外生殖器，同时尽量多暴露其他部位的皮肤。

2. 光疗时的液体补充。目前尚无证据表明，新生儿补液会影响血清胆红素的浓度，但由于多数新生儿光疗期间往往会有轻度的脱水，可能需要适当的补液以纠正脱水和维持正常的尿量，因光疗后胆红素结构发生变化，需要从尿中排出，充足的液体量有利于保证足够的尿量提高光疗效果。如果足月儿或近足月儿已经能耐受经口喂养，在接受光疗时则不需要常规静脉输液治疗。对于未能完全肠内营养的新生儿，则需要静脉补液。需要注意的是在采用荧光灯管为光源进行光疗时，由于其产生一定的热量，导致皮肤的不显性失水增多，尤其是早产儿,应视情况适当增加液体的补充;采用蓝光 LED 光源进行光疗时,由于其产热较少,皮肤不显性失水少,对液体的需求相对少。

3. 光疗过程中,肉眼难以区分新生儿是否存在发绀,光疗的过程中必须给予心电监护,监测生命体征,同时加强巡视,监测出入量,对存在发热、发绀、惊厥、呼吸暂停等病理状态及时处理,并严密监测胆红素水平变化情况,一般 6~12 小时监测一次胆红素的变化情况,对于溶血症或 TSB 接近换血水平的患儿需在光疗开始后 4~6 小时内监测,当光疗结束后 12~24 小时应监测 TSB 水平,注意反弹情况。

4. 注意监测体温,光疗特别是荧光灯管光疗时可因环境温度升高引起发热。足月儿光疗箱温度保持在 30℃左右,湿度 50%;早产儿的箱温以 32~34℃为宜。监测体温每 2 小时一次,体温>38℃应降温处理。

5. 光疗过程中胆红素的监测。光疗过程中仍需要根据新生儿胆红素的水平动态的监测胆红素的变化情况。胆红素水平越高则监测的间隔时间越短。结合胆红素超过 68.4μmol/L(4mg/dl)不宜光疗。

6. 观察患儿的皮肤情况,如出现大面积皮疹或青铜症,可考虑暂停光疗。

7. 研究表明,最佳降解胆红素光照强度存在峰值,超过此峰值,治疗效果反而变弱。光照强度超过不宜超过 55μW/(cm^2·nm),强度过高对婴儿可能产生副作用(如脱水引发的系列问题、皮肤黑色素痣、染色体畸变等)。建议对婴幼儿尤其是早产儿和高危新生儿治疗强度不宜过高,要循序渐进。

(张 红 孟 琼)

参 考 文 献

[1] 周伟. 实用新生儿治疗技术 [M]. 北京: 人民军医出版社, 2010: 315-324.

[2] 中华医学会儿科学分会新生儿学组,《中华儿科杂志》编辑委员会. 新生儿高胆红素血症诊断和治疗专家共识 [J]. 中华儿科杂志, 2014, 52 (10): 745-748.

[3] 张晓蕊, 曾超美, 刘捷. 强光疗治疗新生儿高胆红素血症的疗效及安全性 [J]. 中国当代儿科杂志, 2016, 18 (3): 195-200.

[4] 黄武珍, 黄翰武, 吴曙粤. 间歇光疗和持续光疗治疗新生儿高胆红素血症的 Meta 分析 [J]. 实用医学杂志, 2015,(8): 1310-1313.

[5] SACHDEVA M, MURKI S, OLETI TP, et al. Intermittent versus continuous phototherapy for the treatment of neonatal non-hemolytic moderate hyperbilirubinemia in infants more than 34 weeks of gestational age: a randomized controlled trial [J]. Eur J Pediatr, 2015, 174 (2): 177-181.

[6] American Academy of Pediatrics. Subcommittee on Hyberbilirubinemia. Management of hyperbilirubi-nemia in the newborn infant 35 or more weeks of gestation [J]. Pediatrics, 2004, 114 (1): 297-316.

[7] EBBESEN F, HANSEN TWR, MAISELS MJ. Update on phototherapy in jaundiced neonates [J]. Curr Pediatr Rev, 2017, 13 (3): 176-180.

[8] AUGER N, LAVERDIERE C, AYOUB A, et al. Neonatal phototherapy and future risk of childhood

cancer [J]. Int J Cancer, 2019, 145 (8): 2061-2069.

［9］ AUGER N, AYOUB A, LO E, et al. Increased risk of hemangioma after exposure to neonatal phototherapy in infants with predisposing risk factors [J]. Acta Paediatr, 2019, 108 (8): 1447-1452.

［10］ OLAH J, TOTH-MOLNAR E, KEMENY L, et al. Long-term hazards of neonatal blue-light photo-therapy [J]. Br J Dermatol, 2013, 169 (2): 243-249.

第十五章　新生儿液体疗法

从宫内胚胎发育至出生后整个生存期间,人类维持细胞和器官功能发挥正常作用都需要保证体液、电解质代谢及酸碱的平衡。新生儿在病理状态下常导致体内体液、电解质及酸碱平衡调节机制的破坏。因此,全面了解新生儿期体液、电解质及酸碱平衡的生理变化,并根据发育性生理学原理提供适当的治疗,是现代新生儿重症监护和治疗的基石之一。

液体疗法(fluid therapy)的目的在于纠正体液的水、电解质和酸碱平衡紊乱,以维持机体的正常生理功能。在治疗前要全面了解疾病情况,从病史(体液的丢失和补充)、临床表现和实验室检查等进行综合分析,判断水、电解质和酸碱平衡紊乱的性质和程度,制订合理的液体治疗方案。初步决定补液的总量、组成、步骤和速度,并在液疗过程中密切观察病情变化和对治疗的反应,以便对液疗方案进行调整。在一般情况下,只要输入的液体基本适合病情需要,不超过肾脏的调节范围,机体就能留其所需,排其所余,恢复体液的正常平衡。但在某些疾病(如脑、肺、肾、心血管、内分泌等疾病)引起机体调节功能障碍,未成熟儿特别是极低出生体重儿,则应根据其病理生理特点严格选择液体种类,控制输液速度,并根据病情随时调整。

第一节　新生儿水、电解质代谢特点

一、发育中体液分布的变化

在宫内生活、分娩和产后早期,机体成分和液体分布会发生动态变化。此后,机体成分和体液分布的变化率逐渐降低,在 1 岁以后变化更小。

(一) 宫内发育中体液分布的变化

在胚胎早期,机体总液体含量(total body water, TBW)高,细胞外液(extracellular fluid,

ECF）比例大。随着胚胎的发育，细胞快速生长、机体固体成分增加、脂肪沉积以及调节体内液体平衡的激素也随发育变化，进而导致 TBW 含量和 ECF 容量逐渐减少，而细胞内液增加。16 周的胎儿 TBW 约占总体重的 94%；TBW 约 2/3 分布在细胞外，约 1/3 分布在细胞内。足月儿 TBW 只占体重的 75%，约一半位于细胞内。因此，与足月新生儿相比，早产儿TBW 和 ECF 比例更大，且多出的 ECF 主要分布在组织间质。

（二）分娩期间体液分布的变化

分娩期间胎儿 TBW 及其分布继续发生变化。分娩前几天，由于血浆儿茶酚胺、加压素和皮质醇水平升高，以及血液从胎盘转移到胎儿，导致胎儿动脉血压升高。在分娩期间，由于胎儿激素环境的变化和产时缺氧，引起毛细血管通透性增加，胎儿体内液体从血管内转移到组织间隙，循环血浆体积减少约 25%。出生后氧合的增加和血管活性激素生成的变化有助于恢复毛细血管膜的完整性，并有利于将间质液体吸收到血管内。

在胎儿中，机体成分和体液平衡取决于母亲、胎儿和羊膜腔之间的电解质和水交换。母亲或胎盘因素可显著影响产后新生儿液体平衡，如产妇在分娩期间给予吲哚美辛治疗或过量静脉注射液体可导致新生儿低钠血症，细胞外液容量增加；胎盘功能不全或母体利尿剂治疗均可导致胎儿细胞外液容量、尿量和羊水量的变化。在出生后最初的 24~48 小时，由于脱离母体，此时新生儿口服液体摄入不足，间质液体返回血管有助于维持血管内容量。然而，早产或病理状态下均可破坏这一过程，并干扰出生后 ECF 容量的生理性收缩。

（三）脐带结扎对体液容量的影响

分娩后脐带结扎的时机可以显著影响新生儿总循环血容量和细胞外容量。立即脐带结扎不允许胎盘输血，尤其是早产儿，可以影响胎儿 - 新生儿血流动力学转变。延迟脐带结扎，胎盘可向新生儿输注 25~50ml/kg 的血液，总血容量增加 25%~50%。足月新生儿延迟脐带结扎至少 30 秒，与铁储备增加和出生体重增加相关，但对光疗的需求更高。早产儿延迟脐带结扎可以显著减少脑室内出血（intra-ventricular hemorrhage，IVH）、坏死性小肠结肠炎（necrotizing enterocolitis，NEC）的发生率，以及血管活性药物使用和输血的概率。研究显示对生后未建立有效呼吸，且需复苏的新生儿，循环血容量降低的风险明显增加。因此，目前美国妇产科学会建议早产儿（而非足月新生儿）出生后延迟脐带结扎 30~60 秒，而世界卫生组织建议所有新生儿都可延迟脐带结扎 30~60 秒。

（四）出生后体液分布的变化与早期体重下降

在新生儿出生后的最初几天至几周内，TBW 的含量和分布受孕龄和产后年龄、病理条件、直接环境（温度、湿度）和营养类型（肠内和肠外）的影响。正常情况下，在出生后前几天，毛细血管膜完整性的增加有利于间质液体吸收到血管内。随后循环血容量的增加刺激心脏释放心钠肽（atrial natriuretic peptide，ANP），进而增强肾脏钠和水的排泄，导致 TBW 突然减少，体重随之下降。一般认为这种产后体重减轻主要是由于 ECF 减少所致，但极低出生体重儿（extremely low birth weight infant，ELBWI）和经皮肤失水（transepidermal water losse，TEWL）增加的婴儿，细胞内容量也可能发生减少。健康足月儿在出生后 4~7 天内体重减轻约 10%；因为早产儿更高的 TBW 和 ECF，其出生体重可减少 10%~15%。根据早产程度和相关的病理状态,甚至在出生后 10~20 天才恢复出生体重。有宫内发育迟缓的新生儿,无论是足月还是早产,其初始体重减轻较小,出生体重恢复较快,其机制可能与宫内生长迟缓婴儿利尿较少有关。出生后早期体重减轻程度与动脉导管未闭(patent ductus arteriosus,PDA)、支气管肺发育不良(bronchopulmonary dysplasia,BPD)和 NEC 的发生率密切相关,因此在新生儿早期管理中,应适当控制液体入量。

二、体液成分和分布的调节

尽管细胞自身可以对细胞内成分调节,但细胞外容量和渗透压的变化会影响细胞内环境稳定。这种变化如果超出细胞维持细胞内环境的能力,即可导致水、电解质稳定的失衡。因此必须监测并积极调整患病新生儿和早产儿的细胞外容量和渗透压。

(一) 细胞内溶质和水的调节

细胞内主要的溶质是细胞功能所必需的蛋白质、与细胞能量生产和储存相关的有机磷酸盐以及平衡磷酸盐和蛋白质阴离子的等效阳离子。钾是主要的细胞内阳离子,钠是主要的细胞外阳离子。细胞内和细胞外的钠和钾浓度差产生的能量保证了细胞的正常工作。血清钠浓度,以及细胞外渗透压的快速变化直接影响渗透压和细胞内容量,进而导致不可逆的细胞损伤,特别是在中枢神经系统。新生儿高钠血症与短期疾病,如癫痫发作和血栓形成等相关。而低钠血症,特别是在早产儿,与远期不良结局相关。

(二) 间质液容量的调节

在健康足月新生儿中,静水压(PC: 毛细血管静水压;PT: 组织 / 间质静水压)和胶体压(πP: 血浆胶体压;πT: 组织 / 间质胶体压)可维持良好的平衡,两者均约为成人的一半。在正常情况下,流体通过毛细血管的运动由净驱动压力的方向([PC–PT]–[πP–πT]),以及毛细血管壁对水和蛋白质的通透性决定。在毛细血管的动脉端,PC 较高,πP 相对较低,导致液体净流出毛细血管。随着相对缺乏蛋白质的液体沿着毛细血管继续过滤,血浆胶体压升高,毛细血管内静水压下降;在静脉侧,液体从间质进入毛细血管,因此大部分过滤后的液体在毛细血管床的末端被重新吸收。残留在间质(毛细血管的动脉 - 静脉侧)中的液体由淋巴系统排出。毛细血管床上的 PT 和 πT 几乎保持不变。

病理情况下,静水压和胶体压之间的平衡容易受到破坏,导致间质容量的扩张,血管内容量减少。增加的间质液体(水肿)通过改变细胞外 - 细胞内交界的正常功能进一步影响组织灌注。新生儿和成人之间由于存在发育相关的调节差异,水肿形成的发病机制存在不同:新生儿正常情况下蛋白质的毛细血管通透性较成人高,病理条件下通透性进一步增加,导致间质液中的蛋白质浓度可能接近血管内的浓度,使血管内容积的消耗和间质容量的扩张进一步加重。因此,临床上存在低白蛋白血症的患病新生儿,在频繁给予白蛋白治疗时,大量输注的白蛋白也会迅速泄漏到间质中,最终导致血管收缩、组织灌注减少和细胞功能紊乱,形成血管内容积减少和水肿的恶性循环。如果不阻断这种恶性循环,全身水肿继续加重,预后极差。大多数临床研究也表明,与 4.5% 或 5% 白蛋白输注相比,0.9% 生理盐水纠正低血容量,液体潴留更少,并改善心血管症状。

（三）细胞外容量的调节

正常情况下,细胞外液的渗透压介于 275~290mOsm/L,其变化不超过 2%。压力感受器和渗透压感受器分别监测血压和血清钠浓度,通过调节在细胞外容量控制中发挥作用的几种激素,包括肾素 - 血管紧张素 - 醛固酮系统、加压素、心钠肽(ANP)、脑钠肽(brain natriuretic peptides,BNP)、缓激肽、前列腺素和儿茶酚胺等,调节心脏、血管床、肾脏等效应器官功能,以及对口渴作出反应的液体摄入,维持液体 - 电解质的平衡。危重足月儿和早产儿无法通过口渴反应来维持体液平衡,液体管理尤为重要。正常的心血管功能和毛细血管内皮完整性同样影响细胞外和血管内容积的有效调节。

在生理条件下,细胞外容积的增加引起循环血浆容积的增加,进而导致血压和肾血流量的增加。随后肾小球滤过和尿量的增加使细胞外容量恢复正常。在早产儿和危重新生儿中,由于不成熟和潜在的病理状态,导致毛细血管渗漏和心肌反应性降低,细胞外容量扩张时循环血容量不能相应增加。因此,这部分患儿在大量液体注射后,血压可能只会短暂升高,随后液体迅速渗漏到间质中,肾血流量仍保持较低水平。血管张力中枢异常调节导致血管扩张,使有效循环血容量降低,组织灌注进一步减少。进而出现肺部气体交换障碍,引起缺氧、酸中毒,毛细血管渗漏进一步增加,形成恶性循环。

三、器官成熟度对体液调节的影响

心脏、肾脏、皮肤和内分泌系统在新生儿 ECF、细胞内液体和电解质平衡的调节中起着重要的作用。发育不成熟的器官系统,尤其是极低出生体重儿(VLBWI),调节能力不足,在评估该类患者每日液体和电解质需求时必须重点关注。

（一）心血管系统的成熟度

发育成熟度与新生儿心脏对急性容量负荷的反应能力之间存在直接关系。未成熟的心肌收缩成分含量较低和交感神经支配不完全,Starling 曲线中容量反应性并不敏感。由于中枢血管调节和内皮完整性也受发育影响,危重早产儿很少维持适当的有效血管内容量。细胞外容量的调节需要维持足够的有效循环血容量,心血管系统的不成熟限制了患病早产儿有效调节细胞外液总容量的能力。

（二）肾功能成熟度

肾脏通过钠和水的选择性重吸收来调节细胞外容积和渗透压,在体液和电解质平衡的生理调控中起着至关重要的作用。肾功能的不成熟使早产儿更易出现钠和碳酸氢盐的过量丢失。此外,早产儿,特别是胎龄小于 34 周早产儿,不能及时对钠或容量负荷增加做出反应,导致细胞外容量扩张并形成水肿。由于产前类固醇给药加速了肾功能的成熟,在子宫内接触类固醇的早产儿可以更好地调节其生后 ECF 收缩。在出生后的最初几周,血流动力学稳定但极不成熟的婴儿会产生稀释尿,并可能因肾小管不成熟而出现多尿。随着肾小管功能的成熟,从出生后第 2 周到第 4 周,浓缩能力逐渐增强。但是肾脏发育需要生后数年才能达到成人肾脏的浓缩能力。

（三）皮肤成熟度

足月新生儿的表皮发育良好并角化。在极不成熟的新生儿中,表皮仅由两到三层细胞组成,经皮肤失水明显增加。经皮肤失水可导致出生后早期高渗性脱水,细胞内体积和渗透压迅速变化。在许多器官,特别是神经系统,这些突变可能导致细胞功能障碍,最终导致细胞死亡。胎龄、出生后年龄、宫内生长模式和环境因素(如湿度和温度)影响经表皮的游离水分流失(图 15-1)。出生后皮肤迅速角化,但直到 2~3 周龄表皮方完全成熟。慢性宫内应激和产前类固醇治疗可促进皮肤的成熟。

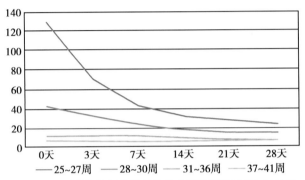

图 15-1　不同胎龄和日龄新生儿在环境湿度 50% 时的经皮肤不显性失水量(ml/kg)

(四) 终末器官对激素反应的成熟度

参与调节体液和电解质平衡的多种激素通过改变肾脏钠和水的排泄以及控制全身血管阻力和心肌收缩力的变化,直接调节细胞外容量和构成。这些激素包括肾素 - 血管紧张素 - 醛固酮系统、加压素、ANP 和 BNP。其他还有前列腺素、缓激肽和催乳素等,也可发挥调节作用。

1. **肾素 - 血管紧张素 - 醛固酮系统**　肾毛细血管血流量的减少刺激肾小球旁细胞肾素分泌,催化血管紧张素原转化为血管紧张素 I。血管紧张素转换酶将血管紧张素 I 水解为血管紧张素 II,然后血管紧张素 II 可与细胞膜结合受体 AT_1 和 AT_2 结合。血管紧张素诱导血管收缩,增加肾小管钠和水的再吸收,并释放醛固酮,增加钾的排泄,并增强远端小管中钠的再吸收。因此,该系统的主要功能是保护细胞外容积并维持足够的组织灌注。但未成熟的肾脏对这些激素的水钠保留作用反应性差,影响了其作用效果。肾素 - 血管紧张素 - 醛固酮系统受血管扩张和前列腺素的负调节。当应用吲哚美辛抑制前列腺素生成时,肾素 - 血管紧张素 - 醛固酮系统激活导致的血管收缩和钠重吸收可以促进早产儿药物性肾衰竭的发生。

2. **加压素**　血管加压素(抗利尿激素)调节细胞外液的渗透压,并通过 V_{1a} 和 V_2 受体直接影响血管张力。血管加压素通过上调集合管中的水通道蛋白 -2 选择性地增加自由水重吸收,从而导致血压升高。尽管发育中的肾脏对加压素敏感性不强,但新生儿,尤其是阴道分娩,其血浆中加压素水平明显升高,有助于新生儿生后的适应。高血管加压素水平也是健康足月新生儿出生后第一天尿量减少的部分原因。在某些病理条件下,加压素释放失调或终末器官对加压素无反应会显著影响患病早产儿和足月新生儿的肾脏和心血管功能以及电解质和体液状态。在抗利尿激素异常分泌综合征(SIADH)中,有病的早产儿和足月新生儿会出现血管加压素的过度释放,导致水潴留、低钠血症和少尿。在尿崩症综合征中,垂体后叶加压素分泌不足或肾脏对加压素无反应导致多尿和高钠血症。

3. **心钠肽(ANP)**　以与肾素-血管紧张素-醛固酮系统相反的方式调节胎儿和新生儿细胞外容积,直接抑制肾素的产生和醛固酮的释放,对血管扩张和肾排钠、排尿发挥作用。循环血容量增加引起的心房壁拉伸是 ANP 释放的最强刺激。胎儿血浆 ANP 水平较高,可与 BNP 共同在心脏发育中发挥作用。ANP 可能还参与了调节分娩期间的液体转移和生后过渡期细胞外容积的收缩。此外,呼气末正压通气的少尿效应可能与 ANP 分泌减少,以及加压素释放增加有关。

4. **脑钠肽(BNP)**　随着心室壁张力的增加,从心室肌中释放。与 ANP 类似,BNP 引起利钠、利尿和血管扩张,同时抑制肾素-血管紧张素-醛固酮系统。与 ANP 相比,BNP 和 BNP 的非活性 N 末端片段(NT-proBNP)具有更长的半衰期,其水平随着时间的推移相对更稳定,可更好的作为临床生物标记物。NT-proBNP 通过肾脏排泄,在解释其水平时应考虑肾功能。

出生后 BNP 水平迅速增加,第一天结束时的水平比出生时高 20 倍;出生后第一周,BNP 水平持续下降。与 ANP 不同,出生后几天 BNP 水平与肺动脉压下降趋势、利钠和肾成熟相关。通过引起血管扩张和利尿,高水平的 BNP 在胎儿血流动力学转变中起着关键作用。出生后最初几天内的可变性以及检测的不同分析方法限制了 BNP 的临床实用性,可以对同一患者用同一种分析方法进行一段时间的重复测量,以观察其变化趋势。

5. **前列腺素**　前列腺素对肾素-血管紧张素-醛固酮和血管加压素的肾血管和肾小管效应具有良好的负调节作用。吲哚美辛抑制前列腺素合成,导致早产儿可以出现有害的肾血管和肾小管效应。布洛芬对肾和肠系膜血流的副作用比吲哚美辛少。前列腺素如何调节新生儿体液和电解质平衡,以及对其他激素的调节作用,尚无明确的研究结果。

6. **催乳素**　胎儿血浆高催乳素水平有助于增加胎儿组织含水量,在调节胎儿和新生儿水平衡中起着重要作用。早产儿的生后高催乳素水平一直维持到大约经后龄(postmenstrual age,PMA)第 40 周。其低水平可增加发生呼吸窘迫综合征(RDS)的风险。

第二节　新生儿水、电解质失衡的治疗

液体和电解质管理是新生儿重症监护的基石,在理解上述液体-电解质平衡的生理学原理基础上,需要仔细监测关键临床数据。由于不同婴儿和同一婴儿不同时间的特点和需求差异巨大,新生儿液体管理应是一个需要不断评估的个体化治疗过程。其主要目标是维持适当的 ECF 体积、ECF 和细胞内液体渗透压以及电解质浓度。

一、治疗原则

对存在水和电解质失衡新生儿的处理原则包括补充累计损失量、继续损失量和生理需要量(维持液)3 个方面,前两项的估计与其他年龄组儿童相仿,而维持液需要量的计算与其

他年龄组的儿童明显不同。

(一)液体和电解质状态的评估

怀孕期间的母亲状况、分娩期间给母亲服用的药物和液体以及特定的胎儿和新生儿状况都会影响早期液体和电解质平衡。母亲过量服用游离水或催产素会导致新生儿低钠血症。母亲使用吲哚美辛、血管紧张素转换酶抑制剂、呋塞米和氨基糖苷类药物治疗都会对新生儿肾功能产生不利影响。新生儿羊水过少或出生窒息史也提示肾功能异常的可能。在新生儿早期，皮肤弹性减弱、前囟门凹陷和黏膜干燥不是脱水的敏感指标，但当血管内容量中重度减少时，可出现心动过速、低血压、代谢性酸中毒和少尿。此外，水肿通常发生在容量过载或疾病的早期。体重、摄入和输出量，以及血清电解质水平是评估总体液体状态最精确和准确的信息。

(二)失水途径

游离水损失可分为不显性失水(皮肤和呼吸)或显性失水(尿液和粪便)。

1. **显性失水**　尿量是显性失水的最重要来源。没有低血压或肾功能衰竭的极早产儿通常在出生后第一天通过尿失水 30~40ml/kg，到第三天每天约 120ml/kg。在妊娠 28 周后出生的稳定、更成熟的早产儿中，产后第一天的尿失水量约为 90ml/kg，第三天的尿失水量约为 150ml/kg。由于其肾脏不成熟，早产儿有产生稀释尿液的倾向，从而增加其游离水的丢失。足月新生儿的尿失水明显减少，到第三天约为每天 40~60ml/kg。

粪便中的正常水分丢失不多，足月新生儿每天约为 10ml/kg，早产儿产后第一周每天约为 7ml/kg。此后，粪便失水增加，受喂养类型和排便频率的影响，母乳喂养的新生儿排便频率较高。在需要重症监护的新生儿中也可以看到非常严重的失水，最常见于留置鼻胃管持续抽吸下时。静脉切开术、胸导管、外科引流管、造口术、瘘管，以及呕吐或腹泻也可能导致液体大量损失。

2. **不显性失水**　在早产儿中，通过减少皮肤不显性失水(insensible water loss，IWL)至关重要。改善新生儿的暴露环境可以最有效地减少通过未成熟的皮肤导致的高度不显性失水。在环境因素中，环境湿度对经皮肤失水(TEWL)的影响最大。在生后的最初几天，非湿润环境中胎龄 23~26 周的极早产新生儿的 TEWL 可能比足月儿高 15 倍。尽管出生后皮肤很快成熟，即使是极不成熟的新生儿，第一个月末的 IWL 仍比足月新生儿略高。产前类固醇暴露与早产儿的 IWL 显著降低有关。在极不成熟的新生儿中，培养箱中的环境湿度从 20% 升高到 80%，TEWL 可降低约 75%。但使用开放式辐射加热器使 TEWL 增加了 1 倍以上，必须将极不成熟新生儿放在加湿培养箱中进行护理。增加经皮 IWL 的其他因素包括光疗，特别是在低湿度、活动、气流条件下护理新生儿时，机体、环境温度升高，以及皮肤破损和皮肤或黏膜缺陷(例如，胃溃疡、大疱性表皮松解症等)。

来自呼吸道 IWL 的主要影响因素包括吸入气体混合物的温度、湿度以及呼吸频率、潮气量和死腔通气容量。在健康足月新生儿中，如果环境空气温度为 32.5℃，湿度为 50%，则通过呼吸道的水分损失约为总 IWL 的一半。而在接受机械通气的新生儿中，如果呼吸机气体加温加湿，则通过呼吸道的 IWL 极少。

(三)液体需要量的评估

对新生儿进行液体管理时，必须准确评估患儿当前状态，决定需要的液体量。包括：

①患儿当前所处环境的温度及湿度,预估 TEWL 的量;②评估目前液体容量情况,是容量不足还是容量负荷过多;③要持续补充显性和不显性失水量,并要考虑生长发育所需;④最后还要预计特殊的液体丢失。每种丢失体液的替代液体成分不同(表 15-1),例如:用于替换胸导管或造口术持续损失的液体、用于维持水电解质基本平衡的液体,以及用于支持生长的液体均不相同,必须单独考虑。在确定初始液体和电解质需求时,应考虑新生儿的产前病史、出生体重、胎龄、机械通气需求,以及新生儿的护理环境。要根据患儿的病情变化不断进行再评估,及时调整补液方案。监测液体平衡最有用的参数是婴儿的体重,因为体重的快速变化反映水平衡的变化。显性失水容易测量,IWL 可使用以下公式估算:IWL = 摄入量(ml)－尿量(ml)＋体重下降(g)或 IWL = 摄入量(ml)－尿量(ml)－体重增加(g)。

表 15-1　不同体液电解质构成　　　　　　　　　　　　　　　　单位:mEq/L

体液	钠	钾	氯
胃液	20~80	5~20	100~150
小肠液	100~140	5~15	90~130
胆汁	120~140	5~15	80~120
回肠造口	45~135	3~15	20~115
腹泻	10~90	10~80	10~110

初始补液量可按每天 30~60ml/kg 的显性失水量与估算 IWL 之和,并减去预期生理性体重下降的量,还要考虑前述的可影响 IWL 的因素。预防过度 IWL 而不是完全补充增加的 IWL 可减少早产儿相关并发症。不同胎龄在 50% 湿度下的 IWL 见图 15-1。基于出生体重的常规液体管理,见表 15-2。需要指出的是,该组数据是在湿度 50% 下估算 IWL 后得到的。目前大多数早产儿,特别是 VLBWI,全程管理均在湿度 80%~90% 的培养箱中,IWL 损失已明显减少,实际需要的初始液量可能要比表中建议的少。并且这些仅是初始液体管理数据,随后必须根据实验室检查和其他临床数据进行个体化调整。

表 15-2　不同出生体重新生儿初始液体日维持量

体重 /g	日龄 / 天			
	1	2	3~6	≥7
<750	100~140ml/kg	120~160ml/kg	140~200ml/kg	140~160ml/kg
750~1 000	100~120ml/kg	100~140ml/kg	130~180ml/kg	140~160ml/kg
1 000~1 500	80~100ml/kg	100~120ml/kg	120~160ml/kg	150
>1 500	60~80ml/kg	80~120ml/kg	120~160ml/kg	150ml/kg

特别要注意,早产儿的 TBW 和 ECF 容量降低表明在生后的前 5~10 天内出现水和钠的负平衡,是对宫外生存环境的适当适应,不应通过增加补液和补充钠来补偿。如果忽略这一情况,并且在过渡期内出现了液体的正平衡(体重增加),RDS 程度可能会加重。同时,PDA、

充血性心力衰竭、肺水肿、NEC 和 BPD 的发生率可能更高。但是，以上结论多是在产前广泛使用皮质类固醇之前进行的研究。由于皮质类固醇对胎儿及早产儿水盐代谢、IWL 的影响，这些结论仍需进一步的临床研究。

（四）液体治疗中的监测

新生儿液体需要量个体差异很大，同一新生儿在不同情况下需要量也不同。在治疗时必须通过每日测量体重、生命体征监护、尿量及血清的实验室检查进行监测，每日设计治疗方案，必要时随时进行调整。

1. **计算每日出入液体量**　入量包括奶量、口服和静脉输入的各种液体种类和量、出量包括尿量、呕吐、腹泻及其他液体的排出量。尿量<1.0ml/(kg·h)可能提示需要增加液体摄入量，而尿量>3.0ml/(kg·h)可能提示液量过多，需要限制液量。

2. **监测体重变化**　每日测体重 1~2 次，应在固定时间、空腹、裸体测量。如果足月新生儿每天体重减轻超过 1%~2%，早产儿每天体重减轻超过 2%~3%，排尿量减低、尿比重上升、或者血清钠浓度上升，则应增加液体量。足月新生儿出生后第一周预期和适当的体重减轻可达到 10%，早产儿为 15%。如果体重没有适当下降，血清钠浓度降低，则应适当减少液体补充量。

3. **测定红细胞容积比**　可作为液体疗法的参考，液量不足时可使红细胞容积比增高。

4. **血气、血清学检查**　应进行钾、钠、氯、尿素（BUN）、肌酐、碳酸氢盐、剩余碱的测定，血浆渗透压也应测定。上述任何一种参数的增加都表示液体量不足。低钠血症、BUN 降低，提示可能液量过多。

5. **监测尿比重和渗透压**　使尿比重和尿渗透压分别维持在 1.008~1.012 和 150~400mOsm/L 为宜，每日 1~2 次。

6. **观察临床症状和体征**　如有无脱水征或水肿等。低血压、灌注不良、心动过速、脉搏弱，可能都是液体摄入不足的征象。

7. **监测血糖和尿糖**　尤其对低出生体重儿和危重新生儿可作为调整输糖速率之参考。

液体治疗的监测目的是：①不出现脱水；②维持血电解质 Na^+、K^+、Cl^-、Ca^{2+}、P 等的正常浓度；③维持尿排出量每日>25ml/kg，一般从生后第 4 日起达到约 80ml/(kg·d)，尿比重 1.008~1.012，相当于尿渗透压 150~400mOsm/L；④生理性体重下降期过后，在营养保证足够的情况下，体重应每天增长 25~35g。

二、液体失衡的处理

（一）液体过负荷的处理

患儿使用扩容纠正低血压是新生儿液体过负荷最常见的情况。临床特征是体重增加、水肿和低钠血症。前面提到，新生儿（特别是早产儿）由于心肌发育不成熟，血压的容量反应性较差，扩容可能达不到纠正低血压的效果。应在明确血流动力学的基础上，通过输血或血管活性药物（如多巴胺）提高血压，而不仅仅是使用胶体或晶体液（有明确低血容量证据除外）。多巴胺还可以通过其肾脏和激素效应促进 ECF 收缩。一旦发生液体过负荷，通常通过每天总液体摄入量减少 10%~20% 来进行管理,并仔细监测临床体征和实验室结果,确保在 ECF 收缩时维持足够的血管内容量,以及正常的葡萄糖和电解质稳定。在动员组织间质液体进入血管内时,通常的做法是先补充白蛋白,然后再给予利尿剂(如呋塞米)。但目前尚无明确证据支持这种方案,而且由于白蛋白容易渗漏到组织间质,反而会加重水肿。

（二）脱水的处理

脱水(dehydration)是指水分摄入不足或丢失过多所引起的体液总量特别是细胞外液量的减少,通常还伴有钠、钾和其他电解质的丢失。新生儿早期很难通过皮肤弹性、黏膜干燥以及前囟凹陷程度判断是否存在脱水。怀疑新生儿脱水时,在回顾病史和监测生命体征(心率、血压、呼吸等)的变化基础上,通过体重变化、计算总摄入量和总排出量以及血清钠水平的动态监测来估计总失水量。脱水的治疗必须要考虑钠的状态。

1. **脱水程度** 指患病后体液的累积丢失量,即患病前与就诊时体重的差值。一般根据前囟、眼窝、皮肤弹性、循环情况和尿量等临床表现进行综合判断。临床上通常分为轻度、中度和重度脱水三种类型。体液渗透压异常可影响脱水征。下面以等渗性脱水来说明不同脱水程度的临床征象。

(1)轻度脱水:失水量约为体重的 5%(50ml/kg)。精神稍差,略有烦躁不安;皮肤稍干燥,弹性尚可;眼窝和前囟稍凹陷,哭时有泪;口唇黏膜略干;尿量稍减少。

(2)中度脱水:失水量为体重的 5%~10%(50~100ml/kg)。精神萎靡或烦躁不安;皮肤干燥,弹性较差;眼窝和前囟明显凹陷,哭时泪少;口唇黏膜干燥;四肢稍凉;尿量明显减少。

(3)重度脱水:失水量为体重的 10% 以上(100~120ml/kg)。精神极度萎靡,表情淡漠,昏睡,甚至昏迷;皮肤发灰或有花纹,干燥,弹性极差;眼窝和前囟深陷,眼闭不合,两眼凝视,哭时无泪;口唇黏膜极度干燥;可出现心音低钝、脉细速、血压下降、四肢厥冷;尿量极少或无尿等休克症状。

2. **脱水性质** 指现存体液渗透压的改变。不同病因引起的脱水,其水和电解质(主要是钠)的丢失比例亦不同,因此导致体液渗透压发生不同的改变,据此将脱水分为等渗、低渗和高渗三种类型。其中以等渗性脱水最为常见,其次为低渗性脱水,高渗性脱水较少见。由于钠是决定细胞外液渗透压的重要成分,所以常用血清钠浓度来判定细胞外液的渗透压。

(1)等渗性脱水:水和电解质按比例损失,血浆渗透压在正常范围内,血清钠浓度为 130~150mmol/L。体液的变化主要为间质液和循环血容量的减少,而细胞内液量无明显改变。临床表现主要是一系列脱水症状(见前述)。

(2)低渗性脱水:电解质损失的比例大于水,血浆渗透压较正常低,血清钠浓度<130mmol/L。体液的变化主要为细胞外液容量减少,由于其渗透压降低,水向细胞内转移,同时出现细胞内水肿(包括神经细胞水肿),其脱水症状比其他两种类型严重,容易发生休克,并可出现头痛、嗜睡、抽搐、昏迷等神经系统症状。其他临床表现见低钠血症。

(3)高渗性脱水:电解质损失的比例较水少,血浆渗透压比正常高,血清钠浓度>150mmol/L。体液变化的特点为细胞外液容量减少,同时由于其渗透压增高,水从细胞内向细胞外转移,使细胞内液容量减少,而细胞外液容量可得到部分补偿。故在失水量相等的情况下,其脱水征比其他两种类型轻,但在严重脱水时亦可发生休克。由于细胞外液渗透压增高和细胞内脱水,患儿呈现皮肤和黏膜干燥、烦渴、高热、烦躁不安、肌张力增高甚至惊厥;严重者出现神经细胞脱水、皱缩,脑脊液压力降低,脑血管破裂出血,亦可发生脑血栓。详见高钠血症。

3. 脱水的处理　不同个体、不同疾病对水的需要不同,必须根据临床表现、体重、尿量及血电解质情况加以监测。

(1)补充累积损失量:第 1 周新生儿可先给 1/3~1/2 张含钠液体 25~50ml/kg,再根据临床进行调整。第 2、3 周新生儿可按婴儿补液方法,轻、中度脱水分别补液 50ml/kg、50~100ml/kg,累积丢失的 1/2 量于 8 小时输入,其余 1/2 量 16 小时输入,约 24 小时纠正脱水。重度脱水可先补等张含钠液每次 10ml/kg,15~20 分钟内快速输入,根据临床评估 1 小时内可重复 2~4 次;再给 1/2 张含钠液体 80~100ml/kg。

(2)补充继续损失量:用 1/3 张含钠液体。

(3)生理维持液:按出生体重、日龄等计算生理需要量,用 1/5~1/4 张含钠液体输入。

(4)纠正酸中毒和电解质紊乱。

三、电解质紊乱的处理

(一) 钠失衡及处理

在大多数血流动力学正常的新生儿中,尿量从出生后第一天的 1~2ml/(kg·h)增加到出生后第 3~5 天的 3~5ml/(kg·h),伴随足月儿体重减轻 5%~10% 和早产儿体重减轻 10%~15%。利尿期的开始预示着 RDS 的改善。血清钠值通常应保持在 135~145mmol/L。早产儿和患病足月儿在生后细胞外体积收缩完成后(出生体重减轻 5% 以上后),开始每天应补充 1~2mmol/kg 的氯化钠。一般只要新生儿的体液平衡稳定,维持钠需求量每天不超过 3~4mmol/kg,可以确保充分生长所需的正钠平衡。然而,极早产儿和患病新生儿,由于其生后液体和电解质平衡过渡期的延迟或紊乱,会显著改变其每日钠需求量。此外,从急性肾损伤中恢复的新生儿和近端小管功能不成熟、处于细胞外容积扩张状态的早产儿,由于存在较多的肾碳酸氢钠损失,可能需要每天补充碳酸氢钠。

1. 低钠血症

(1)定义:血清钠浓度<130mmol/L 称低钠血症(hyponatremia)。低钠血症是由于水的绝对或相对增多,而体内总钠含量可以降低,也可正常或增高。低渗综合征均伴有低钠血症,但低钠血症的血浆渗透压亦可增高(高血糖症)或正常(高脂血症或高蛋白血症),即假性低钠血症。

(2)病因

1)钠缺乏:钠摄入不足和 / 或丢失过多,引起失钠性低钠血症。

A. 孕母因素:出生时存在的低钠血症往往是母亲血钠水平的反映,如孕母妊娠高血压综合征应用低盐饮食或分娩前应用利尿剂,均可引起新生儿出生时发生低钠血症。

B. 肾脏因素:早产儿肾脏发育不成熟,肾小管对醛固酮反应低下,保钠能力差。

C. 饮食因素：人乳含钠量低，长期母乳喂养未给补盐者可致钠缺乏，早产儿或低出生体重儿生长迅速、每日需钠量较大，如补充不足，易发生低钠血症。

D. 胃肠道丢失：如腹泻、外科引流、肠瘘、肠梗阻等。

E. 尿排钠过多：如急性肾衰竭多尿期、肾病综合征（利尿）、肾髓质囊性病等。

F. 皮肤丢失过多：如烧伤、烫伤。

G. 假性醛固酮缺乏症（远端肾小管和集合管对醛固酮不反应）。

H. 肾上腺盐皮质激素缺乏：各种原因引起的肾上腺皮质功能不全如肾上腺发育不全、肾上腺出血、华佛综合征、先天性肾上腺皮质增生症（21-羟化酶、3β-羟脱氢酶或20、22-碳链裂解酶缺乏）；单纯醛固酮合成不足（18-羟化酶缺乏）。

I. 药物因素：利尿药可引起钠的丢失；输入甘露醇或高张糖可造成高渗性失盐。

2）水潴留：水摄入过多和/或排泄障碍，引起稀释性低钠血症。

A. 水摄入过多：产妇在分娩期接受催产素、静脉滴注无盐或少盐溶液可导致新生儿生后出现稀释性低钠血症；新生儿口服或静脉输入无盐或少盐溶液过多或使用稀释的配方奶。

B. 肾脏排水障碍：窒息、缺氧、低血容量（频繁抽血）、高胸内压（气漏、正压通气）、心肺功能障碍、感染、颅内出血、缺氧缺血性脑病、脑膜炎、肺炎、外科术后等可由于压力感受器受刺激，引起ADH分泌增加，肾小管水重吸收增多而排钠不受影响，从而出现低钠血症。但需与真正的ADH分泌异常综合征（syndrome of inappropriate antidiuretic hormone，SIADH）相区别，SIADH仅在低钠血症伴血容量正常，心、肾、肾上腺、甲状腺功能正常，尿钠仍继续丢失、尿液不能最大稀释、尿量减少、血浆渗透压低、尿渗透压明显高于血浆渗透压、尿钠和尿比重增加时才能诊断。尽管缺氧和颅脑损伤可直接刺激下丘脑而发生SIADH，但达到此诊断标准者在新生儿中十分罕见。此外，急性肾衰竭、先天性肾炎或肾病亦可出现水潴留。

C. 体内钠重新分布：钾缺乏症时细胞内液失钾，钠由细胞外液进入细胞内液，使血钠降低。

D. 假性低钠血症：高血糖、高脂血症、高蛋白血症。

E. 药物因素：吲哚美辛引起水潴留，可导致稀释性低钠血症；阿片制剂、卡马西平和巴比妥类可导致SIADH。

（3）临床表现：急性低钠血症一般血清钠<125mmol/L即可出现症状。失钠性低钠血症主要是低渗性脱水症状，表现为体重减轻、前囟及眼窝凹陷、皮肤弹性差、心率加快、四肢凉、血压下降，甚至休克，一般无明显口渴。严重者发生脑水肿，出现呼吸暂停、嗜睡、昏睡、昏迷或惊厥等。稀释性低钠血症者，体重迅速增加，水肿常较明显，严重者常出现脑水肿引起的神经系统症状。慢性低钠血症（尤其是早产儿）与远期不良预后相关，如感音神经性听力损失和脑瘫。

（4）治疗：预防低钠血症是最佳的管理方法。发生低钠血症时，必须确定低钠血症的主要原因和持续时间，以及是否存在相关的容量扩张或收缩。如果低钠血症是稀释性的，则应进行液体限制治疗；如果低钠血症是消耗性的，则应进行补充治疗。

患病新生儿低钠血症最常见的原因是过量服用或滞留游离水。这些情况下全身钠含量正常,治疗应限制自由水的摄入,而不是补钠。在实际钠缺乏的情况下,可以通过假设 70% 的总体重作为钠的分布空间来估计钠的缺乏量。计算钠(Na^+)的公式为:Na^+ 缺乏(mmol)$\approx$ $0.7 \times$ 体重(kg)$\times \left[\left[Na^+_{目标值} \right](mmol/L) - \left[Na^+_{当前值} \right](mmol/L) \right]$。

大多数消耗性低钠血症(真正的钠缺乏)情况下,应在前 24 小时补充 2/3 的缺失量,其余应在后 24 小时补充。同时要增加血清电解质水平监测频率,及时调整补钠方案。对于严重低钠血症(血清钠浓度<120mmol/L),无论低钠血症是由于水过量还是机体总钠量不足所致,由于可导致严重的神经系统并发症,均建议通过补充 3%NaCl(513mmol/L 钠)纠正严重的低钠血症。根据低钠血症的严重程度,应在 4~6 小时内使用上述公式进行纠正,并密切监测血清钠的变化。成人慢性低钠血症已被证明与脑桥和桥外髓鞘溶解有关,尽管这种相关性在新生儿中尚未得到证实,但神经损伤的潜在风险需要谨慎,应迅速纠正长期存在的低钠血症。一旦血清钠浓度达到 120mmol/L,应在接下来的 48 小时内缓慢地完成低钠血症的完全纠正。对于血清钠浓度>120mmol/L 的无症状低钠血症患者,不需要进行高渗输注。对于消耗性低钠血症,当钠含量>120mmol/L 时,可用含 0.45%~0.9% 氯化钠的 5% 葡萄糖溶液补充。稳定新生儿的慢性钠丢失也可以通过肠内补充氯化钠纠正。

2. 高钠血症

(1)定义:血清钠浓度>150mmol/L 称为高钠血症(hypernatremia)。可由于单纯钠过多或单纯水缺乏所致,也可由于水缺乏伴轻度钠缺乏所致,临床更多见的情况是既存在水分的丢失,又存在钠的过量。高钠血症的存在并不反映全身钠含量,其含量可以是高、正常或低;血容量也可能低、正常或高。

(2)病因

1)单纯钠过多:不常见。见于喂以稀释不当的口服补液盐或配方乳时或由于纠酸时应用碳酸氢钠过多。醛固酮增多症、充血性心力衰竭、肾功能衰竭等因肾脏排泄钠障碍亦可引起高钠血症。

2)单纯水缺乏:在新生儿比较常见。新生儿尤其是早产儿体表面积相对较大,胎龄愈小,不显性失水愈多,当水摄入不足时可引起高钠、高钾、高糖和高渗综合征。在母乳喂养的足月新生儿中,高钠血症通常与母乳摄入不足引起的脱水有关,但也与母亲母乳中的高钠水平有关,尤其是未成功哺乳的新生儿母亲。母乳喂养频率的降低与母乳钠浓度的显著升高有关。正常情况下母乳中含钠量由初乳中(65 ± 4)mmol/L 降到成熟乳中的(7 ± 2)mmol/L,若在分娩后过多干扰母婴可使母亲乳汁分泌减少和成熟延迟,从而导致婴儿高钠血症和脱水。

3)低张液体丢失过多而补液不够:是高钠性脱水中最常见的原因,此时体内总钠量减少,但总水量减少更多。腹泻常引起等渗或低渗失水,但若补液不足或同时存在呕吐,高钠性脱水也可发生。新生儿由于生理性需要量较多,腹泻时更易发生高钠性脱水。静脉滴注甘露醇或高渗葡萄糖溶液、配制乳过浓、胃肠道外营养等也可因渗透性利尿的作用而引起高钠血症和脱水。此外,中枢性尿崩症和肾源性尿崩症是导致高钠血症的少见原因,其发生是因为血管加压素的产生和肾脏对血管加压素缺乏反应。中枢性尿崩症可能是先天性的,也可能继发于神经损伤。高钠血症也可因循环支持的重复容量推注或因代谢性酸中毒补充碳酸氢钠发生。在这些病例中,水肿、体重增加和容量注射史有助于确定诊断。

(3)临床表现:高钠性脱水的新生儿通常在后期才表现出明显的容量不足和脱水的临床症状。高钠血症引起的高渗导致水从细胞内转移到细胞外,导致细胞内脱水,细胞外容量相对正常。无论何种病因所致的高钠血症,均可出现发热,烦渴,尿少,黏膜、皮肤干燥等症状,但其脱水征较相同失水量的等渗性和低渗性脱水为轻,周围循环障碍的症状也较轻,但若严重脱水亦可发生休克。高钠血症常并有神经系统症状如烦躁不安、嗜睡、昏睡、昏迷、震颤、肌张力增高、腱反射亢进、尖叫、惊厥等。重症患者可发生颅内出血或脑血栓形成而有神经定位损害的症状和体征。钠潴留过多的高钠血症可发生皮肤水肿和肺水肿。

与其他器官相比,中枢神经系统对高钠血症引起的高渗反应具有独特和更有效的适应能力,可以相对保留神经元细胞的体积。大脑的收缩可以刺激电解质的吸收,如钠、钾和氯(即时反应)。随后,作为保护细胞功能的防御机制,高钠血症和高渗透压诱导神经细胞内具有渗透性的保护性氨基酸和有机溶质的合成(延迟反应,可能在过程开始4~6小时左右)。这些物质,如牛磺酸、甘氨酸、谷氨酰胺、山梨醇和肌醇等,有助于在长期高渗应激期间维持正常脑细胞体积,并限制细胞内钠和氯的积累。

母乳喂养相关高钠血症新生儿的最初临床表现为体重减轻10%或以上、脱水表现、嗜睡和喂养不良。但由于高渗性脱水的特点,早期临床表现并不典型。尽管尚未对母乳喂养相关严重高钠血症的新生儿进行全面的随访研究,但观察性研究表明,高达5%的新生儿出现了脑损伤(脑出血、水肿、血栓形成或梗死)。

(4)治疗:对病史、临床体征、实验室检查结果和体重的变化进行全面分析是确定高钠血症的主要病因和适当治疗的必要条件。在危重新生儿中,血清钠异常的原因可能是多因素的。尽管一些高钠血症是钠过量(TBW正常或高)的结果,但新生儿中的大多数病例是由于高钠脱水所致。

急性高钠血症(在数小时内),如意外钠负荷,相对快速的纠正通常是安全的。由于积聚的电解质(钠、钾和氯)迅速从脑细胞中排出,不会发生细胞内液体积聚,因此发生脑水肿概率很小。此时,将血清钠浓度降低 1mmol/(L·h) 是合适的。与急性高钠血症相反,慢性高钠血症纠正后,产生的特异性渗透压的消散要在几天内缓慢发生。因此,在这些慢性病例中或在高钠血症发生的时间范围未知的病例中,高钠血症应以 0.5mmol/(L·h) 的最大速率缓慢纠正。如果快速纠正,细胞外张力突然下降导致水进入脑细胞,而由于渗透保护分子的存在,脑细胞具有相对固定的高渗性,脑水肿发生率明显增加。

高钠血症的治疗通常分为两个阶段:紧急阶段,即血管内容量恢复,通常通过每千克体重 10~20ml 等渗盐水的补给;补液阶段,剩余自由水不足和日常维护需求之和在至少48小时内均匀管理。水不足可按以下方式计算:水缺乏量(L)$\approx 0.7 \times$ 体重(kg)$\times \left[[Na^+_{当前值}](mmol/L) / [Na^+_{当前值}](mmol/L) - 1 \right]$。

当诊断为脱水时,应在24小时内纠正,一半在前8小时补充,其余在接下来的16小时补充。当脱水伴有中度(血清钠浓度>160mmol/L)至重度高钠血症(≥175mmol/L),特别是慢性高钠血症时,则需要较长的校正时间。中度高钠血症时,将血清钠浓度降低 1mmol/L 所需的自由水量为 4ml/kg,但当血清钠浓度高达 195mmol/L 时,自由水量仅为 3ml/kg。因此,当高钠血症为中度(血清钠浓度>160mmol/L)时,在 24 小时内将血清钠浓度降低 12mmol/L 所需的游离水量计算如下:需水量(L)= 体重(kg)× 4ml/kg × 12mmol/L;当严重高钠血症(血清钠浓度>175mmol/L)时,24 小时内将血清钠浓度降低 12mmol/L 所需的游离水量计算如下:需水量(L)= 体重(kg)× 3ml/kg × 12mmol/L。

轻度至中度高钠血症(血清钠浓度 150~160mEq/L),在补液阶段,可以使用 0.2%(31mmol/L)或 0.45% 的氯化钠溶液(77mmol/L)(用 5% 葡萄糖溶液将生理盐水稀释而成)。血清钠水平>165mmol/L 的婴儿最初应使用 0.9% 生理盐水,以避免血清钠浓度突然下降;当血清钠浓度>175mmol/L 时,与患者血清相比,即使是生理盐水也会出现低渗。在这些严重高钠血症的情况下,应向静脉输液中添加适量的 3% 氯化钠溶液(513mmol/L),使输液中的钠浓度比血清钠水平低约 10~15mmol/L。

应每 2~4 小时监测一次血清电解质水平,直到确定所需的血清钠浓度下降率。随后实验室检查频率可放宽至每 4~6 小时一次,直到血清钠浓度<150mmol/L。高钠血症的纠正速度取决于其发展速度。除急性大量钠超载的情况外,目标应是以不大于 1mmol/(L·h)的速率降低血清钠浓度。对于慢性或未知持续时间的高钠血症患者,采取每小时 0.5mmol/L 的速度缓慢纠正,以避免医源性中枢神经系统后遗症。

在纠正水不足的同时,还必须提供生理需要量的液体和电解质。对于脱水或高钠血症婴儿,应考虑开放性伤口、导管、引流管、造口、呕吐和 / 或腹泻引起的特殊损失。新生儿中最常见的异常流失是含有大量钠和氯的胃液。由于低钠血症与神经损伤存在关联,在治疗高钠血症时还要避免出现低钠血症。有些学者主张常规使用等渗("正常"盐水)液体,而不考虑钠的需求,以避免因过量使用游离水而导致"医院获得性低钠血症",但应用生理盐水同样存在钠过量的风险。合理的方案是准确评估液体损失和持续需要,考虑不同个体的钠需求,以及密切监测血清钠变化,不断调整液体方案。

一旦血清钠浓度、尿量和肾功能正常,应根据病情接受生理需要量的维持液体(静脉或口服)。必须继续监测电解质和液体状态 24 小时,以确保电解质完全恢复正常。高血糖和低钙血症通常伴有高钠血症。因为会导致大脑特有的渗透性物质含量增加,神经细胞内渗透压升高,不推荐使用胰岛素治疗高血糖症。低钙血症可通过适当的补钙予以纠正。

(二)钾失衡及治疗

血清钾浓度应保持在 3.5~5mmol/L。在生后早期,新生儿,尤其是未成熟早产儿的血清钾浓度高于成人。多种原因造成新生儿相对高钾血症,包括肾功能、钠钾腺苷三磷酸酶活性和激素环境的发育调节差异。早产儿产前接触类固醇与高钾血症发生率降低有关,这可能由于肾功能改善所致。一般来说,只有在排尿增加后,才应该开始补充钾,通常是在出生后第三天。补充量应以每天 1~2mmol/kg 开始,并在 1~2 天内增加至每天 2~3mmol/kg 的生理需要量。由于血浆醛固酮浓度、前列腺素分泌量增加以及尿量过高,早产儿在完成生后容量收缩后可能需要补充更多的钾。大多数新生儿在服用利尿剂时需要补充钾。

1. 低钾血症

(1)定义:血清钾<3.5mmol/L 称为低钾血症(hypokalemia)。体内钾缺乏时血清钾降低,但当存在影响细胞内外钾分布的因素时,血清钾可正常或增高,而体钾总量正常时,血清钾亦可降低或增高。

(2)病因

1)钾摄入不足:乳类含钾丰富,一般可满足需要,但引起新生儿进食少或不能进食的因素,以及肠外营养补充钾不足时均可导致钾摄入不足。

2)钾丢失过多:①经消化道丢失,如呕吐、腹泻、胃肠道吸引及各种外科手术引流等。②经肾脏丢失,如肾小管酸中毒(Ⅰ型、Ⅱ型)、醛固酮增多症、先天性肾上腺皮质增生症、高钙血症、低镁血症、多尿、巴特综合征等。③烧伤、腹膜透析治疗不当等。④药物,如两性霉素 B 可直接导致肾小管损害引起低血钾,袢利尿剂和渗透性利尿剂、庆大霉素和羧苄西林也可引起钾的丢失,皮质类固醇也可刺激钾的排出。

3)钾在细胞内外分布异常:①碱中毒,钾进入细胞内,H^+ 从细胞内向外移。pH 值升高 0.1,血清钾下降 0.6mmol/L。在碳酸氢钠纠正代谢性酸中毒时,也可促使 K^+ 进入细胞内。②胰岛素增多,胰岛素可增加 Na^+-K^+ATP 酶的活性,促使钾进入细胞内。③细胞生长过速,应用维生素 B_{12}、叶酸治疗巨幼细胞贫血时,血清钾浓度降低与网织红细胞同时出现,此现象多发生在用药 2~3 天后。④某些药物,如特布他林、沙丁胺醇、异丙肾上腺素或儿茶酚胺等可使细胞内钾增多导致低血钾。

(3)临床表现:神经肌肉兴奋性降低可致精神萎靡、反应低下、躯干和四肢肌肉无力(常从下肢开始,呈上升型),肌张力减低、腱反射减弱或消失,严重者出现弛缓性瘫痪和嗜睡或昏迷。呼吸肌受累时呼吸浅表,呼吸困难,甚至可因呼吸肌麻痹而出现呼吸衰竭或呼吸停止。平滑肌受累出现腹胀、便秘、肠鸣音减弱,重者可致肠麻痹。心肌兴奋性增强可导致心律失常,如期前收缩、心动过速、阿斯综合征,重者可以发生心室颤动,亦可引起心动过缓和房室传导阻滞。由于心肌收缩力减弱和血管张力降低,也可能发生心力衰竭和血压降低。心电图可表现为 T 波增宽、低平或倒置,出现 U 波,在同一导联中 U 波 ≥ T 波,两波可融合成一个宽大的假性 T 波;QT(QU)间期延长,ST 段下降;后期 P 波可增高。低钾还可损害肾小管上皮细胞及肾浓缩功能,导致尿量增多,尿比重降低,甚至发生肾性尿崩症和低钾低氯性碱中毒。低钾血症者亦易发生高血糖症。除接受地高辛治疗的患者外,在血清钾浓度低于 2.5mmol/L 之前,低钾血症很少出现症状。

(4)治疗

1)治疗原发病,尽量去除病因,尽早哺乳。

2)纠正碱中毒:单纯因碱中毒引起钾分布异常时纠正碱中毒有效。

3)补充钾盐:临床常用 10% 氯化钾(potassium chloride),一般按 3~4mmol/(kg·d)[10% 氯化钾 2~3ml/(kg·d);10% 氯化钾 1ml 含钾 1.34mmol],静脉滴注。氯化钾浓度不宜超过 0.3%(40mmol/L),速度为 0.2~0.5mmol/(kg·h)。治疗期间需监测血钾及心电图。严重脱水时,肾功能障碍影响钾的排出,必须先扩容以改善血循环和肾功能,有尿后再给钾。补充的钾需由细胞外液进入细胞内,细胞内外平衡需 15 小时以上,补钾量过大过快有发生高钾血症的危险。正确的方法是在 24 小时内缓慢补钾。由于细胞内钾恢复较慢,补钾须持续 4~6 天。应每 4~6 小时监测血钾水平直到完全纠正,一旦血钾水平达正常高限,应减少给钾量。肠外营养的新生儿应每天给生理需要量以防止发生低钾血症。补钾时应将氯化钾放置于盐水或低浓度的葡萄糖液中滴注。因高浓度的葡萄糖液(≥10%)可引起胰岛素的分泌,使细胞外液的钾很快进入细胞内,反而使血钾更低,而发生严重的心律失常。

4)低钾血症时常伴有低镁血症,应同时补充镁。

2. 高钾血症

(1)定义:新生儿生后头几天血清钾浓度较高,可达 5~7.7mmol/L,属正常生理现象。新生儿出生 3~7 天后血清钾>5.5mmol/L 称为高钾血症(hyperkalemia)。血清钾增高常反映体钾总量过多,但当存在溶血、酸中毒等细胞内钾移向细胞外液的情况时,体钾总量亦可正常或减低。

(2)病因

1)钾摄入过多:交换输血时使用枸橼酸葡萄糖作保养液的血或陈旧库血,或短时间内输入钾量过多过快或静脉注射大剂量青霉素钾盐等。

2)肾脏排钾功能障碍:急性肾衰竭,血容量减少如脱水及休克,肾上腺皮质功能不全,先天性肾上腺皮质增生症(21-羟化酶或 3β-羟脱氢酶缺乏等),应用潴钾利尿剂如安体舒通及氨苯蝶啶。

3)钾从细胞内释放或移出:如急性大量溶血、出血、头颅血肿、颅内出血、低体温、缺氧、酸中毒、休克、组织分解代谢亢进、严重组织损伤、胰岛素水平降低、洋地黄中毒等。高钾血症在早产儿中非常常见,早产、极低出生体重儿由于 Na^+-K^+-ATP 酶活性减低或肾小管和肾小球功能不成熟引起钾由细胞内向细胞外移动,导致非少尿高钾血症。

注意排除样本采集时造成的血钾水平假性升高:如取足跟血由于继发于溶血可能产生错误升高的血钾水平;通过细针取血可能引起溶血而造成血钾升高的假象,凝血也能引起血钾升高的假象;通过肝素化的脐导管取血时由于脐导管释放的苯甲烷铵可使血钾结果升高。

(3)临床表现:高钾血症可以无症状,也可主要表现为对心肌、骨骼肌和神经的毒性反应,使神经肌肉的兴奋性增高,心肌的应激性降低,临床出现精神萎靡、嗜睡、躯干和四肢肌肉无力、腱反射减弱或消失,皮肤湿冷、呼吸急促、心音弱、心跳慢、血压早期升高、晚期下降,严重者呈弛缓性瘫痪(常从下肢开始呈上升型)。高钾可致乙酰胆碱释放,引起恶心、呕吐、腹痛。颅神经支配的肌肉和呼吸肌常不受累。心电图可表现为 T 波高尖、底部较窄。正常新生儿 V_{1-3} 导联和左室肥厚的 T 波常倒置,高钾时可变为 T 波直立。血钾 7.5~10mmol/L 时 P 波低平增宽,PR 延长,ST 段降低,以后 P 波消失,R 波变低,S 波增深。血钾>10mmol/L 时 QRS 波明显增宽,S 波与 T 波直接相连呈正弦形。并可发生室性心动过速、心室扑动、心室颤动、房室传导阻滞,最后心室静止;心室静止或室颤可反复发作,出现阿-斯综合征,甚至心跳于舒张期骤停而猝死。因为 pH 值影响钾在细胞内和细胞外的分布,酸中毒期间,血清钾水平可能急剧升高。BPD 婴儿在服用利尿剂和钾补充剂时,如突然出现呼吸或代谢性酸中毒,可能发生危及生命的心律失常。

(4)治疗:主要是纠正高血钾和治疗原发病。新生儿生后10天内血钾可有生理性增高现象,如无症状,可不予以处理,继续观察。

1)血清钾6.0~6.5mmol/L,心电图正常:停用钾剂、含钾药物及潴钾利尿剂或已知的引起高钾血症的药物(如吲哚美辛),减少或暂停哺乳,禁用库存血,并采用心电监护。亦可给予阳离子交换树脂保留灌肠或用排钾利尿剂等,促进钾的排出(见下述)。

2)血清钾>6.5mmol/L,除上述处理外,需即刻采取以下治疗方法:

A. 10%葡萄糖酸钙(calcium gluconate):1~2ml/kg等量稀释后缓慢静脉注射,开始作用时间1~5分钟,作用持续时间15~60分钟,有条件应用心电监护,如发生心动过缓应立即停止注射。其作用为稳定细胞膜,拮抗钾对心脏的毒性作用。一旦心律失常消失,可以停用钙剂,钙剂只能减低心肌的兴奋性,不会降低血钾的浓度。必要时可重复使用。应用洋地黄的患儿须慎用钙剂。

B. 5%碳酸氢钠(sodium bicarbonate):3~5ml/kg(2~3mmol/kg)稀释后缓慢静脉注射,开始生效时间为5~10分钟,作用持续时间2~6小时。其作用主要为碱化血液,使钾转移至细胞内。碳酸氢钠1mmol/kg可降低血清钾1mmol/L,必要时可重复使用。对于胎龄小于34周的早产儿、出生后3天内的新生儿,尽量避免应用较多碳酸氢钠。

C. 胰岛素和葡萄糖:静脉注射10%葡萄糖2ml/kg和胰岛素0.05IU/kg,继以10%葡萄糖2~4ml/(kg·h)和胰岛素0.1IU/(kg·h)持续静脉滴注。亦有用20%葡萄糖10ml/kg加胰岛素0.5U/kg于30分钟内静脉滴注,继之以5%或10%葡萄糖溶液静脉滴注维持,逐渐减量停用。须密切监测血糖,防止发生医源性低血糖。保持胰岛素和葡萄糖比例为1IU:4g,以促进糖原的合成,将钾转移入细胞内,1g葡萄糖需钾0.36mmol。

D. 排钾利尿剂:呋塞米1mg/kg,促进肾排钾。对心力衰竭和水肿者可促进排除液体和钾,但肾衰竭或醛固酮减低的患者反应不佳。

E. 阳离子交换树脂:常用聚苯乙烯磺酸钠(sodium polystyrene sulfonate),为Na^+/K^+交换树脂。1g/kg加入生理盐水稀释至0.5g/ml,保留灌肠30~60分钟。开始作用时间为1~2小时,但作用开始时间可延迟至6小时,作用持续时间4~6小时,必要时每4~6小时用1次。每克阳离子交换树脂可结合钾1mmol。由于其对肠黏膜有刺激作用,有增加坏死性小肠结肠炎的危险,应慎用于早产儿或有肠道缺血改变者。又由于其每结合1mmol钾,可释放出1~2mmol钠被重吸收,应注意在肾衰竭少尿或心力衰竭时可能引起水钠潴留和肺水肿。

F. 双倍容量换血:须用新鲜全血(贮存时间<24小时)

G. 腹膜透析或连续性血液净化:需迅速降低血清钾而应用上述治疗措施无效时使用,效果更好。

在临床上需根据临床表现、心电图和血清钾浓度而选择不同方法:①有心血管功能异常,须纠正心律失常,保持心输出量。可用葡萄糖酸钙、碳酸氢钠、呋塞米、阳离子交换树脂。若以上无效可给葡萄糖和胰岛素。②心血管功能稳定但有心电图改变,用葡萄糖酸钙、碳酸氢钠,然后复查心电图,若无好转可重复,并可给予葡萄糖和胰岛素,若仍无效可用阳离子交换树脂。③肾功能不全,用阳离子交换树脂,少尿者用呋塞米。以上效果不佳时,用双倍容量换血或行血液净化术。④肾功能正常,血钾>8mmol/L,用碳酸氢钠、呋塞米、葡萄糖和胰岛素,以上无效时行血液净化术。⑤有进行性钾自细胞内释放的情况存在时,可用呋塞米,无效时用阳离子交换树脂或葡萄糖和胰岛素。

3)预防极低出生体重儿的非少尿性高钾血症:生后第 1 天不用给钾,直到尿量多而且血钾正常而不升高。在生后的最初几天最好每 6 小时监测一次血钾水平。早期给予氨基酸(生后第 1 天)可刺激内源性胰岛素的分泌并避免胰岛素输注的需要。初步实验提示,沙丁胺醇吸入法(400μg 加入 2ml 生理盐水每 2 小时重复,直至血钾低于 5mmol/L,可最多用 12次)可快速降低早产儿血钾。没有发现与沙丁胺醇有关的不良反应。此作用可能是介导了Na^+-K^+-ATP 酶的 β 肾上腺素受体。

第三节　新生儿临床常用液体

一、非电解质溶液

常用 5% 和 10% 葡萄糖溶液,前者为等渗溶液,后者为高渗溶液。葡萄糖输入体内后逐渐被氧化成水和 CO_2,同时供给能量,故葡萄糖溶液可当成无张力溶液,不能起到维持血浆渗透压的作用,仅用于补充水分和部分热量。另外,5% 和 10% 葡萄糖溶液还用来稀释各种电解质溶液,改变其原有的张力,用于高渗或等渗性脱水,以及生理性消耗的补充。

50% 葡萄糖溶液具有渗透性脱水利尿作用。在新生儿常用来调节输注液体的葡萄糖浓度以防低血糖。

新生儿特别是早产儿以及危重新生儿的葡萄糖耐量常较低,输入葡萄糖溶液的浓度和速度要考虑胎龄、日龄及疾病的影响,注意动态监测血糖浓度,以免发生医源性高血糖。

二、电解质溶液

用于补充体液容量和电解质,纠正体液渗透压和酸碱失衡。

1. 0.9% 氯化钠溶液(生理盐水)和复方氯化钠溶液　均为等渗液体,生理盐水含有 Na^+ 及 Cl^- 各 154mmol/L,其中 Na^+ 含量与血浆相仿,Cl^- 含量比血浆含量(103mmol/L)高 1/3,不含 HCO_3^-,大量输注可使血浆 HCO_3^- 被稀释,血 Cl^- 增高,发生稀释性酸中毒(尤其在肾功能不佳时)。复方氯化钠溶液除氯化钠外尚有与血浆含量相同的 K^+ 和 Ca^{2+},大量输注时不会发生低血钾和低血钙,其作用及缺点与生理盐水基本相同。

2. 3% 和 10% 氯化钠溶液　3% 氯化钠溶液常用于纠正严重低钠血症,每毫升含 Na^+ 0.5mmol/L。临床上常用 10% 氯化钠溶液(1ml 含 Na^+ 和 Cl^- 各 1.7mmol/L)加到 5% 或 10% 葡萄糖溶液中,配成各种不同浓度、不同张力的静脉液。

3. 5% 和 1.4% 碳酸氢钠溶液 用于纠正酸中毒,其作用迅速,但有呼吸衰竭和二氧化碳潴留者慎用。1.4% 溶液为等渗液,5% 溶液为高渗液(1.4% 溶液 1ml 含 Na^+ 和 HCO_3^- 各 0.167mmol/L,5% 溶液 1ml 含 Na^+ 和 HCO_3^- 各 0.595mmol/L)。通常药房提供的为 5% 碳酸氢钠溶液,在临床使用时一般需将其稀释成 1.4% 左右的等渗液(稀释 3.5 倍),但在紧急抢救酸中毒时亦可不稀释或等量稀释后静脉推注,但多次使用后可使细胞外液渗透压增高,需引起注意。

4. 10% 氯化钾溶液 用于补充钾。10% 氯化钾溶液 1ml 含 K^+ 和 Cl^- 各 1.34mmol/L。一般静脉滴注用 0.2% 溶液,最高浓度为 0.3%。静脉滴注需缓慢,计算的一日总量滴入时间不应少于 6~8 小时。除复方氯化钠溶液外,含钾溶液不可直接静脉推注,以免发生心肌抑制或死亡。

5. 0.9% 氯化铵溶液 用于纠正低氯性碱中毒。0.9% 氯化铵溶液 1ml 含 Cl^- 及 NH_4^+ 各 0.167mmol/L,为等渗液,张力为 334mOsm/L。NH_4^+ 在肝内代谢生成尿素并释出 H^+ 及 Cl^-,H^+ 用来中和体内过多的 HCO_3^-,Cl^- 用于酸化体液,纠正碱中毒。心、肝、肾功能障碍者禁用。

6. 10% 葡萄糖酸钙溶液 用于纠正低钙血症。一般用 10% 葡萄糖酸钙每次 1~2ml/kg,可重复使用,最大量每天不超过 5ml/kg,稀释后静脉推注或滴注,若须静脉推注应在心电监护下进行。不可和碳酸氢钠加在一起静脉滴注。

三、混合溶液

为适应不同情况时输注的需要,常需把各种等渗溶液按不同比例配制成混合溶液应用。等渗溶液以任何比例混合后仍是等渗液。但混合溶液中所含的葡萄糖溶液输注入人体内后最终变成无张力,故一般将溶液中电解质所具有的渗透压为溶液的张力,常用溶液成分及混合液的简单配制方法见表 15-3 和表 15-4。

表 15-3 常用溶液的成分

溶液种类	每 100ml 含	阳离子 / $(mmol \cdot L^{-1})$		阴离子 / $(mmol \cdot L^{-1})$		$[Na^+]:$ $[Cl^-]$	电解质渗透压
		Na^+	K^+	Cl^-	HCO_3^-		
血浆		142	5	103	24	3:2	300mmol/L
① 0.9% 氯化钠	0.9g	154		154		1:1	等渗
② 5% 或 10% 葡萄糖	5 或 10g						
③ 1.4% 碳酸氢钠	1.4g	167			167		等渗
④ 5% 碳酸氢钠	5g	595			595		3.5 张
⑤ 10% 氯化钾	10g		1 342	1 342			8.9 张

续表

溶液种类	每 100ml 含	阳离子 /(mmol·L⁻¹)		阴离子 /(mmol·L⁻¹)		[Na⁺]:[Cl⁻]	电解质渗透压
		Na⁺	K⁺	Cl⁻	HCO₃⁻		
⑥ 0.9% 氯化铵	0.9g	167 (NH₄⁺)		167			等渗
1:1 液［①:②］	① 50ml ② 50ml	77		77		1:1	1/2 张
1:2 液［①:②］	① 35ml ② 65ml	54		54		1:1	1/3 张
1:4 液［①:②］	① 20ml ② 80ml	30		30		1:1	1/5 张
2:1 等张含钠液［①:③］	① 65ml ③ 35ml	158		100	58	3:2	等张
2:3:1 液［①:②:③］	① 33ml ② 50ml ③ 17ml	79		51	28	3:2	1/2 张
2:6:1 液［①:②:③］	① 33ml ② 100ml ③ 17ml	53		34	19	3:2	1/3 张
4:3:2 液［①:②:③］	① 45ml ② 33ml ③ 22ml	106		69	37	3:2	2/3 张
生理维持液［①:②=1:4 再加⑤ 15ml/L］		30	20	50			1/3 张

表 15-4 几种混合液的简便配制

溶液种类	5% 或 10% 葡萄糖 /ml	加入的溶液 /ml		电解质渗透压
		10% 氯化钠	5% 碳酸氢钠	
2:1 等张含钠液	500	30	47	等张
1:1 液	500	20		1/2 张
1:2 液	500	15		1/3 张
1:4 液	500	10		1/5 张
4:3:2 液	500	20	33	2/3 张
2:3:1 液	500	15	24	1/2 张
2:6:1 液	500	10	16	1/3 张

四、口服补液用溶液

世界卫生组织（WHO）推荐用口服补液盐（oral rehydration salt,ORS）溶液给急性腹泻脱水患者进行口服补液疗法,取得良好效果,但新生儿宜慎用。其配方及组成见表 15-5。将补液盐放在塑料袋内,每包装含氯化钠 0.35g、碳酸氢钠 0.25g、氯化钾 0.15g、葡萄糖 2g。临用前以温开水 100ml 溶解。相当于 0.9% 氯化钠溶液 39ml、1.4% 碳酸氢钠溶液 18ml、1.2% 氯化钾溶液 13ml、6% 葡萄糖溶液 30ml。为 2/3 张溶液,总钾含量为 0.15%。2005 年 WHO 和联合国儿童基金会（UNICEF）联合发表了新修订的《腹泻病治疗指南》,推荐使用低渗 ORS 配方（见表 15-6）取代标准 ORS 配方。

表 15-5　口服补液盐溶液配方

配方	重量 /g	成分	浓度 /(mmol·L^{-1})
氯化钠△	3.5	Na$^+$	90
碳酸氢钠**	2.5	K$^+$	20
氯化钾	1.5	Cl$^-$	80
葡萄糖*	20.0	HCO$_3^-$	30
水加到	1 000ml	葡萄糖	110

注：溶液渗透压 330mOsm/L，其中电解质渗透压为 220mOsm/L；*我国药典规定葡萄糖含 1 分子结晶水（$C_6H_{12}O_6·H_2O$），故其用量应为 21.8g；**可将碳酸氢钠 2.5g 改为枸橼酸钠 2.9g，口感较好，不易变质；若脱水较重，循环不良者，仍宜用碳酸氢钠；△本配方的氯化钠量可减半，用于补充继续损失或病毒性肠炎脱水。

表 15-6　新 ORS 配方和组成

配方	质量浓度 /(g·L^{-1})	组成	浓度 /(mmol·L^{-1})
氯化钠	2.6	钠	75
无水葡萄糖	13.5	葡萄糖	75
氯化钾	1.5	钾	20
柠檬酸钠	2.9	氯	65
		柠檬酸	10
		总渗透压	245

第四节　新生儿酸碱失衡及处理

在健康人中，ECF 氢离子（H$^+$）浓度的正常范围为 35~45mmol/L。因为 pH 值定义为氢离子浓度的负对数（pH=-log［H$^+$］），这些氢离子浓度对应于 7.35~7.45 的 pH 值范围。酸中毒是指 pH 值下降至 7.35 以下，而碱中毒是指 pH 值上升至 7.45 以上。与成人一样，新生儿必须将其细胞外 pH 值或氢离子浓度保持在一个狭窄的范围内。酶的正常功能依赖于正常的 pH 值，对器官系统发挥正常作用至关重要。新生儿易受到多种损伤，会影响酸碱平衡的稳定。此外，新生儿，尤其是早产儿，对酸碱变化的代偿能力有限，因此酸碱平衡紊乱在新生儿期非常常见。

一、新生儿酸碱平衡调节的机制

一般来说，酸碱平衡受到机体细胞外和细胞内缓冲系统，以及呼吸和肾脏代偿机制的严格调节。其中一些系统对氢离子浓度的突然变化反应迅速，而另一些系统对变化反应较慢。挥发性碳酸的产生量最大，很容易以二氧化碳的形式由肺部排出。固定酸，包括乳酸、酮酸、磷酸和硫酸,主要由细胞外碳酸氢盐缓冲。在此过程中使用的碳酸氢盐随后由肾脏在一系列跨膜转运过程中再生,导致 H^+ 以可滴定酸和铵的形式排泄。在生理条件下,正常代谢产生的挥发性和固定酸被排出,pH 值保持稳定。

(一) 细胞外与细胞内缓冲系统

细胞外缓冲系统中,各种"酸碱对"可对 pH 值的变化迅速作出反应,其方式由 Henderson-Hasselbalch 方程表示。碳酸 - 碳酸氢盐体系是该缓冲体系最重要的组成部分,单个"酸碱对"浓度的变化可作为整个系统酸碱平衡的指标。因此,碳酸 - 碳酸氢盐缓冲系统的测量可准确描述机体内环境的变化。

细胞内缓冲系统最重要的组成部分是血红蛋白、细胞内蛋白质和磷酸盐,它们作为细胞内 H^+ 库和储存库附着在细胞外缓冲液上。与细胞外缓冲液相比,该系统提供的缓冲速度较慢,需要数小时才能达到最大容量。

新生儿具有功能良好的细胞外和细胞内缓冲系统。出生后,细胞内容量的逐渐增大进一步增强了整体缓冲能力。

(二) 呼吸代偿机制

由于碳酸 - 碳酸氢盐系统的开放性,肺中的正常气体交换可通过维持正常的 $PaCO_2$ 来作为酸碱平衡的直接调节器,从而消除酸负荷产生的过量二氧化碳。但前提是要激活呼吸代偿机制,才能使 pH 值恢复正常。pH 和 $PaCO_2$ 的变化激活中枢和外周化学感受器(以中枢激活为主)。由于脑脊液中的低稳态碳酸氢盐值(而非血浆)被认为会影响中枢呼吸驱动力,因此在代谢性酸中毒中,呼吸代偿的完全激活会延迟数小时。相反,二氧化碳可以自由地穿过血脑屏障。因此,在呼吸性酸中毒时,高碳酸血症会迅速改变脑脊液和脑间质液中的 H^+ 浓度,导致呼吸代偿机制的立即激活。早期研究显示碳酸氢盐通过血脑屏障主动转运。但动物模型中的大量研究提示,在脑脊液形成过程中,通过溶解 CO_2 的羟基化生成碳酸氢盐是脑脊液中产生碳酸氢盐的主要机制。近 2/3 的碳酸氢盐合成是由碳酸酐酶催化的,主要分布于脉络丛和胶质细胞。血浆碳酸氢盐似乎只有在血清碳酸氢盐水平发生显著变化时才会影响脑脊液水平。许多离子转运蛋白(Na^+-HCO_3^- 协同转运蛋白、Cl^--HCO_3^- 交换器)被认为是这种跨血脑屏障转运的分子机制。

在新生儿,随着生后功能残气量的建立,新生儿肺成为呼吸代偿机制的终末器官,以改变酸碱平衡。呼吸代偿的有效性取决于中枢呼吸控制系统的成熟度和肺功能。通过外周和中枢化学感受器对 PCO_2 变化的通气反应受发育调节,因此与胎龄和生后年龄有关。早产儿对二氧化碳的敏感性降低,其生理机制尚不清楚。此外,新生儿二氧化碳反应和氧合水平之间的相互作用也与成人不同。肺功能正常与否本身决定了生后呼吸反应的最终效果,在患有实质性肺病的新生儿,尤其是早产儿,在酸中毒时增加通气的能力有限。

(三) 肾脏代偿机制

肾脏系统对酸碱平衡变化反应的生理调节较慢。摄入和产生的净酸含量增加与排泄和代谢引起的净酸含量减少之间必须保持长期平衡,方能保证 pH 值的稳定。尽管婴儿配方奶粉和含蛋白质的静脉输液中含有少量酸性成分前体,但大部分酸来自于代谢产物。产生的

酸主要以挥发性 H_2CO_3 的形式存在,由肺部排出;部分非挥发性或固定酸必须通过肾脏排出。非挥发性酸通常是在氨基酸甲硫氨酸和半胱氨酸代谢过程中产生的硫酸,其次是磷酸、乳酸、盐酸和未完全氧化的有机酸。除了非挥发性酸的排泄外,肾脏还通过控制 HCO_3 排泄在长期酸碱调节中发挥作用。

新生儿的肾脏代偿机制尚不成熟,导致维持酸碱平衡的能力不足。肾脏微血流动力学和肾小管上皮因子都在新生儿有限的肾脏代偿能力中发挥作用。出生时肾血流量迅速减少,但随着生后日龄的增加,肾血流量会再次增加。肾血管舒张功能在妊娠 24 周就开始成熟。出生时 GFR 降低,是限制早产儿和足月儿充分处理酸负荷能力的最重要因素之一。肾酸净排泄还与胎龄和年龄相关的肾小管上皮功能的成熟密切相关。

高达 80% 的滤过的碳酸氢盐在近端小管中被重新吸收。因此,近端肾小管转运蛋白的功能基本上决定了肾脏重吸收碳酸氢盐的阈值。早产儿重吸收的碳酸氢盐阈值约为 18mmol/L,足月儿重吸收的碳酸氢盐阈值约为 21mmol/L。只有在 1 岁后,碳酸氢盐阈值才达到成人水平(24~26mmol/L)。但在极早产新生儿出生后早期,肾脏碳酸氢盐阈值可能低至 14mmol/L。

危重新生儿治疗中使用的药物也可能影响近端小管重吸收碳酸氢盐。例如,多巴胺可抑制近端管状 Na^+-H^+ 逆向转运蛋白的活性,可能会进一步降低新生儿碳酸氢盐阈值。碳酸酐酶抑制剂通过限制细胞内碳酸氢盐的形成和 Na^+-H^+ 逆向转运蛋白的 H^+ 离子可用性,减少近端小管碳酸氢盐重吸收。这些药物还可以减少管腔中的碳酸分解为 CO_2 和 H_2O。最后,呋塞米作用于肾单位的几种转运蛋白,直接增加尿液中可滴定酸和铵的排泄。

尿液中可滴定酸和铵的排泄量随着胎龄和生后年龄的增加而增加。然而,远端小管 H^+ 可诱导分泌,而与胎龄无关。即使是极早产儿,在 1 个月大时也能有效酸化尿液。$H_2PO_4^-$ 是尿液中可滴定酸的主要成分。因此,减少近端肾小管磷酸盐重吸收从而增加磷酸盐输送至远端肾单位的药物可能会增加新生儿的肾酸化能力。多巴胺已被证明能通过抑制近端肾小管磷酸盐重吸收,增加早产儿可滴定酸的排泄。在影响远端肾小管酸化的内分泌因素中,醛固酮是最重要的激素之一。醛固酮通过影响不同转运机制,刺激远端肾单位中 H^+ 的净排泄。然而,早产儿的醛固酮对远端肾单位的作用受发育调节,因此相对不敏感。

二、新生儿酸碱平衡的特点

(一)新生儿酸碱平衡的发育特点

出生前的宫内环境可以影响新生儿出生后不久的酸碱平衡。由于妊娠期母亲普遍存在过度换气,相应的母体 $PaCO_2$ 水平约为 31~34mmHg。母亲的这种相对的呼吸性碱中毒可通过母亲和胎儿相应的代谢性酸中毒得到代偿。脐动脉血气的正常 pH 值范围为 7.20~7.28,相应的碱剩余范围为 (2.7 ± 2.8) mmol/L 到 (8.3 ± 4.0) mmol/L。因此,新生儿出生后不久的轻度代谢性酸中毒是正常的生理变化。

成人呼吸性碱中毒的肾脏代偿在 1~2 天内达到稳定状态,呼吸性酸中毒的肾脏代偿在

3~5 天内达到稳定。尽管新生儿,尤其是妊娠 34 周前出生的早产儿,肾脏对酸负荷的代偿能力不足,但仍能通过上述肾脏机制补偿酸血症。与成人相比,HCO_3^- 在近端小管和远端小管中的再吸收酸化也会减少,出生后这些功能的成熟与胎龄有关。

(二)新生儿酸碱失衡的分析

新生儿酸碱状态评估是新生儿重症监护病房最常见的实验室检查。可通过血气监测,并应作为任何酸碱紊乱的初始评估。在血气检测中,直接测量 pH 和 PCO_2 水平;根据这些数据,计算 HCO_3^- 水平和碱过量或不足。

酸碱失衡根据其原因分为代谢性和呼吸性。代谢性酸中毒是由于 ECF 中非挥发性酸含量增加或 HCO_3^- 含量减少所致。代谢性碱中毒是 ECF 中 HCO_3^- 含量增加的结果。呼吸性酸中毒是由换气不足和挥发性酸(CO_2)排泄减少引起的,而呼吸性碱中毒是由换气过度和 CO_2 排泄增加引起的。

酸碱失衡也可根据引起紊乱条件的数量进行分类。当只有一种原发性酸碱异常及其代偿发生时,为简单的酸碱紊乱。当发生两种以上酸碱紊乱时,称为混合(或复杂)酸碱紊乱。由于生理调节机制通常会代偿原发性酸碱失衡引起的 pH 值变化,因此单纯性与混合性很难区分,甚至单纯性酸碱失衡与其产生的代偿也难以区分。但是,代偿调节机制不能使 pH 值完全正常化。

首先,要判断原发性或继发性(代偿)改变。酸碱平衡紊乱代偿必须遵循以下规律:①HCO_3^-、$PaCO_2$ 任何一个变量的原发变化,均可以引起另一个变量的同向代偿变化,即原发 HCO_3^- 升高,必有代偿的 $PaCO_2$ 升高;原发 HCO_3^- 下降,必有代偿的 $PaCO_2$ 下降(表 15-7)。②原发性酸碱平衡紊乱变化必大于代偿变化,原发性酸碱平衡紊乱决定了 pH 是偏碱还是偏酸;HCO_3^- 和 $PaCO_2$ 呈相反变化,必有混合性酸碱平衡紊乱存在;HCO_3^- 和 $PaCO_2$ 明显异常同时伴 pH 值正常,应考虑有混合性酸碱平衡紊乱存在。③单纯性酸碱平衡紊乱的 pH 值是由原发性酸碱平衡紊乱所决定的。如果 pH 值<7.40,提示原发性酸碱平衡紊乱可能为酸中毒;pH 值>7.40,原发性酸碱平衡紊乱可能为碱中毒。

表 15-7 原发性酸碱平衡紊乱时可能出现的代偿机制及代偿程度

酸碱平衡紊乱	原发事件	代偿反应	预计代偿公式	代偿程度
代谢性酸中毒	HCO_3^- ↓	$PaCO_2$ ↓	$PaCO_2 = HCO_3^- \times 1.5 + 8 \pm 2$	$[HCO_3^-]$ ↓ 1mmol/L,$PaCO_2$ ↓ 1~1.5mmHg
代谢性碱中毒	HCO_3^- ↑	$PaCO_2$ ↑	$PaCO_2 = HCO_3^- \times 0.9 + 9 \pm 2$	$[HCO_3^-]$ ↑ 1mmol/L,$PaCO_2$ ↑ 0.5~1mmHg
呼吸性酸中毒				
急性(<24 小时)	$PaCO_2$ ↑	HCO_3^- ↑	$\Delta HCO_3^- = 0.1 \times \Delta PaCO_2 \pm 3$	$PaCO_2$ ↑ 10mmHg,$[HCO_3^-]$ ↑ 1mmol/L
慢性(3~5 天)	$PaCO_2$ ↑	HCO_3^- ↑↑	$\Delta HCO_3^- = 0.35 \times \Delta PaCO_2 \pm 3$	$PaCO_2$ ↑ 10mmHg,$[HCO_3^-]$ ↑ 4mmol/L

续表

酸碱平衡紊乱	原发事件	代偿反应	预计代偿公式	代偿程度
呼吸性碱中毒				
急性（＜12 小时）	$PaCO_2 \downarrow$	$HCO_3^- \downarrow$	$\Delta HCO_3^- = 0.2 \times \Delta PaCO_2 \pm 2.5$	$PaCO_2 \downarrow 10mmHg，[HCO_3^-] \downarrow$ 1~3mmol/L
慢性(1~2 天)	$PaCO_2 \downarrow$	$HCO_3^- \downarrow\downarrow$	$\Delta HCO_3^- = 0.5 \times \Delta PaCO_2 \pm 2.5$	$PaCO_2 \downarrow 10mmHg，[HCO_3^-] \downarrow$ 2~5mmol/L

其次,分清单纯性和混合性酸碱平衡紊乱。① $PaCO_2$ 升高同时伴有 HCO_3^- 下降,肯定为呼吸性酸中毒并代谢性酸中毒;② $PaCO_2$ 下降同时伴有 HCO_3^- 升高,肯定为呼吸性碱中毒并代谢性碱中毒;③ $PaCO_2$ 和 HCO_3^- 明显异常同伴 pH 值正常,应考虑有混合性酸碱平衡紊乱存在,进一步确诊可用单纯性酸碱失衡预计代偿公式(表 15-8,表 15-9)。

表 15-8　单纯性酸碱平衡紊乱代偿预计值

原发性酸碱平衡紊乱	原发反应	代偿反应	预计代偿值	代偿时间
代谢性酸中毒	$HCO_3^- \downarrow$	$PaCO_2 \downarrow$	$PCO_2 = 40 - (24 - HCO_3^-) \times 1.2 \pm 2$	12~24 小时
代谢性碱中毒	$HCO_3^- \uparrow$	$PaCO_2 \uparrow$	$PCO_2 = 40 + (HCO_3^- - 24) \times 0.9 \pm 5$	12~24 小时
呼吸性酸中毒				
急性	$PaCO_2 \uparrow$	$HCO_3^- \uparrow$	$HCO_3^- = 24 + (PCO_2 - 40) \times 0.07 \pm 1.5$	几分钟
慢性	$PaCO_2 \uparrow$	$HCO_3^- \uparrow\uparrow$	$HCO_3^- = 24 + (PCO_2 - 40) \times 0.4 \pm 3$	3~5 天
呼吸性碱中毒				
急性	$PaCO_2 \downarrow$	$HCO_3^- \downarrow$	$HCO_3^- = 24 - (40 - PCO_2) \times 0.2 \pm 2.5$	几分钟
慢性	$PaCO_2 \downarrow$	$HCO_3^- \downarrow\downarrow$	$HCO_3^- = 24 - (40 - PCO_2) \times 0.5 \pm 2.5$	2~3 天

注:HCO_3^- 计量单位为 mmol/L,$PaCO_2$ 为 mmHg(1kPa=7.5mmHg,1mmHg=0.133kPa)。

表 15-9　双重酸碱失衡的判断

主要酸碱平衡紊乱	$PaCO_2$	诊断	主要酸碱平衡紊乱	HCO_3^-	诊断
代谢性酸(碱)中毒	代偿预计值内	单纯性	呼吸性酸(碱)中毒	代偿预计值内	单纯性
	＞代偿预计值	合并呼吸性酸中毒		＜代偿预计值	合并代谢性酸中毒
	＜代偿预计值	合并呼吸性碱中毒		＞代偿预计值	合并代谢性碱中毒

再者,还应注意三重酸碱失衡(triple acid-base disorders,TABD)的问题。TABD 多发生于病危新生儿中,其表现类型很多,但核心是在代谢性酸中毒与代谢性碱中毒同时存在的情况下合并呼吸性酸中毒或呼吸性碱中毒。一般将 TABD 分为呼吸性碱中毒型和呼吸性酸中

毒型两大类：①呼吸性酸中毒型。心肺疾病缺氧→乳酸性酸中毒 +$PaCO_2$ 增加→混合性酸中毒 + 补碱过量（代谢性酸中毒 + 呼吸性酸中毒 + 代谢性碱中毒）；或呼吸性酸中毒 + 利尿剂、钾、氯减少→代谢性碱中毒，血容量少→组织灌注不良→乳酸高→代谢性酸中毒（呼吸性酸中毒 + 代谢性碱中毒 + 代谢性酸中毒）。②呼吸性碱中毒型。低氧→酸中毒 + 呕吐（失氢及氯）→代谢性碱中毒 + 呼吸机治疗通气过度→呼吸性碱中毒（代谢性酸中毒 + 代谢性碱中毒 + 呼吸性碱中毒）。

三、新生儿酸碱失衡及其治疗

（一）代谢性酸中毒

代谢性酸中毒是新生儿常见临床问题，尤其是在危重新生儿和早产儿。代谢性酸中毒的发病率和死亡率取决于潜在的病理过程、酸中毒的严重程度以及该过程对临床治疗的反应性。

1. 酸碱特点　当 pH 值下降是由于 ECF 中除 H_2CO_3 以外的酸的积累引起，从而导致 HCO_3^- 丢失，或体液中 HCO_3^- 的直接丢失时，就会发生代谢性酸中毒。代谢性酸中毒患者分为阴离子间隙增高者和阴离子间隙正常者。阴离子间隙反映了 ECF 中未知的酸性阴离子和某些阳离子。未测量的阴离子通常包括血清蛋白质、磷酸盐、硫酸盐和有机酸，而未计算的阳离子是血清钾、钙和镁离子。

新生儿血清阴离子间隙的正常范围为 8~16mmol/L，极早产儿的值稍高。由于摄入增加、产生增多或排泄减少而积累的酸会导致阴离子间隙增加的酸中毒；而 HCO_3^- 的损失或 H^+ 的积累则会导致正常阴离子间隙酸中毒。在没有代谢性酸中毒的情况下，血清钾、钙和镁浓度降低、血清蛋白浓度升高或血清钠浓度虚假升高也会导致阴离子间隙增加。在临床中，血清阴离子间隙值 >16mmol/L 高度预测乳酸酸中毒的存在，<8mmol/L 高度预测非乳酸酸中毒，8~16mmol/L 阴离子间隙值不能用于区分危重新生儿的乳酸性酸中毒和非乳酸性酸中毒。因此，如果阴离子间隙在正常高值，建议进行血清乳酸检测。但是，新生儿在乳酸性酸中毒时可能不会表现出阴离子间隙增加。目前，大多数血气仪可以测量乳酸，更容易确定大多数代谢性酸中毒的原因。

2. 病因　新生儿阴离子间隙增加代谢性酸中毒最常见的原因是组织缺氧引起的乳酸酸中毒，如窒息、低体温、严重呼吸窘迫、败血症、坏死性小肠结肠炎和其他严重的新生儿疾病。其他重要但不太常见的原因包括先天性代谢异常、肾功能衰竭和中毒。20 世纪 60 年代首次报道了早产儿晚期代谢性酸中毒综合征，表现为生后数周的健康早产儿存在轻至中度阴离子间隙增加的酸中毒和生长迟缓。然而，这种类型的晚期代谢性酸中毒现在很少见到，其原因可能是使用了特殊的早产儿配方奶粉，酪蛋白与乳清蛋白的比率降低，固定酸负荷降低。临床上可对电解质、肾功能、乳酸、血清和尿液氨基酸进行具体的实验室评估。

新生儿最常见的代谢性酸中毒是正常阴离子间隙代谢性酸中毒，其原因是 HCO_3^- 通过肾脏或胃肠道从细胞外流失。随着 HCO_3^- 损失常伴随高氯血症。早产儿正常阴离子间隙代谢性酸中毒最常见的原因是轻度的、受发育调节的近端肾小管酸中毒，伴有肾 HCO_3^- 消耗。

此类新生儿在出生后早期，血清 HCO_3^- 浓度通常稳定在 14~18mmol/L。由于近端小管 HCO_3^- 再吸收与远端小管酸化无关，一旦血清 HCO_3^- 稳定在这一水平，尿液 pH 值就保持正常。补充 HCO_3^- 或醋酸盐使血清 HCO_3^- 浓度升高到阈值以上，出现碱性尿可诊断这种暂时性酸中毒。即使是足月新生儿，HCO_3^- 肾阈值也低于正常成人水平(17~21mmol/L)。在大多数婴儿中，随着近端小管的成熟，血浆 HCO_3^- 浓度在第一年增加到成人水平。新生儿重症监护病房常见的正常阴离子间隙代谢性酸中毒的其他常见原因是通过胃肠道 HCO_3^- 的丢失，通常由回肠造口引流增加、碳酸酐酶抑制剂、利尿剂治疗引起。另外一个常见的原因是在低血容量新生儿中使用非 HCO_3^- 溶液，如 0.9% 氯化钠，使细胞外容量迅速扩张导致的稀释性酸中毒。

3. **治疗** 对于患有代谢性酸中毒的新生儿来说，最重要的干预措施是确定导致酸中毒发生的病理过程并采取纠正措施。不加选择地使用碱(如碳酸氢钠)作为所有类型代谢性酸中毒的支持疗法，其疗效尚未得到证实。

代谢性酸中毒的干预标准尚不明确。早期研究显示，对接受神经肌肉阻滞且动脉血 pH 值<7.25 的机械通气早产儿和足月新生儿应用碳酸氢钠可暂时改善全身和器官血流量。但最近的一项对妊娠 30 周或更早出生的血流动力学稳定的早产儿进行了更为复杂的血流动力学评估的研究发现，即使在出生后的前 2 周 pH 值接近 7.00 时，酸中毒也不会影响心肌收缩力。在生后 4 天内，酸中毒对血管阻力和心输出量没有影响，但是生后 3 天以上早产儿酸中毒加重与全身血管阻力降低及左心室输出量增加有关。许多研究表明，使用碱性液体与脑室内出血病死率及发病率增加之间存在关联。无论给药率如何，均可造成脑血容量增加，细胞损伤导致细胞内 pH 值降低。

目前临床上常用的碱性液体有两种：碳酸氢钠、醋酸钠(或钾)。碳酸氢钠是治疗新生儿期代谢性酸中毒最广泛使用的液体。存在通气不足的情况下，禁止使用碳酸氢盐，否则不但可导致 $PaCO_2$ 增加，而且 pH 值几乎不会增加，细胞内酸中毒也会加重。获得血气值后，可使用以下公式估算完全校正 pH 值所需的碳酸氢钠剂量：碳酸氢钠(mmol)= 碱缺失(mmol/L) × 体重(kg) × 0.3。

碳酸氢钠主要存在于 ECF。尽管关于人体内实际碳酸氢盐空间存在争议，但体重(kg) × 0.3(或婴儿总体重的 30%)代表其在新生儿中估计的分布体积。大多数临床医生会将计算出的总校正剂量的一半用于初始治疗，以避免过度校正。随后的碳酸氢钠剂量需要根据复查的血气结果进行调整。

由早产相关的近端肾小管酸中毒和碳酸氢盐消耗引起的慢性非阴离子间隙增高的代谢性酸中毒时，可用醋酸钠或醋酸钾替代碳酸氢钠。研究表明出生后第 4 天醋酸的中位剂量为 2.6mmol/(kg·d)，出生后第 8 天醋酸中位剂量 4.1mmol/(kg·d)，可有效改善新生儿碱剩余、pH 值。

最后，在纠正代谢性酸中毒期间，无论选择何种方法，都应特别注意确保适当的钾平衡。因为当酸中毒发生时，钾从细胞内移动到细胞外空间以交换 H^+，所以在代谢性酸中毒期间可能伴随全身钾缺乏状态。当 pH 值升高，钾回到细胞内时，低钾血症才会出现。此外，在钾储备恢复之前,细胞内酸中毒无法完全纠正。因此,在纠正患病新生儿代谢性酸中毒期间,密切监测血清电解质水平和谨慎补充钾非常重要。

(二)呼吸性酸中毒

1. 酸碱特点 呼吸功能发生障碍,体内所产生的 CO_2 不能及时、充分被排除体外,即可导致呼吸性酸中毒。其特点是原发性 CO_2 潴留,$PaCO_2$ 升高,pH 值下降,经肾代偿可继发 HCO_3^- 增高,使 pH 值恢复至正常偏低程度,即为代偿性呼吸性酸中毒;呼吸性酸中毒严重,超过肾代偿能力,使 pH 值 <7.35 时,为失代偿性呼吸性酸中毒。

胎儿娩出时,由于多少会收到缺氧的影响,可出现呼吸性酸中毒,但一经换气,呼吸性酸中毒即得以解除。

2. 病因 原发性呼吸性酸中毒是新生儿的常见问题,病因包括 RDS、感染或吸入性肺炎、PDA 伴肺水肿、BPD、胸腔积液、气胸和肺发育不全。$PaCO_2$ 增加后被非 HCO_3^- 细胞内缓冲液缓冲,至少 12~24 小时内无明显肾代偿。肾脏代偿在 3~5 天内达到最高峰,新生儿肾脏代偿的有效性主要受近端肾小管 HCO_3^- 转运功能成熟度的影响。

3. 治疗 根本的治疗是去除病因,恢复有效通气。患儿缺氧时,应给氧吸入。呼吸性酸中毒严重时,如动脉血 pH 值 <7.15 时,为防治心室颤动等心血管严重并发症的发生,可静脉滴注少量 1.4% 碳酸氢钠溶液,一般每次提高血 HCO_3^- 5mmol/L 为宜(相当于给 1.4% 碳酸氢钠溶液 9ml/kg)。

设法改善患儿的通气、换气,排出体内蓄积的 CO_2。祛痰、解除支气管痉挛、应用呼吸兴奋药、控制肺部炎症及充血性心力衰竭等,常能使某些患儿情况有所改善。慢性呼吸性酸中毒如果同时合并代谢性酸中毒,pH 值急剧下降,常可危及生命,故应注意脱水和缺氧的纠正以及热量的供给。酸中毒使外周静脉容量缩减,故输液不宜过多、过快。

慢性呼吸性酸中毒时,$PaCO_2$ 长期增高,呼吸中枢对 CO_2 刺激的敏感性降低,故给氧时,最初可采用鼻导管给氧,氧流量 1~2L/min,氧浓度以 25% 左右为宜。

采用呼吸机辅助通气时,不宜使血 $PaCO_2$ 下降过快,以 2~3 天降至正常为宜,否则呼吸性酸中毒时代偿性的 HCO_3^- 增高,不能随之立即通过肾排出,可引发代谢性碱中毒。

(三)代谢性碱中毒

1. 酸碱特点 代谢性碱中毒的特征是细胞外 HCO_3^- 浓度的主要增加,足以使动脉 pH 值升高到 7.45 以上。新生儿出现代谢性碱中毒时,H^+ 丢失,HCO_3^- 增加,或细胞外体积的减少,损失的氯化物比 HCO_3^- 多。当代谢性碱中毒持续存在时,一定同时存在限制 HCO_3^- 肾排泄的因素。

代谢性碱中毒本身会加重低钾血症,当 H^+ 转移到细胞外时,钾向细胞内转移。虽然血清钾浓度可能会降低,但新生儿的血清钾水平不能准确反映全身钾缺乏的程度,因为机体约 98% 的钾位于细胞内。此外,代谢性碱中毒还伴有明显的低氯血症和低钠血症。发生低钠血症的部分原因是钠进入细胞内空间以补偿耗尽的细胞内钾。如果碱中毒严重,碱血症(pH 值 >7.45)可能会再次发生并导致换气不足。

2. 病因 由胃肠道或肾脏 H^+ 丢失引起,导致细胞外 HCO_3^- 浓度相同水平的升高。新生儿期这类代谢性碱中毒最常见的原因是持续的鼻胃引流、持续呕吐和利尿剂治疗。其他 H^+ 丢失的原因有先天性氯消耗性腹泻、某种类型的先天性肾上腺皮质增生、醛固酮增多症、高碳酸血症后代偿和巴特综合征。

(1)由 HCO_3^- 的增加引起：目前已不推荐使用碳酸氢钠碱化 pH 值以降低持续性肺动脉高压婴儿的肺血管反应性的做法。医源性代谢性碱中毒主要是由于静脉输液和血液制品中长期过量使用 HCO_3^-、乳酸、柠檬酸盐或醋酸盐所致。

(2)ECF 的丢失导致：因 ECF 中的氯化物含量超过 HCO_3^-，因此 ECF 丢失也可导致代谢性碱中毒。在生后适应的利尿期，出现生理性的细胞外体积收缩，早产儿和足月儿保留的 HCO_3^- 相对多于氯化物。

(3)限制肾脏 HCO_3^- 排泄：若代谢性碱中毒持续存在，一定存在限制肾脏 HCO_3^- 排泄的因素。肾脏通常能有效排泄过量 HCO_3^-。但在如肾小球滤过率降低、醛固酮生成增加、血管内容量减少等情况下，这种能力可能会受到抑制，导致代谢性碱中毒合并缺钾。血容量减少直接刺激近端小管中与 H^+ 丢失相关联的 Na^+ 再吸收，间接刺激肾素 - 血管紧张素 - 醛固酮系统激活，导致远端肾单位中 H^+ 的丢失。

(4)利尿剂：在接受长期利尿剂治疗的患有 BPD 的早产儿中，最常见慢性代谢性碱中毒，并以混合酸碱紊乱的形式出现。这种新生儿最初存在慢性呼吸性酸中毒，部分由肾脏 HCO_3^- 潴留代偿。长期或积极使用利尿剂可导致全身氯化物和钾的消耗，以及细胞外容量的收缩，从而加剧代谢性碱中毒。利尿剂引起的低钾血症通过刺激近端肾小管 Na^+ 重吸收，从而导致 H^+ 丢失、远端肾小管 H^+ 分泌和氨生成，从而导致代谢性碱中毒。

3. 治疗

(1)由 HCO_3^- 的增加引起：由于 HCO_3^- 的排泄在新生儿中通常不受影响，因此在停止使用 HCO_3^- 后，仅由 HCO_3^- 增加导致的代谢性碱中毒可迅速缓解。但如果碱中毒严重且尿量有限，则需通过服用乙酰唑胺抑制碳酸酐酶，增强 HCO_3^- 的清除。

(2)ECF 的丢失导致：生理性的细胞外体积收缩导致的代谢性碱中毒，尤其是在危重新生儿中，临床益处明显超过了碱中毒，不需要特殊治疗。随着细胞外容量的稳定和恢复，酸碱平衡迅速恢复正常。但由于其他原因引起的碱中毒可能需要治疗。

(3)限制肾脏 HCO_3^- 排泄：代谢性碱中毒可通过补充生理盐水，同时补充钾（补充肾钾消耗）治疗。但是如果是肾小球滤过率降低或醛固酮浓度升高导致，则必须通过病因治疗才能解决碱中毒。

(4)利尿剂所致：在接受长期利尿剂治疗的婴儿中，重要的是要提前发现钾的流失，而不是在细胞内耗竭发生后尝试补充钾。由于钾的补充速率受细胞内钾运动速率的限制，因此纠正全身钾缺乏可能需要几天到几周的时间。此外，如果在饱腹期间血清钾水平过高，也有发生急性高钾血症的风险，尤其是可能发生急性呼吸恶化的新生儿。随着呼吸性酸中毒的加重，钾将从细胞内转移到细胞外。因此，建议在长期利尿剂治疗期间，常规补充氯化钾，并密切监测血清钠、氯和钾水平，以预防这些常见的医源性问题。

(5)合并电解质紊乱：代谢性碱中毒还伴有明显的低氯和低钠血症。在这种情况下，补充氯化钾,而不是氯化钠,可逆转低钠血症和低氯血症,并纠正低钾血症和代谢性碱中毒,提高利尿剂治疗的效果。由于氯化物缺乏是 pH 值升高的主要原因,氯化铵或精氨酸氯化物也可纠正碱中毒。这些药物不会影响其他电解质失衡,如低钾血症。

(四) 呼吸性碱中毒

1. 酸碱特点　各种原因所致的肺换气过度,使体内所产生的 CO_2 排出过多,即可引起呼吸性碱中毒。其特征是:动脉血 $PaCO_2$ 原发性降低,引起 pH 值升高,通过肾代偿,可使 HCO_3^- 继发性减少,致 pH 值趋于正常偏低程度(为代偿性呼吸性碱中毒);$PaCO_2$ 降低超过肾代偿能力,使 pH 值>7.45 时,即引起呼吸性碱中毒。

2. 病因　呼吸性碱中毒的原因是过度通气,在自主呼吸的新生儿中,过度换气最常见的原因是发热、败血症、胎儿肺液滞留、轻度吸入性肺炎、中枢神经系统紊乱或尿素循环缺陷。在新生儿重症监护病房,呼吸性碱中毒最常见的原因是插管新生儿过度通气引起的医源性继发性碱中毒。研究结果表明低碳酸血症与通气早产儿脑室周围白质软化(PVL)及 BPD 的发生有关,在复苏和机械通气过程中避免过度通气对于早产儿的治疗至关重要。

3. 治疗　主要是治疗引起通气过度的原发病。短期吸入含 $3\%CO_2$ 的气体可有帮助。用呼吸机的患者应降低每分钟通气量或增加死腔。本病不宜采用酸性药物如氯化铵等治疗。患者发生手足抽搐时,可静脉缓慢注射葡萄糖酸钙。

第五节　新生儿常见疾病的液体治疗

(一) 超早产儿

妊娠 23~28 周出生,或出生体重<1 000g 的婴儿(即 ELBWI),在出生后立即出现液体和电解质状态异常的风险极高。TEWL 远高于更成熟的早产儿,因此除非防止水分流失,否则很难维持液体平衡。当 ELBWI 在开放式加热器中接受护理时,如果不使用塑料隔热板或加湿培养箱,在出生后的前 3~5 天内,每千克体重每天可通过皮肤流失 150~300ml 的游离水。母亲产前服用糖皮质激素的新生儿通常问题较少,因为产前服用糖皮质激素可促进表皮,以及心血管和肾功能的成熟,导致尿量增加和钠的部分排泄。由于血清钠浓度是细胞外张力的可靠临床指标,因此对于极不成熟早产儿在出生后的前 2~3 天内每 6~12 小时监测一次血清钠,并每天(或每天两次)测量体重,可对液体和电解质管理进行有效指导。对于计算出的血浆渗透压大于 300~320mOsm/L 的患者,可直接测量血浆渗透压。

在环境空气湿度为 50%~80% 的培养箱中的未成熟新生儿需要的游离水和血清电解质及渗透压测量频率明显降低。初始肠外营养液应含有 5%~10% 的葡萄糖、2.5~3.5g/kg 的蛋白质和生理需要量的钙,不补充钠或钾。如果血清钠浓度从基线水平升高,则每 6~12 小时液体摄入量增加 10~30ml/(kg·d),目标是将血清钠浓度保持在 145~150mmol/L 以下。随着第 2~3 天皮肤完整性的改善,血清钠浓度开始下降。此时,必须逐步减少液体总摄入量,以使细胞外体积完全收缩,并最大限度地降低游离水过载的可能性,同时减少 PDA、肺水肿和肺部疾病恶化的风险。

危重、极不成熟的新生儿经常接受过量的钠,包括大量的静脉推注、药物治疗和动脉管路的维持性输注。因此,通常不应在出生后的头几天开始补充额外的钠,以防止全身钠含量和细胞外容量增加,从而阻碍适当的出生后利尿。但是正钠平衡是适当生长的先决条件,因此在过渡期之后,必须确保钠的补充。一旦尿量增加且血清钾浓度低于 5mmol/L,即可开始补充氯化钾。极早产新生儿有发生少尿性和非少尿性高钾血症的风险,因此应密切监测血清钾浓度,如果血清钾值或肾功能发生变化,应停止补充。

许多危重早产儿即使在钠和水的摄入受到限制的情况下,也会保留其原本较高的细胞外容量,而且这些新生儿的尿液中也会丢失更多的碳酸氢盐。细胞外容量扩张似乎是这些新生儿肾脏碳酸氢盐消耗的一个重要因素。在这种情况下,功能性近端肾小管酸中毒的诊断不应仅依赖于尿液 pH 碱性,因为一旦血清碳酸氢盐浓度降低到新的阈值,远端肾小管功能通常成熟到足以酸化尿液。如果肝功能正常,补充碳酸氢钠(或醋酸钠和 / 或醋酸钾)可迅速使这些新生儿的血液 pH 值和血清碳酸氢盐浓度恢复正常,并增加尿液 pH 值,有助于诊断。但一旦发生细胞外体积收缩,这些新生儿通常可以达到正的碳酸氢盐平衡,因此不需要补充。

出生后第一周的未成熟早产儿液体及电解质监测还包括:①每日计算体液平衡和钠平衡;②每日测量体重、血清电解质水平和血糖水平;③检测尿样中的葡萄糖和渗透压或比重。测试频率和其他测试的增加,包括血清白蛋白浓度和渗透压的测量,取决于患者的临床状况、潜在疾病的严重程度,以及体液和电解质紊乱。血清肌酐水平,尤其是尿素氮水平并不能准确测量出生后第一周的体液状态,但遵循其趋势可能会有所帮助。即使考虑到肾功能的变化,尿素氮水平与蛋白质摄入之间也几乎没有关系。

(二)新生儿短暂性呼吸急促

新生儿短暂性呼吸急促或湿肺,是足月和晚期早产儿的一种自限性呼吸并发症,其原因是分娩后胎儿肺液体清除延迟。这些新生儿表现为轻度至中度呼吸窘迫,经常需要补充氧气和鼻管、高流量鼻管提供的压力,或持续 24~96 小时的呼气末正压。液体管理会影响其病程。在一项对于需要呼吸支持超过 48 小时的晚期早产儿和足月新生儿("严重"新生儿短暂性呼吸急促)的研究中,与标准液体摄入(足月新生儿每天 60ml/kg,晚期早产儿每天 80ml/kg)相比,限制液体摄入(足月新生儿每天 40ml/kg,晚期早产儿每天 60ml/kg)的患儿呼吸支持时间缩短,住院时间缩短。同时低血糖或其他可能影响患儿安全的因素没有增加。

(三)呼吸窘迫综合征

液体和电解质失衡与呼吸窘迫综合征之间存在着公认的关系。表面活性剂缺乏导致肺不张、肺血管阻力升高、肺顺应性差和淋巴引流减少。此外,早产儿血浆渗透压和临界肺毛细血管压较低,并因机械通气、给氧和围产期缺氧而经历肺毛细血管内皮损伤。这些异常改变了肺微循环中 Starling 力的平衡,导致间质水肿形成,肺功能进一步受损。

在肺表面活性物质前时代,肺功能仅在出生后第 3~4 天改善。这种改善通常先于过度利尿期,肾小球滤过率和钠清除率均略有增加,游离水清除率增加明显。虽然这种利尿的确切机制尚不清楚,很可能是内源性表面活性物质产生和毛细血管完整性的增加促进了肺毛细血管内皮和淋巴引流。随后,低张间质肺液重新吸收到循环中,增加血管内容量和器官灌注,随后是延迟的"生理性"利尿。产前使用类固醇和产后使用表面活性剂明显改变了 RDS 的病程和临床表现。

(四)支气管肺发育不良

BPD 是一种多因素疾病。许多危险因素与 BPD 的发生有关,包括出生后最初几天到几周内大量摄入液体和钠。在出生后的前 10 天内,即使在其他已知的危险因素得到控制后,较高的液体摄入量和适当的体重减轻与 BPD 的风险相关。此外,最近的一项研究发现,出生后第 2~4 天摄入超过 345ml/kg 的累积液体摄入量与严重 BPD 发病率增加之间存在关联。因此,在出生后的最初几周内,精细的液体和电解质管理,允许适当程度的体重减轻,对于降低 BPD 的发生率和严重程度非常重要。

(五)动脉导管未闭

液体、电解质和酸碱管理可影响动脉导管未闭(PDA),因为增加液体补充、增加细胞外容量和代谢性酸中毒可延长动脉导管的开放。

吲哚美辛通过抑制环氧合酶减少前列腺素的生成,进而促进 PDA 的关闭。在吲哚美辛治疗的新生儿中,肾血管收缩导致肾血流量和肾小球滤过率降低,钠和游离水的再吸收增加。尽管 PDA 关闭后左向右分流减少,这些副作用还是会发生。特征性临床表现包括血清肌酐水平升高、少尿和低钠血症。接受吲哚美辛治疗的早产儿液体管理必须适当限制液体的摄入,并避免额外补充钠,直到尿量增加和肾功能恢复。随着吲哚美辛的前列腺素抑制作用在最后一次给药后减弱,肾脏前列腺素生产恢复正常,残留的钠和多余的游离水通常会迅速排出,特别是随着导管分流的减少,心血管状况得到改善。

布洛芬是治疗 PDA 吲哚美辛的替代制剂,在关闭症状性 PDA 方面具有同等功效。同时,肾和胃肠功能障碍发生率减低,但对脑灌注无明显影响。

(六)抗利尿激素异常分泌综合征

在早产儿和足月新生儿中,SIADH 可能与出生窒息、脑出血、呼吸窘迫综合征、气胸和持续正压通气的使用有关。它还与感染性疾病有关,如脑膜炎、毛细支气管炎和肺炎。其特征是少尿、自由水潴留、血清钠浓度和血浆渗透压降低、尿比重升高,以及水肿形成引起的体重增加。尽管存在少尿和低钠血症,但基本治疗仍然是限制液体和钠的摄入,以及适当的循环和通气支持。其全身总钠含量正常,但 TBW 容量升高,用大量钠治疗游离水潴留引起的低钠血症尤其危险。由于 ELBWI 的肾功能较不成熟,尽管其血浆加压素水平有时过高,但出生后最初几周内通常不会出现典型的 SIADH。

血管加压素分泌减少或肾小管对血管加压素完全无反应导致多尿、尿液产生稀释和血浆渗透压增加,也称为尿崩症。这种情况在新生儿中并不常见,但可能与中枢神经系统损伤或疾病有关,如脑膜炎、影响垂体的脑出血(中枢性尿崩症)或遗传性尿崩症(肾源性尿崩症)。此外,尿崩症是垂体先天性发育异常的特征之一,如视隔发育不良(de Morsier 综合征）。患有这种疾病新生儿的治疗包括促进充足的游离水摄入和使用去氨加压素或氢氯噻嗪。

（七）手术状态

手术对新生儿的新陈代谢、体液平衡和电解质平衡有明显影响。患有急性或慢性肺病的早产儿尤其敏感。手术患儿存在明显的分解代谢及毛细血管通透性的增加，伴随液体转移到间质空间，钠和游离水滞留，有效循环血容量的减少，以及血浆中保钠激素和保水激素（包括儿茶酚胺、肾素 - 血管紧张素 - 醛固酮和血管加压素）水平的升高，导致钠和游离水的潴留。

术前处理对预后有显著影响，应以维持足够的有效循环血容量，以及心血管和肾功能为目标。对于有绝对或相对肾上腺不足证据的早产儿，以及因低血压或肺部疾病接受长期类固醇治疗的早产儿，可能需要提供应激剂量的类固醇。在术后期间，谨慎进行容量扩张和使用血管升压药，详细评估手术和非手术液体和电解质损失，密切监测和维持心血管系统的完整性，新生儿团队和外科团队之间的密切有效沟通对于确保成功结局至关重要。随着毛细血管完整性的改善，扩大的间质液体体积发生再吸收和排泄，调节液体和电解质平衡的激素分泌正常化。此时，提供最大化的营养支持对于恢复新生儿的合成代谢状态和生长至关重要。

最常见的手术失水发生在因 NEC 和腹部手术术后处理等情况下，为缓解胃肠道症状予以持续鼻胃管吸引。因此应监测这些损失，并每 6~12 小时进行评估，以保持适当的水和电解质平衡。但是术后常出现游离水潴留，通常不建议完全替换鼻胃部游离失水。术后新生儿液体、电解质管理的方法之一可能是补充一半的丢失容量，或在一段时间内增加总液量。补充溶液的成分取决于液体损失的电解质浓度。胃液通常每升含有 50~60mmol 的氯化钠，因此 0.45% 的氯化钠通常被用作补充的液体。

（王铭杰　周　伟）

参 考 文 献

［1］邵肖梅, 叶鸿帽, 丘小汕. 实用新生学 [M]. 5 版. 北京: 人民卫生出版社, 2019: 112-127.

［2］周伟. 实用新生儿治疗技术 [M]. 北京: 人民军医出版社, 2010: 176-225.

［3］孙建华. 危重新生儿的液体疗法 [J]. 中国实用儿科杂志, 2008, 23 (10): 721-722.

［4］徐瑞峰, 杨建华, 王卫凯. 新生儿脱水临床特点分析 [J]. 中国小儿急救医学杂志, 2014, 21 (3): 163-164.

［5］LINDOWER JB. Water balance in the fetus and neonate [J]. Semin Fetal Neonatal Med, 2017, 22 (2): 71-75.

［6］OH W. Fluid and electrolyte management of very low birth weight infants [J]. Pediatr Neonatol, 2012, 53 (6): 329-333.

［7］CHOW JM, DOUGLAS D. Fluid and electrolyte management in the premature infant [J]. Neonatal Netw, 2008, 27 (6): 379-386.

［8］HARTNOLL G. Basic principles and practical steps in the management of fluid balance in the newborn [J]. Semin Neonatol, 2003, 8 (4): 307-313.

［9］ SEGAR JL. A physiological approach to fluid and electrolyte management of the preterm infant: Review [J]. J Neonatal Perinatal Med, 2020, 13 (1): 11-19.

［10］ MURAT I, HUMBLOT A, GIRAULT L, et al. Neonatal fluid management [J]. Best Pract Res Clin Anaesthesiol, 2010, 24 (3): 365-374.

［11］ ARUMAINATHAN R, STENDALL C, VISRAM A. Management of fluids in neonatal surgery [J]. BJA Educ, 2018, 18 (7): 199-203.

［12］ BOLAT F, OFLAZ MB, GRIVEN AS, et al. What is the safe approach for neonatal hypematremic dehydration ? A retrospective study from a neonatal intensive care unit [J]. Pediatr Emerg Care, 2013, 29 (7): 808-813.

［13］ MARCIALIS MA, DESSI A, PINTUS MC, et al. Neonatal hyponatremia: differential diagnosis and treatment [J]. Matern Fetal Neonatal Med, 2011, 24 (1): 75-79.

［14］ GOFF DA, HIGINIO V. Hypernatremia [J]. Pediatr Rev, 2009, 30 (10): 412-413.

［15］ NASH PL. Potassum and sodium homeostasis in the neonate [J]. Neonatal Netw, 2007, 26 (2): 125-128.

［16］ QUIGLEY R, BAUM M. Neonatal acid base balance and disturbances [J]. Semin Perinatol. 2004, 28 (2): 97-102.

［17］ SHAW MA. Bicarbonate and chloride equilibrium and acid-base balance in the neonate [J]. Neonatal Netw, 2008, 27 (4): 261-266.

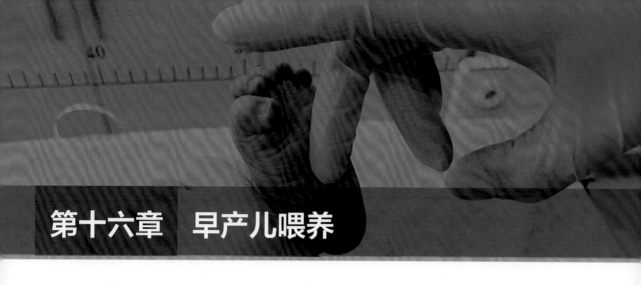

第十六章　早产儿喂养

肠内喂养为早产儿的生长发育提供重要支持,在早产儿的临床管理中也是最具挑战的内容之一。学会吸吮、吞咽以及进食与呼吸的协调是婴儿发育过程中的一个重要里程碑,但这对于脑功能和肌肉力量尚不成熟的早产儿会更加困难。早产儿喂养的困难程度取决于胎龄的大小、是否存在医学问题以及这些问题的严重程度。通常胎儿发育到胎龄 24 周方具有吸吮功能,胎龄 28 周时具备吸吮和吞咽能力,胎龄 32~34 周时才具备协调吸吮、吞咽和呼吸的能力。如果存在并发症如肺部疾患或胃食管反流,则这些功能的成熟将会延迟。Abraham Jacopi 曾经说过,必须靠头脑而不能只凭数据才能喂好一个早产儿。早产儿的喂养应该遵循"以出生体重为基础,尽早喂养,从小量开始,个体化"的原则。

第一节　早产儿消化系统特点

一、胃肠道动力特点

1. **吸吮、吞咽**　乳汁的摄入有赖于吸吮、吞咽以及吸吮、吞咽和呼吸运动之间的协调。胚胎第 12~15 周开始出现口舌的伸缩动作,26~28 周可有一些较为协调的吸吮动作,28~31周期间吸吮动作迅速发育,到胎龄 32~34 周时协调的吸吮和吞咽动作才基本发育成熟。早产儿吸吮时口腔内压力较足月儿低,足月新生儿口腔内压力范围为 –275mmHg~–50mmHg,而早产儿不到该值的 40%。早产儿连续吸吮的次数和吞咽的频率明显低于足月儿,与呼吸运动的协调性也更差。足月儿可连续吸吮 14 次左右,每吸吮 1~2 次就有 1 次吞咽动作,能够协调地吸吮、吞咽,并且与呼吸运动同时进行;早产儿可连续吸吮 8~10 次,1~4 次吸吮动作后才有 1 次吞咽动作,通常表现为短阵的快速吞咽和短阵的快速呼吸交替进行。因此,早产儿易发生乳汁吸入,并且在吞咽时易出现呼吸暂停、心动过速,以及血氧饱和度下降等情况。

2. **食管运动** 正常足月新生儿食管蠕动是协调的,而早产儿食管运动时收缩的幅度、传播速度、食管下端括约肌压力均是低的,表现为非蠕动性的食管运动,不能有效地将食物向前推进,这可能是由于迷走神经中枢传出信号的不成熟和/或壁内神经反射发育不成熟所致,故早产儿易发生胃食管反流。

3. **胃的运动** 胃的运动在胚胎中晚期发育,第20~25周出现胃的蠕动,第30~31周出现胃的排空。早产儿胃容量小,而胃排空时间延迟,可能与胃窦、十二指肠动力不成熟及两者运动不协调有关。

4. **小肠运动** 胎龄小于31周的早产儿,小肠呈低幅无规律的收缩,几乎没有向前的推进活动,但随着胎龄的增大,小肠蠕动的频率、振幅和时间逐渐增加,出现向前推进的活动,至足月时可测出小肠清晰的Ⅰ、Ⅱ、Ⅲ时相的移动性运动复合波,因此在早产儿特别是较小的早产儿易出现胃潴留、腹胀等喂养不耐受的表现。

5. **结肠、直肠和肛门运动** 有关早产儿结肠、直肠及肛门运动所知甚少。胎龄24周时肠道内神经节细胞已正常分布,但运动仍不协调。足月儿餐后结肠运动增加与成人相似,而早产儿则明显落后,这可能是早产儿胎粪排出较足月儿延迟的原因。此外是否存在肛门直肠反射目前也尚无定论。

二、胃肠道功能特点

1. **蛋白质的消化吸收** 随着壁细胞、主细胞和黏液颈细胞的分化,胎龄16周时胃腺已能够分泌胃酸和胃蛋白酶原,到新生儿出生时胃内呈中性或弱酸性环境,生后数小时内胃酸分泌迅速增加,生后1天时胃内pH值降至4以下。早产儿胃酸分泌较少,出生时胃内pH值>7,在生后5~8天内由于胃内pH值条件不足以活化胃蛋白酶,导致蛋白质在胃内不能进行完全的消化。同时,早产儿糜蛋白酶和胰蛋白酶的浓度较足月儿低(到生后4周可达正常新生儿水平),其他各种蛋白酶的活性也低于足月儿,因此早产儿只能消化摄入蛋白质的80%以下,胎龄越小,消化量越小。新生儿期肠道对大分子蛋白质的通透性增加,以适应不成熟的消化功能,但由于血清中存在较多的食物抗原和抗体,可引起免疫反应导致食物过敏的发生。早产儿肠道对大分子蛋白质的通透性较足月儿高,更易出现过敏症。

2. **脂类的消化吸收** 脂类的消化依赖于舌、胃和胰腺分泌的多种脂肪酶,胎龄10周时胃肠道就有脂酶的存在。舌脂肪酶和胃脂肪酶在低浓度胆盐激活下作用于中链甘油三酯(medium-chain triglycerides,MCT),将其分解为甘油二酯和脂肪酸,而长链甘油三酯(long-chain triglyceride,LCT)需要胰脂酶和胆盐的存在下进行消化。早产儿胰脂酶、胆盐水平低下,对长链饱和脂肪酸的消化吸收能力有限。由于母乳中存在胆盐刺激性脂肪酶、脂蛋白脂酶,在早产儿生后给予母乳喂养可弥补其脂肪消化能力的缺陷。早产儿出生时对脂肪的吸收能力较差,胎龄32~34周早产儿可消化吸收摄入脂肪量的65%以下,到生后第10周可吸收80%左右。

3. **碳水化合物的消化吸收** 胎龄22周时已出现唾液淀粉酶和胰淀粉酶,在妊娠晚期其活性有所增加,但早产儿出生时对多糖的消化能力仍然很低。胎龄 24 周时乳糖酶出现,早产儿消化吸收乳糖的能力较足月儿弱,容易出现乳糖不耐受的现象。早产儿的葡萄糖的吸收主要是通过小肠刷状缘上的钠依赖 D- 葡萄糖共同转运系统来实现的,其吸收能力随年龄增长而增加。

4. 内分泌功能　胎龄 8~13 周时胃肠道开始出现内分泌细胞,到 24~25 周胃肠黏膜中各种内分泌细胞分布已与成人基本相同,已能够少量分泌胃泌素、缩胆囊素、促胰液素、生长抑素、血管活性肠肽等;胎龄 26 周以后,胃肠道内分泌细胞数量增加不多,但各种胃肠激素的含量明显增加,提示在此期间胃肠道内分泌细胞迅速发育成熟。

5. 免疫功能　胎龄 11~14 周时肠道出现巨噬细胞和散在的 T、B 淋巴细胞,到 16~20 周时开始形成淋巴小结,同时出现具有抗原提呈功能的 M 细胞。胎儿期可吸收羊水中的 IgG 和 sIgA,直到妊娠晚期或出生后才有少量产生 IgM 和 IgG 的浆细胞出现。以往认为胎儿消化道内无细菌,出生后细菌迅速侵入、定植并建立肠道微生态系统。但近期发现肠道微生物定植可能在分娩之前已经发生,研究报道在正常妊娠中发现脐血、胎盘、羊水,以及胎粪、胎膜中存在细菌 DNA,提示胎儿可能通过母体循环和阴道的细菌移位建立肠道微生态系统。

第二节　早产儿能量及各种营养素需求

一、能量

早产儿存在较高的静息能量消耗和较多的其他活动消耗,如间歇活动、寒冷刺激、特殊动力作用和粪便丢失的能量消耗,因此早产儿比足月儿有更多的能量需求。要维持宫内的生长速率 [10~15g/(kg·d)],大约需能量 418~585kJ/(kg·d) [100~140kcal/(kg·d)],机体每生长 1g 需要约 20kJ(5kcal) 热卡。若摄入量低于 209~250kJ/(kg·d) [50~60kcal/(kg·d)] 则会消耗内源性能量。不同营养支持方式下的能量需求有所差别,静脉营养期间由于活动较少、暖箱保暖、粪便丢失少等原因对能量的需要相对较低。国内指南推荐早产儿肠内喂养供给能量 460~565kJ/(kg·d) [110~135kcal/(kg·d)],超低出生体重儿可增加至 628kJ/(kg·d) [150kcal/(kg·d)],静脉营养需供给能量 335~419kJ/(kg·d) [80~100kcal/(kg·d)]。

二、液体量

2010 年,欧洲儿科胃肠病、肝病和营养学会(ESPGHAN)对于早产儿肠内喂养的指南推荐的液体量下限为 135ml/(kg·d),上限为 200ml/(kg·d)。对于采用常规标准配方或强化母乳喂养的早产儿,150~180ml/(kg·d) 的液体入量可基本满足营养需求,但一些情况下可能需要更高的液体量才能满足其他各种营养素的需求。2013 年《中国新生儿营养支持临床应用指南》建议肠外营养期间新生儿液体需要量如表 16-1 所示,在临床实践中需根据个体的体重、日龄,以及光疗、暖箱、呼吸机、心肺功能等临床条件进行调整。

表 16-1　肠外营养期间新生儿液体需要量

出生体重 /g	第 1 天	第 2 天	第 3~6 天	>7 天
<750	100~140ml/(kg·d)	120~160ml/(kg·d)	140~200ml/(kg·d)	140~160ml/(kg·d)
750~1 000	100~120ml/(kg·d)	100~140ml/(kg·d)	130~180ml/(kg·d)	140~160ml/(kg·d)
1 000~1 500	80~100ml/(kg·d)	100~120ml/(kg·d)	120~160ml/(kg·d)	150ml/(kg·d)
>1 500	60~80ml/(kg·d)	80~120ml/(kg·d)	120~160ml/(kg·d)	150ml/(kg·d)

三、蛋白质

目前推荐肠内营养的早产儿摄入 3.5~4.5g/(kg·d) 的蛋白质以维持正氮平衡和达到满意的生长速度,对于体重<1 800g 的早产儿给予 3.5~4.0g/(kg·d) 蛋白质,对于体重<1 000g 的早产儿可给予 4.0~4.5g/(kg·d) 的蛋白质。肠外营养的早产儿推荐选用小儿专用氨基酸,起始量为 1.5~2.0g/(kg·d),可增至 3.5~4.0g/(kg·d)。肠内喂养期间蛋白质与能量的比值应维持在 (3.2~4.1)g:419kJ(100kcal),肠外营养时氮与非蛋白能量的比值范围是 1g:(419~837)kJ(100~200kcal)。研究表明,当能量摄入达到 481kJ/(kg·d)［115kcal/(kg·d)］和蛋白质摄入量达 3.6g/(kg·d) 时,代谢指标、能量平衡和体重增长的构成接近妊娠后期正常生长的胎儿。需要注意的是,肠道中的蛋白质必须经过消化吸收,通过肠道、肝脏进入血循环。稳定同位素示踪研究显示,不同氨基酸的首过利用率在 15%~85% 不等,在降低肠道摄入的情况下利用率相对增加。因此,肠道摄入的部分蛋白质没有到达全身循环,也不会立即用于各器官组织的生长发育,尤其在肠外营养到肠内营养的过渡期,应在增加肠内摄入的同时通过肠外摄入相对高剂量的氨基酸,目前认为肠内营养未达到 75ml/(kg·d) 以前不应减少肠外氨基酸的摄入。

四、脂类

脂类是早产儿重要的能量来源,肠内喂养的早产儿对脂类的需求量为 5~7g/(kg·d),占总能量的 40%~50%。目前没有证据表明亚油酸摄入过高或不足对早产儿是否产生影响,其合理摄入范围是 385~1 540mg/(kg·d),而 α- 亚麻酸是合成二十碳五烯酸和二十二碳六烯酸(docosahexaenoic acid,DHA)的前体,推荐最低摄入量为 55mg/(kg·d),约为总脂肪酸含量的 0.9%。适当补充 DHA 和花生四烯酸(arachidonic acid,AA)等长链多不饱和脂肪酸(LC-PUFA)有助于促进视觉、神经的发育及免疫功能的调节,推荐用量分别为 12~30mg/(kg·d) 和 18~42mg/(kg·d),DHA 与 AA 的比值应在 1:(1~2),并且二十碳五烯酸含量不应超过 DHA 的 30%。肠外营养一般采用 20% 脂肪乳剂,生后 24 小时内即可应用,起始量为 1.0g/(kg·d),以 0.5~1.0g/(kg·d) 的速度增加,总量不超过 3g/(kg·d)。

五、碳水化合物

早产儿对碳水化合物的需求量为 10~14g/(kg·d)，占总能量的 40%~50%。碳水化合物（以葡萄糖为主）是早产儿脑和心脏的主要能量来源，也是脂肪酸和许多非必需氨基酸合成所需的碳的重要来源，但过度的葡萄糖输注可导致能量消耗增加、氧消耗和二氧化碳产生量增加、心脏和肝脏的脂肪浸润和过度脂肪沉积等不良反应。目前建议从 4~6mg/(kg·min) 开始，按 1~2mg/(kg·min) 的速度逐渐增加，最大量不超过 11~14mg/(kg·min)，并注意监测血糖。此外，母乳及配方乳中还含有许多非葡萄糖碳水化合物，可能对促进生长发育、建立肠道微生物菌群以预防坏死性小肠结肠炎等方面具有重要作用。

六、矿物质、微量元素和维生素

1. **钙、磷**　研究表明 60~90mg/(kg·d) 的钙贮存量有利于早产儿骨质矿化，并降低骨质疏松和骨折风险。由于早产儿对钙的吸收率为 50%~65%，推荐钙的摄入量为 120~230mg/(kg·d)。钙的吸收和贮存与磷密切相关，目前建议早产儿摄入的钙与磷的比例约为 2:1。

2. **铁**　早期补铁有助于提高血清铁蛋白和血红蛋白水平，减少缺铁性贫血的发生，但过多补充不必要的铁剂则可导致氧化损伤，增加早产儿视网膜病及感染等疾病的风险。美国儿科学会推荐母乳喂养的早产儿应从生后 1 个月开始补充铁元素至生后 12 个月；欧洲儿科胃肠病、肝病和营养学会建议早产儿预防性补铁应在生后 2~6 周开始，极低出生体重儿（VLBWI）应在 2~4 周开始。由于早产儿对铁的排泄能力尚不成熟，需要根据血清铁水平严格控制早产儿的铁摄入。建议出生体重 1 500~2 500g 的早产儿的膳食铁摄入量为 2mg/(kg·d)，对于出生体重<1 500g 的 VLBWI 可给予 2~3mg/(kg·d)。一般情况下，早产儿可在过渡至肠内喂养阶段后开始补充铁元素，但长期肠外营养的早产儿应同时补铁 0.2mg/(kg·d)。

3. **维生素 D**　早产儿维生素 D 的需要量与钙、磷、镁的摄入，以及对维生素 D 本身的利用率有关。目前建议维生素 D 摄入量为 800~1 000IU/d，有利于预防维生素 D 缺乏性佝偻病，而不增加维生素 D 中毒风险。

国内外指南推荐的早产儿肠内和肠外营养需求如表 16-2 所示。

表 16-2　早产儿肠内和肠外营养需求

项目	肠内营养需求量 /(kg·d)⁻¹	肠外营养需求量 /(kg·d)⁻¹
能量	460~565kJ(110~135kcal)	335~419kJ(80~100kcal)
蛋白质	3.5~4.0g(体重 1~1.8kg) 4.0~4.5g(体重<1kg)	起始量 1.5~2.0g，可增至 3.5~4.0g
脂类	5~7g	起始量 1.0g，不超过 3.0g
二十二碳六烯酸	12~30mg	—
花生四烯酸	18~42mg	—

续表

项目	肠内营养需求量/(kg·d)⁻¹	肠外营养需求量/(kg·d)⁻¹
碳水化合物	10~14g	起始量 4~8mg/(kg·min)，不超过 11~14mg/(kg·min)
电解质		
钠	69~115mg	2.0~3.0mmol
钾	66~132mg	1.0~2.0mmol
氯化物	105~177mg	—
钙盐	120~230mg	0.6~0.8mmol
磷酸盐	60~90mg	1.0~1.2mmol
镁	8~15mg	0.3~0.4mmol
微量元素		
铁	2~3mg	0.2mg
锌	1.1~2.0mg	0.4~0.45mg
铜	100~132μg	20μg
硒	5~10μg	2.0~3.0μg
锰	≤27.5μg	1.0μg
碘	11~55μg	1.0μg
钼	0.3~5.0μg	1.0μg
铬	30~1 230ng	0ng
水溶性维生素		
维生素 C	11~46mg	15~25mg
维生素 B_1	0.14~0.30mg	0.35~0.50mg
维生素 B_2	0.2~0.4mg	0.15~0.20mg
烟酸	0.38~5.50mg	4.0~6.8mg
维生素 B_6	0.05~0.30mg	0.15~0.20mg
叶酸	35~100μg	56μg
维生素 B_{12}	0.10~0.77μg	0.3μg
泛酸	0.33~2.10mg	1.0~2.0mg
生物素	1.7~16.5μg	5.0~8.0μg

续表

项目	肠内营养需求量/(kg·d)$^{-1}$	肠外营养需求量/(kg·d)$^{-1}$
脂溶性维生素		
维生素 A	400~1 000µg RE	150~300µg RE
维生素 D	800~1 000IU/d	0.8µg
维生素 E	2.2~11mg	2.8~3.5mg
维生素 K$_1$	4.4~28µg	10.0µg
胆碱	8~55mg	—
肌醇	4.4~53mg	—

注：① 2005 年 ESPGHAN 指南根据 Schoefield 公式估计新生儿肠外营养的能量需要量为 100~120kcal/(kg·d)，而后蔡威等通过测定实际能量消耗提出我国正常新生儿的能量消耗低于估计值，2013 年《中国新生儿营养支持临床应用指南》建议早产儿肠外营养的能量摄入为 80~100kcal/(kg·d)；②维生素的单位换算。1µg 视黄醇当量（RE）= 1µg 全反式视黄醇 = 3.3IU 维生素 A，10µg 维生素 D = 400IU，2.8mg α- 生育酚 = 2.8IU 维生素 E。

第三节　早产儿开始胃肠内喂养的时间

　　尽早给予早产儿经肠道喂养已经越来越受到重视。尽早喂养的目的不在于通过胃肠道给予充足营养物质，而在于促进胃肠道动力和功能的成熟。经肠道喂养失败的主要原因是胃肠动力的不成熟，另外胃肠激素也参与食管、胃和肠道黏膜肌肉协调有序的收缩。早产儿出生后根据其胃肠道生理特点应在静脉营养的同时尽早开始经肠道喂养，以促进其功能的发育成熟。

　　既往由于对坏死性小肠结肠炎（necrotizing enterocolitis，NEC）的恐惧，使得人们往往在早产儿生后采用较长时间的肠道外营养方式，但是，研究表明给予肠道喂养每日增加量超过 25ml/kg，发生 NEC 的危险性增高，然而延迟肠道内喂养并不降低发生 NEC 的危险性，也没有资料证明延长给予肠道外营养可以预防 NEC。尽管肠道外营养使许多喂养不耐受的早产儿得以存活，但肠道内营养对肠道本身的结构和功能的成熟十分重要，实验表明采用全静脉营养的小鼠仅禁食 3 天就出现肠黏膜萎缩和乳糖酶缺乏。因此目前仍主张在静脉营养同时早期加用肠道内微量喂养（minimal enteral nutrition，MEN），有助于胃肠动力的成熟和改善对喂养的耐受性。

　　目前认为，无先天性消化道畸形及严重疾患、血流动力学相对稳定者应尽早开奶。对于出生体重>1 000g 的早产儿可于出生后 12 小时内开始喂养，有严重围产期窒息、脐动脉插管或出生体重<1 000g 的早产儿可适当延迟至 24~48 小时开奶。不能耐受肠内喂养的早产儿可在生后 24 小时内应用肠外营养补充所需能量及多种营养素。肠内激素对于肠道有营养作用,尽早的喂养可能有利于肠内激素的释放,早产儿越早开始胃肠道内营养,越能促进胃肠功能成熟。一般在生后 3 天内开始,在 2~3 周内达到完全肠内喂养。有学者对极低出生体重儿肠道内营养不耐受危险因素进行研究,结果显示唯一与不耐受相关的危险因素是最初开始喂养的日龄,其他因素如分娩方式、1 分钟 Apgar 评分、种族、出生窒息复苏史、出生体重、多胎妊娠、乳品种类、低血压、呼吸窘迫综合征、动脉导管未闭、败血症、机械通气、茶碱及吲哚美辛治疗等与喂养不耐受无显著相关,认为要促进极低出生体重儿肠道内营养的耐受性,应在最初的 72 小时内尽可能早地开始喂养。

第四节　乳类的选择

一、母乳

母乳(breast milk)是早产儿喂养的最佳选择,是婴儿(尤其是 6 个月以下的婴儿)最适宜的食物。目前 WHO 和中国各级妇幼机构均鼓励母乳喂养应至少持续至生后 6 个月,积极倡导早产儿出生后一旦开始喂养,首选亲母母乳喂养。

母乳中含有 2 000 多种成分,其中对婴儿有益的有 300 多种,是适合婴儿食用的最佳食物。其中含有的水分、碳水化合物、脂肪、蛋白质、矿物质、维生素等众多营养成分,以及抗病原微生物具有免疫活性的物质,对婴儿的健康、生长发育、茁壮成长都具有重要作用。母乳喂养还具有增进母婴感情、经济、方便、温度适宜的优点,还有利于母亲的产后康复等。

在母乳的主要成分中,①水分:是婴儿健康成长的重要营养物质之一,母乳中水分占87%,能够满足婴儿生长发育所需的水分;②碳水化合物:其中的主要碳水化合物是乳糖,能够提供婴儿所需能量的 40%~50%,能够促进中枢神经系统发育、提供大脑能量、决定母乳渗透压、促进钙吸收,在婴儿生长中发挥重要作用;③脂肪:提供婴儿所需能量的 40%~50%,为婴儿提供了足够的能量,其中长链不饱和脂肪酸、DHA、胆碱、胆固醇对大脑和视神经发育至关重要,能促进维生素 D 合成;④蛋白质:占母乳的 9%,主要由酪蛋白和乳清蛋白组成,其中酪蛋白含磷少,在胃中遇酸后形成的凝块小,易被消化,而乳清蛋白有利于促进乳糖蛋白的合成。蛋白质在母乳中虽然比例低,但发挥的功能强大。母乳中蛋白质除了作为重要的营养物质保证婴儿的体格生长和器官发育外,其中的乳铁蛋白、白蛋白、免疫球蛋白、溶菌酶等具有重要生物活性功能的蛋白质,帮助婴儿抵御病原微生物侵犯,促进肠道发育,改善消化功能,帮助营养物质转运及正常菌群定植等;⑤矿物质:如钙、磷、镁、钠、锌、铁、铜等,有助于促进婴儿心血管、骨骼的发育。虽然母乳中的钙、磷成分可能没有配方乳高,但是两者比例合适,更易被婴儿消化、吸收;⑥维生素:母乳中除维生素 K 和 B 族维生素含量较低外,其他维生素的含量均可满足婴儿的生长发育所需,尤以维生素 A、烟酸以及维生素 C 含量较高。此外,母乳中还有不可替代的免疫细胞成分,不仅能够帮助婴儿抵御病原微生物侵犯,还对婴儿免疫功能的发育和成熟具有重要作用。因此母乳喂养能够有效降低婴儿出现消化不良、呼吸道、消化道及皮肤感染、免疫功能不成熟而致疾病的风险。

母乳喂养的早产儿最初的生长速度是令人满意的,但随着泌乳期延长母乳中蛋白质等营养成分含量下降,常常无法满足早产儿的生长发育所需,还可能出现钙磷代谢失调和代谢性骨病。这时有必要在提供母乳的同时加用母乳强化剂(human milk fortifier,HMF)。

二、强化母乳

尽管母乳是新生儿的最佳食品,但对于较小的早产儿,特别是胎龄小于 32 周的早产儿来说,纯母乳喂养并不能完全满足早产儿正常生长的营养需求,尚需额外补充蛋白、钙、磷、钠及其他一些维生素、微量元素等营养成分。国内外许多指南或专家共识均建议对有指征的早产儿实施母乳喂养时使用母乳强化剂,强化母乳能提高蛋白质和其他营养素含量、增加能量密度,从而适应早产儿追赶生长所需,保证其体格发育及骨骼健康。母乳强化剂是包含牛乳清蛋白或其水解蛋白、母乳蛋白、脂肪(中链甘油三酯)、葡萄糖聚合物或糊精 - 麦芽糖复合剂、维生素、微量元素和矿物质如钠、氯、钾、钙、磷、镁、铁等多种营养素的一种营养强化剂,它是针对早产儿母乳的一种营养强化。回顾性 Cochrane 分析结果表明:母乳强化剂能促进生长,增加机体氮储备和骨矿物质水平。有研究显示,与早产儿配方奶相比,强化的母乳能显著保护早产儿,减少感染和坏死性小肠结肠炎的发生,有利于早产儿生长;且完全充足的强化母乳比部分强化母乳、部分配方奶喂养能减少超低出生体重儿(ELBWI)晚发败血症和坏死性小肠结肠炎的发生率。关于母乳强化剂的使用见本章第六节母乳强化剂的使用。

三、早产儿配方

没有母乳(含捐赠母乳)、母乳不够或不能进行母乳喂养时,可选用早产儿配方乳。早产儿配方适用于胎龄在 34 周以内或体重 <2kg 的早产儿,含有更高的能量、蛋白质、矿物质、微量元素和维生素,每 100ml 可提供 70~100kcal 能量、至少 2g 蛋白质及其水解产物和 8~9g 碳水化合物,而渗透压与足月儿配方相当,为 250~320mmol/L。早产儿配方的乳糖水平减少,代之以高分子量葡萄糖聚合物,蛋白质和脂肪的类型也更有利于早产儿消化和吸收。随机临床试验表明,早产儿配方(与足月儿配方比较)能提高生长速度和智商(intelligence quotient,IQ)评分,在小于胎龄的早产儿和男性早产儿更为明显。早产儿配方和足月儿配方喂养的新生儿 NEC 的发生率无显著性差异。

四、早产儿出院后配方

早产儿在出院后大部分可能存在生长障碍和神经精神发育受限,以及骨矿物质含量不足,出院后合理的营养策略同样重要,是提高早产儿生存质量的关键环节。早产儿出院后首选喂养方式是母乳＋母乳强化剂喂养。单纯的母乳喂养对足月儿无疑是最好的营养源,但对于早产儿、低出生体重儿不能一概而论。有研究指出对于出院后早产儿,单纯母乳喂养可能会导致其营养素摄入不足的问题。在没有母乳强化剂供应的情况下,早产儿出院后配方(营养水平介于早产儿配方和足月儿配方之间)可以很好地补充母乳中不足的早产儿营养素。早产儿出院后配方营养素水平更合理,且渗透压不高,可以满足早产儿出院后的特殊营养需求。

出院时体重低于正常的早产儿出院后需要过度营养支持。继续强化营养支持是必要的,不能简单地把出院后的早产儿等同足月儿看待;但继续使用院内早产儿配方可能会导致某些营养素过度摄入,如过高的能量、钠、钾和蛋白质等摄入,导致过度生长或增加肾脏负担等问题。另外,不能简单将足月儿配方与院内早产儿配方混合喂养,首先是出于安全性考虑,因为渗透压及肾溶质负荷等因素对早产儿很重要,简单将足月儿配方与院内早产儿配方混合喂养,渗透压及肾溶质负荷是无法控制的;其次,简单的混合,无法准确估计营养素的摄入量,可能导致过度喂养或喂养不足的问题。早产儿出院后配方一方面可以防止早产儿营养不足并支持追赶性生长,另一方面也可以防止出院后因营养过剩而带来对远期健康的不良影响。

2009 年,美国儿科学会认为出院后配方可以用至婴儿的体重和身长维持在标准值的第25 百分位以上,或 PMA 达 9~12 个月。我国 2013 年《新生儿营养支持临床应用指南》建议,出院时仍有生长迟缓的早产儿,应定期监测生长指标以做出个体化喂养方案选择,生长指标达到矫正月龄标准的 25~50 百分位可转换成标准婴儿配方喂养。早产儿出院后配方与标准婴儿配方的营养成分含量对比见表 16-3。

表 16-3 每 100ml 早产儿配方、早产儿出院后配方和标准婴儿配方的营养素含量

营养素	单位	早产儿配方	早产儿出院后配方	标准婴儿配方
能量	kcal	80~81	72~74	67~68
蛋白质	g	2.2~2.4	1.85~1.90	1.5~1.7
脂肪	g	4.1~4.3	3.4~4.1	3.5~3.6
碳水化合物	g	8.6~9.0	7.7~8.0	7.3~7.6
钙	mg	134~146	77~90	51~53
磷	mg	67~73	46~49	28~36
铁	mg	1.2~1.4	1.3~1.4	1.0~1.2
钠	mmol	1.3~1.5	1.0~1.1	0.7~1.2
钾	mmol	2.1~2.7	1.9~2.2	1.7~1.9
氯	mmol	1.9~2.0	1.5~1.7	1.1~1.4

续表

营养素	单位	早产儿配方	早产儿出院后配方	标准婴儿配方
维生素 A	IU	250~1 000	330~340	200~204
维生素 D	IU	70~192	52~59	41
维生素 E	IU	3.2~5.0	2.6~3.0	1.4
维生素 K	μg	6.5~9.7	5.9~8.0	5.4~5.5

第五节　母乳喂养策略

正常新生儿娩出后宜尽早吸吮。WHO 专家建议出生后的 10~30 分钟新生儿吸吮反射能力最强,因此吸吮应在产后 30 分钟内进行,婴儿出生后尽可能母婴同室,有利于新生儿生后早期建立母乳喂养。母亲均应直接乳房喂养,必要时可泵出乳汁用奶瓶喂养,但不建议频繁泵乳。

早产儿由于胎龄不同,各器官功能发育成熟程度不同,特别是极低或超低出生体重儿在出生早期不能实现全肠内喂养,目前尽可能采用早期微量母乳喂养。通常于生后 24~72 小时开始喂养,每天喂养量< 24ml/kg,维持 3~5 天。出生体重<1 500g 早产儿,无临床异常情况,可于生后 12 小时开始尝试肠内微量喂养。微量母乳喂养的目的一方面是给予营养物质,更重要的是通过喂养促进消化道动力和消化功能的成熟,以及给予部分免疫活性成分帮助早产儿抵御病原微生物的侵犯。早期微量喂养可以促进小肠绒毛和消化酶的发育,改善肠动力和消化吸收功能,有助于肠道微生态建立,预防感染和 NEC,减低局部和全身炎症反应。

采集后 48 小时内不能喂养的母乳应置于 –20℃冰箱内冰冻保存,母乳在容器内的储存量通常应不超过容器的 3/4,每次采集分开保存,不可将新鲜母乳直接加入已冰冻的母乳中储存;条件允许时使用单独储存母乳的冰箱,无法做到单独储存时将母乳与冰箱内其他物品隔开,按采集时间顺序依次放置。吸出母乳在不同温度下的储存时间分别为:–20℃以下可储存 6~12 个月,–20~–5℃可储存 3~6 个月,4℃可储存 48~96 小时,4~15℃可储存 24 小时,室温下(20~30℃)可储存 4~6 小时。

不建议母乳喂养的情况包括:人类免疫缺陷病毒(HIV)、人类嗜 T 细胞病毒(HTLV)感染;单纯疱疹病毒、梅毒螺旋体感染累及乳房,皮损未愈合;短期内接受同位素诊疗或暴露于放射性物质;短期内接受抗代谢药物或其他化疗药物治疗等。活动性结核、CMV 感染(小胎龄早产儿)时母乳需经巴氏消毒后喂养。若母亲为乙肝病毒(HBV)感染或携带者,可在婴儿出生后 24 小时内给予特异性免疫球蛋白,并接受乙肝疫苗免疫后给予母乳喂养。

为了提高母乳喂养成功率,母亲在孕期就要进行母乳喂养相关知识教育。母婴机构应有明确的母乳喂养书面建议,并应常规传达给员工,每位员工应具备足够的知识、能力及技巧帮助实施母乳喂养;母婴机构应向孕妇及家属宣传母乳喂养的益处及实施方法,并规划和协调出院后母婴相关服务,以便父母及婴儿获得母乳喂养的持续支持。采用生长曲线监测体重增长速率是评估母乳喂养有效性的重要依据。母乳喂养婴儿的体重增长不足时,应详尽分析母亲与婴儿双方的原因,必要时转诊至相关专科。

第六节 母乳强化剂的使用

一、母乳强化剂的种类

母乳强化剂(human milk fortifier,HMF)按照制备原料不同分为人乳来源、牛乳来源或其他哺乳动物乳来源的母乳强化剂,牛乳来源的母乳强化剂因为成本相对较低,在我国的临床实践中广泛使用;按照性状不同分为粉状和液态母乳强化剂,粉状母乳强化剂是目前临床上常用的产品;按照蛋白质特性分为水解蛋白和非水解蛋白母乳强化剂。此外,根据早产儿的体格生长及蛋白质营养状况,亦有单纯的蛋白质补充剂可供选择。目前中国市场上常见的3种复合配方的母乳强化剂是 FM85、Similac 和 Enfamil,其成分见表 16-4。

表 16-4 每 100ml 母乳中加入足量母乳强化剂后增加的能量和营养物质

营养成分	单位	/4g Enfamil	/5g FM85	/4g Similac
能量	kcal	14.00	17.35	14.00
蛋白质	g	1.1	1.0	1.0
脂肪	g	1.000	0.019	0.360
碳水化合物	g	<0.40	3.30	1.80
维生素 A	IU	950	500	620
维生素 D	IU	150	100	120
维生素 E	IU	4.6	3.0	3.2
维生素 K	μg	4.4	4.0	8.3
维生素 B_1	μg	150	50	233
维生素 B_2	μg	220	100	417
维生素 B_6	μg	115	50	211
维生素 B_{12}	μg	0.18	0.10	0.64
烟酸	μg	3 000	800	3 570
叶酸	μg	25	50	23

营养成分	单位	/4g Enfamil	/5g FM85	/4g Similac
泛酸	μg	730	400	1 500
生物素	μg	2.7	3.0	26.0
维生素 C	mg	12	10	25
钙	mg	90	75	117
磷	mg	50	45	67
镁	mg	1.0	2.4	7.0
铁	mg	1.44	1.30	0.35
锌	mg	0.72	0.80	1.00
锰	μg	10.0	6.0	7.2
铜	μg	44	40	170
钠	mg	16	20	15
钾	mg	29	42	63
氯	mg	13	17	38

二、母乳强化剂使用对象和使用时间

根据 2019 年我国《早产儿母乳强化剂使用专家共识》推荐,母乳强化剂使用对象包括:①出生体重<1 800g 的母乳喂养早产儿;②宫外生长迟缓早产儿、未完成追赶生长的小于胎龄早产儿、因疾病状况限制液体入量的早产儿、出院后早期生长落后的早产儿。需个体化评估体格生长或生化指标,在医务人员指导及监测下使用。

目前国内外针对母乳强化剂开始使用时间的研究结果尚不统一。多数学者认为何时开始使用母乳强化剂需根据早产儿喂养量考虑,但对于早产儿喂养量达到多少开始母乳强化尚无统一意见。母乳强化应用研究协作组建议喂养量达到 80ml/(kg·d)时开始添加母乳强化剂;中国医师协会新生儿科医师分会营养专委会提出,母乳喂养量达到 80~100ml/(kg·d)时开始添加母乳强化剂。临床实践中,母乳强化剂添加时机需考虑和评估早产儿加奶速度,加奶速度快者可稍晚添加母乳强化剂,否则,需早些添加。

根据 2019 年我国《早产儿母乳强化剂使用专家共识》推荐,母乳强化剂的使用时机:①对于有母乳强化剂使用指征的早产儿,建议母乳喂养量达 50~80ml/(kg·d)时开始使用母乳强化剂,需注意个体差异;②出生早期不具备母乳强化剂使用指征的早产儿,如后期出现生长落后或因疾病限制液体入量而需要使用相对高能量密度喂养物时,可在医生指导下择时使用。

三、母乳强化剂的使用方法

母乳强化剂使用要求从半量强化开始,如早产儿能够耐受,3~5 天内应达到标准的足量强化；如早产儿对母乳强化剂耐受性差，可适当延长达到足量强化的时间。但从开始强化到全量强化的时间不宜拖延过长，否则可能增加院内感染、肠外营养相关不良反应以及出院时宫外生长发育迟缓（EUGR）的风险。

母乳强化剂必须加入母乳中使用。使用量需遵医嘱，添加剂量要准确，使用前需充分溶解、混匀。医院内添加母乳强化剂需按无菌操作原则在配奶间进行；家庭中添加母乳强化剂需遵循清洁操作原则。根据我国医院现行管理现状及操作流程，结合母乳渗透压升高主要发生在添加母乳强化剂后2小时内，建议使用母乳强化剂时现配现用。

按照标准强化母乳后，每100ml母乳可增加能量13~18kcal、蛋白质1.0~1.45g、钙75~117mg、磷43.8~67mg、铁0.35~1.8mg，即每100ml母乳强化后能量密度可达80~85kcal、蛋白质2.5~3.0g、钙100~130mg、磷50~80mg、铁0.44~1.89mg，其他成分如多不饱和脂肪酸、各种矿物质、微量元素和维生素也有相应强化及补充。添加HMF使母乳能量密度达80~85kcal/100ml为足量强化，HMF用量减半、母乳能量密度72~74kcal/100ml为半量强化（表16-5）。

表 16-5　适于早产儿的不同能量等级的乳类

能量	人乳	配方乳
100$^+$kcal/100ml	—	高能量配方
80$^+$kcal/100ml	全量强化	早产儿配方
70$^+$kcal/100ml	半量强化	早产儿出院后配方
60$^+$kcal/100ml	未强化	普通配方

四、母乳强化剂的强化原则

母乳强化剂应用遵循个体化原则。母乳成分具有个体差异及随时间变化的特性，初乳及过渡乳中蛋白质含量为1.8~2.4g/100ml，此后阶段母乳中蛋白质含量多<1.5g/100ml，因此，推测的母乳中蛋白质含量多高于实际水平。捐赠乳多为足月儿母亲成熟乳，其蛋白质含量更低，分娩后2~3周母乳中钙、磷、镁的含量也会随时间而明显下降。同时，由于每个早产儿宫内营养储备状况，消化吸收和代谢能力，出生后发生的并发症和治疗措施的不同，以及母亲营养状况、饮食习惯及遗传等因素影响，均会带来母乳营养素含量的变化与差异。因此，母乳标准强化喂养可能无法满足所有极低出生体重早产儿各种营养素的需要。针对母乳标准强化喂养后仍存在生长速度落后的早产儿，提出了母乳强化应遵循个体化的原则。

个体化母乳强化的方法主要包括"调整性强化"及"目标性强化"，目的是通过强化母乳喂养达到相应胎龄早产儿的目标营养摄入量。①调整性强化：基于早产儿代谢反应状况进行个体化强化。在肾功能及出入量正常的情况下，根据蛋白质摄入量与血尿素氮（blood urea nitrogen，BUN）水平进行评估，当BUN<3.2mmol/L时提示蛋白质摄入不足，BUN>5.0mmol/L时提示蛋白质摄入过量。这种调整性强化方法被认为是有效并且安全可行，可以较好地促进早产儿的蛋白质摄入及体格生长。②目标性强化：以定期母乳成分分析为基础，根据母乳中的蛋白质含量及能量密度来确定母乳强化剂添加量，但该方法仅按蛋白质摄入值进行目标性强化。目标性强化方法被认为是通过确定母乳中主要营养成分含量而采取的针对性的精准强化方法，但是由于没有参考早产儿个体代谢及营养吸收方面的差异，同时操作也受检测设备可行性和检测方法准确性的制约，临床应用受到一定限制。

总之，对于母乳标准强化喂养过程中生长状况不理想的早产儿，可通过监测早产儿体格生长速率、生长水平、母乳成分、早产儿营养代谢指标进行个体化强化。

五、母乳强化剂使用过程中的监测

无论是在 NICU 住院期间还是出院后，母乳强化应用过程中均需要对早产儿体格生长进行定期的监测，通常采用早产儿体格生长曲线进行评估，同时配合必要的血液生化指标进行监测。具体包括：①体格生长指标监测。PMA 40 周之前采用 Fenton 生长曲线，PMA 40 周后按照矫正月龄、参照正常婴儿的生长标准进行评估，可采用 2006 年世界卫生组织的儿童生长曲线或 2018 年我国儿童生长曲线。住院期间每周测量一次，出院后每月测量一次。早产儿体重增长速率在 NICU 住院期间应达到 15~20g/(kg·d)，出院后早期平均 25~30g/(kg·d)。应维持生长速率沿着其出生时的百分位数增长，如果低于出生时百分位数则提示营养缺乏。体格生长除了需要关注体重、身长、头围的绝对增长外，还需关注各指标之间的关系。②血液生化监测。包括血 BUN 及血钙、血磷和碱性磷酸酶，此外还需进行血红蛋白水平、血电解质水平等的监测。住院期间每 1~2 周监测一次生化指标。

六、母乳强化剂使用期间的注意事项

现行使用的母乳强化剂对多种维生素和矿物质进行了添加，但不同品种之间添加量有差异，且通常添加量不能完全满足早产儿的需求，使用中需予以关注。对母乳强化剂补充不足的部分，应在监测评估下进行额外的补充。母乳强化剂使用期间，需根据营养指南对早产儿各营养素用量的推荐，结合母乳强化剂中维生素 A、D 及钙、磷、铁等营养素含量，对相关营养素进行差额补充。

母乳强化剂中所含的蛋白质和矿物质等成分加入母乳后会提高母乳渗透压，而乳汁渗透压过高可延缓胃排空、增加肠道内渗透压，可能导致胃肠道黏膜缺血，增加 NEC 风险。因此，母乳强化剂使用过程中还需监测血电解质和酸碱平衡。

此外，还需注意强化剂中牛乳蛋白可能带来的喂养不耐受问题，由于早产儿对牛乳蛋白来源的母乳强化剂较人乳来源的母乳强化剂耐受性差，对于一些肠道发育极不成熟的超早产儿以及极低出生体重儿、NEC 术后早产儿，在使用母乳强化剂之前需认真评估其耐受能力，并注意在使用过程中进行密切监测。

七、母乳强化剂停用时间

早产儿母乳喂养及强化策略要结合其出生后的纵向生长速率和追赶生长实际情况施

行。目前国内外有关母乳强化剂应使用多长时间及何时停用的文献报道不多。我国 2016 年制定的早产儿出院后喂养建议提出，根据早产儿出生胎龄、出生体重、喂养状况、体格生长评估，以及相关并发症对早产儿营养状况影响的风险评估，决定母乳强化程度及母乳强化剂使用时间。原则上主要是根据体格生长状况决定，停用母乳强化的标准通常为：当适于胎龄早产儿体重、身长及头围达到相同校正月龄、同性别婴儿测定值的第 25~50 百分位（$P25~P50$），同时还需考虑个体生长指标增长速率，注意避免身长别体重（体重／身长）> $P90$；小于胎龄早产儿各指标达到 $P10$ 时，即可逐渐停止添加母乳强化剂，继续追赶生长在后期逐渐完成。欧洲儿科胃肠、肝病营养协会（ESPGHAN）建议母乳强化至少持续到 PMA 40 周，或根据生长情况持续到 PMA 52 周。

停用母乳强化时首先应逐渐减少母乳强化剂用量，在能保持良好的生长速率及体格生长参数百分位的情况下，转换为非强化母乳喂养。减停母乳强化剂期间需监测早产儿的生长情况和血生化指标，如生长速率和各项指标的百分位数出现下降及血生化异常等，可酌情恢复部分母乳强化。

部分住院期间使用母乳强化剂的早产儿，特别是部分小于胎龄早产儿、发生 EUGR 的早产儿及部分需要限制液体入量的早产儿，出院后依然需要营养强化喂养一段时间。建议出院后短时间内（通常 1~2 周）维持住院期间母乳强化状态及水平，后根据体格生长状况决定是否继续使用母乳强化剂及其用量。如果个别早产儿经过积极营养管理体格生长仍持续落后于生长目标，应考虑是否存在其他因素影响生长，在继续多角度营养管理的同时，接受进一步医疗评估检测及指导。

第七节　早产儿喂养途径和方法

一、经口喂养

适用于胎龄 32~34 周以上，吸吮、吞咽和呼吸功能协调的早产儿。对于胎龄 <32~34 周、吸吮和吞咽功能不全以及因疾病或治疗因素不能经口喂养的早产儿需要进行管饲喂养。

二、间歇性胃管法

最常用，分经鼻和经口两种。经鼻喂养使通气减少，气道阻力和呼吸功增加，易导致周期性呼吸和呼吸暂停的发生，因而倾向于选择经口胃管喂养。间断喂养操作简便，根据患儿肠道耐受情况间隔 1~4 小时输注，每次输注时间持续 0.5~2 小时（建议应用输液泵），这种方法能较好地诱发胃肠激素的周期性释放，较快地促进胃肠道功能成熟。但喂养不耐受、胃潴留的发生较持续喂养高，注入乳汁后有可能引起胃过度扩张。喂养用量与添加速度见表 16-6。

表 16-6　管饲喂养用量与添加速度

出生体重 /g	间隔时间	开始用量 / [ml·(kg·d)$^{-1}$]	添加速度 / [ml·(kg·d)$^{-1}$]	最终喂养量 / [ml·(kg·d)$^{-1}$]
<750	q.2h.	≤10	15	150
750~1 000	q.2h.	10	15~20	150
1 000~1 250	q.2h.	10	20	150
1 250~1 500	q.3h.	20	20	150
1 500~1 800	q.3h.	30	30	150
1 800~2 500	q.3h.	40	40	165
>2 500	q.4h.	50	50	180

注:q.2h. 为每 2 小时 1 次;q.3h. 为每 3 小时 1 次;q.4h. 为每 4 小时 1 次。

三、持续性胃管法

间歇性胃管法对于某些极低出生体重儿来说常出现腹胀、胃内残留和误吸等,于是持续性胃管法便应运而生。目前采用连续 20~24 小时用输液泵输注喂养法,输液泵中的配方每 3~4 小时进行更换。此法仅用于间断喂养不能耐受的新生儿。

四、胃造瘘术

胃造瘘术 / 经皮穿刺胃造瘘术适用于长期管饲、食管气管瘘和食管闭锁等先天性畸形、食管损伤和生长迟缓的新生儿。

五、经幽门 / 幽门后喂养

经幽门 / 幽门后喂养包括鼻十二指肠、鼻空肠、胃空肠和空肠造瘘 / 经皮空肠造瘘,适用于上消化道畸形、胃动力不足、吸入高风险、严重胃食管反流者。但插管过深可能导致肠穿孔、营养吸收障碍,应引起注意。

第八节　早期微量喂养和非营养性吸吮

一、早期微量喂养

早期微量喂养(minimal feeding nutrition,MEN)即对于极低出生体重儿在生后 24~48 小时开始给予全浓度母乳或早产儿配方奶喂养,奶量 5~24ml/(kg·d),在加量前维持 5~10 天。采用经口胃管喂养,有持续或间断喂养两种方式。多倾向于首选间断喂养,可从 10~20ml/

(kg·d)、每 2 小时 1 次开始,或者从 0.5~2ml/kg、每 6 小时 1 次开始,然后逐渐加至每 4 小时 1 次和每 2 小时 1 次;如果使用持续喂养,出生体重 ≤1 000g 者从 0.5ml/(kg·h)开始、1 000~1 500g 者从 1.0ml/(kg·h)开始。

研究表明,早期微量喂养可促进胃肠激素的分泌,加速肠黏膜生长和胆汁分泌,促进胃肠蠕动,促进胃肠道发育成熟,从而更快地过渡到全胃肠道喂养;减少肠肝循环和黄疸光疗的时间;减少骨质稀疏发生;机械通气的早产儿接受早期微量喂养后,胃排空率提高,胃肠动力改善,达到全量肠内喂养的时间缩短。接受早期微量喂养的极低出生体重儿较少发生低血糖、脱水、高胆红素血症、氮质血症;早期微量喂养与吸入性肺炎、喂养不耐受、NEC 的发病无明显相关。有研究显示,微量喂养[20ml/(kg·d)]维持 10 天,然后每天增加 20ml/kg,直至每天 140ml/kg,降低了极低出生体重儿的 NEC 发生率。对于临床稳定的极低出生体重儿,早期开始微量喂养(不增量),5~7 天后以较快的速度[30~35ml/(kg·d)]增量,与常规速度[15~20ml/(kg·d)]增量比较,同样是安全的,不会增加 NEC 的发生率,而且前者体重增长更快。胎龄小于 32 周的婴儿,奶量增加过快,发生 NEC 的危险性增大。

早期微量喂养不是利用它的营养作用,而是利用它的生物学作用,早期微量喂养时肠道神经系统接受了来自肠黏膜受体的信息和刺激胃肠激素的释放,从而促进了胃肠动力的成熟。

二、非营养性吸吮

非营养性吸吮(non-nutritive sucking,NNS)是通过给婴儿口中放置无孔安抚奶嘴,以增加其吸吮动作,而无母乳和配方乳摄入的过程。NNS 在早产儿喂养中具有重要作用,主要体现在如下几个方面。

1. **促进胃肠道成熟和改善喂养不耐受** 非营养性吸吮在不增加能量摄取的情况下,通过刺激口腔黏膜的感觉神经末梢,兴奋迷走神经,刺激胃泌素分泌,调节胃肠肽水平,促进胃的蠕动和容受性舒张,使胃排空加快,缩短胃肠道转运时间。NNS 对胃肠激素分泌和胃肠动力的促进作用有利于早产儿胃肠道的生长发育,同时 NNS 促进吸吮反射的成熟,增加吸吮力,使早产儿更快地适应奶瓶喂养,提高早产儿的喂养耐受性,使其更快地从管饲喂养过渡到经口喂养。NNS 还可刺激口腔舌脂酶分泌,促进脂肪吸收。

2. **促进生长发育** 研究表明,在间歇性鼻胃管喂养期间给予吸吮无孔橡皮奶嘴(5~10min/ 次,7~8 次 /d)能够减少生理性体重下降的幅度,使早产儿恢复出生体重的时间明显缩短,加速早产儿体重和头围的增长,从而改善早产儿的营养状况。NNS 有利于早产儿保持安静,减少烦躁、哭闹的时间,降低能量消耗,并使早产儿容易入睡且睡眠更加平稳。

3. **减轻疼痛** 早产儿的痛觉感知比婴儿和成人更持久,有研究发现口腔触觉受体可调节 5- 羟色胺释放,提高疼痛阈值。当 NNS 吸吮次数达到 30 次 /min 时,可产生减轻疼痛的作用。研究显示,NNS 能够有效降低新生儿接受足跟采血时各种疼痛量表的评分,较好地保持采血时的血氧饱和度,明显缩短患儿啼哭持续时间和疼痛面容持续时间,提示 NNS 对于足跟采血所致的疼痛有较好的镇痛效果,有利于提高患儿舒适度,促进其生长发育和疾病康复。

4. **其他作用** 非营养性吸吮的其他作用包括：促进早产儿肝功能的成熟；促进胎粪排出，增加每日排便次数；缩短黄疸持续时间，减轻黄疸程度，降低高胆红素血症发生风险；减少呼吸、心率、血氧饱和度的波动；NNS 时经皮氧分压增加 0.3~0.5kPa，提示它能促进氧合作用；降低早产儿低血糖发生率等。

第九节 **早产儿喂养不耐受预防和处理**

早产儿由于消化系统发育不成熟，胃肠对食物耐受性差，容易导致喂养不耐受（feeding intolerance, FI），临床主要表现为胃潴留增加、呕吐和腹胀。早产儿在开始喂养的初期容易发生喂养不耐受，其发生率与胎龄和出生体重密切相关。FI 常发生于胎龄<32 周或出生体重<1 500g 的早产儿。有报道称出生体重<2 000g 的早产儿喂养不耐受发生率为 22.1%，而在 VLBWI 和 ELBWI 的发生率分别可达 55% 和 71%。FI 也可能是坏死性小肠结肠炎（NEC）或败血症等严重疾病的早期临床表现。FI 一旦发生，常导致营养不良、生长受限，并致达全肠内营养时间延迟，住院时间延长，严重威胁早产儿生存。因此，及时发现 FI，早期有效、安全干预十分必要。

一、早产儿喂养不耐受的诊断和评估

1. **早产儿喂养不耐受的诊断** 目前没有统一的标准，综合国内外文献报道，主要有以下要点：①呕吐；②腹胀，24 小时腹围增加大于 1.5cm，伴有肠型；或空腹腹围增长超过 2cm，或较前一次显著增加；③肠鸣音增加或消失；④胃潴留物，胃残留量超过前 3 小时喂养量的 1/2 或持续喂养时超过 1 小时的量或一次胃潴留量超过 2~3ml/kg 体重；胃残留物被胆汁污染或有咖啡渣样物；⑤粪便，大便频次增加；大便带血或潜血试验阳性；大便稀薄，还原物质超过 2%（乳糖吸收不良）；⑥其他临床表现，呼吸暂停和心动过缓的发生明显增加，喂养减量或延迟导致喂养中断。

2. **喂养耐受性评估** ①不必常规检查胃内潴留物；②只在胃内潴留物达到每餐最小喂养量时检查餐前胃内潴留量（体重<500g，2ml；500~749g，3ml；750~1 000g，4ml；>1 000g，5ml）；③不必常规测量腹围；④单纯的绿色或黄色胃潴留物并不重要；⑤呕吐胆汁样物提示可能存在肠梗阻；⑥有血性胃潴留物时需要禁食。

二、影响喂养耐受性的因素

胃肠道的蠕动和胃排空、粪便排出量、消化酶、乳品的类型、喂养量的多少、乳汁浓度、接受的药物、患病情况等都可影响喂养的耐受性。一旦发生 FI，应仔细分析可能导致 FI 的因素，特别是需要排查先天性胃肠道发育畸形、感染和 NEC，根据临床评估结果，针对不同原因进行相应处理。

三、早产儿喂养不耐受的防治策略

1. 尽早开始经胃肠道喂养　长期禁食不利于胃肠道成熟。乳汁中含有胃泌素、生长激素、表皮生长因子等多种激素和细胞因子有利于胃肠道发育、黏膜生长及胃肠动力发展。乳汁中蛋白质消化产物可直接刺激消化道分泌胃肠激素,促进消化道动力。乳汁中含有多种营养成分可直接作为消化道黏膜细胞的营养底物发挥消化道局部营养作用。

对于未成熟儿开始肠内喂养的时间有相当大的争议。然而,现都认为一旦临床上允许,应立即开始喂养。尽早的肠内喂养有利于内分泌适应,增强免疫功能和尽早出院。不同机构具体操作方案可能不一样,但一般都在生后前 3 天开始,要求 2~3 周内达完全肠内喂养。在下列情况可考虑推迟开始肠道喂养的时间:①围产期重度窒息;②机械通气;③血液动力学不稳定(使用升压剂);④严重败血症;⑤频发呼吸暂停和心动过缓;⑥出生前多普勒检查示脐动脉舒张末期血流消失;⑦脐动脉置管或动脉导管未闭且使用吲哚美辛治疗(有争议)。

2. 早期微量喂养和非营养性吸吮　许多临床研究表明,早期微量喂养和非营养性吸吮具有促进胃肠道成熟和提高喂养耐受性的作用,而未发现有不良反应(见本章第八节早期微量喂养和非营养性吸吮)。

3. 合理的乳类　美国儿科学会(AAP)和 WHO 均推荐早产儿首选亲母母乳喂养。有前瞻性队列研究显示,亲母母乳喂养发生 FI 的概率较捐赠人乳低,中断喂养的比例也明显降低。相比配方奶及混合喂养,纯母乳喂养可缩短全肠内营养时间、降低 FI 发生率;相比配方奶,纯母乳喂养可降低 NEC 发生率。在早产儿无法获得母乳的情况下,可使用捐赠人乳替代。一项对比捐赠人乳及早产儿配方奶对 FI 影响的 Cochrane 系统评价结果显示,捐赠人乳发生 FI 的风险与早产儿配方奶无明显差异,但 NEC 发生率低。在无法获得人乳的情况下,推荐使用早产儿配方奶。一项 Cochrane 系统评价比较了水解蛋白配方奶(部分及完全水解蛋白配方奶)及标准配方奶喂养时 FI 的发生率,发现水解蛋白配方奶并未降低 FI 发生率及 NEC 发生率,且相比早产儿配方奶,水解蛋白配方奶喂养的早产儿体重增长速度减慢。也有研究显示,使用水解蛋白配方奶喂养的早产儿较标准配方喂养的早产儿达全肠内营养时间早,FI 发生率下降。氨基酸配方奶是一种特殊的配方奶,常用于对牛奶蛋白过敏的患儿。有研究认为,早产儿出现严重 FI 时,使用氨基酸配方奶可明显减少胃残余量;使用氨基酸配方奶喂养的早产儿,粪便中钙防卫蛋白含量下降,提示氨基酸配方奶可能通过降低钙防卫蛋白的致炎作用而降低肠道炎症,改善 FI。不耐受整蛋白配方乳喂养的肠功能不全(如短肠、小肠造瘘等)者,可选用不同程度水解蛋白配方。虽然水解蛋白配方营养成分不适合早产儿喂养,但当发生喂养不耐受或内外科并发症时可考虑短期使用。

4. 合理的喂养途径　经胃管喂养的早产儿,一般采用间断胃管法,可激发胃肠激素周期性释放,促进肠道较快成熟;如不耐受,可改用持续胃管法,持续喂养可克服早产儿胃容量小和胃排空慢的缺点,降低能量消耗,增加十二指肠运动功能,胃内容物排空可能更迅速更完全;但有部分早产儿使用持续胃管法仍发生胃潴留、腹胀等,可考虑进行经幽门/幽门后喂养(见本章第七节早产儿喂养途径和方法)。也有研究认为,针对间断胃管法和持续胃管法不耐受的早产儿,采用持续喂养 2 小时、停 2 小时后再持续喂养 2 小时这种折中的方法有可能改善喂养的耐受性。

5. **初乳口腔免疫**　2009 年,Rodriguez 等首次提出初乳口腔免疫法,即使用初乳进行口咽部的预喂养,在喂养前 5 分钟用无菌注射器在患儿口腔内滴入初乳(一般为 0.2ml),初乳通过口腔黏膜吸收,刺激口咽部相关淋巴组织,可促进早产儿免疫系统成熟。研究发现,相比 0.9% 氯化钠溶液组,使用初乳口腔免疫法的早产儿,FI 发生率明显降低。目前初乳口腔免疫法开始的时间、频次及持续时间尚未统一,但均主张早期使用。多选择在生后 24 小时内进行,每 2~4 小时 1 次,持续 5~7 天,也有研究提出初乳口腔免疫可持续到 PMA 32 周或达全肠内营养。

6. **适当的奶汁浓度**　研究发现,当摄入比人乳高渗或低渗的溶液时,胃排空和肠转运都是减慢的;在给早产儿喂入稀释配方乳有胃内残留时,喂入不稀释配方乳能改善喂养的耐受性。乳汁的浓度对胃肠动力有影响,给予水喂养的婴儿只有少许,甚至无十二指肠动力反应,而给予全配方奶喂养时,动力活动显著增多。应避免使用无菌水、5% 葡萄糖和 10% 葡萄糖来开始喂养。如果使用配方奶在开始喂养时没有困难、能耐受,则可使用全奶,稀释没有必要。也有人主张对于 1 000g 以上的早产儿,除非特殊要求,否则全浓度母乳或配方奶喂养;而 1 000g 以下的早产儿,从母乳或稀释的配方奶开始,逐步增加浓度。

不同能量配方奶喂养时,早产儿肠动力反应不同,高能量配方奶喂养对肠动力反应有抑制作用,这种抑制作用随日龄增加而减小,如用早产儿配方乳发生喂养不耐受时,暂时改用普通配方或足月儿配方有可能改善喂养的耐受性,7~10 天后再改回早产儿配方。

7. **合理的喂养间隔时间及合理增加喂奶量**　奶量和喂养间隔时间也会影响喂养的耐受性,应根据其出生体重设置合理的起始奶量和喂养间隔时间,然后再根据其耐受性逐步调整(见表 16-6,表 16-7)。以往认为缓慢加量可提高早产儿的喂养耐受性,但有多项临床研究在低出生体重儿、极低出生体重儿和超低出生体重儿中对比快速加量[20~35ml/(kg·d)]和缓慢加量[10~20ml/(kg·d)]两种喂养策略,结果显示快速加量能更早实现全肠内喂养,缩短住院时间,而不增加喂养不耐受、NEC、败血症或死亡的风险。临床上喂养量增加的速度尚无定论,应根据早产儿个体情况及乳类(例如,同配方乳比较,母乳的增加速度可以适当快一点)区别对待。

表 16-7　优化早产儿肠内喂养的合理策略

项目	超低出生体重儿	极低出生体重儿
首选乳类	母乳	母乳
首次喂养时间	生后 6~48 小时内	生后 6~48 小时内
开始微量喂养	0.5ml/(kg·h)或 1ml/kg,q.2h.	1ml/(kg·h)或 2ml/kg,q.2h.
微量喂养时间	1~4 天	1~4 天

续表

项目	超低出生体重儿	极低出生体重儿
加奶速度	15~25ml/(kg·d)	20~30ml/(kg·d)
如持续喂养	+0.5ml/kg,q.12h.	+1ml/kg,q.8h.
如 q.2h. 喂养	+1ml/kg,q.12h.	+1ml/kg,q.8h.
强化母乳	达 50(开始)~100(足量强化)ml/(kg·d)	
目标能量摄入	110~130kcal/(kg·d)	110~130kcal/(kg·d)
目标蛋白质摄入	4~4.5g/(kg·d)	3.5~4g/(kg·d)

注:q.2h. 为每 2 小时 1 次;q.8h. 为每 8 小时 1 次;q.12h. 为每 12 小时 1 次。

8. 适当的药物干预

(1)益生菌:直接补充早产儿肠道内有益的生理菌群,这些菌群含有的各种酶能水解蛋白、分解碳水化合物、溶解纤维素、使脂肪皂化,从而促进食物的消化、吸收和利用;代谢过程中还产生大量有机酸、刺激肠壁蠕动,从而促进胃的排空;益生菌在肠道内还能维持黏膜屏障的完整性、抑制细菌移位、调节细菌定植、激活免疫防御和调节小肠炎症反应,改善早产儿的胃肠功能。目前研究较多的益生菌有乳酸杆菌、双歧杆菌、鼠李糖乳杆菌、布拉氏酵母菌等,但针对益生菌的种类、剂量、时机及疗程等尚无定论。故益生菌在临床的使用仍有一些争议,仍需大样本 RCT 研究来进一步论证。

(2)谷氨酰胺:谷氨酰胺是人体内含量最多的非必需氨基酸,是一种高效能量物质,为体内合成嘌呤、嘧啶及核苷酸提供氮的前体,参与体内酸碱平衡调节(为肾内氨生成的重要底物),运送氮源和氮源的提供者,是肠道黏膜细胞及各种快速生长细胞(如肠细胞、肾小管细胞、淋巴细胞、成纤维细胞、巨噬细胞)的代谢氧化燃料,被称为组织特需营养物。与肝脏或骨骼肌相比,小肠上皮细胞内谷氨酰胺池贮量很小,明显依赖于外源性谷氨酰胺的供给;小肠黏膜谷氨酰胺合成酶活性也很低;因此,早产儿有必要补充谷氨酰胺。研究表明,早产儿经胃肠道或静脉补充谷氨酰胺能改善喂养耐受性,缩短静脉营养时间,更快过渡到全胃肠道喂养,并能够降低 NEC 的发生率。

(3)红霉素:红霉素通过刺激胃肠神经丛中乙酰胆碱释放,促进神经丛 P 物质合成,血浆胃动素水平升高,使患儿胃排空加快,运动增加,反流减少。同时红霉素是一种胃动素激动剂,通过与胃黏膜上胃动素受体结合而促进胃肠蠕动,提高食管下段括约肌压力,促进食管蠕动,刺激胃窦收缩,使胃内容物有规律地自胃底向幽门方向流动,排入十二指肠抑制反流。红霉素治疗喂养不耐受的用法和剂量尚未达成一致。①开始应用的时间,预防性用药多在开奶时开始应用,治疗性用药多在奶量达全肠道内喂养量一半时开始应用(一般在 1 周以上);②有效性,对胎龄 32 周以上的早产儿给予小剂量(3~15mg/kg)可有效改善喂养不耐受,加快过渡至全肠内喂养,但对于胎龄不足 32 周的早产儿可能需要更大剂量;③安全性,目前普遍认为静脉应用红霉素的安全性证据尚不充足,建议口服给药,疗程一般不超过 14 天。2015 年,加拿大的《极低出生体重儿喂养指南》提出,临床使用红霉素仍有争议,尚无足够证据支持使用红霉素可预防或治疗 FI。不推荐常规使用红霉素。

（4）多潘立酮：多潘立酮也是一种促胃肠动力药物，可增强食管蠕动和食管下段括约肌压力，使胃肠道上部的蠕动和张力恢复正常，促进胃排空，增加胃窦和十二指肠运动，协调幽门收缩，从而缓解早产儿胃食管反流。国外研究发现，多潘立酮可促进早产儿胃排空。国内研究也认为多潘立酮可减少早产儿 FI 发生率。多潘立酮用法，每次 0.3mg/kg，每 6 小时 1 次，喂奶前 15 分钟口服，共 7~10 天。但因目前该药用于早产儿属超说明书用药，其安全性和有效性还需大样本高质量的证据支持，故不推荐常规使用。

9. **其他措施** 口腔按摩、腹部按摩、袋鼠式护理、减少禁食次数和每次禁食持续时间、促进胎便及时排出等护理措施都有可能在一定程度上改善喂养的耐受性。口腔按摩可通过被动刺激促进口腔肌肉及相关神经的发育，口腔按摩也可缩短达全肠内营养的时间。目前提倡联合非营养性吸吮和口腔按摩预防或治疗 FI。研究表明，联合以上 2 种方式进行口腔运动干预的患儿胃潴留、腹胀及呕吐发生的比例明显下降。袋鼠式护理又称"皮肤接触护理"，即通过母亲与新生儿的肌肤抚触来进行护理。有研究发现，采用袋鼠式护理的患儿达全肠内喂养时间明显缩短。联合采用袋鼠式护理及常规护理比单纯采用常规护理可更加有效降低 FI 患儿呕吐、腹胀及胃潴留的发生，同时还可降低 NEC 的发生率。一项系统评价的结果显示：腹部按摩可显著减少早产儿胃残余量及呕吐次数。推荐腹部按摩频率为 2 次/d，每次 15 分钟，以顺时针方向轻柔按摩，根据患儿个体情况，按摩总时间为 5~14 天。肠道阻塞、胎便黏稠度升高会减慢胃肠运动，增加胃潴留等。胎便的正常排尽与肠道功能及 FI 息息相关。研究显示，发生 FI 早产儿其胎便排尽时间平均约为生后 12 天，比未发生 FI 者明显延长。促胎便尽早排出可在一定程度上改善喂养的耐受性。目前常用的促排泄方法包括甘油制剂灌肠、0.9% 氯化钠溶液灌肠。

第十节　早产儿营养评估

营养管理是早产儿面临的最大挑战，一方面，早产儿宫内营养储备不足，发育不成熟、消化吸收功能弱；另一方面，出生后并发症多，代谢消耗多，快速生长也需要更多的能量和营养素，从而造成早产儿供需矛盾非常突出。营养摄入不足，可致宫外生长迟缓，出现体格发育落后、骨矿化不良，并增加神经系统发育和预后不良的概率；而营养摄入过多，又可能使远期心血管疾病和代谢综合征发生风险增高。早产儿营养支持目标不仅要达到相似胎龄的正常胎儿在宫内的生长速率，而且要达到与正常胎儿相似的体成分和功能状态。《中国早产/低出生体重儿喂养建议》指出，早产儿营养目标应满足生长发育需求，促进组织器官成熟，预防营养缺乏或过剩，保证神经系统发育且有利于远期健康。早产儿营养支持可分为四个阶段：第一个阶段即院内早期，以肠外营养为主，启动肠内喂养；第二个阶段即院内营养过渡期，逐渐增加肠内营养，减少肠外营养；第三个阶段即院内后期，实施全肠内喂养；第四个阶段即出院后的喂养。为达到营养支持目标,在营养支持过程中,必须做好监测与评估(表16-8),适时调整营养支持方案。如果生长不充分,可在喂养耐受下,适当增加喂养量和能量,能量通过适当增加配方奶浓度或补充脂肪、碳水化合物来实现;如果存在其他生化指标的异常,需要额外干预,如低蛋白血症时增加蛋白质摄入,低钠或低钾时补充钠盐或钾盐,酸中毒时给予碳酸氢盐等。

1. **液体、能量及营养素评估**　评估每日液体、能量及各种营养素摄入量。

2. **生长参数评估**　①每天评估体重,至少每天增加15g/kg;一旦婴儿达到2kg,每天体重增量目标应该为20~30g/kg。②每周评估身长,至少每周增加1cm。③每周评估头围,至少每周增加1cm。

3. **生化评估**　前2周每周检测1次,如指标正常改为隔1周检测1次。①通过检测血清中钙、磷、碱性磷酸酶的含量来评估骨中矿物质水平。②通过检测血清中白蛋白和尿素氮水平来评估机体蛋白质状况。③接受利尿剂治疗、限制摄入量以及生长缓慢的婴儿,应对其电解质包括血清钠,氯化物以及碳酸氢盐进行评估。④监测血红蛋白和网织红细胞计数用来评估有无贫血。⑤对于存在异常丢失的婴儿可能要测定血浆中锌水平,包括肠造口的婴儿。

4. **运用生长曲线进行评估**　Fenton曲线是当前早产儿早期生长评价的最主要方法。早产儿本身的生长曲线至少应该维持和标准生长曲线呈平行趋势,否则要考虑是否有摄入奶量不足或营养以外的其他原因存在;还应注意身高别体重指标,反映生长的匀称程度。头围的增长对神经系统的发育评估尤为重要,头围的追赶最早出现,其次是体重,最后为身长。出院后早产/低出生体重儿的追赶性生长常表现在1岁以内,尤其前半年;矫正6月龄以内理想的体重增长水平应在同月龄标准的第25百分位。

表 16-8　肠内喂养早产儿的营养评估

评估指标	评估频度
液体摄入	
胃肠外	每天
肠内	每天
营养摄入	
能量	每天
蛋白	每天
特殊营养素	每天
生长参数	
体重	每天同一时间
头围	每周
身长	每周

续表

评估指标	评估频度
实验室检测	
血红蛋白,红细胞比容	每周
网织红细胞	每周
血清电解质	每周 2 次,如已母乳喂养,每 2 周 1 次
钙、磷	每周 2 次,然后每 2 周 1 次
碱性磷酸酶	每周 2 次,然后每 2 周 1 次
白蛋白,尿素氮	每周 2 次,然后每 2 周 1 次;如异常,还需测前白蛋白

（刘丹阳　何振娟）

参 考 文 献

［1］中华医学会肠外肠内营养学分会儿科学组, 中华医学会儿科学分会新生儿学组, 中华医学会小儿外科学分会新生儿外科学组. 中国新生儿营养支持临床应用指南 [J]. 中华小儿外科杂志, 2013, 34 (10): 782-787.

［2］《中华儿科杂志》编辑委员会, 中华医学会儿科学分会新生儿学组, 中华医学会儿科学分会儿童保健学组. 早产/ 低出生体重儿喂养建议 [J]. 中国儿童保健杂志, 2011, 19 (9): 868-870.

［3］《中华儿科杂志》编辑委员会, 中华医学会儿科学分会儿童保健学组, 中华医学会儿科学分会新生儿学组. 早产、低出生体重儿出院后喂养建议 [J]. 中华儿科杂志, 2016, 54 (1): 6-12.

［4］中国医师协会新生儿科医师分会循证专业委员会. 早产儿喂养不耐受临床诊疗指南 (2020)[J]. 中国当代儿科杂志, 2020, 22 (10): 1047-1055.

［5］中华医学会儿科学分会儿童保健学组, 中华医学会围产医学分会, 中国营养学会妇幼营养分会, 等. 母乳喂养促进策略指南 (2018 版)[J]. 中华儿科杂志, 2018, 56 (4): 261-266.

［6］早产儿母乳强化剂使用专家共识工作组, 中华新生儿科杂志编辑委员会. 早产儿母乳强化剂使用专家共识 [J]. 中华新生儿科杂志, 2019, 34 (5): 321-328.

［7］邵肖梅, 叶鸿瑁, 丘小汕. 实用新生儿学 [M]. 5 版. 北京: 人民卫生出版社, 2019: 355-365.

［8］周伟. 实用新生儿治疗技术 [M]. 北京: 人民军医出版社, 2010: 226-247.

［9］王丹华. 关注早产儿的营养与健康- 国际早产儿喂养共识解读 [J]. 中国当代儿科杂志, 2014, 16 (7): 664-669.

［10］黑明燕, Hay WW. 早产儿营养的最优化 [J]. 中国当代儿科杂志, 2017, 19 (1): 19-21.

［11］刘瑶, 晁爽, 曾超美, 等. 深度水解蛋白配方在早产儿早期喂养中的疗效观察 [J]. 中国新生儿科杂志, 2012, 27 (2): 86-90.

［12］李媛媛, 赵旭, 历广招, 等. 应用初乳对早产儿进行口腔护理干预效果的系统评价 [J]. 中华护理杂志, 2019, 54 (5): 753-759.

［13］FOSTER JP, PSAILA K, PATTERSON T. Non-nutritive sucking for increasing physiologic stability and nutrition in preterm infants [J]. Cochrane Database Syst Rev, 2016, 10 (10): CD001071.

［14］AGOSTONI C, BUONOCORE G, CARNIELLI VP, et al. Enteral nutrient supply for preterm infants: commentary from the European Society of Paediatric Gastroenterology, Hepatology and Nutrition Committee on Nutrition [J]. J Pediatr Gastr Nutr, 2010, 50 (1): 85-91.

[15] KUMAR RK, SINGHA A, VAIDYA U, et al. Optimizing nutrition in preterm low birth weight infants-consensus summary [J]. Front Nutr, 2017, 4: 20

[16] JOY R, KRISHNAMURTHY S, BETHOU A, et al. Early versus late enteral prophylactic iron supplementation in preterm very low birth weight infants: a randomised controlled trial [J]. Arch Dis Child-Fetal, 2014, 99 (2): 105-109.

[17] DOMELLÖF M, BRAEGGER C, CAMPOY C, et al. Iron requirements of infants and toddlers [J]. J Pediatr Gastroenterol Nutr, 2014, 58 (1): 119-129.

[18] AMERICAN ACADEMY OF PEDIATRICS. Breastfeeding and the use of human milk [J]. Pediatrics, 2012, 129 (3): e827-e841.

[19] World Health Organization. Guidelines on optimal feeding of low birth-weight infants in low-and middle-income countries [EB/OL].(2011)[2020-08-20].

[20] NG DHC, KLASSEN JR, EMBLETON ND, et al. Protein hydrolysate versus standard formula for preterm infants [J]. Cochrane Database Syst Rev, 2019, 7 (7): CD012412.

[21] JANG HJ, PARK JH, KIM CS, et al. Amino acid-based formula in premature infants with feeding intolerance: comparison of fecal calprotectin level [J]. Pediatr Gastroenterol Hepatol Nutr, 2018, 21 (3): 189-195.

[22] DUTTA S, SINGH B, CHESSELL L, et al. Guidelines for feeding very low birth weight infants [J]. Nutrients, 2015, 7 (1): 423-442.

[23] SEIIEDI-BIARAG L, MIRGHAFOURVAND M. The effect of massage on feeding intolerance in preterm infants: a systematic review and meta-analysis study [J]. Ital J Pediatr, 2020, 46 (1): 52.

[24] TEKGÜNDÜZ KŞ, GÜROL A, APAY SE, et al. Effect of abdomen massage for prevention of feeding intolerance in preterm infants [J]. Ital J Pediatr, 2014, 40: 89.

第十七章 新生儿胃肠外营养

胃肠外营养支持治疗现作为救治新生儿特别是早产儿的重要技术已广泛应用于新生儿领域。新生儿时期特别是早产儿在生后由于各种原因导致肠内营养不能及时建立,如果早期缺乏足够的胃肠外营养支持,就会因早期供应不足造成营养成分的累积缺失,对其生长发育产生短期和长期的不利影响,会出现远期神经发育和健康的不良结局,充分的恰当的早期营养可以降低这种风险。现代新生儿营养学主张在出生的第一天就要实施积极的营养支持,任何原因导致新生儿生后不能耐受肠道营养,都需要通过静脉路径给予各种人体所需要的营养素来满足生长发育和疾病消耗所需。营养支持的目标除了要满足生长需要,还要预防营养过剩所带来的弊端,要有利于远期健康。

胃肠外营养(parenteral nutrition,PN)又称静脉内营养(intravenous nutrition),可分为全胃肠外营养(total parenteral nutrition,TPN)和部分胃肠外营养(partial parenteral nutrition,PPN)。对不能经胃肠道提供营养物质的患儿,由静脉供给所需的全部营养,包括水分、氨基酸、葡萄糖、脂肪、维生素、矿物质及微量元素,以满足机体新陈代谢所需,称为TPN,即全静脉营养。如仅由静脉补充部分营养以弥补经胃肠道摄取能量的不足,称为PPN。

胃肠外营养液的组成应该包括:蛋白质(以晶体氨基酸形式),脂肪(以脂肪乳剂形式),碳水化合物(以葡萄糖形式),电解质溶液(钠、钾、氯、钙、磷、镁),维生素(脂溶性维生素A、D、E、K 和水溶性维生素 C、B 族维生素、胆碱、叶酸等),微量元素(锌、铜、锰、铬、铁、氟、硒等)。不同国家和不同新生儿中心针对新生儿早期营养都制定了相应的规范化管理和临床实践建议,本章所叙述内容参考了部分国内外指南和专家建议。

第一节 适应证与禁忌证

一、胃肠外营养适应证

对于不能及时建立肠内营养的新生儿需尽早应用胃肠外营养治疗。目前一致推荐胎龄＜32周或出生体重＜1 500g的早产儿应在生后12小时内开始应用胃肠外营养,此外由于各种原因短时间内不能建立足量的肠内营养者,通常在摄入能量小于总量的70%,预计超过3天不能实现肠道内喂养等情况,亦需应用胃肠外营养支持。具体指征包括:①胎龄＜32周早产儿,吸吮和吞咽功能不全、不能经口喂养者;②胎龄≥32周早产儿生后72小时内不能达到足够的肠内喂养;③早产儿或足月儿因先天性消化道疾病、严重感染(败血症)等不能达到足够的肠内喂养;④早产儿肠内喂养停止且48小时内不能恢复,或已停止肠内营养超过24小时且在随后的24小时内不能恢复肠内营养;⑤足月儿停止肠内喂养且72小时内不能恢复,或已停止肠内营养超过48小时且在随后48小时内不能恢复肠内营养者。

二、胃肠外营养禁忌证

当机体出现严重的脏器功能损害,代谢失衡,内环境紊乱等情况下,胃肠外营养支持需要谨慎。下列情况需慎用或禁用胃肠外营养:①休克,严重水、电解质紊乱、酸碱平衡失调未纠正时,禁用以营养支持为目的的补液;②严重感染、严重出血倾向、凝血指标异常者减少脂肪乳剂用量;③血清间接胆红素＞170μmol/L时减少脂肪乳剂用量;④血浆甘油三酯(TG)＞2.26mmol/L时脂肪乳剂减量,如TG＞3.4mmol/L(300mg/dl)暂停使用脂肪乳剂直至廓清;⑤血浆BUN＞28mg/dl时氨基酸制剂减量,如BUN＞39mg/dl暂停使用氨基酸制剂直至廓清;⑥严重肝肾功能不全者慎用脂肪乳剂与非肾病专用氨基酸。

第二节 液体需要量

超低和极低出生体重儿体重丢失应小于7%~10%,总的液体输入量因不同个体而异,临床还需根据不同情况(如是否应用光疗、暖箱、呼吸机、心肺功能情况、体重、出入量、肾功能等各项监测结果等)来调整。2016版《中国新生儿营养支持临床应用指南》建议不同出生体重早产儿在不同日龄每天液体需要量不同(表17-1)。总液体在20~24小时内均匀输入。临床采用输液泵进行输注(参考第十五章新生儿液体疗法)。

表 17-1　胃肠外营养期间新生儿液体需要量

出生体重	第 1 天	第 2 天	第 3~6 天	>7 天
<750g	100~140ml/(kg·d)	120~160ml/(kg·d)	140~200ml/(kg·d)	140~160ml/(kg·d)
750~1 000g	100~120ml/(kg·d)	100~140ml/(kg·d)	130~180ml/(kg·d)	140~160ml/(kg·d)
1 000~1 500g	80~100ml/(kg·d)	100~120ml/(kg·d)	120~160ml/(kg·d)	150ml/(kg·d)
>1 500g	60~80ml/(kg·d)	80~120ml/(kg·d)	120~160ml/(kg·d)	150ml/(kg·d)

第三节　能量需要量

　　新生儿一经离开母体在生命早期必须经历一段能量代谢的适应过程,因此能量供给也需要逐渐增加至预期的维持量。保证能量供应与消耗速率相匹配。研究显示新生儿生后 4 天以上就已经能够完成早期代谢适应。对于早产儿体重增长要满足在 PMA 足月前每天体重增加 18~20g/(kg·d)。机体每生长 1g 新组织需 5kcal 能量。如达每天增长 10~15g/kg,则需约 100~140kcal/(kg·d)[ELBWI 理想的速率应达到 18~20g/(kg·d)]。早产儿接受 50kcal/(kg·d)非蛋白能量及 2.5g/(kg·d)蛋白质即可保持正氮平衡,如非蛋白能量>70kcal/(kg·d),蛋白质 2.7~3.5g/(kg·d),早产儿生长可达宫内生长速度。最初可每天给予 30~40kcal/kg 的能量摄入以防止分解代谢,再增加到全部能量需求。在生后的第一周末,接受胃肠外营养的早产儿每天需要 80~100kcal/kg 的能量,通常低于经肠道喂养所需的能量。因足月儿能量储备比早产儿更充足,重症或术后足月儿可在开始给予较低范围的能量。接受高能量摄入的新生儿有更高的氮平衡,与接受低能量摄入相比,高能量摄入者身长、体重增加更快,但也存在更高的氮潴留风险,而两者的头围和病死率无明显差异。

　　足月新生儿静息能量代谢消耗为 40~60kcal/(kg·d),胃肠外供给 50~60kcal/(kg·d)即可满足正常的能量消耗,体重>1 000g 的早产儿能量消耗速率在 45~70kcal/(kg·d),肠外摄入 70~80kcal/(kg·d)可维持能量平衡。超低出生体重儿能量消耗缺乏相应资料,估算接近 80kcal/(kg·d)。除了满足上述基本的能量消耗外,还要供给生长所需的额外能量,大约是 20~25kcal/(kg·d)。如不算生长需要,代谢率所需约 50kcal/(kg·d);如在中性环境短期胃肠道外营养,提供 50~60kcal/(kg·d)即可;但如需 1 周以上,应提供足够能量以促进生长发育。基于此目前能量摄入量国内多推荐:①足月儿胃肠外能量摄入 70~90kcal/(kg·d),早产儿 80~100kcal/(kg·d),超低出生体重儿 105~115kcal/(kg·d)。伴有支气管肺发育不良的长期机械通气患儿能量需求还要增加 25%~30%。2020 年,澳大利亚新生儿胃肠外营养标准化配方指南推荐:日龄 ≤4 天起始范围 40~60(45~55)kcal/(kg·d),后逐渐增加至 75~120kcal/(kg·d)维持,日龄>4 天直接给予 75~120kcal/(kg·d)维持;②联合肠内营养期间,随肠内营养能量的增加,胃肠外营养能量逐渐减少;③危重症或术后足月儿:建议给予起始范围较低的胃肠外营养能量。在临床实际操作中往往还要结合患儿病情及可承受的能量范围进行补充,特别在使用高能量胃肠外营养时应权衡利弊。

胃肠外营养液的配制需将各种营养素进行合理配比,尤其是三大营养素。脂质能够提供足够的能量以优化生长,提供必需脂肪酸和脂溶性维生素,并将高血糖风险降至最低。有研究通过给予不同能量占比的脂质摄入(18%、29%及40%)后进行对比,发现脂质摄入40%不仅能促进生长,且未增加高甘油三酯血症风险。因此提出将脂质能量摄入占40%定义为上限,为了预防高血糖的风险,将脂质能量占25%定义为下限。要求热氮比为每125~150kcal非蛋白质能量比1g氨基酸(蛋白质当量)。过低的热氮比(<125kcal∶1g)会导致氨基酸氧化和尿素氮升高;而过高的热氮比(>187.5kcal∶1g)可能导致体内多余脂肪沉积,这将与成年期罹患代谢性疾病相关。

热氮比及脂质占比推荐意见:①非蛋白质能量,脂质在胃肠外营养液中能量占比为25%~40%;②热氮比=(125~187.5)kcal∶1g(国内指南推荐范围(100~200)kcal∶1g);③在改变新生儿胃肠外营养量时,应保持热氮比与脂质占比。

如果能够进行部分肠内营养,喂养不足部分可由胃肠外营养补充供给。采取肠内联合胃肠外营养支持时,胃肠外营养补充能量计算公式为:PN=(1-EN/110)×80,其中PN、EN单位均为kcal/(kg·d)。需注意此公式仅为足月儿或晚期早产儿平均所需热量,小早产儿应补充更高能量和相应营养素。

第四节　电解质需要量

全肠外营养时要每天补充电解质,补充量需根据生理需要量和患儿临床情况综合评判。新生儿血清钠和钾水平生后常发生变化,生后早期血钾水平往往不低,而钙水平常低于正常范围,钙和磷平衡在胃肠外营养过程中也较为困难。目前电解质补充剂量多参考国内指南建议(表17-2)。

表 17-2　胃肠外营养期间新生儿每日所需电解质推荐量

电解质	早产儿	足月儿
钠	2.0~3.0mmol/(kg·d)	2.0~3.0mmol/(kg·d)
钾*	1.0~2.0mmol/(kg·d)	1.0~2.0mmol/(kg·d)
钙	0.6~0.8mmol/(kg·d)	0.5~0.6mmol/(kg·d)
磷	1.0~1.2mmol/(kg·d)	1.2~1.3mmol/(kg·d)
镁	0.3~0.4mmol/(kg·d)	0.4~0.5mmol/(kg·d)

注:*生后3天内除有低钾证据外,原则上不给予补钾。

胃肠外营养中补充电解质时需要注意：

1. **钠和钾**　血清钠和钾根据个体需要进行调整。对于早产儿，早期刚开始胃肠外营养时一般不需要补充钠和钾，出生 24 小时后，应该对血清中钠和钾进行监测，根据每日的基础水平调整钠、钾的补充量。一般情况下，早产儿钠和钾的维持量约 2~4mmol/L。胃肠道外钠的摄入，如用于静脉给药物或者冲管的盐水输注，在计算胃肠外营养液中钠的需求量时都需要考虑在内。通常当出现生理性体重下降、血清钠的浓度开始下降，这时候就应该开始补充钠。即使胃肠外营养中加入了钠、钾等元素，如果不足还可以通过静脉通道额外补充。

2. **钙和磷**　胃肠外营养中除了补充钠和钾以外，还需监测血钙、磷水平根据骨骼矿化情况，进行钙制剂（可用 10% 葡萄糖酸钙）和磷酸盐（可用甘油磷酸钠）的个体化补充。早产儿磷缺乏风险较高，可能需要额外补充磷酸盐。证据表明较高的钙和磷酸盐含量有利于降低佝偻病、骨折和高钙尿症发生率。推荐钙磷比维持于 (0.75~1)∶1。

早产儿钙、磷的摄入不足会导致骨矿化不良。临床表现取决于骨矿化不良的程度，可能出现的情况有早产儿骨质疏松、佝偻病以及骨折。骨矿化不良可能影响胸壁的稳定性，导致肺不张及增加慢性肺部疾病的风险。钙和磷的溶解度受 pH 值、氨基酸的浓度和种类（例如半胱氨酸可以增加钙和磷的溶解度），以及胃肠外营养液的温度的影响，所以调节这些因素可以增加钙、磷的溶解度和摄取量。在准备胃肠外营养液时，为达到最佳溶解度，先加入磷，最后一步才加钙。钙补充量取决于婴儿足月或早产、肠外营养预期的使用时间长短、患儿年龄（出生后 3 天内或大于 3 天），以及溶液中氨基酸量。为了预防和治疗与早产相关的早期低钙血症，出生后即开始的胃肠外营养液中应该含有足够的钙。

有关钙剂补充多为专家讨论意见，大多数新生儿中心补钙还是根据血钙水平进行个体化补充及调整。目前国内指南推荐胃肠外营养期间补充钙剂剂量早产儿为 0.6~0.8mmol/(kg·d)，足月儿为 0.5~0.6mmol/(kg·d)。国外指南推荐：①早产儿生后早期起始范围 0.8~1.0mmol/(kg·d)，48 小时后逐渐增加至 1.5~2mmol/(kg·d) 维持；②生长中的早产儿可给予 2.5~3.5mmol/(kg·d) 维持。

胃肠外营养期间需补充磷酸盐，研究显示胃肠外营养中使用磷酸盐还可降低高氯血症风险。2016 年国内指南推荐胃肠外营养期间补充磷酸盐剂量为早产儿 1.0~1.2mmol/(kg·d)，足月儿 1.2~1.3mmol/(kg·d)。国外推荐建议：①早产儿生后早期起始范围 1.0mmol/(kg·d)，48 小时后逐渐增加至 2mmol/(kg·d) 维持；②生长中的早产儿给予 2.5~3.5mmol/(kg·d) 维持；③根据血清磷酸盐水平额外补充磷酸盐；④补充时要注意维持钙磷比为 (0.75~1)∶1。

3. **镁**　新生儿胃肠外营养期间镁制剂补充的相关研究还有限，多数专家建议在开始胃肠外营养后应尽早补充镁剂。国内指南推荐胃肠外营养期间补充镁制剂，早产儿 0.3~0.4mmol/(kg·d)，足月儿 0.4~0.5mmol/(kg·d)。国外有推荐早产儿生后早期起始范围 0.1~0.2mmol/(kg·d)，生长中的早产儿给予 0.2~0.3mmol/(kg·d) 维持。镁的补充也还需根据血清镁的水平补充镁制剂（可用 25% 硫酸镁）。

第五节 　**维生素与微量元素的补充**

一、维生素

维生素是维持人体生命活动、保持人体健康所必需的一类重要有机物质。维生素在体内含量很少，日需要量常以毫克或微克计算，但不可或缺。一旦缺乏就会引起相应的症状，对人体健康造成损害。维生素的作用主要是参与机体代谢的调节。大多数的维生素，机体不能合成或合成量不足，不能满足机体需要，必须经常从食物中获得。早产儿或病情严重的足月儿如不能尽快实现肠内营养，可出现维生素缺乏，故推荐开始胃肠外营养后应尽快补充维生素。胃肠外营养时需补充 13 种维生素，包括 4 种脂溶性维生素（维生素 A、D、E、K）和 9 种水溶性维生素（维生素 B_1、B_2、B_6、B_{12}、C，烟酸、叶酸、泛酸、生物素）。目前国内已有小儿专用维生素混合制剂。新生儿每日所需维生素用量可参考表 17-3。建议：①开始胃肠外营养后尽快给予；②将维生素制剂（包括脂溶性和水溶性维生素）加入静脉脂肪乳中输注。为保证维生素的稳定性，通常采用在乳状液中添加脂溶性维生素和水溶性维生素，这样虽然缩短了乳状液的保质期，但提高了维生素的稳定性。在我国《规范化肠外营养液配制》的标准与规范要求中，建议用脂溶性维生素溶解水溶性维生素后加入脂肪乳剂中，与国外指南推荐基本相同。

表 17-3　胃肠外营养期间新生儿每日所需维生素推荐量[剂量/(kg·d)]及缺乏的诊断标准

项目	足月儿	早产儿	缺乏的诊断标准
维生素 A/IU	2 300(700μg)	920(280μg)	缺乏：血浆视黄醇水平<0.7μmol/L；亚临床缺乏：0.7~1.05μmol/L；严重缺乏：<0.35μmol/L
维生素 D/IU	400(10μg)	160	血清 25-(OH)D_3 水平<11~8ng/dl；骨骼 X 线检查；血清钙、磷、碱性磷酸酶水平测定
维生素 E/IU	7(7mg)	2.8	血清维生素 E 水平<11.6μmol/L（相当于 0.5mg/dl）
维生素 K/μg	200	80	通过凝血功能、活性 Ⅱ 因子与 Ⅱ 因子总量比值（<1）等推测。临床尚未开展直接测定血维生素 K 含量
维生素 B_1/mg	1.2	0.48	测定全血或红细胞转酮醇酶活性，若给予硫胺二磷酸盐后该酶活性增加 15%，则提示体内维生素 B_1 缺乏
维生素 B_2/mg	1.4	0.56	RBC 核黄素测定<270μmol/L(100μg)；尿核黄素测定，24 小时排出量<320μmol/L(120μg)
维生素 B_6/mg	1.0	0.4	直接测定血浆 B_6 水平，正常一般>40nmoL/L；血浆 5-磷酸吡哆醛正常>20nmol/L
维生素 B_{12}/μg	1.0	0.4	血清维生素 B_{12}<73.8pmol/ml，提示维生素 B_{12} 缺乏

续表

项目	足月儿	早产儿	缺乏的诊断标准
维生素 C/mg	80	32	禁食后血浆维生素 C 浓度>6mg/L 可排除维生素 C 缺乏症；测定经草酸处理的血液离心沉淀出现的白细胞 - 小板层(血块黄层)中抗坏血酸浓度，正常值为 280~300mg/L
烟酸 /mg	17	6.8	尿中烟酸代谢产物 N- 甲基尼克酰胺与 α- 吡啶酮 -N' - 甲基尼克酰胺明显降低(正常人排泄量均>5mg/d)。血浆色氨酸含量降低
泛酸 /mg	5	2.0	
生物素 /μg	20	8.0	血浆生物素水平<100ng/L
叶酸 /μg	140	56	叶酸缺乏：血清叶酸浓度<7nmol/L；叶酸营养状况不足：红细胞叶酸浓度<305nmol/L

二、微量元素

微量元素是指人体内含量少于体重万分之一的元素或成人需求量<100mg/d 的矿物质，其中必需微量元素是机体不可缺少的元素。1973 年，WHO 公布了 14 种人体必需微量元素，包括铁、铜、锰、锌、钼、铬、氟、硒、碘、镍、钴、钒、硅、锡。大多在体内不能产生与合成，需由食物来提供。微量元素的生物学作用主要是参与酶、激素、维生素和核酸的代谢过程。长期肠外营养(全肠外营养超过 2 周)会发生微量元素缺乏，尤其是铜和锌。在小肠造瘘有肠液和胆汁丢失的情况下，需增加锌和铜的补充。硒主要由肾脏排泄，肾功能受损时摄入量应减少。胆汁淤积时锰排泄减少。铬缺乏可发生对葡萄糖耐受能力降低。建议微量元素的补充最好在开始全胃肠外营养后尽早进行。国内指南对于早产儿及足月儿多种微量元素(包括锌、铜、硒、铬、锰、钼、碘、铁 8 种)用量进行了详细推荐(表 17-4)，但未提及开始使用时间，原则上，开始全胃肠外营养时即可补充。

接受肠外营养的患儿，每天摄入铬的剂量为 0.2μg/kg(上限为 5μg/d)，但因肠外营养配制过程中普遍存在铬污染，多数情况下即使不额外添加含铬制剂，在配制过程中带入的铬已能满足机体需要量，因此一般认为没有必要另外补充铬。

人体铜总含量新生儿约 12mg，母乳中含铜量 0.7~0.2mg/L。接受肠外营养的患儿，若不存在胆汁淤积问题，可按照每天 20μg/kg 补充铜(早产儿加倍)，常规补充最大量 0.5mg/d。烧伤、胃肠道丢失大量液体的儿童，可根据血浆铜和铜蓝蛋白水平将补充量增加为每天 30~35μg/kg。对于需要长期接受肠外营养以及胆汁淤积症或静脉营养相关肝病的患儿，补铜应在常规监测血铜和铜蓝蛋白的前提下进行个体化调整。铁、锌都可与铜竞争，减少铜在肠道的吸收。

接受胃肠外营养的患儿尿锌排出量大于接受肠内营养或正常经口摄食的患儿。早产儿常规补充量每天 400~500μg/kg；对年龄<3 个月的婴儿，经胃肠外营养补充锌的推荐量为每天 250μg/kg，年龄>3 个月婴儿每天静脉滴注 100μg/kg 的锌。长期静脉营养者应定期监测锌状态(血清锌、碱性磷酸酶)。

新生儿静脉补充铁剂证据有限。早产儿可能因为输血导致铁含量难以预测。国内外对于肠外营养液是否补充铁剂有争议。目前国内适合新生儿的多种微量元素静脉制剂中均不含铁元素,参考国内外各指南建议:①日龄<28 天且接受肠外营养的新生儿无需静脉补充铁剂;②日龄 ≥28 天接受肠外营养的早产儿需监测铁的情况,必要时进行补充。国内指南推荐肠外营养期间需酌情补充铁剂,剂量为早产儿 200μg/(kg·d),足月儿 50~100μg/(kg·d)。也可口服补充铁剂,补充元素铁 2~4mg/(kg·d)。接受胃肠外营养的患儿,如能耐受,铁的补充应首先考虑经肠道而不是经肠外途径,短期(<3 周)胃肠外营养,不应在静脉营养中常规给予铁,接受长期胃肠外营养患者,如经肠道补充铁不能维持适当的铁状态,应给予静脉补充铁。长期静脉补充铁剂的患儿应定期监测血清铁蛋白和血清铁水平以防铁缺乏或超负荷,如果铁蛋白浓度升高则需减少补充量。当铁蛋白浓度达到 500μg/L 时应减少补充量,达到 1 000μg/L 则完全停止补充。三价铁葡聚糖可使脂肪乳剂不稳定,不能添加到脂肪乳或全合一混合溶液中。

表 17-4　胃肠外营养期间新生儿每日所需微量元素推荐量及缺乏的诊断标准

微量元素	早产儿	足月儿	缺乏的诊断标准
锌	400~450μg/(kg·d)	250μg/(kg·d)	空腹血清锌水平<11.47~10μmol/L(75~65μg/dl)
铜	20μg/(kg·d)	20μg/(kg·d)	血清铜<5.4μmol/L(35μg/dl);血浆铜蓝蛋白<1μmol/L(15mg/dl)
硒	2.0~3.0μg/(kg·d)	2.0~3.0μg/(kg·d)	
铬	0	0	血铬 0.1~1.0μg/dl,尿铬 20~120μg/dl。体内含量随年龄而降低
锰	1.0μg/(kg·d)	1.0μg/(kg·d)	全血中锰含量 62μg/L
钼	1.0μg/(kg·d)	0.25μg/(kg·d)	
碘	1.0μg/(kg·d)	1.0μg/(kg·d)	轻度:50~99μg/L;中度:20~49μg/L;重度:<20μg/L
铁	200μg/(kg·d)	50~100μg/(kg·d)	血清铁蛋白<35μg/L;血清铁<9.0~10.7μmol/L(50~60μg/dl)

第六节　三大营养素的静脉输注

一、葡萄糖

葡萄糖是提供非蛋白质能量的重要来源,其利用率高,本身及其代谢物均可被机体直接利用,与其他营养素及绝大多数药物无配伍禁忌。机体对葡萄糖的输注浓度和速度有不同的耐受水平,同样的浓度和速度对某些小儿仅维持正常血糖而另外一些患儿却发生高血糖、医源性糖尿。早产儿、严重感染等常因胰岛素分泌不足或受体减少而致葡萄糖不能有效利用,输注过快或浓度偏高时易发生高血糖、高渗血症,时间长了会引起肝脂肪变。对存在通气障碍的呼吸系统疾病患儿,葡萄糖氧化增加呼吸商而容易发生高碳酸血症。

对于 PN 支持的新生儿葡萄糖供给推荐意见:①日龄≤4天起始范围4~6mg/(kg·min),按照 1~2mg/(kg·min)速度增加,逐渐增加至 6~12mg/(kg·min)维持;②日龄>4天直接给予 6~12mg/(kg·min)维持。早产儿葡萄糖开始剂量为 4~6mg/(kg·min),按照1~2mg/(kg·min)速度增加,最大不超过 12~14mg/(kg·min)。

为了预防低血糖,早产儿可能需要比较高的葡萄糖输注速度 5~8mg/(kg·min)。但对于超低出生体重儿(ELBWI)来说,更容易产生高血糖,特别在生后的前几天。

对 ELBWI,静脉补葡萄糖初始量一般 3.5mg/(kg·min),如能耐受可每天增 1~2mg/(kg·min)至最大量 12mg/(kg·min)。静脉输注葡萄糖速率一般没必要超过 12mg/(kg·min),除非患者存在一些本身因素如高胰岛素血症。对于 ELBWI 在出生后尽早给予静脉补充氨基酸和脂类是防止高血糖的另外一种方法。

输注过程中需注意监测血糖。新生儿在全肠外营养时建议血糖<8.33mmol/L(维持血糖在 2.8~8.33mmol/L 或 50~150mg/dl 水平)。不推荐早期使用胰岛素预防高血糖发生,如有高血糖(8.33~10mmol/L),葡萄糖输注速度按 1~2mg/(kg·min)逐渐递减,如 4mg/(kg·min)仍不能控制高血糖,可慎用胰岛素 0.01~0.05U/(kg·h)或每 4~10g 葡萄糖加 1U 胰岛素,根据个体对胰岛素的反应调整用量。

用周围静脉输液时,葡萄糖浓度不能超过 12.5%;中心静脉可用较高浓度,可逐步增加到 30%。输糖过程中,血糖不应高过 7mmol/L(125mg/dl),倘若无糖尿,血糖允许高达10mmol/L。当血糖>8.4mmol/L(150mg/dl)时可能致渗透性利尿,血浆渗透压增高,脱水甚至颅内出血。每克葡萄糖提供 3.4 千卡能量。以葡萄糖供给的能量不宜超过 50kcal/(kg·d)。静脉营养时,不能突然终止葡萄糖的输注。应在肠道喂养过程中,逐渐减少葡萄糖的输注量和输注速度,以免发生反应性低血糖。如以前血糖稳定突然出现对输注的葡萄糖不耐受,应考虑是否出现感染或败血症。当葡萄糖供应量达到机体三羧循环所能氧化的最大量时,过多的葡萄糖就不再被氧化供能,而是被转化成脂肪酸,一部分贮存在脂肪组织中,一部分沉积于肝脏导致肝大。另外,糖氧化产生的 CO_2 要多于脂肪酸氧化所产生的 CO_2,同时耗氧量也增加,增多的 CO_2 排出会加重肺的负担。

二、氨基酸

氨基酸主要参与机体的细胞生长、组织修复以及激素、酶、抗体等重要物质合成,但在机体能量供给不足时不能被有效利用,仅作为能源被消耗,产热与葡萄糖相近。故在输注氨基酸液时一定要保证其他主要供能物质如葡萄糖、脂肪的供给,以免造成浪费。每克氨基酸提供 4kcal 能量。氨基酸的营养价值在于供给机体合成蛋白质及其他生物活性物质的氮源,而非作为供给机体能量需要。

氨基酸是 PN 时氮的主要来源,维持正氮平衡是小儿正常生长发育的基本保证。推荐使用小儿专用氨基酸,因新生儿尤其早产儿肝酶系统发育不成熟,除给予必需氨基酸外还要供应半必需氨基酸或条件性必需氨基酸。小儿专用氨基酸液包含氨基酸种类多(18~20 种),包括必需、条件必需和非必需氨基酸,其中必需氨基酸含量高,支链氨基酸含量丰富,特别是添加了一定量的早产儿需要的氨基酸如半胱氨酸、酪氨酸和牛磺酸,减少了有潜在毒性作用的氨基酸如苯丙氨酸和甘氨酸。胃肠外营养中必需氨基酸包括:异亮氨酸、亮氨酸、赖氨酸、甲硫氨酸、苯丙氨酸、色氨酸和缬氨酸。在早产儿,其他氨基酸可能是条件必需氨基酸,因为早产儿合成这些氨基酸能力有限。这些氨基酸包括半胱氨酸、谷氨酰胺、甘氨酸、组氨酸、牛磺酸以及酪氨酸。牛磺酸是公认的条件必需氨基酸,是重要的细胞抗过氧化损伤物质与渗透压调节因子(细胞保护剂),对新生儿脑和视网膜发育有重要意义,且可促进脂质的吸收与胆汁排泄。谷氨酰胺(glutamine,Gln)是人体内含量最多的非必需氨基酸,是一种高效能量物质,为体内合成嘌呤、嘧啶及核苷酸提供氮的前体,参与体内酸碱平衡调节(为肾内氨生成的重要底物),运送氮源和氮源的提供者,是肠道黏膜细胞及各种快速生长细胞(如肠细胞、肾小管细胞、淋巴细胞、成纤维细胞、巨噬细胞)的代谢氧化燃料,被称为组织特需营养物。静脉营养液中加入 Gln 可改善氮平衡,促进肠道黏膜及胰腺生长,对防止肠黏膜萎缩、维持肠的完整性及防止肠道细菌移位和肠毒素入血均起重要作用,并认为 Gln 是机体应激期的条件必需营养素。但因 Gln 水溶液不稳定,遇热易分解产生氨、焦谷氨酸等产物,因此一般 PN 液中均不含 Gln。新生儿 Gln 补充量一般 0.3g/(kg·d)。

新生儿出生后如果不能通过肠内营养补充能量,即会体内蛋白质迅速分解以满足代谢所需出现负氮平衡。尤其是低胎龄早产儿,生后早期不能够及时供应氨基酸很快就发生纠正困难的蛋白质累积缺失。有证据表明早产儿氨基酸起始剂量<1.5g/(kg·d)就可能导致负氮平衡,如果起始剂量摄入≥3g/(kg·d),虽然比<3g/(kg·d)时体重增长更快,但不减少败血症或神经发育异常发生率。接受全胃肠外营养的早产儿,氨基酸的摄取每天需要 3.5~4g/kg 以达到宫内生长速度。过高氨基酸摄入[>4g/(kg·d)]可引起酸中毒、高尿素、高钙血症、低磷血症、低钾血症和再喂养综合征等,因而现也不再主张高氨基酸摄入。

国内外各类指南及专家共识对于氨基酸的推荐剂量基本相似。目前多数推荐生后当日即可给予小儿专用氨基酸,应用方案:①早产儿,日龄≤4 天起始范围 1.5~2g/(kg·d),逐渐增加至最高 3.5~4.0g/(kg·d)维持,其中非蛋白能量摄入要达到>65kcal/(kg·d);日龄>4 天直接给予 3.0~4.0g/(kg·d)维持。这个方案可在不影响血 BUN 或血糖浓度的情况下改善机体氮平衡。随着液体摄入量增多,到第一周末氨基酸量增加至 4g/(kg·d)。大约在出生后 3 天就应在胃肠外营养液中添加半胱氨酸盐酸盐(30mg/g 氨基酸),可考虑在胃肠外营养液中添加谷氨酰胺。②足月儿,日龄≤4 天起始范围 1~2g/(kg·d),逐渐增加至 2.5~3g/(kg·d)维持;日龄>4 天直接给予 2.5~3g/(kg·d)维持。生后 2 小时即可应用(肾功能不全者例外)。氮:非蛋白能量 =1g:(100~200)kcal。

市售氨基酸浓度一般为 5.5%~6.7%,需配成 1.5%~2.0% 氨基酸溶液输入,外周静脉 PN 氨基酸浓度应≤2.0%,中心静脉 PN 可达 3%。使用氨基酸时应常规补钾,按每克氨基酸

3~5mmol 钾计算补给。氨基酸溶液应当避光储存,但在输注时不必避光。有严重肝肾疾病、先天性代谢缺陷病等应减少氨基酸输入量,以免造成氮质血症和高氨血症。肝功能不全时,血浆氨基酸谱发生改变,芳香族氨基酸(苯丙氨酸、色氨酸、酪氨酸)升高,支链氨基酸降低,使芳香族氨基酸通过血脑屏障增多,并在脑中积聚,起到假神经递质作用,出现脑功能异常。输注富含支链氨基酸的溶液可提高血中支链氨基酸浓度,竞争性减少芳香族氨基酸通过血脑屏障,从而起到预防和治疗肝性脑病的作用。肾功能不全时,可给予富含必需氨基酸(缬氨酸、异亮氨酸、亮氨酸、赖氨酸、甲硫氨酸、苯丙氨酸、色氨酸、苏氨酸)及组氨酸、精氨酸的氨基酸配方,以纠正氨基酸代谢失调。

三、脂质和脂肪乳剂

脂质是重要的能量来源,能提供低容量能量,使细胞代谢产生较少的二氧化碳改善呼吸负荷。研究显示使用脂质的患儿病死率、低血糖发生率明显降低,但坏死性小肠结肠炎及早产儿视网膜病发生风险有所升高。最佳的脂肪乳剂需要提供必需脂肪酸,维持长链多不饱和脂肪酸水平,减少脂质过氧化等不良反应。

目前已有的脂肪乳制剂主要包括长链脂肪乳剂和中/长链脂肪乳剂两类。近年来越来越不主张应用以大豆作为脂肪酸来源的脂肪乳剂,研究提示含有鱼油的脂质乳剂比纯大豆脂质乳剂能更好地降低新生儿胃肠外营养相关肝病或胆汁淤积的发生,但使用纯鱼油存在必需脂肪酸缺乏风险。中长链脂肪乳剂优于长链脂肪乳剂。长链脂肪乳剂(长链脂肪酸)在体内氧化代谢需依赖肉毒碱转运系统,以便通过线粒体内膜进行 β- 氧化供能。新生儿尤其早产儿肝内肉毒碱合成相对不足,接受 PN 时更易引起体内肉毒碱水平降低,输注长链脂肪乳剂时应补充肉毒碱制剂。由于早产儿合成肉毒碱不足,所以中链脂肪乳剂较长链脂肪乳剂更适合于早产儿,但其大剂量应用可造成腹泻,且不含必需脂肪酸(亚油酸、亚麻酸、花生四烯酸等不饱和脂肪酸),因此如以中链脂肪乳剂作为唯一的脂类来源时可造成必需脂肪酸的缺乏。而中长链脂肪乳剂具有快速清除率,无需肉毒碱转运而直接通过线粒体膜进行β- 氧化,氧化迅速及碳链不延长,不在肝与脂肪组织蓄积,可增进氮潴留,所以对危重患儿及相对缺乏肉毒碱的早产儿应用含中链脂肪酸和长链脂肪酸的脂肪乳剂更为安全,能更好地促进生长发育而较少影响肝胆功能。近来的研究显示将大豆油、橄榄油、中链脂肪乳剂、鱼油等进行不同配比的联合脂肪乳剂(SMOF)更符合正常脂肪酸谱要求并降低严重的胆汁淤积。

关于脂质使用剂量仍存在争议。脂质从低剂量开始缓慢增加至目标剂量可降低早产儿视网膜病及高甘油三酯血症风险。目前推荐脂肪乳剂在生后 24 小时内即可应用。①国内指南推荐剂量从 1.0g/(kg·d) 开始,按 0.5~1.0g/(kg·d) 的速度增加,总量不超过 3g/(kg·d)。国外有建议推荐日龄 ≤4 天起始范围 1~2g/(kg·d),每日增加 0.5~1g/kg,逐渐增加至 3~4g/(kg·d)维持;日龄>4 天直接给予 3~4g/(kg·d) 维持;②对有肠外营养相关肝病的新生儿,给予复合脂肪乳剂而非纯大豆脂肪乳剂。早产儿建议采用中长链混合脂肪乳剂;③使用较高剂量脂肪乳剂时应注意监测患儿甘油三酯水平。出生体重<1 250g 和胎龄<30 周婴儿需要

维持脂肪输注在低剂量水平直到高胆红素血症改善。

人体需要摄入小量的必需脂肪酸(大概占摄入能量的 4% 或者每天 0.5g/kg)来防止必须脂肪酸的缺乏。如果不给予补充,患儿在生后第一周末就会表现出明显的脂肪酸缺乏的临床症状。在需要同等剂量的脂类时,摄入 20% 脂肪乳的患儿血清中甘油三酯、胆固醇和磷脂的浓度较摄入 10% 脂肪乳患儿低,由此说明 20% 脂肪乳溶液比 10% 的更容易被婴儿所耐受和利用。在给予相同剂量的脂质情况下,间断输注(总时间每日 <24 小时)较连续输注(持续 24 小时)可致更高和更不稳定的血清甘油三酯浓度。因此,提倡在常规给予脂肪乳时采用 24 小时连续输注的方式。理论上脂肪酸能替换白蛋白结合位点上的胆红素导致血清中游离胆红素升高,增加发生核黄疸的危险,因此如果存在严重高胆红素血症(即达需换血标准),脂肪乳输注量应控制在 3g/(kg·d)以下,也有人认为如胆红素 >170mmol/L(10mg/dl)应用脂肪乳应 <1g/(kg·d)。静脉应用脂肪乳增加感染机会,主要原因是中性脂肪抑制免疫功能,血小板降低,中性粒细胞活动及功能受抑制,细菌、霉菌在脂肪乳内容易生长及无菌技术不严格等。败血症又导致脂肪氧化障碍,使患儿更不能耐受。故严重感染、出血倾向或凝血功能障碍时,脂肪乳剂应减量或停用。光疗时若静脉给脂肪乳溶液,要注意用铝纸薄膜避光。每毫升 PN 溶液中加入 1U 的肝素[超低出生体重儿当液量超过 150ml/(kg·d)时使用 0.5U/ml],能促进脂蛋白脂酶活性,有助于血清甘油三酯水平的稳定。

第七节 胃肠外营养液的配制

目前多数单位采用标准化胃肠外营养配方。标准化胃肠外营养配方具有方便、适合多数患儿、有助于减少处方错误及符合国家质量标准、成本低等优点。国内许多单位也已逐步实施标准化新生儿胃肠外营养配方,并获得较好效果,并已逐步推广。建议:①使用标准化新生儿胃肠外营养配方,即"标准化包";②成分应符合前几节内容所叙述的能量以及胃肠外营养液组成的要求,同时需满足国家认可的质量标准进行制备;③如患儿有液体与电解质失衡等复杂疾病存在或肾衰竭等情况,需单独配制胃肠外营养液。

对多数婴儿和极低出生体重儿,标准胃肠外营养配方优于个体化方案。但对于一些病情严重且不稳定的、需要长期应用胃肠外营养及短肠综合征的患儿,当标准配方不能满足这些患儿营养需求时,应根据病情制定个体化胃肠外营养配方。

一、"全合一"胃肠外营养制剂配制

全合一制剂配制时需注意胃肠外营养支持所用营养液应根据当日医嘱在层流室或配制室超净台内,严格按无菌操作技术进行配制。操作步骤为:①电解质溶液、水溶性维生素、微量元素制剂先后加入葡萄糖或氨基酸溶液;②将脂溶性维生素注入脂肪乳剂;③充分混合葡萄糖和氨基酸溶液后,再与经步骤②配制的脂肪乳剂混合;④轻轻摇动混合液排气后封

闭;⑤贴上胃肠外营养输液标签(病区、床号、姓名、肠外营养的处方组分)。营养液应避光保存于 2~8℃。无脂肪乳剂的混合营养液尤应注意避光。建议现配现用。特别提醒:①全合一溶液配制完毕后,应常规留样保存至患儿输注该混合液完毕后 24 小时;②电解质不宜直接加入脂肪乳剂中,注意全合一溶液中一阶阳离子电解质浓度不高于 150mmol/L,二阶阳离子电解质浓度不高于 5mmol/L;③避免在胃肠外营养液中加入液体或其他药物;④建议全合一溶液理化性质的稳定性需由药剂师审核。

二、避光措施

胃肠外营养液中的脂质等成分容易被光降解和氧化,需对输液器及输液袋进行避光处理使其免受光线照射。目前国内已普遍使用避光的输液袋、输液器和注射器输注肠外营养液。另外在肠外营养应用过程中使用过滤器能够显著减少全身炎症反应,缩短住院时间,建议临床进行所有胃肠外营养时使用过滤器。

第八节 胃肠外营养的输注途径和方法

胃肠外营养支持途径的选择主要取决于新生儿的营养需求量以及预期持续时间,还应考虑新生儿的个体状况如血管条件、凝血功能等。主要并发症为静脉炎。应注意无菌操作和尽可能选择最小规格的输液管。

一、外周静脉

适用于短期胃肠外营养<5 天(或<2 周),中心静脉通路不能建立等情况。外周静脉通道可在 2 周以内使用,外周静脉渗透压不超过 900mOsm/L。

二、中心静脉

适用于长期胃肠外营养(≥5 天),如短肠综合征等,或液体渗透压高的情况下。我国 2021 年《新生儿经外周置入中心静脉导管操作及管理指南》中提出输注营养液 ≥5 天、输注高渗性(>600mOsm/L)液体时推荐使用中心静脉。中心静脉输注通道包括:①经外周静脉导入中心静脉(PICC) 置管;②中心静脉导管(CVC);③脐静脉导管(仅适用于初生婴儿)。中心静脉与周围静脉相比,可减少穿刺次数和导管使用数量,但是中心静脉存在感染风险需尽早移除。无中心静脉可用时可以使用外周静脉短期替代。

应用中心静脉输注胃肠外营养液有一定的风险,需在执行过程中密切关注相关并发症,包括:血栓形成、栓塞、感染、移位、渗漏、心脏血管堵塞等。脐静脉置管还可能引起门静脉高压、肝脓肿、肝撕裂、肠管缺血坏死等风险。临床要求实施中心静脉术者要由接受过专业培训的医护人员严格按照标准操作流程进行置管和护理。

三、输注方式

1. **全合一**（all-in-one）　全合一是将脂肪乳剂、氨基酸、葡萄糖、维生素、电解质和微量元素等各种营养素在无菌条件下混合于一个容器中经静脉途径输注。对符合胃肠外营养适应证的新生儿，全合一营养液可作为安全、有效、低风险的静脉营养液。它的优点是一次性无菌条件下配制，减少营养液污染机会；氨基酸与非蛋白热源同时输入，有利于各种营养素的利用，提高营养支持效果；减少相关并发症如高血糖和肝损害等；总渗透压相对不高可以从周围静脉输入；操作简化，易管理，并能节省费用。缺点是应用前需配好，混合后不能临时改变配方。

2. **多瓶输液**　氨基酸、葡萄糖、电解质溶液和脂肪乳剂，采用输液瓶串联或并联的方式输注。适用于不具备无菌配置条件的单位。优点是灵活，对病情变化快的患儿（如 ICU 患儿）易于调整配方。缺点是工作量相对大，易出现血糖、电解质紊乱，且不利于营养素充分利用。需注意脂肪乳剂输注时间应＞20 小时。

第九节　胃肠外营养并发症

一、组织损伤

中心静脉插管技术不当可引起各种损伤，如血管损伤、出血、气胸、血胸、乳糜胸、皮下气肿，导管过深靠近窦房结可诱发心律失常、心搏骤停，臂丛神经或膈神经损伤，空气栓塞、静脉炎、静脉血栓形成等。血栓栓塞发生在上或下腔静脉或胸导管时，可引起上或下腔静脉阻塞或乳糜胸。目前常用肝素来防止血栓形成，剂量为 1U/ml PN 液。预防血栓形成的主要措施有：①避免导管插入过深或打结；②尽量选用上腔静脉插入；③不要从导管处取血标本作检验，否则容易形成凝血及阻塞；④输注血制品或刺激性药物如血管活性药物等也最好由周围静脉输入。应强调插管时仔细耐心、操作轻柔，避免不必要的人为损伤。

二、感染

引起感染的原因主要有：①深静脉插管及输液装置为细菌容易进入的途径；②营养液本身为极好的培养基，有利于细菌和霉菌的生长；③置管时无菌操作技术不规范。常见病原菌是凝固酶阴性葡萄球菌、金黄色葡萄球菌和白念珠菌等。PN 发生感染时易导致脓毒血症，需高度重视。PN 过程中凡不明原因发热、白细胞数增高、核左移、葡萄糖耐受量突然降低（血糖波动不稳），均应考虑导管相关性感染。应定时查血白细胞及分类，必要时作血、尿培养。C 反应蛋白（CRP）明显升高＞正常 2 倍有诊断意义。疑有导管相关性感染存在时应立即拔除导管并剪送导管末端进行细菌 / 真菌 / 厌氧菌培养，根据经验及药敏试验结果选用敏感抗菌药物 2~4 周。预防感染主要是严格执行无菌操作技术，保持穿刺局部皮肤干燥，要求每天消毒局部皮肤、更换敷料，输入液体时最好加用微孔过滤器。尽早开始肠内营养减少置管时间，可降低导管相关感染的发生率。

三、代谢紊乱

1. **高血糖症**　主要发生在应用葡萄糖浓度过高或短期内输注葡萄糖过多，尤其在早产儿，合并感染时更易发生。新生儿特别是早产儿对葡萄糖的耐受差，高血糖时可致高渗性利尿而脱水，甚至发生颅内出血。临床表现开始时有多尿，继而脱水，严重时出现抽搐、昏迷等。预防的方法是输入的葡萄糖要适量，注意从小剂量开始。血糖轻至中度增高（<16.8mmol/L 或 300mg/dl）时仅通过减慢输液速度或降低葡萄糖溶液浓度进行调节；血糖持续增高超过 16.8mmol/L 即 300mg/dl 时加用正规胰岛素，按每 10g 葡萄糖 1IU 胰岛素计算，加入液体中均匀输入，并根据血糖浓度调整胰岛素用量。

2. **低血糖症**　长期输注高浓度葡萄糖导致反应性胰岛素分泌增加，当输注突然中断（输液管泵发生障碍或临时停注营养液）时易发生低血糖，严重者出现抽搐、休克、昏迷。此时可用 5%~25% 葡萄糖每次 1~2ml/kg 静脉推注至症状消失，然后改为常规用量持续滴注，并监测血糖至维持正常稳定水平。当结束静脉营养时，应有 1~2 天逐步减量的过程，不宜骤停。部分早产儿或糖代谢障碍者可有持续性低血糖，加用小剂量氢化可的松有助于调节稳定血糖水平。

3. **高氨基酸血症和高氨血症**　均为与蛋白质代谢有关的并发症，长时间会影响肝脏和脑的发育。其发生主要与使用氨基酸剂量偏大、氨基酸溶液配方不合理、提供非蛋白能量不足等有关。肝功能不全及精氨酸缺乏时尤易发生。输注缺乏精氨酸的氨基酸溶液可发生高氨血症。新生儿 PN 时高氨血症的发生率甚高，有报道可达 50%，合并高血糖、渗透性利尿时可加重病情。由于这两种并发症不一定表现出临床症状，且其临床表现与原发病症状容易混淆，故应选择小儿专用的氨基酸溶液，PN 过程中宜控制蛋白质总入量，并监测血氨和血尿素氮。可常规给予精氨酸预防高氨血症发生，每日用量 1mmol/kg；一旦发生高氨血症，应立即减少复方氨基酸液入量并加大精氨酸用量至 2~3mmol/（kg·d）。

4. **高脂血症、脂肪超载综合征及脂肪乳急性反应**　高脂血症和脂肪超载综合征主要发生在脂肪乳剂应用剂量偏大或输注速度过快时，特别当患儿存在严重感染，肝肾功能不全及有脂类代谢失调时更易发生。高脂血症时血甘油三酯>2.3mmol/L（200mg/dl），严重者出现脂肪超载综合征，临床特征为应用脂肪乳剂期间，患儿出现黄疸、发热、呕吐、贫血、血小板减少、凝血酶原时间延长、出血倾向、肝肾功能损害、弥漫性肺浸润、代谢性酸中毒等。因此在输注脂肪乳时应监测血清甘油三酯（输完后 4~8 小时测），简易的监测方法是抽血 1ml 置小试管内，离心或静置一段时间后，如析出血清为乳白色，即证实高脂血症存在，出现高脂血症应即减少或停用脂肪乳，并可用肝素治疗，按 10~25U/kg 或 100g 脂质 2 500U 计算。脂肪乳急性反应多发生在首次输注脂肪乳的最初 15~30 分钟内，有发热、呼吸困难、喘息、青紫、心动过速及皮疹等，症状类似急性过敏反应，还可发生血栓性静脉炎。严重者应立即停用脂肪乳并根据症状使用抗过敏药物。

5. 低肉毒碱血症 新生儿肉毒碱正常值为 30.7μmol/L,低于 20μmol/L 为肉毒碱缺乏。胎龄<34 周的早产儿肉毒碱的贮备有限,最早于生后 5 天即可能发生肉碱缺乏。肉碱可促进长链脂肪酸转运入线粒体进行脂肪酸氧化,因此静脉补充可改善新生儿长链脂肪酸代谢。有研究表明,与不补充肉毒碱的对照组比较,接受 10~20mg/(kg·d) 肉毒碱的早产儿血清肉碱浓度增加、对脂类的耐受性增强、体重增加更满意。PN 时如不补充肉碱容易导致低肉毒碱血症,临床表现为心肌病、脑病、非酮性低血糖、肌张力低下、体重不增及反复感染。肉毒碱常规补充量为 2~10mg/(kg·d),最大不超过 50mg/(kg·d)。

6. 必需脂肪酸缺乏 必需脂肪酸是维持血小板和免疫系统正常功能,以及神经组织结构完整所需的营养物,并在保护皮肤、毛发,合成前列腺素及促进伤口愈合等方面起重要作用。长期施行 TPN 者(2 周以上)如不用脂肪乳易发生必需脂肪酸缺乏。临床表现为上皮细胞功能异常、湿疹样皮炎、皮肤角化不全、伤口愈合不良、易感染、心肌收缩力降低、毛细血管脆性增加、红细胞脆性增加、血小板聚集能力增强、周围神经炎、生长停滞等。

7. 微量元素和维生素缺乏 多见于长期 TPN 未补充适量维生素和微量元素者,故持续 TPN 超过 2 周应常规加用多种水溶性/脂溶性维生素制剂,并适当补给微量元素。

8. 胃肠外营养相关性胆汁淤积症(parenteral nutrition-associated cholestasis,PNAC) 是指 PN 持续 14 天以上,临床出现皮肤暗黄、大便颜色变浅、肝脾大等表现不能用原发病解释,血清直接胆红素水平>2mg/dl,除外其他明确原因导致的胆汁淤积。总胆汁酸(total bile acid,TBA)及 γ 谷氨酰转肽酶(gamma-glutamyl transferase,GGT)水平可能是早期诊断胆汁淤积更敏感的指标,但尚无统一标准;直接胆红素和转氨酶增高是胆汁淤积综合征的晚期指征。也有将早产儿静脉营养时间 2 周以上,出现血清直接胆红素水平>1.5~2.0mg/dl,伴或不伴有肝酶异常定义为 PNAC。PNAC 多见于早产儿、窒息缺氧时间长、重症感染败血症及长时期施行 TPN 的婴儿。可能与禁食时间长、营养液配方不合理、摄入过量氨基酸及葡萄糖、短时间内过快过多输注脂肪乳、谷氨酰胺和牛磺酸的缺乏、蛋氨酸的增多、感染、氧化损伤、胆汁分泌或胆盐形成障碍等有关。临床主要表现有:尿色加深呈茶色;大便颜色变浅,呈现淡黄色,甚至白陶土样大便;胆汁酸在皮肤沉积导致胆汁性瘙痒;肝大、脾大和腹水陆续出现;营养不良,脂溶性维生素缺乏,维生素 A、D、E、K 吸收不良;钙缺乏,严重者出现惊厥、急性喉痉挛;凝血因子缺乏导致出血。直接胆红素水平升高是 PNAC 的标志,对 PNAC 的诊断是排他性诊断,首先要除外败血症、代谢及内分泌疾病等急需得到治疗的疾病,其次要评估是否为胆道疾病。

预防胆汁淤积主要是尽早开始经胃肠道喂养,合理调节 TPN 营养液成分,缩短 TPN 时间;选择小儿专用的氨基酸溶液;积极预防和治疗肠道感染;使用加有牛磺酸、减少甘氨酸含量的 TPN 有预防胆汁淤积的作用。一旦发生胆汁淤积症,特别是伴有肝功能损害者,应尽快建立/恢复肠道喂养;减少或停用脂肪乳,适当减少氨基酸输注量,选择最佳的营养配方,避免超负荷营养供给,能量 110~120kcal/kg 为宜;避免有毒物质污染,避免肝损伤药物；加用消炎疏肝利胆的药物，如熊去氧胆酸［UDCA，10~30mg/（kg·d）］、腺苷蛋氨酸［10~20mg/（kg·d）］、还原型谷胱甘肽（0.1~0.2g/kg）、益生菌、茵栀黄、葡醛内酯等。PNAC致死的并发症包括门脉高压、肝硬化、肝功能衰竭、凝血因子缺乏引起的大出血和败血症。多数学者认为，PNAC患儿如能避免严重感染，并得到恰当的治疗，其胆汁淤积在停止PN后大部分会恢复，预后良好。

9. 电解质紊乱　如高血钾、低血钾、高血钠、低血钠、低血镁、低血钙、低血磷等，与营养液配制时这些电解质的补充不当有关。低血钙、低血磷在早产儿PN时较为常见，可能与营养液中磷的溶解度低有关。低血磷时组织对糖的利用下降；白细胞杀菌作用减弱而易致感染；红细胞内ATP和2,3-DPG缺乏，氧离曲线左移，造成组织缺氧，临床出现软弱无力、嗜睡，严重者可因抽搐、昏迷而死亡。静脉营养时应定期查血电解质，根据结果随时调整营养液中的电解质含量，尽可能避免上述电解质紊乱的发生。

第十节　胃肠外营养的监测

在新生儿营养支持的过程中需要对所采取的营养方案进行评估。评估内容对于患病新生儿和早产儿来说，大多数专家讨论建议胃肠外营养期间需要监测：①体格生长发育。要定期测量体重、身长和头围。通常参照新生儿出生后生长曲线图，早产儿参照胎儿宫内生长曲线图。对于早产儿临床上往往由于各种原因难以达到宫内生长的速度，现在的观点是争取生后通过肠内外营养支持尽早赶上正常生长发育水平。近年来评估早产儿身体成分包括无脂肪体重和脂肪分布越来越受到重视，期望通过合理的营养支持尽可能达到与同胎龄正常胎儿相似的体重增长速度和身体成分。②机体内环境稳定（必要的血液生化指标）、骨骼矿化等情况。主要检测指标及推荐监测频率见表17-5，采取样本时注意用最小血量检测尽可能多的指标。此外还要注意磷酸盐监测，建议加量期间每日检测，达维持量每周监测。胃肠外营养超过28天需检测铁蛋白、转铁蛋白及游离铁。

表17-5　新生儿胃肠外营养监测表

检测项目	第1周	稳定后
摄入量		
能量/［kcal·(kg·d)$^{-1}$］	每日1次	每日1次
蛋白质［g·(kg·d)$^{-1}$］	每日1次	每日1次
临床体征		
皮肤弹性、囟门	每日1次	每日1次
黄疸、水肿	每日1次	每日1次

续表

检测项目	第 1 周	稳定后
生长参数		
体重	每日 1 次	每日 1 次
头围	每周 1 次	每周 1 次
身长	每周 1 次	每周 1 次
体液平衡		
出入量	每日 1 次	每日 1 次
实验室检查		
血常规	每周 2~3 次	每周 1~2 次
血 Na^+、K^+、Cl^-	每周 2 次或必要时	每周 1 次或必要时
血 Ca^{2+}	每周 2 次	每周 1 次
血 P^{3+}、Mg^{2+}	每周 1 次	必要时
微量元素	必要时	必要时
肝功能	每周 1 次	每 1~2 周
肾功能	每周 1 次	每 1~2 周
血浆甘油三酯、胆固醇	每周 1 次	必要时
血糖	每 4~6 小时 1 次	必要时
尿糖(无法测血糖时)	每 4~6 小时 1 次	必要时
中心静脉导管监测		
渗出	至少每 2 小时 1 次	至少每 2 小时 1 次
肢体水肿	至少每 2 小时 1 次	至少每 2 小时 1 次
肤色	至少每 2 小时 1 次	至少每 2 小时 1 次

（何振娟　周 伟）

───── 参 考 文 献 ─────

［1］中华医学会肠外肠内营养学分会儿科学组, 中华医学会儿科学分会新生儿学组, 中华医学会小儿外科学分会新生儿外科学组, 等. 中国新生儿营养支持临床应用指南 [J]. 中华小儿外科杂志, 2013, 34 (10): 782-787.

［2］邵肖梅, 叶鸿瑁, 丘小汕. 实用新生儿学 [M]. 5 版. 北京: 人民卫生出版社, 2019: 365-370.

［3］周伟. 实用新生儿治疗技术 [M]. 北京: 人民军医出版社, 2010: 248-276.

［4］中华医学会肠外肠内营养学分会. 多种微量元素制剂临床应用专家共识 [J]. 中华外科杂志, 2018, 56 (3): 168-176.

［5］JOOSTEN K, EMBLETON N, YAN W, et al. ESPGHAN/ESPEN/ESPR guidelines on pediatric parenteral nutrition: Energy [J]. Clin Nutr, 2018, 37 (6Pt B): 2309-2314.

［6］ MESOTTEN D, JOOSTEN K, VAN KEMPEN A, et al. ESPGHAN/ESPEN/ESPR/CSPEN guidelines on pediatric parenteral nutrition: Carbohydrates [J]. Clin Nutr, 2018, 37 (6Pt B): 2337-2343.

［7］ VAN GOUDOEVER JB, CARNIELLI V, DARMAUN D, et al. ESPGHAN/ESPEN/ESPR guidelines on pediatric parenteral nutrition: Amino acids [J]. Clin Nutr, 2018, 37 (6Pt B): 2315-2323.

［8］ LAPILLONNE A, MIS NF, GOULET O, et al. ESPGHAN/ESPEN/ESPR/CSPEN guidelines on pediatric parenteral nutrition: Lipids [J]. Clin Nutr, 2018, 37 (6Pt B): 2324-2336.

［9］ JOCHUM F, MOLTU SJ, SENTERRE T, et al. ESPGHAN/ESPEN/ESPR guidelines on pediatric parenteral nutrition: Fluid and electrolytes [J]. Clin Nutr, 2018, 37 (6 Pt B): 2344-2353.

［10］ MIHATSCH W, FEWTRELL M, GOULET O, et al. ESPGHAN/ESPEN/ESPR/CSPEN guidelines on pediatric parenteral nutrition: Calcium, phosphorus and magnesium [J]. Clin Nutr, 2018, 37 (6Pt B): 2360-2365.

［11］ BRONSKY J, CAMPOY C, BRAEGGER C, et al. ESPGHAN/ESPEN/ESPR guidelines on pediatric parenteral nutrition: Vitamins [J]. Clin Nutr, 2018, 37 (6 Pt B): 2366-2378.

［12］ DOMELLOF M, SZITANYI P, SIMCHOWITZ V, et al. ESPGHAN/ESPEN/ESPR guidelines on pediatric parenteral nutrition: Iron and trace minerals [J]. Clin Nutr, 2018, 37 (6Pt B): 2354-2359.

［13］ KOLACEK S, PUNTIS J, HOJSAK I, et al. ESPGHAN/ESPEN/ESPR guidelines on pediatric parenteral nutrition: Venous access [J]. Clin Nutr, 2018, 37 (6Pt B): 2379-2391.

［14］ HARTMAN C, SHAMIR R, SIMCHOWITZ V, et al. ESPGHAN/ESPEN/ESPR guidelines on pediatric parenteral nutrition: Complications [J]. Clin Nutr, 2018, 37 (6Pt B): 2418-2429.

［15］ RISKIN A, PICAUD JC, SHAMIR R, et al. ESPGHAN/ESPEN/ESPR guidelines on pediatric parenteral nutrition: Standard versus individualized parenteral nutrition [J]. Clin Nutr, 2018, 37 (6Pt B): 2409-2417.

［16］ PUNTIS J, HOJSAK I, KSIAZYK J, et al. ESPGHAN/ESPEN/ESPR guidelines on pediatric parenteral nutrition: Organisational aspects [J]. Clin Nutr, 2018, 37 (6Pt B): 2392-2400.

［17］ RAY S. NICE guideline review: Neonatal parenteral nutrition (NG154)[J]. Arch Dis Childhood-E, 2021, 106 (5): 292-295.

［18］ NEHRA D, CARLSON SJ, FALLON EM, et al. ASPEN Clinical guidelines: nutrition support of neonatal patients at risk for metabolic bone disease [J]. JPEN, 2013, 37 (5): 570-598.

［19］ FAIENZA MF, D′ AMATO E, NATALE MP, et al. Metabolic bone disease of prematurity: diagnosis and management [J]. Front Pediatr, 2019, 7 (4): 143-150.

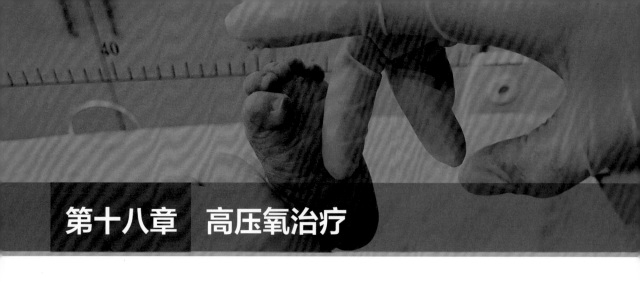

第十八章 高压氧治疗

高压氧治疗（hyperbaric oxygen therapy，HBOT）是指机体在高气压环境中呼吸纯氧或高浓度氧的一种治疗方法。高气压一般是指高于一个标准大气压（standard atmosphere pressure，ATA；1 ATA=750mmHg=0.1MPa）。在 HBOT 期间，血浆中的溶解氧以及含氧饱和血红蛋白的数量增加，导致器官的氧气可用性增加。HBOT 对脊髓损伤、脑损伤、神经退行性疾病、周围神经损伤和啮齿动物神经毒性模型中均具有神经保护作用。

第一节 高压氧治疗的原理

一、改善血液中氧的物理参数

1. **提高动脉血氧分压（PaO_2）** 在 3AIA（0.3MPa）下吸入纯氧，PaO_2 可高达 2 160mmHg。此时，血氧含量增加，血浆物理性溶解氧从 0.3ml/L 提高到 6.4ml/L，是吸入空气的 20 倍。

2. **增加组织氧储量** 组织氧储量是指在血液不断向组织供氧、组织细胞不断地耗氧的动态平衡过程中，组织内经常保持着一定的剩余氧量。在常温常压下，组织平均氧储量约为 13ml/kg，组织耗氧量为 3~4ml/kg。按理论计算，循环阻断的安全时限为 3~4 分钟。而在 3ATA 条件下吸入纯氧时，组织的氧储量可增加至 36ml/kg，此时循环阻断的安全时限可延长至 8~12 分钟。

3. **提高血氧弥散率** 氧通过压差由肺泡弥散到血液，再由血液弥散到组织。在 HBO 条件下，由于动脉血氧分压明显增加，向组织内弥散的氧量约可增加 22 倍，有利于改善组织缺氧。

4. **增加组织内氧的有效弥散距离** 在常压下，毛细血管中氧的弥散半径为 30μm，在 3ATA 条件下吸入纯氧，其弥散半径可增加至 100μm。弥散半径的增加有利于恢复缺血边缘部位组织的供氧。

二、改善微循环

HBO 可明显改善病变区域的微循环灌注和组织供氧。HBO 还可对血浆中的前列腺素类物质有明显影响，可纠正脑损伤时前列环素（prostaglandin I_2，PGI_2）/ 血栓素 A_2（thromboxane A_2，TXA_2）的失衡，使 PGI_2 升高、TXA_2 降低，恢复其对脑循环的正常调节、对血管内皮细胞的保护作用，可减少微血栓形成，保证微血管通畅。此外，在 HBO 时红细胞的变形能力增强、血小板的聚集率下降、血中乳酸减少、血液黏度降低，这些改变也有助于改善微循环。

三、改善脑组织的代谢

缺氧缺血性脑损伤（hypoxic-ischemic brain damage，HIBD）是脑组织细胞外液中的葡萄糖、乳酸、丙酮酸和谷氨酸盐明显增加。这些产物的变化可反映缺血对脑能量代谢的影响，其中细胞外液中的葡萄糖含量的堆积反映了细胞糖代谢紊乱，乳酸、丙酮酸堆积反映了组织无氧酵解增加。HBO 对 HIBD 的保护作用与改善脑组织的代谢有关，可通过对神经元线粒体的保护作用，改善细胞能量代谢、减轻神经元的损伤。

四、减轻脑水肿和降低颅内压

HBO 通过提高血液氧浓度，增加组织氧分压，可迅速纠正脑组织的缺氧状态，恢复细胞膜上离子泵功能，减轻细胞水肿；同时高氧血症可引起局部脑血管的收缩，使血流量减少。由于脑水肿的减轻和脑血流量的减少，使颅内容量减少，颅内压下降，有利于提高脑灌注压，从而打断了脑水肿 - 颅内压增高导致的恶性循环。

五、抑制神经细胞凋亡

正常脑血流量为每分钟 0.5ml/g 脑组织，当血流量减少到 0.1ml/g 以下时，脑细胞不可逆坏死。在缺血的外周组织，当血流量减少至 0.1~0.2ml/g 时，脑细胞功能和电活动停止，发生细胞凋亡。研究显示 HIBD 新生 SD 大鼠病变侧脑组织凋亡细胞数比对照组明显增多，HIBD 组脑组织内 Caspase-3 mRNA 的表达同时也增强。在缺氧缺血（hypoxia-ischemia，HI）后 60 分钟开始 HBO 治疗（2ATA，60 分钟，每日 1 次，共 7 次），结果显示病变侧脑组织凋亡细胞明显减少，Caspase-3 mRNA 的表达也明显减弱。另有实验也证明 HBO 抑制神经细胞凋亡的机制与减轻线粒体释放细胞色素 C（cytochrome C，CytC）和上调神经细胞 Bcl-2 蛋白的表达有关。

六、保护血 - 脑脊液屏障

HBO 治疗对不同脑损伤模型的血脑屏障（blood-brain barrier，BBB）有保护作用。赵红等应用高压氧治疗脑缺血再灌注小鼠，结果发现经 HBO 处理后脑组织 BBB 通透性明显降低。Veltkamp 等给 Wistar 大鼠 MCAO 模型应用 HBO 3ATA 治疗，发现 HBO 能够降低再灌注后 3 小时、6 小时、24 小时、72 小时荧光素钠的渗透性,减轻 BBB 的破坏和脑水肿的程度。

七、增强组织抗氧化能力

一方面 HBO 使氧自由基的产生会随着氧分压的升高而增高;而另一方面,HBO 同时使机体清除自由基的能力增强,从而使自由基的产生与清除保持动态平衡,发挥 HBO 对脑损伤的治疗作用。高压氧治疗后可使患者血清中超氧化物歧化酶(superoxide dismutase,SOD)、谷胱甘肽(glutathione,GSH)、谷胱甘肽过氧化物酶(glutathione peroxidase,GSH-PX)、过氧化氢酶(catalase,CAT)等 4 种抗氧化酶的活性明显增高,可减轻脑损伤时脂质过氧化(lipid peroxidation,LPO)的增加,而 SOD 活性可升高或无变化,HIBD 得到改善。但也有报道 HBO 可使氧自由基产生增加,增多的氧自由基可直接降解蛋白、DNA、脂类,并使细胞内酶失活,导致神经元死亡。

八、促进内源性神经干细胞增生与分化

HIBD 时除了引起成熟的神经细胞死亡以外,同时也损伤了神经生发基质,啮齿类动物的生发基质位于室管膜区(sub-ventriclezone,SVZ)和海马齿状回(dentate gyrus,DG)。脑室旁和皮质下白质未成熟的少突胶质细胞的死亡造成细胞丢失和囊性空洞以及 SVZ 和 DG 部位的神经干细胞大量丢失。研究还显示 HBO 能够促使 HIBD 大鼠大脑的内源性神经干细胞增殖并分化成为成熟的神经元。这种作用在 HIBD 后 3~12 小时开始 HBOT 均可观察到;12 小时以后开始 HBOT 这种作用逐渐减小。

第二节　适应证和禁忌证

高压氧治疗的临床适应证分为 I 类适应证和 II 类适应证。I 类适应证为依据现有临床证据认为实施高压氧治疗具有医学必要性。II 类适应证为依据现有临床证据认为高压氧治疗是否显著优于传统疗法仍存在一定争议。但是高压氧治疗本身不会对疾病带来不利影响,且全面禁止高压氧治疗会使患者丧失从高压氧治疗中获益的可能。因此,对于 II 类适应证仍建议积极实施高压氧治疗。下面列举新生儿期可能存在的相关疾病 HBOT 相关适应证与禁忌证(2018 年中华医学会高压氧医学分会推荐)。

一、适应证

(一) I 类适应证

1. 急性一氧化碳中毒

2. 严重感染　①坏死性软组织感染(坏死性蜂窝织炎、坏死性筋膜炎、坏死性肌炎等,厌氧菌、非厌氧菌、混合性均包括在内)。②气性坏疽。③难治性骨髓炎。④颅内脓肿。

⑤难治性真菌感染。

3. **创面** ①压疮。②烧伤(注:Ⅱ度及Ⅲ度烧伤推荐高压氧辅助治疗)。

(二)Ⅱ类适应证

1. **神经系统损伤** 缺氧性脑损害、脑卒中恢复期、脑膜炎、脑水肿、病毒性脑炎、脊髓损伤、周围神经损伤。

2. **创面** 外科创面开裂、蜘蛛咬伤、冻伤、化学皮肤损害。

3. **中毒** 四氯化碳、硫化氢、氨气、农药中毒(百草枯中毒禁用高压氧治疗);中毒性脑病;急性热、化学性因素造成的肺损伤、吸入性烟雾造成的肺损伤。

二、禁忌证

1. **绝对禁忌证** 早产和/或低出生体重新生儿,未经处理的气胸,纵隔气肿。

2. **相对禁忌证** 先天球形红细胞症,颅底骨折伴脑脊液漏,肺气肿或肺大泡,青光眼,未处理的活动性出血,支气管肺发育不良。

第三节 高压氧装置

婴儿氧舱是供给新生儿及婴儿进行高压氧治疗的专用医疗设备。婴儿高压氧舱主要由筒体、托盘、供排氧管路和控制显示设备构成。

1. **筒体** 为了能密切关注治疗中的患儿,婴儿高压氧舱筒体通常采用透明有机玻璃材料,选用浇铸型有机玻璃管材。

2. **供排氧管路** 婴儿高压氧舱的供排氧管路材料宜采用不锈钢、紫铜或无毒抗氧化软管。

3. **舱门** 婴儿高压氧舱舱门宜采用渐开式外开门结构。

4. **测氧仪** 婴儿高压氧舱设有测氧仪,其满量程应为100%,误差应不大于2%,其采样流量计满量程应不大于1L/min。

5. **供排氧阀和供排氧流量计** 婴儿高压氧舱应设有供、排氧阀和供排氧流量计,并可控制调节加减压速率。婴儿高压氧舱的最大加减压速率应不大于0.01MPa/min。

6. **加湿装置和静电接地通道** 为了有效实现静电防护,婴儿高压氧舱应设有加湿装置和静电接地通道。采用加湿装置提高舱内湿度,可有效限制舱内静电积聚;通过静电接地通道,可将人体产生的静电有效释放。常用的加湿装置有两种:①湿化瓶。湿化瓶通常安装于氧源处。医用氧气通过湿化瓶湿化后再进入舱内,从而可将舱内湿度保持在一个较高程度。②加湿器。通过加湿器向舱内喷出水雾,可直接有效提高舱内湿度。静电接地通道是指从舱内静电导出配件至舱外静电接地端子之间的通道。该通道阻值应不大于1MΩ。

第四节 ## 操作流程

一、婴儿高压氧舱操作方法

1. 预备工作　使用前要检查氧气量贮备是否充足,确认湿化瓶已连接在供氧管道上。开启氧气瓶瓶头阀,逐渐增加减压器的输出压力,输出压力不得大于 0.15MPa。供婴儿氧舱加压的氧气应先经过加湿后才能进入舱内,以防止舱内产生静电。室温调节至 26℃左右。

2. 测氧仪定标　在室外大气条件下进行,打开测氧仪电源开关,待测氧仪显示值稳定后,用吸气球的孔对准测氧仪传感器任一接口,捏动吸球 2~3 次,用螺丝刀旋动测氧仪面板上的调节旋钮,使仪器的显示值调定在 20.9~21.0。

3. 洗舱　将婴儿放入氧舱后,开始洗舱。将舱门虚掩仅留 1mm 缝隙,加压时让舱中空气从此缝隙中溢出。开启供氧阀,向舱内输入氧气,氧流量为 10~15L/min,压力不超过 0.025MPa 换气 10~15 分钟,使舱内氧浓度达 70% 以上。关紧舱门。

4. 增压　打开供氧阀,以 0.002 5MPa/min 的升压速率向舱内供氧(供氧流量计的参考读数为 3.5L/min 左右),当舱压达到预定的目标舱压(0.05~0.08MPa)时关闭供氧阀。此时微微打开排气阀,用测氧仪在排气软管出口处测量舱内氧浓度,浮球读数在 1L/min 以下(小于 1 小格),持续 1 分钟后记录氧浓度。测氧结束后即关闭排气阀。

5. 稳压　稳压氧浓度应达到 90% 以上。稳压治疗时间为 30 分钟。在稳压期间采用持续换气方式稳压,即同时打开进气和排气阀门,两个阀门的流量均取 4~5L/min,要求保持舱压不变。如果舱压有所下降,可将排气阀门的流量适当调低。稳压结束后用上述同样方法从排气软管出口测得舱内氧浓度。根据稳压前后两次测得的氧浓度数据计算出治疗压力下的舱内平均氧浓度。

6. 减压　稳压治疗结束后开始降压。降压速率控制在 0.002 5MPa/min 左右。由于降压后期舱压较低,影响降压速率,可通过调节排气阀流量来控制。

7. 控温　婴儿氧舱控制板上数字温度仪显示舱内温度,舱内温度过高时可用洗舱方式降温。观察舱温记录后即关闭开关。

二、患者及环境的准备

1. 衣物准备　做高压氧的患儿必须穿着纯棉衣物入舱,根据季节和治疗室温度调节患儿的衣物量,舱内使用纯棉被褥。双手不外露,避免抓伤皮肤或把头皮留置针抓掉。

2. 饮食　一般不宜在饱食后进舱,可在入舱前 30 分钟进行哺乳,喂至八成饱的程度,以免入舱后因压力升高或患儿哭闹造成溢奶而发生意外。

3. 入舱时间　尽量选择患儿在睡眠的时间进行 HBOT,以保证治疗的顺利进行。

4. **室温调节**　婴儿舱内无空调系统，舱内温度依赖环境室温，因此在 HBOT 时应预先调节好室内温度。以免患儿体温波动造成损伤。如夏天温度过高引起大汗甚至虚脱，冬天温度过低引起感冒、肺炎等。

5. **镇静**　对有惊厥史或哭闹的患儿，治疗前适当使用镇静剂(10% 水合氯醛 0.5ml/kg 稀释后口服)，以保证治疗期间安静，防止意外或躁动摩擦后产生静电。

第五节　不良反应及其处理

高压氧对人体的并发症主要包括气压伤、减压病和氧中毒。另外，高压氧具有缩血管作用及对酶的抑制作用，均可导致机体的损伤。

一、气压伤

气压伤是在高压氧治疗的加压过程中，体内某些含气腔窦的器官因受力不匀而导致的机械伤。主要发生在高压氧治疗的加压过程中，因此应掌握好加压速度，升压速度不宜过快。气压伤中以中耳气压伤相对多见，由咽鼓管开放不良所致，鼓膜穿刺可以防治，并可用 0.25% 氯霉素滴耳；鼻窦气压伤时，有血性分泌物从鼻腔流出，此时应暂时停止 HBOT，并用抗生素和呋麻滴鼻。

二、减压病

减压病是因 HBOT 的减压速度超过气体本身脱饱和速度，使气体以气泡的形式停留在血管或组织内所致的病理损伤。由于环境压力下降幅度过大，速度过快，导致机体组织和血液内形成气栓，阻塞心、肺、脑和其他脏器的血管或压迫组织而引起的机体损伤。此外，对伴有心力衰竭、肺水肿、休克、ARDS、肺炎的患儿如果减压过快，可诱发和加重肺水肿的可能。因此，减压速度不宜过快，不得随意缩短时间或改变减压方案。HBOT 时除非紧急减压，一般不会发生减压病。加压治疗是减压病首选和唯一有效的治疗方法，如万一发生减压病，应立即重新入舱加压治疗。

三、氧中毒

氧中毒是指长时间处于高氧分压的环境下，机体某些组织器官发生功能或器质性损害。包括脑型、肺型、眼型和溶血型氧中毒等。机体在较长时间内吸入高浓度氧一定时间后可能导致的某些器官在功能和结构的损伤。氧中毒的机制可能与高压氧下机体发生超氧化自由基增多，以及酶活动改变等因素有关。一般只要严格掌握高压氧治疗的指征，杜绝有禁忌证者进舱，严格执行治疗规程，很少会发生氧中毒。

脑型氧中毒又称为氧惊厥，类似癫痫大发作，主要在 0.2MPa 以上氧压下稳压吸氧的过程中发生。肺型氧中毒表现为咳嗽、肺功能减退,甚至呼吸衰竭。眼型氧中毒是指在某些情况下高压氧可能引起晶体混浊、近视、视网膜损害,造成视力降低,甚至失明。

四、其他

高压氧具有缩血管作用及对酶的抑制作用,均可导致机体的损伤。部分婴儿在接受HBO治疗的初期可出现发热,一般为低热至中度发热。

哭闹是婴儿行高压氧治疗时最常见的问题之一,经常哭闹腹压增高,可导致或加重脐疝、腹股沟疝形成,影响高压氧的治疗效果。在 HBO 治疗前可适当使用镇静剂使患儿在治疗过程中保持安静,预防不良反应的发生。

新生儿及小婴儿容易因溢乳或呕吐导致窒息或吸入性肺炎,在高压氧治疗过程中应尽量避免发生胃食管反流、溢乳、呕吐,注意喂养时间及奶量,是保证高压氧治疗顺利进行的重要因素。进舱后取右侧卧位,面向操作舱人员,以便观察,防止呕吐物吸入。

婴儿舱内温度依赖环境室温,若没有预先调节室温,夏天患儿在舱内哭闹易出现大汗淋漓甚至虚脱,冬天包裹不够,易使患儿感冒,并发肺炎。因此应通过室内空调及衣被共同调节患儿所需温度,夏天注意散热,冬天注意保暖。

第六节　监护与注意事项

高压氧治疗是在密闭舱体内进行,患儿处于与外界隔离的状态。患儿在治疗过程中经受环境压力的不断变化,可能对人体各系统的生理功能产生影响。因此在婴儿高压氧舱的使用单位要有严格的管理制度。在治疗过程中要认真记录操作程序,严密观察并记录患儿反应,认真填写氧舱操作记录单,以预防和减少 HBOT 过程中并发症和意外情况的发生。

一、高压氧治疗过程中的监护

1. 婴儿 HBOT 前要对患儿进行认真查体,完善必要的辅助检查。严格掌握适应证和禁忌证。病情危重的婴儿需要在生命体征平稳后才能入舱。

2. 加压和稳压过程中,要密切观察患儿面部表情,如发现有烦躁不安、面色苍白或发热、呕吐、出冷汗和抽搐等氧中毒症状时应立即停止升压,并报告医生。然后将舱内压力减至一半,稳定 2~3 分钟后,再将压力逐渐降至 0 点,将舱门缓慢打开,然后立即给予组织抢救。如因减压太快而出现空气栓塞可在抢救脱离危险后,再入舱重新加压治疗。在治疗的过程中应定时、定位、定人进行 HBOT,使患儿能尽快适应治疗环境。

3. 减压时婴儿哭吵屏气可导致肺的气压伤。故在减压过程中发现婴儿哭吵时应暂停减压,待患儿安静后再继续减压。减压速度过快可导致减压病,因此,需要严格按照操作规程减压。

4. 婴儿舱中一旦发生火灾,应立即关闭进氧阀,并尽快减压出舱。随后及时报告上级有关部门。

二、注意事项

1. **患者管理**　进舱前应了解每位患儿的病情,临床检查结果与诊断,有否禁忌证。凡需高压氧治疗的患儿必须经医生检查确无禁忌证并经家长签署高压氧治疗知情同意书后方可进舱治疗。患儿进舱前应换上全棉衣服,在治疗前半小时喂奶,换上干洁全棉尿布,抹干净油脂物品。进舱后侧卧位,面向操作人员。

2. **安全管理**　严格执行国务院颁发的《特种设备安全监察条例》和有关部委颁发的《医用氧舱安全管理规定》,氧舱设备必须符合国家规定标准;加强技术人员的培训,持证上岗。

(1)工作人员的要求:高压氧治疗是在高压氧的环境下进行的,存在易燃易爆的危险。因此,高压氧操作人员的职责应有如下,①操作人员必须经过培训,考核取得培训合格证方可持证上岗;②熟练掌握高压氧舱的使用与操作,准确认识常见故障、果断采取应急措施;③基本熟悉高压氧医学的基础理论知识,如高压氧适应证与禁忌证,治疗过程可能发生的并发症及预防措施,意外事故的防范措施;④严格执行治疗方案,不得擅自改动;⑤操作时应集中精神,严密观察,不许擅自离岗;⑥及时填写各项护理、治疗、操作记录表。

(2)氧舱的定期检查:根据《医用氧舱安全管理规定》要求,医用氧舱必须接受定期检验。婴儿氧舱的定期检验为期一年。检验的项目如下,①安全阀校检,婴儿氧舱安全阀的整定压力为(0.12 ± 0.014)MPa,回座压力不低于起跳压力减去0.03MPa;②压力表校检;③测氧仪校检,包括测氧仪空气定标和氧舱加压后检验;④有机玻璃筒体检查,当加压次数达到5 000次,或使用及存放期达到5年,或筒体出现老化银纹时,应予以更换筒体;⑤舱门密封材料及锁紧机构检查,如出现裂纹、硬化或明显变形应立即更换。舱门把手螺丝如出现严重磨损,也应进行更换。

(3)氧舱的日常维护:①婴儿氧舱的使用环境室温为20~28℃,安置位置不能够靠近热源(火炉、暖气片等),并避免日光的直接照射;婴儿舱禁火,舱内不能有任何热元件、可导致电火花或产生静电的材料;②舱体内外表面每天用清洁水和清洁柔软的全棉毛巾擦洗,不得用力摩擦,不得使用乙醇等有机溶剂擦洗;舱体禁油,不能用含有油脂的压缩空气加压,接头、螺纹等处可用抗氧化类润滑脂,舱门外的螺杆可用少量硅胶或甘油使之润滑,各部位均不能加油润滑;③氧舱筒体不得随意敲击或划痕;排气管必须引至室外并远离火种;有机玻璃筒体最长使用年限为5年,最多加压次数为5 000次。

(4)环境的要求:氧舱应放置在避光的房间内,阳光不要直接照射在舱面上。远离火源,避免热源烘烤的位置。治疗室要通风良好,室内温度控制在22~24℃,室内装修材料应防燃、防爆。电源插座配有安全防护装置。室内配有灭火装置和醒目的禁烟火标志。废氧排气管引至室外,远离地面3米。

第七节　临床应用与疗效评价

一、急性一氧化碳中毒

一氧化碳(carbonic oxide,CO)是由含碳材料的不完全燃烧产生的。CO中毒是世界上最常见的吸入性中毒原因,在儿童中并不少见,新生儿也可能发生。高压氧是成人一氧化碳中毒的首选方法。由于一氧化碳中毒对儿童的影响,到目前为止,在儿科还没有明确的此类疾病的治疗指征。最容易受到CO有害影响的细胞是代谢活性最高的细胞(心肌细胞和中枢神经系统细胞)。急性中毒的临床症状和体征包括头痛、恶心呕吐、呼吸困难、视力异常、肌无力、晕厥、抽搐和昏迷。儿童可能出现恶心、呕吐和腹泻等一般症状,并被误诊为患有胃肠道疾病。小婴儿可表现为喂养不良、易怒和呕吐。许多因吸入烟雾和外伤而受伤的火灾受害者可能处于昏迷和昏迷状态,需要机械通气。

接触史和碳氧血红蛋白(carboxyhemoglobin,COHb)水平的测量有助于确诊。在接触到CO后,最重要的是立即离开现场。在成年人中,因CO中毒而开始高压氧治疗的适应证是COHb浓度超过16%或出现临床症状。对于儿童,取决于临床症状。COHb浓度仅为预后指标,无法根据其浓度预估中毒的严重程度。由于COHb浓度与临床症状之间缺乏依赖性,因此将儿童中的每一种CO中毒均要视为危及生命的情况。多中心meta分析证明HBOT优于常压治疗,因为它可以预防CO中毒患者的晚期神经后遗症(即头痛、记忆障碍、注意力不集中、睡眠障碍)。已经证明,对严重CO中毒患者进行HBOT具有很高的疗效和安全性,并且仅在一次高压氧暴露后即可完全恢复。对于接触CO的患儿,应尽快使用氧气面罩或自膨胀袋进行100%氧气治疗。患者的临床状况越差,暴露后的时间越短,这种治疗就越合理。根据现有证据,出现严重中毒症状(即失去知觉或神经功能障碍、循环不稳定或血流动力学紊乱)的儿童应立即登记接受HBOT。

二、软组织厌氧菌和混合菌感染

HBOT作为辅助治疗软组织内的细菌感染,包括厌氧菌群和混合菌群已被证实有效。最常见的微生物是梭状芽孢杆菌,可在各种类型的外科和创伤后伤口中引起气性坏疽。产气荚膜梭菌和艰难梭菌引起的肠道菌群感染,这也可能导致气性坏疽的症状。肠道定植的梭菌,如艰难梭菌,即使患者没有伤口,也可能随血液传播。这类细菌的共同特点是处于绝对厌氧环境中,允许细菌菌落生长,同时大量产生导致横纹肌溶解症和全身感染症状的外毒素。随着身体组织中氧分压的增加远远超过生理极限,使用高压氧不仅限制了微生物的增殖和外毒素的产生,而且由于改变了病原体环境,还具有杀菌效果。

在混合菌群感染时,HBOT的有效性基于非特异性免疫系统反应机制。这对于治疗创伤后伤口脓性渗出和水肿,以及脓肿都很重要,脓肿是潜在疾病的并发症。实验性数据表明,高压氧可以治疗莱斯尼奥斯基-克罗恩病(Lesniowski-Crohns disease)过程中瘘管以及特应性皮炎引起的耐药细菌感染。受感染组织由于血管外液体体积增加导致微循环水平的血管容量增加,出现明显的组织水肿。小动脉缺乏适当的灌注导致感染源周围组织缺氧。该区域的氧分压可能低于生理值(即30mmHg),低于10mmHg的组织氧浓度的降低超过维持细胞正常功能的足够能量,从而导致伤口内形成局部坏死中心。坏死性筋膜炎感染是这一过程中最引人注目的形式之一,它也可能发生在新生儿。同时,富氧环境有助于单核细胞和中性粒细胞杀菌功能的正常发挥。在吞噬过程中,激活后的细胞消耗大约50倍的氧气,以便能够产生溶解病原体所必需的自由基。这个过程叫作"呼吸爆发",在巨噬细胞附近缺氧的情况下不能正常进行。感染源周围水肿引起的局部缺氧成为阻止正常、非特异性免疫系统反应的因素。当使用高压氧时,氧气以比生理(常压)条件高出许多倍的压力输送到感染部位,略过了红细胞和大部分微循环,并提供吞噬细胞产生超氧阴离子所需的氧分子。高压氧与抗生素联合治疗的有效性既基于高压氧的直接杀菌特性,也基于支持非特异性免疫反应的自然过程,从而降低病死率和手术干预率。

三、大面积烧伤

高压氧还对严重烧伤的支持治疗有明显效果。其机制是高压氧可以纠正因血管内皮损伤而遭受大量水肿的组织的氧合,以及维持循环系统的血流动力学效率协助烧伤患者的强化液体复苏。由于严重烧伤发生广泛软组织感染的风险急剧增加,并导致细菌性败血症的发生。高压氧同样可以协同抗生素发挥抗炎、杀菌作用。欧洲气压医学会(EBM)指出,尽管在维持组织氧合和血管收缩方面的理论依据充分,但是高压氧对感染性或低血容量休克期患者可能产生的有益影响尚未被确认,需要广泛的随机对照试验。

四、缺氧缺血性脑病

目前在严重创伤性脑损伤(severe traumatic brain injury,sTBI)患者中使用HBOT的比例正在增加,包括儿童患者。1963年,在 Lancet 上报道了世界首例由 Hutchinson 应用HBO 成功抢救了出生时窒息新生儿,从此开始了高压氧在新生儿缺氧缺血性脑病(hypoxic ischemic encephalopathy,HIE)的应用。20世纪90年代开始及随后的二十余年,HBOT广泛应用于新生儿窒息、HIE、颅内出血、核黄疸等脑损伤疾病。大部分研究均肯定 HBOT 对新生儿 HIE 的疗效,在规范的条件下实施 HBOT,均未发现与 HBOT 直接有关的副作用。

动物实验显示成年大鼠大脑中动脉阻断(medial cerebral artery occlusion,MCAO)模型在6小时以内开始 HBOT 可以减少脑梗死面积,但在制模后12小时开始 HBOT 则反而会加重脑梗死面积。在新生大鼠 HIBD 模型的研究结果也显示,HIBD 后24小时内开始HBOT,能够促进内源性神经干细胞的增殖和减轻神经细胞的凋亡,但随着时间窗的延迟,对细胞凋亡的抑制作用逐渐减少,但并不会加重凋亡。对 HIBD 新生大鼠行为学测试显示,2小时内开始 HBOT 可以改善 HIBD 大鼠的行为学损害,但将时间窗延迟至48小时以后,则无此效果。提示 HBO 有效的时间窗为 24 小时以内。

HIE 患儿生后 24 小时内处于极其危重状态,大多需要呼吸、循环等高级生命支持,出于安全性考虑,近 10 年关于 HBO 治疗 HIE 的报道极少。但之前所有 HBO 治疗新生儿 HIE 的开始时间均在出生 24 小时以后,与动物实验的治疗时间窗不符,提示 HBOT 在中枢神经损伤后的修复方面存在一定的效果。鉴于前期临床研究的有效性,作为错过亚低温治疗时机的 HIE 患儿及其亚低温后神经康复的重要补充,HBOT 仍有较好的应用前景,但需进一步的 RCT 研究。

（王铭杰　周文浩）

参 考 文 献

［1］周伟. 实用新生儿治疗技术 [M]. 北京: 人民军医出版社, 2010: 298-314.

［2］韩玉昆, 杨于嘉, 邵肖梅, 等. 新生儿缺氧缺血性脑病 [M]. 2 版. 人民卫生出版社, 2010.

［3］陶恒沂, 蒋功达, 林峰. 高压氧的临床应用 [M]. 第二军医大学出版社, 2015.

［4］中国人民解放军总医院第六医学中心. 中华医学会高压氧分会关于 "高压氧治疗适应证与禁忌证" 的共识 (2018 版)[J]. 中华航海医学与高气压医学杂志, 2019, 26 (1): 5.

［5］王智锋, 高永健. 医用高压氧舱的安全使用与管理 [J]. 设备管理与维修, 2021, 16 (3): 157.

［6］徐新南, 楼卉卉. 医用高压氧舱的安全使用与管理 [J]. 中医药管理杂志, 2017, 25 (10): 141-142.

［7］Jacek, Siewiera, Judyta, et al. Hyperbaric oxygenation in pediatrics: indications in the light of evidence-based medicine [J]. Developmental Period Medicine, 2019, 23 (2): 142-148.

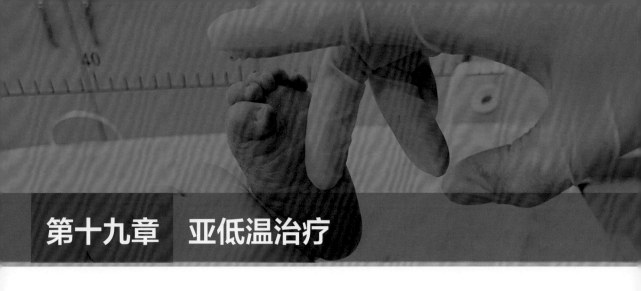

第十九章　亚低温治疗

新生儿缺氧缺血性脑病(hypoxic ischemic encephalopathy, HIE)是由围产期缺氧缺血所致的脑损伤。在发达国家,围产期窒息可导致0.3%~0.5%活产婴儿发生中度HIE,0.05%~0.1%发生重度HIE。HIE是新生儿死亡和儿童致残的主要原因之一,文献报道,10%~60%的HIE婴儿死亡,至少25%存活者存在远期的神经系统发育后遗症。

早在300多年前,John Floyer就提出婴儿出生后稍低的体温可能对其有益。从20世纪50年代开始,相继进行了几项无对照的病例分析,所选病例为出生5分钟无自主呼吸的患儿,方法为将患儿浸入冷水中直至自主呼吸恢复,然后再让其自然恢复体温。虽然治疗结果比历史性对照好,但当时并不提倡这种疗法,因为即使轻度降温也可增加对氧的需要,更重要的是可导致早产儿(<1 500g)病死率升高。因此,很多年来对新生儿HIE的临床处理均强调要避免体温过低。直到20世纪90年代,随着亚低温的神经保护作用在成年动物研究已经有相当多的阐述之后,对新生动物的研究才初步开展。随后的临床研究表明,对围产期发生缺氧缺血的新生儿给予亚低温治疗(mild hypothermia treatment),可降低神经系统后遗症的发生率而不造成不良反应,目前将脑部温度降低2~5℃的亚低温治疗被认为是临床上可行的改善HIE新生儿预后的手段。

第一节　　亚低温治疗原理

动物实验和临床研究均对亚低温脑保护的机制进行了深入研究,目前认为亚低温脑保护机制是多方面的,可能包括以下几方面:

1. **降低脑组织氧耗量,减少脑组织乳酸堆积**　温度下降与脑氧耗下降显著相关。脑温下降1℃,脑代谢率降低5%~6%,脑温20℃时,脑代谢率仅为正常的20%。脑代谢的降低有助于缺氧缺血应激状态下细胞内环境保持稳态。亚低温可降低脑细胞耗能和无氧酵解,减少脑细胞ATP下降和乳酸积聚,促进脑损伤后脑组织pH值恢复到正常范围,减轻脑损伤后脑组织酸中毒程度。

2. 抗细胞死亡　缺氧缺血引起的神经细胞凋亡是新生儿脑损伤主要机制,亚低温可抑制导致凋亡的多个环节,包括 Caspases 酶等。

3. 激活内源性保护机制　亚低温可激活内源性保护机制,如胰岛素样生长因子 1 (insulin-like growth factor-1,IGF-1)等神经营养因子的生成。

4. 抑制内源性毒性产物对脑细胞的损害　缺氧缺血会导致兴奋性氨基酸、乙酰胆碱、多巴胺、去甲肾上腺素、5- 羟色胺、一氧化氮(nitric oxide,NO)和氧自由基等异常释放,这些内源性毒性产物会加重继发性脑细胞损害。亚低温能抑制脑缺血后内源性毒性产物生成和释放,从而有效地减轻继发性脑损伤发病过程。亚低温能降低缺氧缺血后兴奋性神经递质释放,减少 NO 生成,抑制氧自由基爆发、脂质过氧化。

5. 抑制炎症反应　有相当多的证据表明,炎症反应过程,包括小胶质细胞激活及随后释放前炎症因子,参与了神经元和脑白质损伤。亚低温治疗可显著减少小胶质细胞活化,抑制炎症因子的释放,从而减少神经元损伤。

6. 减少钙离子内流,阻断钙对神经元的毒性作用　细胞内游离钙离子浓度过高会导致神经元坏死。亚低温能显著抑制缺氧所造成的神经元钙离子内流,降低神经细胞内钙离子浓度。此外,亚低温能使缺血性脑组织蛋白激酶 C 活力恢复至正常水平。蛋白激酶 C 是一种钙 / 磷脂依赖酶,对细胞内钙浓度、神经递质释放和基因表达都有重要的调节作用。

7. 保护血脑屏障,减轻脑水肿。

第二节　适应证和禁忌证

一、适应证

尽管目前国际上已经将亚低温治疗作为新生儿 HIE 常规治疗手段,但仍然没有标准的治疗方案。入选患儿标准存在差异。表 19-1 列出了迄今已经完成的随机对照研究患儿纳入标准。目前凡是给予亚低温治疗的患儿应符合这些临床多中心研究纳入标准,可以减少不良反应发生,避免过度治疗。

1. 根据国际上多中心研究结果和不同医院的临床指南,2011 年由复旦大学附属儿科医院组织编写了亚低温治疗新生儿缺氧缺血性脑病方案,提出了我国开展亚低温治疗新生儿 HIE 的选择标准:胎龄 ≥ 36 周和出生体重 ≥ 2 500g,并且同时存在下列情况,①有胎儿宫内窘迫的证据;②有新生儿窒息的证据;③有新生儿 HIE 或振幅整合脑电图(amplitude-integrated electroencephalogram,aEEG)脑功能监测异常的证据。

(1)胎儿宫内窘迫的证据至少包括以下 1 项:①急性围产期事件,如胎盘早剥或脐带脱垂或严重胎心异常变异或迟发减速;②脐血 pH 值 < 7.0 或 BE > 16mmol/L。

表 19-1　国际上已经完成的多中心研究患儿纳入标准

研究	CoolCap (Gluckman PD, et al)	TOBY (Azzopardi DV, et al)	NICHD (Shankaran S, et al)	Eicher Trail (Eicher DJ, et al)	NeonEuro (Simbruner G, et al)	ICE (Jacobs SE, et al)	SHCChina (Zhou WH, et al)
胎龄/周	≥36	≥36	≥36	≥36	≥36	≥36	≥36
生后时间/h	≤5.5	≤5.5	≤6	≤6	≤6	≤6	≤6
缺氧缺血指标	下列4项之1	下列4项之1	下列4项之1	下列6项之1	下列4项之1	下列4项之2	下列4项之1
Apgar评分	10分钟≤5	10分钟≤5	10分钟≤5	5分钟≤5	10分钟≤5	10分钟≤5	5分钟≤5
pH值	<7.0	<7.0	<7.0	<7.0	<7.0	<7.0	<7.0
碱剩余	≤-16mmol/L	≤-16mmol/L	≤-12mmol/L	≤-13mmol/L	≤-16mmol/L	≤-12mmol/L	≤-16mmol/L
通气/复苏时间	10分钟	10分钟	10分钟	10分钟；心率<80次/min 生后缺氧缺血事件	10分钟	10分钟	10分钟
神经系统症状和体征	意识障碍，嗜睡，昏睡，昏迷；下列3项之1：异常吸吮，异常反射，肌张力低下，或惊厥	意识障碍，嗜睡，昏睡，昏迷；下列3项之1：异常吸吮，异常反射，肌张力低下，或惊厥	下列6项之3（异常）：意识，反射，姿势，肌张力，活动，惊厥；无	下列6项之3（异常）：意识，反射，姿势，肌张力，活动，惊厥；无	中重度HIE；或惊厥	中重度HIE；无	HIE症状；或惊厥；无
aEEG	异常	异常			异常		

(2) 新生儿窒息的证据(满足以下 3 项中的任意 1 项)：① 5 分钟 Apgar 评分<5 分；②脐带血或生后 1 小时内动脉血气分析 pH 值<7.0 或 BE>16mmol/L；③需正压通气至少 10 分钟。

(3) 新生儿 HIE 诊断依据：中华医学会儿科学分会新生儿学组制定的新生儿 HIE 诊断标准；或 aEEG 脑功能监测异常的证据，至少描计 20 分钟并存在以下任意 1 项，①严重异常，上边界电压 ≤10V；②中度异常，上边界电压>10V 和下边界电压<5V；③惊厥。

因为 HIE 在生后 6 小时内治疗效果最佳，因此需要能早期识别中、重度 HIE 患儿。早期识别需要综合评估，根据窒息复苏过程、Apgar 评分、血气分析结果、临床神经系统评估和脑电图监测相结合的方法，可以识别大多数适合亚低温治疗的患儿。对早期有严重的缺氧缺血病史，但临床表现轻微，要特别注意脑电图变化，特别是床旁脑功能监护，如果脑电图严重异常，尽可能给予亚低温治疗。

2. **符合部分纳入标准的患儿**　患儿可能胎龄小于 36 周、入院时龄超过 6 小时，或者脑病症状缺乏，或者 BE、pH 值没有达到标准等。这些患儿可能满足亚低温治疗的部分条件，但并不能满足全部条件。对于这部分患儿是否纳入亚低温治疗的目标人群仍然存在争议。小样本的研究结果提示与全部满足纳入标准的患儿比较，满足部分纳入标准的患儿进行亚低温治疗是安全的，没有严重不良反应发生，但神经预后结局改善不显著，需要更多研究来支持。鉴于新生儿 HIE 是一个逐渐发展的动态损伤过程，早期临床症状和体征不典型，因此为避免错过最佳治疗时间窗，对满足部分纳入条件，没有禁忌证的患儿建议在严密监护下进行亚低温治疗。连续评估如果没有脑病症状和脑电图异常，可以提前退出亚低温治疗。

3. **轻度 HIE 患儿**　目前多中心研究仅有中国组织的临床试验纳入了轻度 HIE 的患儿，研究结果提示这部分患儿很少发生不良神经预后。因此目前适合亚低温治疗的患儿主要是指中、重度的 HIE 患儿。但轻度 HIE 患儿同样存在神经发育障碍，多表现为轻微脑功能障碍、自闭症、行为异常、社会适应障碍、学习困难、语言发育延迟等，这些需要更长的随访时间才能发现。轻度 HIE 患儿 MRI 同样存在异常，对轻度 HIE 患儿进行亚低温治疗，提示 MRI 检查异常率显著降低，尽管没有远期的随访资料，但轻度 HIE 患儿也可能从亚低温治疗中获益，只是需要更大的样本、更长的随访时间去证实。

二、禁忌证

目前认为绝对禁忌证为胎龄 ≤34 周。

其他相对禁忌证为：①出生 6 小时以后。②缺乏 HIE 临床症状和体征，且初始 aEEG 脑功能监测正常。③存在严重的先天性畸形，特别是复杂青紫型先天性心脏病，复杂神经系统畸形；存在 21、13 或 18- 三体等染色体异常。④颅脑创伤或中、重度颅内出血。⑤全身性先天性病毒或细菌感染。⑥临床有自发性出血倾向或血小板计数<50×10⁹/L。存在这些相对禁忌证的患儿是否进行亚低温治疗由亚低温治疗小组或高年资医师决定。

符合亚低温治疗标准但病情不稳定者，应等待病情稳定后再启动亚低温治疗：①严重低氧血症和 / 或高碳酸血症，严重肺动脉高压。②存在低血压、休克等循环功能障碍。③存在严重贫血,特别是 Hb<90g/L。④存在出血倾向或凝血功能障碍。目标温度可先设定为35℃,如果病情仍稳定,逐渐将目标温度调到 34℃。

三、亚低温治疗的退出标准

亚低温治疗过程中应对新生儿进行密切监护,包括呼吸、循环、泌尿、血液系统功能和水电解质平衡。出现下列情况之一者不再适合进行亚低温治疗,应尽快开始复温治疗:①存在持续低氧血症(经过积极呼吸支持治疗后,SaO$_2$ 仍低于 80% 且超过 2 小时)。②平均动脉压<35mmHg,给予血管活性药物和扩容等处理,如果仍然<35mmHg,且持续 4 小时。③心率持续<80 次 /min 或出现心律失常,应及时处理或停止亚低温治疗。④连续 12 小时尿量小于 1ml/(kg·h)。⑤存在明显出血倾向且凝血功能异常,经积极支持治疗仍没有缓解者。

第三节 亚低温治疗装置

亚低温疗法是指用人工方法将患儿体温降低 2~5℃(即体温降至 33~35℃),以改善神经病理学、能量代谢、电生理及功能预后,从而达到治疗目的。因此亚低温治疗是主动控制性降温。被动低温不属于低温治疗范畴,且由于温度不可控,温度变化范围大,可能导致低温损伤。特别是新生儿对温度自身调控能力差,受环境温度影响大,容易发生低温损伤。因此新生儿低温治疗应该是采用适合新生儿的控制性降温设备达到低温治疗的目的,不推荐被动低温治疗。

一、简易设备

简易降温方法包括风扇、冷水袋、冷胶袋、低温相变材料等。这些简易降温方法也可以使患儿降低到目标温度,且操作简单,费用低,便于获得,对经济不发达地区不失为一种可以选择的亚低温实施方法。meta 分析显示采用简易降温方法进行低温治疗可以降低出院前和 6~24 个月的病死率,可以降低出院前神经功能障碍的发生率。仅有一项研究发现可以降低生后 24 月龄死亡和严重神经伤残的发生率。目前简易降温方法的安全性、有效性仍然需要设计更合理、样本量更大的临床随机对照研究支持,不建议使用简易降温设备治疗新生儿 HIE。表 19-2 给出了常用的简易降温设备的特点。

表 19-2 简易降温方法特点

项目	自然降温	水袋	风扇	冷胶袋	低温相变材料
设计	无辐射台	全身降温,用冷水袋包裹两侧和头部	伺服式风扇,辐射台控制过度降温	软、冷胶袋置头部(12×12cm,置于冰箱中7~10℃),辐射台保温	包裹(PCM 垫,熔点 32℃)
诱导时间	生后不久	1 小时内	1 小时内	1 小时内	1 小时内

续表

项目	自然降温	水袋	风扇	冷胶袋	低温相变材料
维持	可持续约15小时(无辐射台)	核心/直肠温度33~34℃	核心/直肠温度33~34℃	核心/直肠温度33~34℃	核心/直肠温度33~34℃
复温	被动、缓慢,常<0.5℃	被动、缓慢,常<0.5℃	辐射台逐步升温	辐射台逐步升温	被动、缓慢,常<0.5℃
环境温度	<26℃	25~26℃	24℃	24℃	<30℃
颤抖	无	无	是	是	无
温度稳定性	差	可接受	可接受	变化	可接受

二、高技术降温设备

目前已经发表的多中心临床研究均采用设计合理的高技术降温设备进行亚低温治疗。目前的降温方式有2种即全身降温和选择性头部降温联合全身轻度降温。目前没有证据表明哪种降温方式临床效果更好。国内外已发表的7项临床对照试验中,有5项采用全身亚低温,2项采用选择性头部亚低温。

1. **选择性头部降温设备** CoolCap trial和中国进行的临床研究采用选择性头部低温进行治疗。CoolCap trial采用的CoolCap系统的原理是利用锡箔帽的内层水流循环,来达到降温的效果;该设备选择性对新生儿进行头部降温,使患儿头部温度始终保持在34.5℃±0.5℃,但体温保持正常;设备价格相对较为昂贵。中国开展的临床多中心研究系采用半导体循环水冷却法进行头部低温,特制的冰帽置于婴儿头部,冰毯置于患儿躯干部,温度探头放置于婴儿鼻咽部,依据鼻咽部的温度,冰帽温度可以在5~20℃范围自动调节,维持鼻咽部温度在34℃±0.2℃;冰毯采用肛温控制,维持直肠温度在34.5℃以上;该设备温度控制良好,采用双温控系统,可以使头部温度降低更快,同时维持全身轻度低温。

2. **全身低温设备** 由于选择性头部低温价格稍贵且操作复杂,目前全身低温应用逐渐增多。现在多采用完全伺服控温系统,与半自动的控温设备比较,温度更稳定。目前国内市场上销售的大多采用半导体循环水冷却法,使冰毯温度降低,继而达到降低全身温度的目的,温度控制精确。头部低温和全身低温设备都需要对循环水进行冷却,需要一定时间(一般要15分钟)才能使毯面温度降到5℃。

最新的降温设备包含2个系统,一个系统(降温毯)覆盖患者皮肤,另一个是控制系统,控制循环水温度。这类设备是真正的完全伺服控制装置,温度控制更精确。

第四节 亚低温治疗的技术操作

在做好支持和对症处理的基础上积极开展亚低温治疗是目前新生儿HIE基本治疗方

法。亚低温治疗需要医生、护士组成一个治疗小组,共同管理患者,才能更好地发挥作用。

一、总体原则

应成立亚低温治疗小组,该小组与脑电监测小组人员一致,对所有组员排班,建立组员间即时的联系方式。

1. 患儿转运 优先转运 HIE 新生儿。转运医生接到下级医院电话后应询问病史,初步判断是否适合亚低温治疗,范围适当放宽,初步判断符合的患者通知总住院医师。对可能符合亚低温治疗条件的患儿应告知患儿出生医院医护人员如何维持患儿基本生命体征,如何监护器官功能,如何避免体温过高及进行被动低温治疗和温度监控。

2. 入院处理及住院医师职责 总住院医师通知主治医师(白天)或总值班医师(夜间)以及脑电监护和亚低温治疗小组成员,如果病情较重同时负责该患儿的抢救和治疗。住院医师负责与家长谈话,并让家长签署知情同意书;开医嘱包括支持治疗和亚低温治疗医嘱;完善治疗前的检查包括血常规、血培养、肝肾功能、电解质、血气分析、凝血功能、血压监测等;观察整个低温治疗期间的病情变化并做好记录,特别是重要脏器功能监护,及时汇报主治医师;观察直肠温度、皮肤温度显示器,出现故障报警及时通知亚低温治疗小组成员或主治医师;亚低温治疗结束后完善脑电图、MRI、听觉和视觉诱发电位、头颅 B 超;预约随访。

3. 脑电监护和亚低温治疗小组成员职责 平时负责仪器的保养和维护,使仪器始终处于备用状态;接到电话后准备低温和脑电监测仪;患者到达后进行脑功能监护;根据主治医师(白天)或总值班医师(夜间)决定是否开展亚低温治疗;负责仪器的连接和操作;连接完成启动仪器后至少观察 15 分钟,机器工作正常且稳定后再离开;向房间护士和住院医师交代观察重点和注意事项;治疗期间应每 4~6 小时巡视一次患者和机器工作状态;及时排除故障;治疗结束后将仪器规整放置,仪器出现故障及时排除,不能使用的仪器应标注。

4. 床位护士 接到总住院通知后做好患者接受准备;床单元面积应稍大,因为需要各种监护设备;患者暖箱选择建议使用复温控制暖箱,便于达到目标温度后体温的控制;入院后患者放置暖箱或远红外辐射台,关闭电源,裸体;安装心电、血氧饱和度监护探头;建立静脉通路;根据病情实施外周动脉或脐动脉置管;负责患者治疗期间的常规护理;负责观察肛温、皮温、心率、血压、呼吸等监护;前 2 小时每 30 分钟记录一次,其他时间段按护理常规记录;复温 6 小时内每小时记录一次体温;发现机器故障及时通知医生;观察并记录重要脏器功能。

5. 主治或总值班以上级别医师 应掌握亚低温治疗的指征、操作和监护、复温、随访等;与家属谈话,并交由住院医师与家属签署知情同意书;亚低温治疗期间患者治疗、监护、谈话的总负责人和监督者。

二、亚低温治疗新生儿 HIE 的具体实施过程

1. 临床实施前的准备 新生儿放置在远红外辐射式抢救台或暖箱中,优先使用远红外

辐射式抢救台,关闭远红外辐射式抢救台或暖箱电源。新生儿尽量裸露,除去新生儿身体部位一切可能的加温设施。安放心电、血氧饱和度、血压和体温、aEEG监测电极或设备。建立动、静脉通路。完善治疗前检查:常规ECG,血常规,CRP,血气分析,乳酸,血电解质(钠、钾、氯、钙),血糖,肝、肾功能,凝血功能,头颅B超。

2. 温度探头放置的具体要求　①直肠温度探头:插入直肠5cm左右,并固定于大腿一侧。②鼻咽部温度探头:放置长度相当于鼻孔至耳垂的距离,蝶形胶布固定。③食管温度探头:放置长度相当于鼻孔至耳垂,然后向下至剑突的距离再减去4cm,蝶形胶布固定。放置皮肤温度探头于腹部,监测皮肤温度。特别提示温度探头放置后应标记位置,作为操作后无滑脱的检验指示。

3. 选择合适的冰帽或冰毯　冰帽应大小适中,覆盖头部,应不遮盖眼睛;冰毯应大小适中,覆盖躯干和大腿。特别提示冰帽或冰毯均不能覆盖新生儿颈部。

4. 亚低温实施

(1)初始治疗(降温阶段):如果新生儿体温已经在亚低温治疗的可接受温度范围内,直接进入维持治疗状态。如果新生儿体温没有达到可接受的温度范围,开始诱导亚低温治疗,1~2小时达到亚低温治疗的目标温度(33.5~34℃)。特别提示直肠温度降至可接受温度范围的最低限度(33℃)时,应开启暖箱或远红外辐射式抢救台电源给予维持体温。

(2)维持治疗阶段:达到亚低温治疗的目标温度后转为维持治疗72小时。连续监测皮肤、鼻咽部或食管温度,开始每15分钟记录1次,直至达到目标温度后1小时,然后每2小时记录1次;复温期间每小时记录1次。监测新生儿体温低于或高于目标温度1℃以上或新生儿出现烦躁、颤抖等应通知主治医生。每4小时检查新生儿皮肤1次,每2小时变动1次体位。冰毯或冰帽应保持干燥。测定血气的化验单应标注当时新生儿的体温。亚低温治疗期间,根据临床需要可继续给予其他对症支持治疗措施。机械通气的新生儿,湿化器温度按照常规设置。亚低温期间新生儿皮肤可能发暗或呈灰色,如果血氧饱和度正常,不需特殊处理。如果新生儿存在持续低氧血症(经过积极呼吸支持治疗后,SaO₂仍低于80%)或持续低血压(积极支持治疗和给予血管活性药物后,平均动脉压仍低于35mmHg),应考虑停止亚低温治疗。亚低温治疗期间,心率会降至90次/min以下,亚低温治疗仪报警设置应调整为低于80次/min。如果心率持续降低或出现心律失常,应及时处理或停止亚低温治疗。开始亚低温治疗后出现不良反应,应终止亚低温治疗,按照复温流程进行复温。

(3)监测指标:亚低温治疗期间的24小时、48小时和72小时复查血常规、动脉血气、乳酸、肝功能、肾功能、电解质、血糖、凝血功能,必要时随时复查。亚低温治疗期间应行心电监护,脑功能监测,住院期间至少完成一次常规EEG检查。亚低温治疗复温后24小时进行脑影像学检查。亚低温治疗期间每天进行神经系统症状和体征检查。

(4)需要中断亚低温治疗时的处理:如果新生儿需要离开NICU进行影像学检查或其他操作,应暂时中断亚低温治疗,关闭降温设备。新生儿检查时尽可能保留冰帽或冰毯,如果必须去除,尽可能缩短去除时间。

(5)复温方法:①自然复温法,关闭亚低温治疗按钮,关闭远红外辐射式抢救台电源或暖箱电源,逐渐开始复温。②人工复温法,设定鼻咽部温度或直肠温度为每 2 小时升高 0.5℃;特别提示复温期间每小时记录 1 次鼻咽部温度或直肠温度,直至温度升至 36.5℃。

第五节　亚低温治疗中的不良事件、监护与管理

一、不良事件

亚低温治疗期间出现的多器官系统功能障碍可能与窒息本身或亚低温治疗,或者与两者都相关。亚低温治疗安全性的初步研究、随机对照研究都发现亚低温治疗期间有可能发生多器官功能障碍。meta 分析表明,窦性心动过缓和血小板减少是亚低温治疗期间最常见并发症,总的来说亚低温治疗是安全的,但与安全相关研究资料多数来源于那些严格按照亚低温治疗流程及对亚低温治疗有相当经验的医疗中心。英国 TOBY 低温治疗登记系统的数据显示,没有参与到 TOBY 临床多中心研究的医院,对生后 1~4 天患儿行亚低温治疗出现并发症的概率会增加。该系统中资料完整的 1 384 例亚低温治疗患儿,最常见的并发症及其发生率如下:低血压为 40%(平均血压持续<40mmHg),凝血功能异常为 31%(需要治疗以维持或恢复正常凝血功能),低血糖为 25%(血糖<2.6mmol/L),感染为 17%(经体外培养证实且需要抗生素治疗),窦性心动过缓(心率<80 次 /min)和经心电图确诊的其他心律失常为 9%,皮下脂肪坏死为 1%。由此看出任何医疗机构对窒息新生儿进行亚低温治疗,都会出现一些全身不良反应。在目前的治疗范围内,出现这些各系统并发症多数是窒息本身而非亚低温治疗导致,因此,随着新生儿重症监护治疗的进展以及对低温治疗对窒息儿病理生理影响机制更深入的理解,亚低温治疗期间的并发症有望显著减少。

二、监护与管理

（一）低温治疗期间呼吸系统的监护及管理

1. 在低温治疗期间多数患儿仍需气管插管维持呼吸功能,但对吸入氧浓度及正压需求较低,应避免过度通气导致低碳酸血症和高氧血症。患儿代谢性酸中毒呼吸代偿多发生自发性过度通气,有时较难维持 $PaCO_2$ 在正常范围。在此情况下,究竟是将 $PaCO_2$ 保持低于正常值,还是应用镇静剂或肌松剂抑制患儿自主呼吸控制通气量并维持 $PaCO_2$ 在稍高水平,哪种管理模式对患儿更有利目前尚不清楚。美国儿童健康与人类发展研究所(NICHD)进行的临床研究表明,HIE 患儿早期(即生后<12 小时)$PaCO_2$ 最低值或低碳酸血症(<35mmHg)累积时间均与增加 18~22 月龄时死亡或残疾的风险显著相关。如果呼吸机参数设置已非常低仍出现过度通气,此时拔管成功率通常较高。拔管成功的患儿仅有 40% 存在吸入性肺炎,但不会有任何呼吸系统症状和体征。低温治疗期间,呼吸道分泌物可能较黏稠,故吸痰时需在气管内滴注生理盐水,进行翻身拍背或胸部理疗,吸痰频率需增加。

2. 低温治疗的窒息患儿可能发生持续性肺动脉高压(PPHN),需要吸入一氧化氮(NO)治疗。对需要吸入高浓度氧的患儿,需关注 PPHN 可能。4 项研究共纳入了 426 例患儿的 meta 分析表明亚低温治疗发生 PPHN 风险、需要吸入 NO 和使用体外膜氧合(ECMO)治疗的风险没有增加。PPHN 不是亚低温治疗的禁忌。亚低温治疗期间,如果患儿存在持续性肺动脉高压,首选 NO 吸入,多数并不需要 ECMO 治疗。即使患儿发生了难治性心肺功能衰竭,需要应用 ECMO 抢救,低温治疗也不是禁忌。可通过 ECMO 循环进行热交换,维持核心体温在亚低温治疗所需范围内。

3. 体温每降 1℃,代谢率降低 5%~8%,因此核心体温每下降 1℃,pH 值增加 0.015,PCO_2 和 PO_2 分别下降 4% 和 7%。亚低温治疗期间,$PaCO_2$ 过低可影响脑血流自主调节功能,导致脑血流灌注减少,发生惊厥的阈值也可能降低。因此,亚低温治疗期间测定的血气值应根据核心温度进行校正,调整通气参数维持血气分析值在纠正后的正常范围内。

4. 虽然 meta 分析并没有证实亚低温治疗期间喘鸣的发生率增加,但有研究发现亚低温治疗可能与一过性喘鸣发生相关,一般临床表现较轻,多在 48 小时内缓解。相比亚低温治疗的神经保护作用,发生一过性喘鸣的风险尚可接受。对于较为严重的患儿,需要进行喉镜检查来明确潜在的病因。

(二) 低温治疗期间循环系统监护及管理

1. meta 分析证实亚低温治疗期间良性生理性窦性心动过缓是常见的。目前尚无证据表明亚低温治疗会导致严重心律失常或 QT 间期延长。有研究表明即使温度更低也很少发生心律失常。床旁护士负责监测患儿心肺功能和脉搏血氧饱和度,必须熟悉低温导致的重要生命体征的改变,尤其是心率。心肺功能监测报警阈值需要根据患儿情况进行相应的调整。

2. 8 项研究(共纳入 1 221 例患儿)的 meta 分析表明,亚低温治疗期间低血压即平均动脉压(MBP)<40mmHg 的发生率没有增加,需使用正性肌力药维持血压的发生率也没有增加。虽然英国 TOBY 低温治疗登记中心资料发现,低血压是较常见的并发症,但与已发表的 TOBY 临床多中心研究报道结果比较,持续性低血压发生率仍要低很多。窒息新生儿亚低温治疗期间容易发生血流动力学变化,需要持续监测循环功能如血压、心率、尿量等,对需要给予正性肌力药物治疗的低血压患儿应根据血压变化及心功能变化调整药物剂量。如果患儿在亚低温治疗期间出现了低血压,首先应给予生理盐水纠正低血容量,但应密切监测尿量、血压和肺部啰音,因为患儿可能继发急性肾小管坏死或抗利尿激素分泌失调综合征(syndrome of inappropriate secretion of antidiuretic hormone, SIADH)导致液体负荷过多。在给予扩容或正性肌力药时最好应用超声心动图评估心功能。如果心肌收缩力差,可使用多巴酚丁胺;血容量及心肌收缩力正常,但外周血管扩张,则可以使用多巴胺或肾上腺素。出现 PPHN,体循环血压可能需要保持更高水平以减少右向左分流。部分顽固性低血压可能需要正性肌力药物联合氢化可的松治疗。

3. 脑室内出血在足月儿中较少发生,有研究表明亚低温治疗可能增加窒息儿脑室内出血风险,尤其是血液动力学不稳定的患儿。脑室内出血可能更常发生于亚低温治疗后期或复温阶段。因此在亚低温治疗及复温期间应保持患儿血液动力学稳定。

(三) 低温治疗期间血液系统监测及管理

窒息新生儿经常出现凝血功能异常,回顾性分析表明亚低温治疗的患儿可发生颅内、消化道和皮肤出血等。血小板计数 $<130 \times 10^9/L$,纤维蛋白原水平 $<1.5g/L$ 和国际标准化比值 (INR) >2 与临床出血风险增加显著相关,但目前没有与常温组比较的数据。多数研究表明只要维持在亚低温治疗所规定的核心温度范围内,亚低温治疗本身并不会进一步恶化患儿的凝血功能。窒息新生儿亚低温治疗期间血小板减少的发生率较常温治疗患儿高。尽管如此在亚低温治疗过程中监测患儿凝血功能相当重要,同时应注意是否存在皮肤瘀点、从足跟或静脉穿刺部位渗血、消化道出血或血性气管分泌物。亚低温治疗过程中可能出现末梢循环低灌注及高黏滞症,有可能增加微血栓形成的潜在风险,但没有证据表明亚低温治疗中血栓的风险会增加。亚低温治疗期间如果患儿肝功能及凝血功能异常或存在出血倾向则需要更密集的监测,一旦出现出血倾向或显著凝血功能异常(通常高于正常值的 2 倍以上)需要输注血液制品。而血制品输注是否能减少 HIE 患儿亚低温治疗期间的出血情况目前尚未知。针对少尿及液体负荷过多的患儿,治疗的主要目标是控制出血,对血制品的输注应慎重,以减少进一步的液体超负荷。对存在产伤和进行性出血的患儿,尤其是帽状腱膜下出血者,可能需要连续输注新鲜冰冻血浆、冷凝蛋白质或血小板来控制出血。

(四) 低温治疗过程的营养支持、体液及电解质管理以及肾功能监护

低温治疗期间应维持机体水电解质平衡和正常血糖。

1. 低温治疗的窒息新生儿与常温治疗相比,新生儿坏死性小肠结肠炎发生率相近,都较低(1%~2%)。但考虑到窒息患儿本身肠道血流减少,而亚低温治疗可能使肠道血液供应更加降低,因此一般亚低温治疗期间禁止肠道喂养。亚低温治疗期间,给予非营养性母乳喂养并未出现不良后果。也有研究表明对中到重度的足月和晚期早产的 HIE 患儿行亚低温治疗期间,给予微量肠道喂养并未发生显著并发症,延迟肠道喂养也并不会影响全肠道喂养的时间。亚低温治疗期间肠道喂养的时间、方式等需要更多研究进一步明确。

2. 低温治疗期间患儿第一天仅给予 10% 葡萄糖,不添加钠或钾,总量为 60~80ml/(kg·d)。由于窒息脑损伤患儿可能发生 SIADH 和急性肾小管坏死,多数患儿需要持续限制液体入量。对于发生低钠血症的患儿(血清钠 $<125mmol/L$),则需要进一步限液 [40ml/(kg·d)],但需通过中心静脉输注高浓度葡萄糖维持正常血糖和基础能量供应。亚低温治疗期间,由于禁止肠道喂养,则需要全胃肠外营养(TPN)提供机体营养需求和维持氮平衡。

3. 急性肾小管坏死或 SIADH 所继发的电解质及糖代谢紊乱在 HIE 患儿中并不少见,包括亚低温治疗的患儿。六项多中心(共纳入 667 例患儿)的临床研究结果显示,亚低温治疗的患儿诊断肾损伤或急性肾衰竭的发生率与常温组比较并没有统计学差异。患有急性肾损伤的患儿在低温治疗的 72 小时血清肌酐水平有持续增高的趋势,但几乎没有出现需要肾脏替代治疗的情况。在亚低温治疗期间,继发于急性肾小管坏死的无尿及少尿可能会影响其他重要的生理系统的平衡,主要是肺及代谢平衡。如果在亚低温治疗期间患儿体重增加过多,影响了肺功能,给予袢利尿剂可能会使患儿从少尿型肾衰竭转变到非少尿型肾衰竭,

对减少液体超负荷有益。

4. 亚低温治疗期间需密切监测并及时纠正葡萄糖、钙、镁及其他电解质紊乱。尽管有研究报道亚低温治疗的患儿在 4~24 小时期间平均血糖浓度更高，但 7 项试验（纳入 1 030 例患儿）的 meta 分析表明亚低温期间低血糖的发生率没有显著增加。亚低温治疗期间应根据监测结果、肾功能和出量（通常每 12~24 小时）来调节静脉输液速度和成分，以维持血清电解质及血糖在正常范围。低温能导致胞内的钾离子浓度上升，发生低钾血症，但 5 项临床试验（纳入 738 例患儿）的 meta 分析表明亚低温治疗期间低钾血症（血清钾离子浓度<3.5mmol/L）的发生率没有增加。但在亚低温治疗期间过分纠正低钾血症，复温期间细胞内钾外流可能会导致高钾血症。

5. 窒息新生儿发生低钙血症及低镁血症同样普遍，可能会降低惊厥的阈值。严重 HIE 患儿血清钙和脐带血镁的降低明显，预后多不佳。2 项大样本的亚低温治疗临床研究表明低温和常温治疗组低钙血症的发生率没有差别。有研究监测发现在亚低温治疗期间尽管减少了 Ca^{2+} 摄入量，但血清 Ca^{2+} 浓度也可维持正常水平且减少低钙血症发生率，由此推测低温治疗能更好地维持机体内 Ca^{2+} 稳态。由于镁本身或合并低温对神经保护作用的试验证据相互矛盾，故建议在纠正低钙及低镁血症时，应保持血清镁位于正常水平的高限。

（五）在低温治疗期间温度过低的风险

NICHD 试验中发现，温度过低（核心温度<32℃）对低出生体重儿和那些需要更强血压支持的患儿不利。因此，对体重较小，病情更重的窒息新生儿在亚低温治疗期间需更严密地监测体温，以避免体温降至目标范围之外，同时可能需要更强的血压支持治疗。体温低于 32℃时，其神经保护作用就会明显降低，低于 30℃往往就会出现严重并发症。也有研究表明胎龄≥36 周的中到重度 HIE 患儿，相较于维持体温 33.5℃持续 72 小时，更低或更长时间的低温治疗并没有降低患儿的病死率。这些发现对患儿治疗及未来试验的设计具有提示意义。

（六）亚低温治疗期间镇痛镇静剂的应用

HIE 患儿本身处在应激过程中，亚低温治疗可能加重这个过程。部分患儿亚低温治疗期间会出现颤抖。因此亚低温治疗期间镇痛和镇静管理非常重要。目前大多数开展亚低温治疗的临床中心对接受亚低温治疗的患儿给予镇静镇痛管理。亚低温治疗可能改变药物的药代动力学和药效动力学，因此，亚低温治疗期间剂量是否调整仍存在争论，相关的研究也较少。镇痛镇静药物可能导致低血压、呼吸抑制、喂养不耐受、延长机械通气时间等。镇痛镇静需要进行有效的评估，但亚低温治疗下疼痛评估量表的操作存在挑战。亚低温治疗期间不建议应用苯二氮䓬类药物。首选非药物镇静镇痛如安抚奶嘴、抚触、袋鼠式护理、喂哺糖水等措施。必要时可给予药物镇痛镇静，首选吗啡，负荷量 50μg/kg，随后连续静脉输注 5μg/(kg·h)。在适当监测心动过缓的情况下，低剂量右美托咪定输注可考虑作为吗啡输注的替代方案，右美托咪定的剂量为 0.1~0.5μg/(kg·h)。目前国内应用芬太尼更多，也可以作为替代治疗，1~3μg/(kg·h)，持续静脉滴注。

（七）复温阶段可能出现的问题及其管理

1. 研究表明复温阶段发生惊厥的风险会增加，多为脑电图监测发现异常放电，而无临床表现(亚临床型)。连续视频脑电图或振幅整合脑电图对监测亚临床惊厥发作和抗惊厥治疗效果特别重要。研究发现 HIE 患儿复温阶段出现脑电图背景活动异常,这可能是一个短暂的适应性反应,也可能是脑组织进一步受损的体现。尚需要进一步研究明确脑电图背景活动异常与 MRI 上显示的脑损伤程度和神经发育结果的相关性。因此亚低温治疗的窒息新生儿最好给予连续脑电监测且需持续到复温结束。

2. 复温可能引起外周血管扩张和血管内容积的增加,若血管充盈不佳就可能导致低血压。如果复温期间发现血压有下降趋势,可能需要输注生理盐水和应用血管活性药物维持血压。

3. 关于复温速度,部分研究提示复温期间患儿可发生惊厥、呼吸暂停、低血糖等并发症,故认为缓慢复温更符合脑血流及心血管系统的生理特征,应避免快速复温。但缓慢复温仍有较高的并发症,不得不让人反思快速复温是否可行。

(八) 亚低温治疗期间的皮肤管理

新生儿硬肿症多见于寒冷损伤,也是窒息新生儿常见并发症,硬肿症随病情或复温会逐渐好转,大多无需特别处理。亚低温治疗的患儿很少发生硬肿症,但可发生严重头皮肿胀,如患儿同时存在严重凝血功能异常或高血压,可导致头皮破溃,皮肤完整性受损。全身亚低温治疗的患儿可发生皮下脂肪坏死、红斑、手足发绀。低温治疗的 HIE 患儿皮下脂肪坏死(subcutaneous fat necrosis of new-born,SCFN)发生率为 2.8%;TOBY 登记数据显示中度低温治疗持续 72 小时是发生 SCFN 的一个危险因素,SCFN 与 HIE 严重程度、低温治疗方法、目标温度关系不大,骨突出及受压部位是 SCFN 好发部位。选择性头部亚低温治疗期间应定期检查头皮,在全身亚低温治疗期间应定期变动体位(至少每隔 12 小时),评估皮肤的完整性。皮下脂肪坏死的患儿存在高钙血症的风险。

(九) 亚低温治疗期间败血症早期发现和管理

患儿生后窘迫可能是早发性败血症临床表现,从而呈现出低 Apgar 评分,并且发生类似 HIE 的脑病。8 项试验(纳入 1 222 例患儿)的 meta 分析显示,其中有 99 例经血培养证实存在败血症,亚低温治疗并没有增加败血症发生的风险,但这些研究在亚低温治疗时,通常都应用广谱抗生素。如果 48 小时血培养结果阴性且患儿临床发展过程不支持败血症,应尽早停用抗生素。

(十) 亚低温治疗期间药物代谢及治疗管理

窒息新生儿亚低温治疗期间常给予抗惊厥药、镇静剂、肌松剂,抗生素和正性肌力药物等。亚低温治疗、肝肾的缺氧缺血及 HIE,可能会影响这些药物的代谢、分泌。亚低温治疗对不同药物药代动力学和药效动力学的影响已有报道。主要通过肾脏代谢的药物较少受到亚低温治疗的影响,对于可疑患败血症的 HIE 患儿常首选庆大霉素联合青霉素或氨苄青霉素(由于国内新生儿不能应用氨基糖苷类抗生素,可用第三代头孢菌素替代)。存在低血压的 HIE 患儿常给予正性肌力药物。到目前为止,亚低温和常温治疗的 HIE 患儿对正性肌力药的反应没有显著差别。已有报道亚低温治疗可能导致苯巴比妥、吗啡、托吡酯和维库溴铵等药物在肝脏中代谢减慢,从而导致吗啡浓度的增加,苯巴比妥、托吡酯和维库溴铵的蓄积。

根据临床状态决定吗啡的输注速率,亚低温治疗降低吗啡清除率使血清吗啡浓度升高,有时可接近中毒水平。在亚低温治疗期间,应严密监测抗惊厥药物血药浓度,使用吗啡和麻醉剂期间应监测镇静和肌肉松弛的临床水平。

第六节 临床应用与疗效评估

1. **中期疗效** 对亚低温治疗的患儿随访到 24 月龄,发现无论是选择性头部亚低温还是全身亚低温治疗:①均能显著降低 HIE 患儿的病死率;②同时降低严重神经系统发育障碍发生率;③显著降低脑瘫发生率。但全身或者选择性头部亚低温治疗均不能降低失明和听力损伤发生率。

2. **远期疗效** 多项 RCT 研究证据表明,亚低温治疗可以降低新生儿 HIE 的病死率和 18~24 个月时严重伤残的发生率,但远期效果如何? Shankaran 等对接受亚低温治疗的患儿随访至 6~7 岁,表明亚低温治疗组病死率和严重伤残的发生率明显降低。Coolcap 试验随访至 7~8 岁时发现神经功能的发育与其 18 月龄时神经发育评估结果一致。目前 TOBY 试验正在对患儿 6~7 岁的发育情况进行(NCT01092637)评估。从目前已经发表的研究资料看亚低温治疗新生儿 HIE 的远期疗效值得期待。

3. **影响疗效的关键因素** 虽然亚低温治疗对 HIE 患儿均有显著的脑保护作用,已经作为常规治疗方法,但由于目前仍推荐按照既往多中心研究的纳入标准进行筛查可能的受益者,使得不能满足全部条件的患儿被排除在亚低温治疗之外。另外,即使给予亚低温治疗,仍有 40%~50% 的 HIE 患儿死亡或发生严重伤残,因此仍需要进一步探索优化的亚低温治疗方法,也是亚低温治疗新生儿 HIE 进一步研究的热点问题。决定亚低温治疗效果的几个关键因素包括:①治疗时间窗;②目标温度;③低温治疗持续时间;④复温过程。因此在临床应用过程中应注意把握这几个关键点。

(1)治疗时间窗:HIE 发病机制最关键的环节是二次能量衰竭的发生,特别是迟发性能量衰竭。因此两次能量衰竭之间的潜伏期就是所谓的治疗"时间窗"。目前普遍认为低温在缺氧缺血后 6 小时内开始并持续至迟发性能量衰竭阶段则具有有效而持久的神经保护作用,6 小时以后或抽搐开始后行亚低温治疗则没有明显的神经保护作用。如何延长低温治疗时间窗使更多的患儿获益是临床医生要考虑的问题。①转运途中亚低温治疗。目前开始亚低温治疗的时间为生后 6 小时内,但治疗时间越早,效果越好。为了最大限度地发挥亚低温的神经保护作用,在基层医院及转运途中实施亚低温治疗显得尤为重要。加拿大 CPQCC 和 CPeTS 数据库显示在接受亚低温治疗的 HIE 患儿中,69% 的患儿在转运途中给予了降温处理,与其他 RCT 研究相比,患儿的病死率有所降低。可以通过关闭保育箱或移走所有保温设施在转运途中实施被动降温,到达治疗中心时患者的体温已经接近目标温度,但可能导致患儿体温<32℃。转运途中被动低温治疗患者虽然入院时基本生命指征和实验室指标与

适当降温者相比并没有显著差异,但在转运途中,需要持续监测直肠温度,避免出现过度降温。转运途中采取主动低温治疗能安全有效的控制核心温度达到 33.5℃,到达治疗中心时患者的温度在 33.4~33.8℃。②出生 6 小时后开始亚低温治疗。部分 HIE 的患儿可能错过了最佳的治疗时间窗,如果亚低温治疗的时间窗后延即开始亚低温治疗的时间在出生 6 小时后,将会使更多的患儿受益。Li 等将出生 10 小时之内的中重度 HIE 患儿随机分为全身亚低温组(n=46)和对照组(n=47),结果显示亚低温组能显著降低病死率或中重度残疾率;进一步亚组分析表明生后 6~10 小时之内实施亚低温治疗,患儿的病死率或 18 月龄时中重度残疾发生率与生后 6 小时之内接受亚低温治疗并无差别,该研究结果提示延迟的亚低温治疗对 HIE 患儿同样有效,但仍需要进一步的临床研究结果支持。动物实验研究表明,发生惊厥后再进行亚温治疗没有保护作用,尽管缺乏相关的临床研究资料,但如果入院时间超过生后 6 小时,没有发生惊厥,建议仍给予亚低温治疗。

(2)低温治疗持续时间:由于新生儿脑损伤的时间难以确定,目前有关治疗持续的时间至少在 48~72 小时。6 个临床试验持续的时间为 72 个小时,Gunn 进行的试验持续时间为 48~72 小时。长时间降温具有神经保护作用,但同时也会增加凝血功能障碍和全身性感染等不良反应的发生率。对生后 6 小时之内 HIE 的患儿进行亚低温治疗持续 120 小时,观察对生后 18~22 月龄时病死率或神经发育异常的影响,结果提示,延长低温治疗时间并没有改善患儿的生存率和降低严重伤残的发生率。因此目前建议对适合亚低温治疗的 HIE 患儿低温治疗的持续时间为 72 小时。

(3)目标温度:国际上一般将低温分为轻度低温(33~35℃)、中度低温(28~32℃)、深度低温(17~27℃)和超深低温(2~16℃),前两者合称为亚低温。动物研究发现体温 32~34℃对神经元有显著的保护作用,且 32℃优于 34℃。但如果在低温对脑的保护作用和对全身的不利影响之间权衡利弊,目前仍以 34℃作为低温疗法的目标温度。一些试验组已经开始探讨深度低温的神经保护效果。回顾性研究发现轻度低温(温度维持在 32~34℃,n=10)及深度低温(温度维持在 30~33℃,n=18)MRI 异常和神经发育异常没有差别,也未观察到严重的不良反应。但一项大样本的前瞻性研究发现生后 6 小时之内将患儿降温至 32℃持续 120 小时,并没有提高生后 18~22 月龄时患儿生存率和降低严重伤残的发生率。目前没有临床证据支持将温度进一步降低对患儿有益,因此临床应用过程中应尽量避免过度降温,治疗过程中维持体温在 33~34℃。

(4)复温方法:目前有关复温的速率缺乏围产期动物实验的证据。现在多主张自然复温,必要时运用加热毯。复温宜缓慢,避免快速复温引起的低血容量性休克、反跳性高血钾、凝血功能障碍等。对于复温中出现的低血压通过静脉输液纠正。通常复温的时间 ≥ 5 小时,体温上升 ≤ 0.5℃/h,室温 25~26℃,湿度 55%~60%。复温过程中可能出现反跳性惊厥。因此复温过程仍须监测肛温,体温恢复正常后每 4 小时测 1 次体温。同时对神经系统症状和体征进行密切监护,如果出现惊厥,应暂停复温,维持原来温度至少 4 小时,然后再开始复温治疗。

(周文浩　程国强)

参 考 文 献

［1］ 周伟. 实用新生儿治疗技术 [M]. 北京: 人民军医出版社, 2010: 385-401.

［2］ 徐素华, 程国强. 新生儿缺氧缺血性脑病低温治疗期间临床管理 [J]. 中华实用临床儿科杂志, 2017, 32 (14): 1116-1120.

［3］ 王来栓, 程国强, 周文浩. 新生儿缺氧缺血性脑病后亚低温时代管理新思考 [J]. 中华围产医学杂志, 2020, 23 (3): 172-175.

［4］ 卫生部新生儿疾病重点实验室, 复旦大学附属儿科医院. 亚低温治疗新生儿缺氧缺血性脑病方案 (2011)[J]. 中国循证儿科杂志, 2011, 6 (5): 337-339.

［5］ LUMBA R, MALLY P, ESPIRITU M, et al. Therapeutic hypothermia during neonatal transport at Regional Perinatal Centers: active vs. passive cooling [J]. J Perinat Med, 2019, 47 (3): 365-369.

［6］ PARMENTIER C, DE VRIES L, TOET M, et al. Increased use of therapeutic hypothermia in infants with milder neonatal encephalopathy due to presumed perinatal asphyxia [J]. Neonatology, 2020, 117 (4): 488-494.

［7］ SZAKMAR E, JERMENDY A, EL-DIB M. Respiratory management during therapeutic hypothermia for hypoxic-ischemic encephalopathy [J]. J Perinatol, 2019, 39 (6): 763-773.

［8］ KRISHNAN V, KUMAR V, VARIANE GFT, et al. Need for more evidence in the prevention and management of perinatal asphyxia and neonatal encephalopathy in low and middle-income countries: A call for action [J]. Semin Fetal Neonatal Med, 2021, 24: 101271.

［9］ MCPHERSON C, FRYMOYER A, ORTINAU CM, et al. Management of comfort and sedation in neonates with neonatal encephalopathy treated with therapeutic hypothermia [J]. Semin Fetal Neonatal Med, 2021, 23: 101264.

［10］ BHAGAT I, SARKAR S. Multiple organ dysfunction during therapeutic cooling of asphyxiated infants [J]. Neoreviews, 2019, 20 (11): e653-e660.

［11］ GLUCKMAN PD, WYATT JS, DENIS A, et al. Selective head cooling with mild systemic hypothermia after neonatal encephalopathy: Multicentre randomised trial. Lancet, 2005, 365: 663-670.

［12］ AZZOPARDI DV, STROHM B, EDWARDS AD, et al. Moderate hypothermia to treat perinatal asphyxia encephalopathy. N Engl J Med, 2009, 361 (14): 1349-1358.

［13］ SHANKARAN S, PAPPAS A, LAPTOOK AR, et al. Outcomes of safety and effectiveness in a multi-center randomized, controlled trial of whole-body hypothermia for neonatal hypoxic-ischemic encephalopathy. Pediatrics, 2008, 122 (4): e791-798.

［14］ EICHER DJ, WAGNER CL, Katikaneni LP, et al. Moderate hypothermia in neonatal encephalopathy: efficacy outcomes. Pediatr Neurol, 2005, 32 (1): 11-17.

［15］ SIMBRUNER G, MITTAL RA, ROHLMANN F, et al. Systemic hypothermia after neonatal encephalopathy Outcomes of neo. nEURO. network RCT. Pediatrics, 2010, 126 (4): e771-778.

［16］ JACOBS SE, MORLEY CJ, INDER TE, et al. Whole-body hypothermia for term and near-term newborns with hypoxicischemic encephalopathy: A randomized controlled trial. Arch Pediatr Adolesc Med, 2011, 165 (8): 692-700.

［17］ ZHOU WH, CHENG GQ, SHAO XM, et al. Selective head cooling with mild systemic hypothermia after neonatal hypoxic-ischemic encephalopathy: A multicenter randomized controlled trial in China. J Pediatr, 2010, 157 (3): 367-372. e3

第二十章 干细胞移植治疗

随着现代医学的不断进步,危重病、疑难病的救治成功率不断提高。然而,目前医学领域还存在诸多的局限性,现有的临床干预和治疗手段还不能很好地改善某些疾病的预后,干细胞治疗技术应运而生,成为了当今医学领域最热门、最前沿的研究之一,成为未来最有希望的治疗手段。干细胞是指具有自我更新潜能和多向分化能力的细胞。目前干细胞移植技术在临床诸多疾病均有研究,包括神经系统疾病、血液系统疾病、呼吸系统疾病、心血管系统疾病、消化系统疾病、内分泌系统疾病、免疫系统疾病、泌尿生殖系统疾病、运动系统疾病、皮肤病、重度下肢缺血等。新生儿脑、肺、肠等脏器处于快速发育阶段,具有易损性强和可塑性强的双重特点,干细胞移植治疗通过细胞替代效应、旁分泌因子效应、促血管生成改善氧供等作用有望成为逆转新生儿严重脑损伤、肺损伤、肠损伤等的新手段。近年来干细胞移植治疗新生儿缺氧缺血性脑病(hypoxic ischemic encephalopathy,HIE)、早产儿支气管肺发育不良(broncho-pulmonary dysplasia,BPD)、新生儿坏死性小肠结肠炎(necrotizing enterocolitis,NEC)等新生儿疾病的研究也取得了诸多进展,特别是干细胞治疗 HIE、BPD 已经进入临床研究阶段,为最终攻克这些疾病带来新的希望。

第一节　干细胞来源

干细胞是一种具有自我复制和多向分化潜能的细胞总称。根据干细胞所处的发育阶段可将其分为胚胎干细胞和成体干细胞。根据干细胞的分化潜能可将其分为全能干细胞、多能干细胞和单能干细胞。人们已经对许多组织来源的干细胞进行了研究,各有其优缺点(图 20-1)。例如,来源于脐带血(umbilical cord blood,UCB)的干细胞其实是一个混合的细胞群,包括造血干细胞、骨髓间充质干细胞、内皮祖细胞、调节性 T 细胞和单核细胞来源的抑制细胞;它的优点包括容易获得、可自体输注;缺点是异体治疗需要 HLA 匹配,分离细胞技术难度大且复杂,自体输注在早产儿中的应用有一定的局限性,包括 UCB 的可用量较少、早

产儿 UCB 的免疫调节特性不同于足月儿 UCB、绒毛膜羊膜炎等产科并发症可能妨碍自体
UCB 的使用。而人羊膜上皮细胞(human amnion epithelial cells,hAECs)是从羊膜中分离出
来的多能性的干细胞样细胞;一个足月的胎盘可以产生约 2 亿个 hAECs,因此不需要在体
外扩增,且 hAECs 异体治疗不需要 HLA 匹配;但与 UCB 类似,早产儿 hAECs 不具有与足
月 hAECs 相同的修复潜力,因此不适合自体治疗。

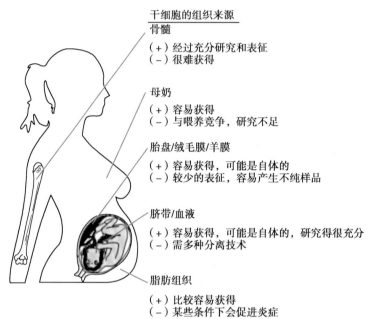

图 20-1　不同组织来源的干细胞的优点和缺点

注:(+)为优点;(-)为缺点。

间充质干细胞(mesenchymal stem cell,MSC)是多能干细胞中的一种,是一类低免疫原性
多潜能干细胞,在新生儿疾病如 BPD、HIE、NEC、早产儿视网膜病(retinopathy of prematurity,
ROP)的研究最为广泛。MSC 来源广泛,最早发现于骨髓,后经长期研究发现从胚胎、围产
期组织(如脐带、胎盘、羊膜、脐带血、绒毛膜)和成人体组织(如骨髓、脂肪、皮肤、牙髓、滑膜、
肝脏)中均可提取分离出 MSC。MSC 的优点包括来源丰富,尤其是胎儿附属物脐带血来源
的 MSC,具有容易获得、无侵入性损伤、感染风险及年龄相关突变率低、极强的自我更新和
多向分化潜能等优势。但间充质干细胞需要体外扩增(在培养中复制)才能获得足够的数量
用于治疗应用。不同来源的间充质干细胞的分化潜能、转录程序和分泌组成各不相同,这种
变异,加上体外扩增后发生的基因突变,产生了具有难以预测的修复潜力的细胞群。尽管有
这些局限性,间充质干细胞,特别是 UCB 来源的间充质干细胞,一直是新生儿细胞治疗的临
床前和早期临床研究的重点。

干细胞的生物学特性

治疗使用的 MSC 需满足国际干细胞生物学学会(International Society for Stem Cell Research,ISSCR)规定的 MSC 特性,包括:①可贴附塑料生长;② CD73、CD90、CD105 强阳性表达,而 CD34、CD45、CD14/CD11b、CD19/CD79a、人类白细胞 DR 抗原等标志物应为阴性表达;③具备成骨、成软骨和成脂分化能力。

MSC 具备极强的自我更新和多向分化潜能,在适宜的体内或体外环境下,能分化为成骨细胞、软骨细胞、脂肪细胞、肌细胞、表皮细胞、肝细胞、神经细胞、基质细胞等多种细胞的能力,并且在体外培养至数十代之后仍能够保持这种多向分化潜能。不同组织来源的 MSC 具有相似的生物学特性,来源于围产期组织的 MSC 与骨髓 MSC 相比具有以下主要优势:①易于获得、易于产业化;②成本低,如提取同样数量的干细胞,围产期组织的 MSC 所需时间约为骨髓间充质干细胞的 1/3;③更低的免疫原性;④具有更高的生物学活性。

最初认为通过移植和分化导致损伤部位的细胞替代是间充质干细胞作用的关键机制。然而,根据报道的极低移植率(通常为<1%~5%)及最近的证据表明,MSC 主要是通过细胞间的相互作用和旁分泌来发挥其治疗作用。包括通过旁分泌作用产生大量生物活性因子,如生长因子、趋化因子、细胞因子及细胞外囊泡等,具有抗肿瘤、抗纤维化、抗细胞凋亡、抗炎、促进新生血管生成、神经保护及细胞死亡/修复等作用(图 20-2)。与来源于骨髓的间充质干细胞(BM-MSC)有所不同,脐带组织来源的间充质干细胞(UCT-MSC)的增殖潜能更高,促血管生长因子(如血管内皮生长因子)表达水平较低,趋化因子和血管生成生长因子表达水平及神经营养因子分泌较高。UCT-MSC 也比其他来源的 MSC 具有更高的免疫调节活性。与 UCB 细胞治疗一样,UCT-MSC 可改善 HIE 患者的功能结果和细胞形态,并增加成熟神经元的数量,可能与降低凋亡细胞、促炎细胞因子水平、星形胶质细胞增生、小胶质细胞激活及增加突触可塑性和血管生成有关。而骨髓间充质干细胞是 UCB 中数量较少的干细胞群。然而,如果 UCB 在收集后立即进行处理,就有可能从 UCB 中成功分离出 MSC。UCB 衍生的间充质干细胞(UCB-MSC)也具有多能性,可以分化为中胚层、内胚层、外胚层谱系。尽管如此,从 UCB 中分离出骨髓间充质干细胞的能力尚未确定。与其他类型的干细胞一样,UCB-MSC 可以改善围产期和新生儿期缺氧缺血损伤后的认知和运动功能,特别是当与低温结合时。UCB-MSC 治疗可以减少凋亡细胞数量、星形胶质细胞增生和小胶质细胞激活水平,从而减轻脑损伤。

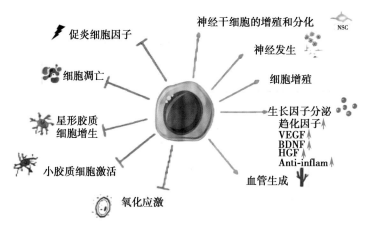

图 20-2 间充质干细胞的作用机制

干细胞治疗（SCT）可促进或上调（绿色箭头）神经干细胞（NSC）的增殖和分化、神经发生、细胞增殖、生长因子分泌、血管生成，以及抑制或下调（橙色截短箭头）促炎细胞因子、凋亡、星形胶质细胞增生、小胶质细胞激活与氧化应激。VEG：血管内皮生长因子；BDN：脑源性神经营养因子；HGF：肝细胞生长因子；Anti-inflam：抗炎细胞因子。

第三节　干细胞培养

　　MSC 具有极强的自我更新和多向分化潜能，来源广泛，可从骨髓、脂肪、肌肉、肺、肝、滑膜、牙髓、牙周、羊水、脐带血中提取分离。但直接分离所得的初代细胞数量远远无法满足科学研究，以及临床试验需求，必须经过体外扩增以获取更多的高纯度、强活性克隆集落。目前对于 MSC 最佳的分离和培养方法并不清楚，不同实验室的做法并不一致。培养的环境、培养基成分及营养等均对 MSC 的培养成功率及扩增产生影响。

　　针对培养基的选择，迄今实验中所选用的包括含有胎牛血清的培养基、不含异源动物血清的培养基、成分明确的无血清培养基等。基础培养基添加一定比例胎牛血清是较常见的 MSC 培养条件，但有引起疯牛病或其他危及生物安全的风险。因此，国内外很多实验室常选用 Ultroser™ G 血清替代物或 UltraGRO-Advanced 血清替代物替代胎牛血清。另外，无血清培养基由于其拥有营养成分完全且平衡的特点，且避免了动物源或人源培养基成分不明确的缺点而越来越得到普遍应用。应用无血清培养基培养的细胞，可以用于疾病的治疗，不会造成异种血清所致的免疫源性反应。但迄今尚无对这几种培养基培养 MSC 效果的系统性比较，究竟哪种培养基更适合 MSC 的培养尚不清楚。有研究比较人脐带间充质干细胞8 种不同培养方案的优劣性，结果显示分别添加血清替代物的 MSC 基础培养基和干细胞无血清基础培养基组对脐带间充质干细胞的增殖生长确实有较好的作用，而添加胎牛血清的X-VIVO 15 培养基同样取得了较为满意的细胞增殖量，说明胎牛血清和血清替代物对细胞增殖具有相似效果,但血清替代品不含动物源性血清,所培养的细胞更适合于临床治疗疾病的用途。

除此之外,培养基中的葡萄糖浓度、氧气浓度、生长因子等构成的不同培养环境也可对MSC的培养产生影响。有研究指出葡萄糖浓度变化会影响骨髓间充质细胞(BMSC)的细胞性能,高糖培养基(4.5mg/ml)会减弱BMSC的增殖能力并诱发过早衰老。而BMSC体外培养的给氧浓度也应以低氧为宜,一般多选择2%~5%,低氧环境会降低BMSC体外生长时细胞内氧化应激物浓度、减少DNA损伤、延缓细胞衰老并维持细胞分化能力。在培养基中添加生长因子如血小板衍生生长因子、TGF-β_1、IGF等有可优化培养条件。因此,在体外培养扩增方法基本相似的条件中,综合考量并合理优化细微的营养条件、培养环境等差异都将会对细胞性能产生影响。

重要的是,为了满足MSC的安全性、质量和数量的最高要求,MSC培养系统必须优化和标准化。尝试改进MSC培养包括:①优先使用先进的严格的无菌方法,②模拟MSC原生微环境的缺氧状态,③避免使用非人类产品(即非异种培养基),④限制使用不确定的培养基成分(如推广使用无血清培养基)。此外,MSC的传代培养采用标准的细胞培养系统,或采用大容量生物反应器进行大规模生物处理,提高细胞产量,以满足治疗需求。然而,这种大规模的MSC生产需要标准化,以保证可靠性,并要求对MSC产品进行更严格的后期质量控制,以保证一致性、有效性和安全性。

第四节　干细胞的分离纯化与扩增

一、干细胞分离纯化方法

不同来源的MSC的最佳分离方法尚不清楚,且它们之间存在一定的差异性。以骨髓间充质干细胞(bone marrow mesenchymal stem cells,BMSC)为例,常用的分离方法包括差速贴壁法、密度梯度离心法、细胞表面标志物分选法、免疫磁珠分选法、流式细胞分选法等。

1. **差速贴壁法**　该方法是传统的BMSC分离方法,通过利用BMSC与骨髓中其他细胞的贴壁性能差异及酶消化敏感性差异而逐步达到纯化扩增目的,是一种快速、简单、经济的BMSC分选方法,但是获得的细胞纯度相对不高。传统操作方法是用培养基将骨髓冲制成细胞悬液,接种在培养皿中后每3天换液以去除未贴壁细胞,经过3~4次消化传代后逐渐纯化BMSC。

2. **密度梯度离心法**　这是针对骨髓中不同细胞的大小和密度差异进行分选,是一种非常经济的BMSC分选技术,但其分选的细胞特异性有限,且技术难度相对较大、操作过程缓慢。主要通过将骨髓细胞悬液加入到密度梯度离心液上面,通过离心使得不同类型细胞沉降至其等密度点,然后吸取特定位置富集的细胞并进行离心分层。

3. 细胞表面标志物分选法　此方法是基于细胞表面标志物,并通过特异性识别 BMSC 上的表面抗原而针对性筛选出目的细胞。BMSC 的特异性分选和鉴定是分不开的,用来鉴定的表面抗原也常被当作识别靶标,但是由于 BMSC 缺乏单一有效的特异性表面抗原,所以对于哪些标志物适宜作为靶标尚未有定论。

4. 荧光激活细胞分选法和免疫磁珠法　目前已经成熟应用于 BMSC 富集的方式主要有荧光激活细胞分选法即流式细胞术(fluorescence activated cell sorting,FACS)和免疫磁珠法即磁激活细胞分选法(magnetic-activated cell sorting,MACS),二者分别以电场和磁场形式施加作用力而分离目的细胞。在实际应用中,MACS 操作简单而快速,细胞通量高,成本相对低,对细胞活性影响低,但是无法同时标记两个或多个生物标志物;而 FACS 法操作较复杂,对实验要求高,价格昂贵,细胞通量低而分选时间长,对细胞活性影响相对较大,但是分选所获细胞的纯度更高,也可以同时对多个表面标志物乃至细胞内标准物进行识别。由于 FACS 和 MACS 分选法的细胞通量较低,难以满足临床 BMSC 应用研究中细胞用量较大的需要,同时经过了磁场或电场的作用难以评估对细胞功能的影响程度。所以,目前在临床试验中应用的 BMSC 分离技术还是以差速贴壁法和梯度离心法为主。

同样,临床上应用于人脐带间充质干细胞(umbilical cord mesenchymal stem cell,UCMSC)分离培养的方式较多,且各有千秋,所获得的细胞质量存在明显的差异。常用的手段包括组织块法、酶解组织法、联合酶消化法等。不同的分离手段存在不同的优点和不足之处。

1. 组织块法　具有操作简单、不会损伤细胞以及细胞活性较佳等优势,然而该技术的培养周期相对较长,且获得率不理想,无法迅速获取人 UCMSC。

2. 酶解组织法　存在消化时间较长、传代后细胞的贴壁率较低等缺陷。

3. 联合酶消化法　消化时间较长,操作复杂,且由于消化时间的掌握难度较高,从而极易导致细胞黏附性下降,进一步引起贴壁率较低,最终导致试验失败。

有研究通过利用物理方式自脐带胶状组织内提取 UCMSC,相比传统贴壁法带脐带内皮组织一起剪碎等做法,在一定程度上缩短了操作时间,且刮下来的胶状组织更有利于贴壁,细胞更易爬出及获得的细胞更纯。但对于 UCMSC 最佳的分离技术仍需进一步研究。

二、干细胞分离、纯化、扩增过程

(一) 神经干细胞

神经干细胞通常来源于胎脑或成人脑组织,神经干细胞常规培养方法为悬浮培养,也可以进行贴壁培养,不论何种培养方式,培养的神经干细胞在体外都具备分化为神经元、星形胶质细胞和少突胶质细胞的潜能。其主要分离纯化扩增过程如下:

1. 显微镜下分离皮层、室管膜下区或脑室下去等组织,转移至培养皿中。

2. 用剪刀将组织剪碎,培养基重悬脑组织后转移至 50ml 离心管中,40μm 细胞筛过滤。

3. 过滤后的细胞悬液离心,400g,5 分钟,弃掉上清。

4. 重复洗涤细胞一次,400g,5 分钟,弃掉上清。

5. 神经干细胞培养基(常用神经干细胞培养基包括 DF12、N2、B27、bFGF、EGF 和 LIF 等成分)重悬细胞,混匀,锥虫蓝染色,细胞计数并接种培养,神经干细胞在培养过程中会自动形成神经球的结构。

6. 神经干细胞球直径过大或出现黑心情况时,需进行传代操作。传代可使用机械法或消化法,消化法常用的酶种类包括胰蛋白酶、TRYPLE(一种非动物源性胰酶替代物)、Accutase(一种细胞消化液)等。

(二) 间充质干细胞

间充质干细胞可来源于骨髓、脐血、脐带、脂肪等多种组织,间充质干细胞具备贴附塑料生长的特性,因此可以采用塑料培养瓶贴壁培养的方式对其进行分离和纯化。体外培养的间充质干细胞具有分化为成骨细胞、成软骨细胞和脂肪细胞的潜能。

1. 不同来源间充质干细胞原代培养。①来源于骨髓或脐血的间充质干细胞,直径采用 Ficoll 离心获得其单个核细胞后,置于间充质干细胞培养基培养即可。②来源于脐带的间充质干细胞,可以采用组织贴壁法或酶消化法获得间充质干细胞。③来源于脂肪组织的间充质干细胞,通过胶原酶消化后离心获得基质血管成分(stromal vascular fraction,SVF),将其置于间充质干细胞培养基中培养可获得脂肪来源的间充质干细胞。

2. 细胞生长至 80%~90% 汇合时,胰酶消化传代扩增。一般扩增到 3 代之后,细胞可纯化为梭形旋涡状生长、形态均一的群体。

第五节　干细胞移植的技术操作

干细胞的移植目前是一个高度实验性的过程,类似于早期的造血干细胞移植。如果现成的干细胞来源能够被开发出来,它可以储存在传统的药房里。

人体细胞组织样本的采集运输、间充质干细胞的分离培养、传代扩增、超低温冻存及复苏、移植前制备等相关的操作过程应建立相关标准和实验室管理规范,并应当符合相关行业标准和要求,操作人员应严格按照标准和规范执行。

任何移植细胞首先需要满足的共同标准是:无微生物污染、无致热源、细胞活率不低于 95%、pH 值和渗透压符合生理特征、无急性和慢性毒性、核型正常、无致瘤性和无促瘤性。MSC 需满足 ISSCR 规定的 MSC 特性。

1. **MSC 移植前制备**　MSC 提供者应无恶性肿瘤病史、血液系统疾病、性传播疾病及相关高危因素、吸毒史或其他遗传性疾病;乙型肝炎病毒、丙型肝炎病毒、HIV、梅毒螺旋体、EB 病毒、巨细胞病毒、人类嗜 T 淋巴细胞病毒等病原学检测应为阴性。

大多数临床研究使用类似的方法制备临床级 MSC。细胞从骨髓、脂肪组织或脐带吸出，通过密度梯度离心法分离。然后它们被清洗和扩增。细胞培养的关键步骤是骨髓间充质干细胞黏附在塑料基质上，而造血细胞不黏附。

MSC 移植前制备操作应严格遵照 GMP、《干细胞通用要求》《细胞治疗产品研究与评价技术指导原则》和《干细胞制剂质量控制及临床前研究指导原则》等文件要求，保证无外源性微生物污染，相关操作均进行记录。

MSC 产品主要成分应为质量检验合格的临床级人 MSC，以及生理盐水、磷酸盐缓冲液或 MSC 悬浮液等，其余成分应符合《中华人民共和国药典》《细胞治疗产品研究与评价技术指导原则》《干细胞制剂质量控制及临床前研究指导原则》等文件对药品辅料和试剂的要求，避免对干细胞的渗透压、形态、功能等生物学特性产生影响。MSC 产品按要求包装完毕，应留样进行无菌试验和内毒素检测，制备操作流程见图 20-3。

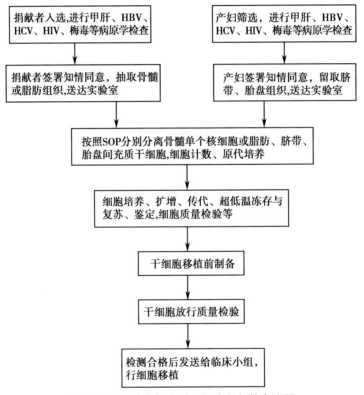

图 20-3　实验室间充质干细胞制备基本流程

MSC 产品的细胞密度、最终体积、是否含有抗凝剂及剂量、包装要求等，均需按照临床应用的要求来完成，根据临床上移植方式(静脉输注、血管介入、腰椎穿刺注射、局部注射或涂抹等)的不同，选择不同的细胞密度、最终体积等来满足临床的需求。通常，MSC 治疗的剂量(按体重计算)为 $(1\sim10) \times 10^6$ 个 MSC/kg。

2. MSC 产品运输　制备完成、且包装严密的 MSC 产品运输应由经过相关专业培训的实验室人员进行运送,对间充质干细胞产品运输应制定操作规程及应急预案。

MSC 产品运输过程中应采取抗震动、耐压、耐热等保护措施,同时应做好防渗漏、防辐射等,包装盒上需粘贴相应标签标识。间充质干细胞产品运输应采用常温条件进行,并应用平稳、安全运输途径快速送达临床小组通知的位置。

送达后经临床医师或护士检查核对,准确无误后交接并签名。从实验室将 MSC 产品制备完毕,到临床完成移植过程,应以控制在 8 小时内为最佳。

3. MSC 临床应用　MSC 的临床应用的大多数疾病都是目前没有特定治疗方法且治疗效果不理想的疾病。

移植前要做好移植病房的环境消毒准备,术前 1 天室内进行彻底清扫,地面、门窗、墙壁、室内物品用 0.05% 的 84 消毒液擦拭,尽量减少人员走动。术前晚及术日晨紫外线消毒移植室 1 小时。术前向家长告知拟采用的细胞种类、移植途径、可能的疗效、手术和移植相关风险及可能的不良事件、后续治疗和随访,并签署知情同意书。术前要完善三大常规、凝血功能、肝肾功能、血生化、血电解质等实验室检查。

根据疾病的种类、病情严重程度及研究设计的方案,选择不同的输注方式,MSC 可通过系统(动脉 / 静脉、腹膜腔),局部(脑内、脑室内、鞘内、鼻内)及其他(腹膜)方式输注。输注干细胞前详细核对患儿身份、药物等项目,将干细胞混悬液复温至 37℃ 左右。输注时行心电监护,床旁备好急救车,保证干细胞的安全输入。

术后给予生命体征监护,观察穿刺部位有无出血和血肿,复查血常规、凝血和肝生化指标等。对于间充质干细胞进行不少于 2 年的随访,以观察成瘤性等迟发性安全风险。

MSC 的临床应用前景广阔,目前尚无严重不良事件的报道。然而,在 MSC 真正应用到临床,广泛地用在新生儿身上,还有很长的路要走。

第六节　干细胞移植成功的影响因素

该领域面临着从临床前证据到临床转化的许多挑战。需要考虑的因素包括干细胞来源、剂量、时机、移植途径、输液方案、单次与重复给药和时间等。

1. 干细胞来源　与从成人脂肪组织或骨髓中获得的 MSC 相比,从 UCB、华通胶或脐带中获得的 MSC 分泌趋化因子、促炎蛋白和生长因子的能力更强,且具有更高的细胞增殖率。在一项体外新生鼠高氧肺损伤模型中,相对于脂肪组织来源的 MSC,UCB 来源的MSC 减轻高氧肺损伤的治疗效果更好,包括 UCB 来源的 MSC 组大鼠的肺泡和血管发育程度更高,炎症因子白细胞介素(IL-1a、IL-1β、IL-6)和肿瘤坏死因子(TNF-a)水平明显降低,而血管内皮生长因子和肝细胞生长因子水平明显升高,表明 UCB 来源的 MSC 治疗效果更好。

2. 移植剂量　目前对于最佳移植剂量尚不清楚,多根据既往研究来指导选择最佳剂量。但在临床前研究中使用的剂量差异很大。如在啮齿动物 BPD 模型中使用的骨髓间充质干细胞剂量从小于 10 万到超过 100 万不等。在 BPD 和早产儿脑损伤胎羊模型中接受的 hAECs 剂量波动在 9 亿至 1.8 亿之间。且 hAECs 和 MSC 的有效性似乎呈剂量依赖性。如何最好地从动物剂量来推断新生儿的最佳剂量尚不清楚。此外,移植剂量还取决于输注的途径和损伤时间。细胞悬浮密度(细胞/ml)和新生儿耐受量限制了单次输注的剂量,悬浮密度太低会导致移植细胞无法到达受损区执行修复功能,密度太高则导致细胞液黏稠度过高,可堵塞移植针,重者还会引起栓塞。如 hAECs 剂量在 200 万细胞/ml 时,成人可耐受,但在新生儿中容易引起微栓塞相关的临床恶化。通过不同的移植途径可以耐受更高的细胞密度,如通过鞘内方式给药,超早产儿可耐受 MSC 500 万细胞/ml 的速度及体积高达 4ml/kg 的剂量。此外,还需关注单次移植及多次移植剂量对早产儿的影响。初步证据表明,在持续损伤期的早期给予单剂量的 hAECs 可以提供持久的保护。但单次移植剂量过大,容易不耐受时可以改为小量分次移植,但容易带来重复的损伤暴露风险。

3. 移植途径 MSC 可通过系统(动/静脉、腹膜腔)、局部(脑内、脑室内、鞘内、鼻内、气管内)等途径输注。在动物模型中,MSC 的全身或鞘内移植途径均对 BPD 的预防有效。当 hAECs 系统或鞘内输注时,可有效减少肺损伤。同样,在早产儿脑损伤动物模型中,通过系统、鼻内、鞘内和脑室内输注均可改善早产儿脑损伤。研究发现在脑室内出血大鼠模型中,为达到同一治疗效应,经静脉输注的 MSC 剂量是脑室内输注的 5 倍,原因可能与 MSC 受周围组织器官和血脑屏障的拦截有关。但脑室内局部注射属于有创性操作,在输注干细胞时较系统输注方式的风险更大,因此并不常规使用。鼻内输注具有微创、快速、有效等优点,在缺氧缺血大鼠模型中经鼻内输注 0.5×10^6 MSC 后可持续改善缺氧缺血大鼠的感知运动及认知功能,后续研究认为鼻内输注 MSC 到达脑部的可能途径为随嗅神经及三叉神经分布,通过筛板及脑桥到达脑部,通过脑膜循环、脑脊液循环扩散。但目前尚缺乏鼻内输注 MSC 的临床试验,仍有待进一步研究。此外,一项脐带血来源的 MSC 治疗肺损伤的动物实验显示气管内注射干细胞数量为静脉内输注用量的 1/5~1/4,且气管内注射组肺泡化受损指标和炎症反应、纤维化相关基因表达较静脉输注方式明显下降,认为气管内注射比静脉内注射更加有效,但气管内注射有着剂量的限制,可能影响治疗剂量的应用。综上,目前最佳的移植途径尚未清楚。但考虑到新生儿年龄太小,静脉输注仍被认为是一种安全有效的干细胞移植途径。

4. 移植时机 临床前研究表明,损伤后越早进行细胞治疗,效果越好,修复效益就越大。MSC 治疗新生儿脑损伤的时间窗变异性较大,从数小时至数天不等,可能与动物模型和脑损伤严重程度有关。在鼠模型中,损伤早期(生后 1~3 天)给予 MSC 治疗效果通常优于晚期(生后 7~10 天)移植。考虑到啮齿动物肺发育的囊状阶段是在生后 5 天完成的,认为间充质干细胞治疗可能只在这个早期发育窗口有益,但 MSC 治疗可能是预防随后的损伤,而不是修复已经发生的损伤。不同研究显示在高氧诱导的肺损伤及 BPD 动物模型中,分别在生后第 4 天和第 5 天进行 MSC 移植治疗均可明显减轻肺损伤。另一项研究表明,在生后前 10 天暴露于高氧并随后接受气管内注射间充质干细胞的小鼠,在生后第 60 天评估时仍表现出肺泡形成改善和肺水肿减少。由于众多研究的参数并不统一,所以很难确定干细胞移植的最佳时机。

总之,脑损伤或肺损伤后尽早行 MSC 移植能获得更好的疗效,急性期后的治疗可能也有一定的效果,但具体的治疗时间窗及最佳输注时机有待进一步研究。

第七节　干细胞移植存在的问题和注意事项

干细胞研究取得的进展开始进入临床实践,这为 NICU 解决经常遇到最令人棘手的临床问题带来了新的希望。我们在看到希望的同时,也需要明白目前仍有很多困难需要攻克。

1. **致瘤性**　由于干细胞具有低分化、无限增殖的潜力,致瘤性是干细胞治疗中的一个主要问题。分化程度高的干细胞发生这种并发症的风险更低,理想的干细胞具有快速生长能力但自发分化发生率低。有 meta 分析表明,MSC 治疗的潜在益处超过了潜在风险,而且这些致瘤理论风险可能不如以前认为的那么重要。

2. **免疫原性**　免疫原性是干细胞治疗的另一个潜在的不良结果,是运用干细胞治疗所需要考虑的问题,可以通过自体细胞转移或使用主要组织相容性复合体(major histocompatibility complex,MHC)低表达的 MSC 来减少免疫原性。然而,这些风险并不能被完全消除,因此需要仔细考虑这种治疗的风险和好处。

3. **其他风险**　如移植物抗宿主反应、血管内注射后的感染及栓塞的问题,仍需进行相应的研究来证明其安全性。

此外,有一些基本问题仍未得到完全阐明,例如 MSC 的确切作用机制,最初认为是间充质干细胞在损伤部位移植,并重新填充受影响的器官,但进一步的研究表明,它们可能只是调节作用,并且以旁分泌的方式起作用。

进行 MSC 移植治疗,还要考虑以下问题:

1. **MSC 的异质性**　不同发育阶段的干细胞具有异质性,同一个体同一发育阶段的不同组织来源的干细胞也有异质性。干细胞的异质性主要体现在其增殖能力、生长特性、生物学特性如迁移能力、免疫调节能力以及分泌的细胞因子种类等方面的不同。干细胞的不同异质性可能带来移植后的排斥相关炎症反应、免疫反应及增加致畸或致癌风险。但动物研究发现在野生型 BPD 大鼠模型中,用人脐血来源的 MSC 治疗后并未发现排异相关异常免疫反应,大鼠 6 个月后存活率 100%,且未发现肿瘤生长或异常器官组织增生肥厚。Chang 等探讨单次气管内人脐血 MSC 移植治疗早产儿 BPD 的安全性和可行性,结果显示接受 MSC 治疗的早产儿无移植后 6 小时内死亡及相关的变态反应性休克及移植剂量限制性毒性发生。Ahn 等在 Chang 的基础上对接受人脐血 MSC 移植治疗的 BPD 早产儿进行远期安全性的跟踪随访至矫正年龄 2 岁,结果发现 9 例中有 8 例患儿存活,且无任何与移植相关的不良结局,包括致肿瘤性。提示脐血来源 MSC 治疗无明显排异性及致瘤性,可能与脐血来源 MSC 低表达 MHC-1 类分子,并缺乏 MHC-2 类分子表达相关,从而能逃避免疫系统监视。但目前还无法预测 MSC 扩增过程中的基因组不稳定性是否与传代过程中体外环境的变化有关,以及细胞增殖是否会导致异质亚群。因此,要建立标准化 MSC 的分离、培养和鉴定方法,研发新的鉴定表型标志和建立统一的 MSC 质控标准,为 MSC 的临床应用做好充分准备。

2. **MSC 的衍生物** 除了 MSC 本身能够治疗临床疾病之外,MSC 的衍生物如外泌体、microRNA、干细胞因子等也具有治疗作用。研究证明给予无细胞条件培养基(含有干细胞衍生物,如基质蛋白、外泌体等)也可达到与干细胞等同的治疗效果甚至更优,间充质干细胞的衍生物很有希望替代干细胞治疗。动物研究发现 MSC 外泌体可增加 BPD 大鼠的肺血管数目,阻止高氧期间肺泡生长的中断,促进肺泡化。且 MSC 外泌体具有以下优点:①可通过血脑屏障,对 BPD 引起的神经系统疾病有一定的预防和改善作用;②属于非细胞制品,无致瘤风险,甚至有一定抗瘤作用;③免疫原性低、免疫调节力强、安全性能高;④方便存储、运输及携带。但与 MSC 一样,在最佳输注方式、输注剂量及移植时机等方面仍未明确,其安全性及有效性仍需进一步研究及随访评估。

3. **MSC 移植的伦理学** 早期的干细胞研究集中于胚胎干细胞(embryonic stem cell, ESC),胚胎中提取 ESC 是全能干细胞,有很好的应用前景,人类 ESC(hESC)也可以从人类胚胎中获得,然而伦理问题限制了对 hESC 的研究,研究人员只能寻找其他替代来源干细胞。来源于围产期组织的 MSC 就是一种很有应用前景的干细胞。

MSC 移植作为一种新的临床生物治疗措施,在进行临床试验之前需要进行伦理学审查与评估,必须取得所在医院医学伦理委员会(新技术委员会)和相关管理部门的批准。实施治疗的专业人员须具有资质以及细胞移植的业务培训,实施治疗的负责人须具有相关专业副主任医师及以上职称。

4. **MSC 移植治疗的临床方案** 目前较多 MSC 移植治疗还处于动物实验阶段,由于新生儿疾病的病因复杂,往往是多种因素作用的结果,多数动物实验采用的是单因素诱导模型,与临床实际情况存在一定的差异,需要建立多重因素诱导模型,采取多种干预措施,才能更加接近临床实际情况。目前有多个新生儿医学中心申请了 MSC 移植治疗相关的临床试验,干细胞治疗新生儿疾病的最佳的移植途径、最佳移植时间、最佳的移植剂量以及移植的安全性、有效性问题仍需多中心、大规模、前瞻性的实验进行研究和探讨,从而为干细胞治疗新生儿疾病的临床应用提供坚实的理论依据。

第八节　干细胞的临床应用及疗效评估

近年来干细胞治疗新生儿疾病的相关研究取得了诸多进展,研究较多的是 HIE、BPD、

NEC,在动物实验证实干细胞治疗上述疾病有效的基础上,干细胞治疗 HIE、BPD、NEC 已经进入临床研究阶段。

1. 缺氧缺血性脑病　新生儿窒息、缺氧常引起 HIE,严重 HIE 儿童常伴随神经发育异常,如学习障碍、精神发育迟滞、癫痫、脑瘫等后遗症,影响患儿及其家人的日常生活,对社会和监护人来说也是一个重大的经济负担。HIE 的病理生理改变主要包括脑血流低灌注或过度灌注、脑细胞能量代谢障碍、自由基损伤及神经元坏死或过度凋亡等。在 HIE 的治疗中,干细胞通过细胞替代及旁效应两种行为模式介导细胞和分子的神经功能恢复,其恢复机制包括神经再生、血管再生、突触发生、免疫调节和生长因子分泌。

目前干细胞治疗新生儿 HIE 的研究主要集中在以下 4 个方面:①脐血细胞移植(32.6%);②间充质干细胞、神经干细胞相关研究(29.5%);③围产期组织来源的干细胞(28.1%);④其他研究(9.8%)。其中以脐血细胞移植和间充质干细胞、神经干细胞相关研究关注度最高。脐血细胞具有来源丰富、容易提取、免疫原性低、不涉及伦理问题等多种优点,作为目前临床治疗新生儿 HIE 的主要干细胞类型具有广泛的应用前景。Cotten 等开展的相关临床试验显示,从收集、准备、输注多个环节阐述自体脐血细胞输注治疗新生儿 HIE 是可行的,与常规治疗相比接受脐血细胞自体输注的患儿存活率明显提高,同时试验期间没有出现明显的副作用,且 1 岁时的 Bayley 评分>85 分,其安全性和有效性得到证实。但由于缺乏随机双盲及多中心临床试验,脐血细胞移植治疗新生儿 HIE 在输注方式、输注剂量、治疗时间窗等问题上仍存在争议,需进一步完善多中心临床对照研究来制定标准化的治疗方案。间充质干细胞因其取材容易、低免疫源性和潜在神经再生属性等优势备受学者关注。研究显示缺氧缺血后小鼠间充质干细胞移植治疗组海马受损区星形胶质细胞比例增加,小胶质细胞比例下降,病灶体积减小,神经运动行为均有明显改善。另一项对 19 个间充质干细胞治疗 HIE 的临床前研究进行了系统分析,结果显示间充质干细胞移植治疗可显著改善 HIE 实验动物已受损的感觉运动和神经认知功能。神经干细胞移植治疗新生儿脑损伤也是学者所关注的一个焦点,随着神经干细胞在体外分离培养和增殖的成功,外源性神经干细胞移植成为治疗脑损伤的新方法。易娟等总结神经干细胞移植在修复 HIE 中可能具有神经再生、神经保护等作用,可减轻 HIE 患儿神经元死亡,改善神经功能障碍。有研究表明,神经干细胞移植可能成为恢复脑损伤认知障碍长期有效的治疗手段。但应用干细胞治疗新生儿 HIE 仍处于试验阶段。虽然已有关于自体脐带血细胞治疗儿童癫痫的临床试验,但在将干细胞移植治疗应用于其他新生儿疾病前仍需大量研究证明其安全性和疗效。

联合治疗能收到更好的疗效,亚低温联合干细胞移植治疗 HIE 是目前学者关注的另一个焦点。动物实验提示,与单独治疗相比,亚低温联合脐血间充质干细胞移植治疗能协同减小重度 HIE 大鼠模型脑梗死灶体积,更好地改善其行为学实验结果,也拓宽了治疗时间窗。

2. 支气管肺发育不良　BPD 是早产儿常见的慢性肺部疾病,在极 / 超低出生体重儿发病率高,且早期病死率高,存活的患儿常存在严重呼吸系统及神经系统后遗症,严重影响患儿的生存质量。虽然目前有多种预防和治疗 BPD 的方法，但均难以从根本上改善严重 BPD 的预后。

干细胞可以通过减少炎症、纤维化和抗氧化应激损伤来修复受损组织，MSC 为 BPD 的治疗提供了一个很有前途的方法，为 BPD 的防治带来了新的希望。目前，BPD 的临床干细胞治疗研究主要集中在脐带血间充质干细胞（UCB-MSC）、脐带组织间充质干细胞（UCT-MSC）和骨髓间充质干细胞（BMSC）。人类脐带组织被认为是最有吸引力的间充质干细胞来源，因为它很容易获得。与其他来源的 MSC 相比，其抗原性更小，细胞增殖更显著，潜在的修复潜力更大。

多项动物实验研究显示，MSC 可抑制炎症反应、减轻肺部损伤及肺动脉高压，还可减轻肺纤维化，其机制主要为旁分泌效应和良好的抑炎效应。在高氧诱导的肺损伤新生大鼠模型中，于生后第 5 天进行 MSC 移植治疗可明显减轻肺损伤。另一项研究显示，在 BPD 新生大鼠模型中，于生后第 4 天行 MSC 移植治疗可明显减轻肺损伤，干细胞移植治疗后随访至 6 个月，实验动物的肺功能得以改善，同时并未发现明显的不良反应。在临床试验中，韩国首尔 Chang 等进行的一项单中心开放的 I 期临床试验对 9 例妊娠 23~29 周出生、生后 5~14 天仍需要机械通气的早产儿进行了单次气管内注射异基因 UCB-MSC，其中 3 例接受低剂量干细胞（1×10^7/kg）治疗，6 例接受高剂量干细胞（2×10^7/kg）治疗；2 岁时的随访研究表明，没有不良的生长、呼吸或神经发育结果。另一项临床 I / II 期试验纳入的研究对象为 <胎龄 28 周，生后 14 天仍需要机械通气的早产儿，比较三种不同剂量 UC-MSC 静脉给药的安全性和可行性，目前试验仍在进行及随访中。迄今 MSC 移植治疗 BPD 仍处于临床研究阶段，MSC 移植治疗的安全性问题、最佳移植途径、移植剂量及移植时机尚未完全明确，需要更多的多中心、大规模、前瞻性的临床随机对照试验来进一步研究。

3. **坏死性小肠结肠炎**　NEC 是早产儿死亡的主要原因之一，过去 20 年的病死率仍在 20%~30%。最近的动物研究发现多种类型的干细胞及其分泌物可保护肠道免受 NEC 的影响，其中骨髓间充质干细胞（BM-MSC）、羊水来源 MSC（amniotic fluid derived mesenchymal stem cell，AF-MSC）、羊水来源神经干细胞（amniotic fluid derived neural stem cell，AF-NSC）和肠神经干细胞（E-NSC）对 NEC 的治疗作用相似。腹腔注射 AF-MSC 可显著降低动物模型中 NEC 的发生率和严重程度，可显著降低肠道组织学损伤，改善肠道屏障功能。此外，来自 MSC 和 NSC 的外泌体在降低实验性 NEC 的发生率和严重程度方面与它们来源的干细胞一样有效。然而，与 MSC 相比，AF-NSC 和 E-NSC 的分离和培养具有挑战性，可能限制了其临床应用。

关于干细胞移植治疗 NEC 的机制尚未完全阐释清楚，可能机制是旁分泌（paracrine）机制和异位细胞融合（heterotopic cell fusion）机制。将干细胞以及干细胞培养分离后获得的细胞外基质分别通过腹腔内注射入 NEC 动物模型内，发现两者能够在同等程度上减轻 NEC。研究还表明，牛奶分离的干细胞的细胞外囊泡可能对 NEC 有保护作用，可通过增强内质网伴侣蛋白葡萄糖调节蛋白的表达来防止回肠损伤和杯状细胞的减少。由于 NEC 病程的进展变化快,使得细胞治疗的时间窗难以确定,在理想情况下,对那些有明确 NEC 但尚未进展到需要手术干预的婴儿,可以给予干细胞治疗。

虽然目前还没有任何干细胞治疗 NEC 的临床研究报道,但干细胞或其分泌产物可能是一种有前途的新的 NEC 治疗方法,这类试验可能在未来成为现实。

(蔡岳鞠　邱建武　周文浩)

参 考 文 献

［1］包蕾, 史源. 间充质干细胞移植治疗新生儿支气管肺发育不良: 机遇与挑战 [J]. 中国当代儿科杂志, 2019, 21 (7): 619-623.

［2］屈玟, 宋磊, 赵瑶, 等. 人脐带间充质干细胞不同培养方案的比较与优化 [J]. 海南医学院学报, 2017, 23 (8): 1009-1013.

［3］段长伟, 柴彦杰, 赵疆东, 等. 骨髓间充质干细胞分离与培养技术 [J]. 宁夏医学杂志, 2021, 43 (6): 573-576.

［4］张岳汉, 钟志辉, 黄林燕, 等. 人脐带间充质干细胞的分离技术优化及其快速检测体系的建立 [J]. 实验与检验医学, 2020, 38 (4): 637-640.

［5］张恒爱, 梅花, 刘春枝. 间充质干细胞及其外泌体防治支气管肺发育不良研究进展 [J]. 中华新生儿科杂志, 2020, 35 (3): 232-235.

［6］黄梁浒, 陈津, 付云烽, 等. 间充质干细胞制备及质量控制技术规范 (征求意见稿)[J]. 中华细胞与干细胞杂志 (电子版), 2019, 9 (6): 321-326.

［7］栾佐. 细胞移植治疗小儿严重脑损伤及神经残疾专家共识 [J]. 中华细胞与干细胞杂志 (电子版), 2015, 5 (4): 1-11.

［8］中华医学会医学工程学分会干细胞工程专业学组. 干细胞移植规范化治疗肝硬化失代偿的专家共识 (2021)[J]. 临床肝胆病杂志, 2021, 37 (7): 1540-1544.

［9］李文星, 唐军, 邹蓉, 等. 干细胞移植治疗新生儿缺氧缺血性脑病研究现状的可视化分析 [J]. 中国当代儿科杂志, 2018, 20 (12): 1002-1007.

［10］易娟, 李贵南. 神经干细胞移植治疗新生儿脑损伤的前景展望 [J]. 中华新生儿科杂志, 2017, 32 (5): 398-400.

［11］SERRENHO I, ROSADO M, DINIS A, et al. Stem cell therapy for neonatal hypoxic-ischemic encephalopathy: a systematic review of preclinical studies [J]. Inter J Mol Sci, 2021, 22 (6): 3142.

［12］BAKER EK, JACOBS SE, LIM R, et al. Cell therapy for the preterm infant: promise and practicalities [J]. Arch Dis Child Fetal Neonatal Ed, 2020, 105 (5): 563-568.

［13］NITKIN CR, RAJASINGH J, PISANO C, et al. Stem cell therapy for preventing neonatal diseases in the 21st century: Current understanding and challenges [J]. Pediatr Res, 2020, 87 (2): 265-276.

［14］ZHOU Y, TSAI TL, LI WJ. Strategies to retain properties of bone marrow-derived mesenchymal stem cells ex vivo [J]. Ann N Y Acad Sci, 2017, 1409 (1): 3-17.

［15］COLLINS A. Stem-cell therapy for bronchopulmonary dysplasia [J]. Curr Opin Pediatr, 2020, 32 (2): 210-215.

［16］PARK WS, AHN SY, SUNG SI, et al. Strategies to enhance paracrine potency of transplanted mesenchymal stem cells in intractable neonatal disorders [J]. Pediatr Res, 2018, 83 (1): 214-222.

［17］ KEM S, EICHLER H, STOEVE J, et al. Comparative analysis of mesenchymal stem cells from bone marrow, umbilical cord blood, or adipose tissue [J]. Stem Cells, 2006, 24: 1294-301.

［18］ AMABLE PR, TEIXEIRA MVT, CARIAS RBV, et al. Protein synthesis and secretion in human mesenchymal cells derived from bone marrow, adipose tissue and Wharton's jelly [J]. Stem cell Res Ther, 2014, 5 (2): 1-13.

［19］ AHN SY, CHANG YS, SUNG DK, et al. Cell type-dependent variation in paracrine potency determines therapeutic efficacy against neonatal hyperoxic lung injury [J]. Cytotherapy, 2015, 17 (8): 1025-1035.

［20］ WAGNER W. Senescence is heterogeneous in mesenchymal stromal cells: kaleidoscopes for cellular aging [J]. Cell Cycle, 2010, 9 (15): 2923-2924.

［21］ PIERRO M, IONESCU L, MONTEMURRO T, et al. Short-term, long-term and paracrine effect of human umbilical cord-derived stem cells in lung injury prevention and repair in experimental bronchopulmonary dysplasia [J]. Thorax, 2013, 68 (5): 475-484.

［22］ AHN SY, CHANG YS, KIM SY, et al. Long-term (postnatal day 70) outcome and safety of intratracheal transplantation of human umbilical cord blood-derived mesenchymal stem cells in neonatal hyperoxic lung injury [J]. Yonsei Medical J, 2013, 54 (2): 416-424.

［23］ TONG Y, ZUO J, YUE D. Application prospects of mesenchymal stem cell therapy for bronchopulmonary dysplasia and the challenges encountered [J]. BioMed Resh Int, 2021, 2021N: 9983664.

［24］ WECHT S, ROJAS M. Mesenchymal stem cells in the treatment of chronic lung disease [J]. Respirology, 2016, 21 (8): 1366-1375.

［25］ FUNG ME, THÉBAUD B. Stem cell-based therapy for neonatal lung disease: it is in the juice [J]. Pediatr Res, 2014, 75 (1-1): 2-7.

［26］ MOODLEY Y, ILANCHERAN S, SAMUEL C, et al. Human amnion epithelial cell transplantation abrogates lung fibrosis and augments repair [J]. Am J Respir Crit Care Med, 2010, 182 (5): 643-651.

［27］ CHANG YS, CHOI SJ, SUNG DK, et al. Intratracheal transplantation of human umbilical cord blood-derived mesenchymal stem cells dose-dependently attenuates hyperoxia-induced lung injury in neonatal rats [J]. Cell Transplant, 2011, 20 (11/12): 1843-1854

［28］ VAN HAAFTEN T, BYME R, BONNET S, et al. Airway delivery of mesenchymal stem cells prevents arrested alveolar growth in neonatal lung injury in rats [J]. Am J Respir Crit Care Med, 2009, 180 (11): 1131-1142.

［29］ CHANG YS, AHN SY, YOO HS, et al. Mesenchymal stem cells for bronchopulmonary dysplasia: phase 1 dose-escalation clinical trial [J]. J Pediatr, 2014, 164 (5): 966-972.

［30］ COTTEN CM, MURTHA AP, GOLDBERG RN, et al. Feasibility of autologous cord blood cells for infants with hypoxic-ischemic encephalopathy [J]. J Pediatr, 2014, 164 (5): 973-979.

［31］ ARCHAMBAULT J, MOREIRA A, MCDANIEL D, et al. Therapeutic potential of mesenchymal stromal cells for hypoxic ischemic encephalopathy: a systematic review and meta-analysis of preclinical studies [J]. PLoS One, 2017, 12 (12): e0189895.

［32］ HAUS DL, LÓPEZVELÁZQUEZ L, GOLD EM, et al. Transplantation of human neural stem cells restores cognition in an immunodeficient rodent model of traumatic brain injury [J]. Exp Neurol, 2016, 281 (1): 1-16.

［33］ MCCULLOH C J, OLSON J K, ZHOU Y, et al. Stem cells and necrotizing enterocolitis: a direct comparison of the efficacy of multiple types of stem cells [J]. J Pediatr Surg, 2017, 52 (6): 999-1005.

［34］ ZANI A, CANANZI M, FASCETTI-LEON F, et al. Amniotic fluid stem cells improve survival and enhance repair of damaged intestine in necrotising enterocolitis via a COX-2 dependent mechanism [J].

Gut, 2014, 63 (2): 300-309.

［35］ LI B, HOCK A, WU RY, et al. Bovine milk-derived exosomes enhance goblet cell activity and prevent the development of experimental necrotizing enterocolitis [J]. PLoS One, 2019, 14 (1): e0211431.

［36］ DRUCKER NA, MCCULLOH CJ, LI B, et al. Stem cell therapy in necrotizing enterocolitis: Current state and future directions//Seminars in pediatric surgery [J]. WB Saunders, 2018, 27 (1): 57-64.

第二十一章　危重新生儿的转运

新生儿转运的目的是安全地将疑难危重或高危新生儿转运到有条件救治的医院的NICU进行救治，充分发挥优质卫生资源的作用。转运实施过程中也可能存在患儿出现病情变化和死亡的风险。因此，应规范和优化新生儿转运工作，充分防范转运风险，以实现安全、快速的转运，达到降低新生儿病死率的目的。

第一节　转运指征

一、宫内转运

宫内转运，即产前转运，是指在分娩前以救治胎儿为主要目的，在新生儿出生前，通过宫内转运的形式，让产妇转诊到有更丰富新生儿救治经验的医疗机构进行分娩。与新生儿转运相比，宫内转运有如下优点：①全面考虑母胎安全，使孕妇和胎儿得到良好的监护；②宫内转运可以提前对影响围产儿结局的危险因素进行干预，改善围产儿的预后；③推迟和减少早产的发生，降低新生儿转诊的相关并发症；④优化医疗资源配置，宫内转运成本和安全性都明显要低于新生儿转运。近年来，随着围产医学水平的提高，医疗转运救治网络的不断完善，宫内转运的比例也在增加。

（一）宫内转运的指征

目前仍无公认的孕妇宫内转诊的指征，各转运机构可根据各单位的实际情况制订。宫内转运的常见指征主要包括以下几个方面。

1. **胎儿因素**　早产儿，尤其是胎龄≤32周和/或出生体重≤1 500g者；产前检查发现胎儿存在严重畸形，生后需尽快行手术治疗者；早产性的胎膜早破、胎儿发育异常、先兆早产等。

2. **胎盘和脐带的因素**　胎盘早剥、前置胎盘、脐带脱垂、脐带真结等。

3. 孕妇因素　重度子痫前期及其他高血压的并发症、妊娠期并发症和合并症(如糖尿病、肾病、甲状腺功能亢进、红斑狼疮等)、妊娠期接触过大量放射线、化学毒物或服用过对胎儿有影响的药物者。

(二) 禁忌证

转运前需充分评估孕妇是否适合宫内转运。如存在明显的胎儿宫内窘迫需尽快结束妊娠、孕妇生命体征不稳定或在转运途中可能分娩等情况时,不宜进行宫内转运。

二、出生后转运

危重新生儿的转运指征的制定主要以中国医师协会新生儿科医师分会(原新生儿专业委员会)制定的《中国新生儿病房分级建设与管理指南(建议案)》定义的各等级 NICU 的业务范围为依据,按照不同级别新生儿转运救治中心的救治能力制订相应的转运指征逐级进行转运。通常的新生儿转运包括危重症新生儿和高危新生儿。由于我国幅员辽阔,不同地区之间医院设备、技术水平差异较大,每个单位的救治能力各异,难以制定统一的新生儿转诊标准。但通常存在以下情况的新生儿建议转诊到三级水平 NICU 进行救治。

1. 窒息需经气管插管才能复苏的新生儿或窒息后有神经系统异常表现者。
2. 任何需机械通气的新生儿。
3. 存在呼吸衰竭的新生儿。
4. 胎龄 ≤ 32 周和 / 或出生体重 ≤ 1 500g 的新生儿。
5. 存在休克或严重贫血的新生儿。
6. 存在中枢神经系统疾病或出现惊厥的新生儿。
7. 已达到换血指征的高胆红素血症新生儿。
8. 存在外科疾病需行外科手术治疗的新生儿。
9. 母亲有不良孕产史的珍贵儿,即使无上述症状,亦可作为高危儿转诊。

第二节　转运设备及用品

一、转运车

可使用普通的 120 救护车进行改装,要求要有可外接的 220V 电源以保证新生儿转运温箱和转运呼吸机等设备的正常运转,同时需配备升降和固定新生儿转运温箱的装置。

二、转运温箱

应配备专用的新生儿转运温箱,箱内需配有安全带以固定患儿,避免转运期间强烈震动或因意外导致新生儿出现伤害;箱内配有光源照明,以利于在转运期间观察或处理患儿;转运温箱可以固定在升降架上或者转运车床上,可在院内进行转运,要求转运温箱配备可给温箱加热的蓄电池,保证在转运过程中,没有连接车载电源时,至少可以维持箱温在 30 分钟以上,有利于保证新生儿体温的恒定。

三、常用转运设备及药品

其他常用的转运所需物品见表 21-1。

表 21-1　转运所需物品

药物	基本设备	物品
5%、10% 葡萄糖注射液	转运温箱	喉镜及镜片
0.9% 氯化钠注射液	转运呼吸机	气管导管
5% 碳酸氢钠	脉搏血氧饱和度监护仪或心电监护仪	静脉留置针
10% 葡萄糖酸钙注射液	微量血糖仪	输液器
肾上腺素	氧气罐	听诊器
阿托品	输液泵	胶布
多巴胺	T- 组合复苏器	体温计
多巴酚丁胺		无菌手套
呋塞米		备用电池
甘露醇		导丝
苯巴比妥钠注射液		复苏球囊、面罩
咪达唑仑		吸氧管
芬太尼		吸痰管
灭菌注射用水		胃管
安尔碘、酒精		各型号注射器

四、其他药物及设备

如肺表面活性物质、前列腺素 E 等一些较少使用的药品可根据转诊患儿的病情临时配备。便携式的无创心输出量监测仪、血气及电解质分析仪、经皮氧分压及二氧化碳监测仪、NO 吸入治疗仪、亚低温治疗仪和体外膜氧合等仪器,在一些转运中心也逐渐开始配备,可根据患儿和转运中心的实际情况选用。

五、通信设备

接收单位的转运中心应设置两条转运专线电话和一部移动电话,24 小时值班,接收转运信息。出车值班人员应配备一部移动电话,转运过程中保持联络信息通畅。国内已有一些单位成立了 5G 移动 NICU 转运系统,通过车载的 5G 网络系统和相应的终端设备,转入单位可实时了解转运过程中新生儿病情的动态变化,指导转运中的救治,更有利于提高转运的质量。

第三节　转运人员配备

一、对转运人员的要求

由新生儿科医师、护士及救护车司机组成转运小组,转运小组的医师和护士应熟练掌握新生儿复苏技术、转运流程、患儿抢救及所有仪器的使用。医师在转运小组中应起主导作用,是转运的组织者和决策者,应具有独立工作、团队协作和良好的沟通能力。转运单位须定期对转运工作人员进行培训和考核,重点培训转运人员在转运过程中对突发事件的应变处理能力。

二、转运医师和护士必须掌握的技术

1. 识别潜在的呼吸衰竭,掌握气管插管、T-组合复苏器及机械通气技术。
2. 能熟练建立周围静脉通道、脐静脉置管。
3. 能正确处理气胸、窒息、惊厥、发热、呕吐等常见问题。
4. 识别早期休克征象、掌握扩容、纠正酸中毒等技术。
5. 特殊治疗,如窒息复苏、败血症休克、新生儿惊厥和一些外科相关问题的处理。
6. 熟练掌握新生儿急救用药的剂量和方法、掌握表面活性物质替代治疗技术。
7. 掌握转运过程中所用监护、治疗仪器的应用和数据分析。

第四节　转运方式

一、转运交通方式

常用的转运交通方式有陆路、空运两种。合适的转运方式取决于现有资源、地理位置、患儿病情紧急程度及工作人员的经验等。

1. 地面救护车　最常用的新生儿转运模式。适用于短距离转运,比空中转运更高效率和迅速,或当气候情况不能进行空中转运时。具有运输费用低、受气候情况影响小、有宽敞的车内空间便于设备的安置及患者的救治等优点;但相对较缓慢、救护车内部必须重新进行特殊装修以放置及固定转运暖箱和所有抢救及监护设备以适应危重新生儿的转运。

2. 铁路转运　随着国内高速铁路的普及,已有一些危重新生儿通过高铁进行转运救治的报道,有利于把距离较远的危重患儿快速的转运至 NICU 救治中心进行治疗,极大地扩展

了新生儿转运的距离。

3. 空运 国内较少开展,对转运人员的技术和设备要求高。①直升机:适用于中距离转运(240 公里内)使用;具有快速、机动性能好、减少转运时间等优点;但需要医院附近有着陆点、运输费用高、飞行期间会限制对患者的处置、飞行期间的高噪声和振动可干扰对患者的评估。②固定翼飞机:适用于长距离转运(大于 240 公里)使用;具有长距离转运效率高、有宽敞的内部空间便于设备的安置及患者的救治等优点;但需要到飞机场起降,并需要陆路救护车的接运而增加转运时间。

二、转运模式

1. 转出医院转运 基层转出医院自己有救护车或 120 救护车,与接收医院联系后,派人将患者转送到接收医院。但许多基层医院无救护车,无新生儿专业转运队伍。

2. 接收医院转运 三级新生儿医疗单位建立新生儿转运队伍,具有转运工具。转出医院直接与接收医院联系,接收医院派人派车去转出医院将患儿接过来。目前我国许多医院和地区都是采取这种模式。这种模式方便、可减少中间环节,但接收医院需救护车和司机值班。

3. 120 急救中心转运 由 120 急救中心完全负责,转出医院与 120 急救中心联系,120 派人和车去转出医院转运,将患儿转到接收医院。但大部分地区 120 急救中心没有新生儿专业转运队伍。

4. 120 急救中心与接收医院联合转运 转出医院与接收医院联系,请求转运;接收医院通知 120 急救中心派车到接收医院;接收医院的新生儿专科医师和护士、转运工具一起去转出医院,将患者转运到接收医院。此种模式的优点在于医院不需要救护车和司机,风险分担,划区分片,固定对口,转运队伍专业化。

第五节 转运前的准备及病情稳定

一、转运前的准备

(一) 转出医院的准备

对符合转院标准的新生儿,由转出医院的主管医生向转入医院 NICU 提出转诊请求,报告新生儿的出生情况,目前诊断及诊疗经过,经转入医院同意后完成以下工作:①与患儿家属沟通,告知其目前患儿的病情、转诊的必要性、潜在风险、转运和治疗费用,获取患儿父母的知情同意和合作,并在转诊知情同意书上签字。家属有权决定是否转运及向何处转运。紧急情况下,为抢救患儿的生命,在法定监护人或被授权人无法及时签字的情况下,可由医疗机构法人或者授权的负责人签字。②再次通知转运中心,启动新生儿转运程序。③在转运单位到达前,填写完成新生儿转诊单,内容包括新生儿的病史、诊疗经过及目前诊断等内容,在转诊单位到达前,对新生儿进行相应的处理,稳定病情。

（二）转入医院的准备

转入医院接到转诊请求后,充分了解患儿的病史、诊断,经主治医师同意转诊后启动转诊程序。并完成以下转诊前准备工作：①转诊小组迅速到位,联系医院安排救护车。②迅速检查所有转运设备、仪器、物品是否齐全,工作状态是否正常；尤其要注意根据转诊患儿的病情和转运距离,准备足够的氧气。③特殊患儿则根据其病情需要,准备相应药物、设备和仪器。④随时与转出单位保持联系,必要时通过电话指导转出单位对新生儿进行抢救治疗。

二、新生儿病情的稳定

转运小组到达转出医院后,尽快熟悉患儿的病史及诊疗经过,参与患儿的抢救并进行评估,对符合转运条件的患儿,再次与患儿家属交代病情,征得家属同意,并签字确认知情同意后再进行转运。

（一）转运前评估

1. **气道的评估** 评估气道是否通畅或气道是否保持持续开放和稳定。

2. **呼吸的评估** 观察呼吸的频率和节律,胸廓运动是否对称,听诊双肺呼吸音是否对称及强弱,有否辅助呼吸肌的参与如鼻翼扇动、三凹征等,唇色及肤色,意识状态,经皮血氧饱和度等。

3. **循环的评估** 评估心率及心律,血压,意识状态,皮肤灌注包括肤色、皮温、毛细血管充盈时间,肢端脉搏的搏动及尿量等。

4. **感染的评估** 评估是否存在严重感染。败血症的临床症状包括：呼吸困难,皮肤灌注异常,体温不稳定,喂养不耐受,心率、血压不稳定及有神经系统症状等。

5. **其他评估** 包括神志、反应、有否惊厥、有否外科情况等。

6. **实验室的评估** 对所做的辅助检查包括血常规、动脉血气分析、电解质、血糖、胸片、腹片、头颅 B 超、心脏彩超等的结果进行评估。

（二）转运前处理

目前国际上采用 STABLE 程序在转运前对患儿进行稳定处理,主要内容包括：① S（sugar,血糖）,维持患儿血糖稳定,使用快速血糖仪进行检测,持续静脉营养支持,根据血糖水平调节输糖速度,维持患儿血糖在 2.5~7.0mmol/L；② T（temperature,体温）,保持体温稳定,转运前提前预热温箱,根据患儿不同的胎龄和体重设定相应的箱温,确保患儿体温维持在 36.5~37.2℃,在进行操作和抢救时,需注意保暖,尤其是体重<1 500g 的早产儿,患儿病情稳定后移入暖箱；③ A（airway,气道）,评估患儿气道是否通畅,必要时清理呼吸道,保证呼吸道通畅,视情况进行给氧,如已进行气管插管的患儿,则需再次评估插管的位置,胶布固定是否牢固,防止转运途中出现导管脱落或移位；④ B（blood pressure,血压）,监测患儿血压、心率、血氧饱和度,如出现肤色苍白、皮肤花斑纹、肢端湿冷等灌注不足或血容量

不足表现时,需积极查找原因,血压偏低时给予生理盐水扩容,必要时使用多巴胺等血管活性药物持续静脉输注;⑤L(lab work,实验室检查),确保患儿各项相关实验室指标处于相对正常范围,及时处理明显异常的检查,纠正酸中毒,维持水电解质平衡;⑥E(emotional support,情感支持),待患儿病情稳定后,由转诊双方医师共同向患儿的法定监护人说明患儿的病情及转运的途中可能发生的各种意外情况与处理措施,稳定患儿家属情绪,使其主动配合。

对于未能实施宫内转运的高危孕妇,在其分娩前,可联系转运人员提前到达转出医院的产房或手术室进行待产,协助转出医院处理新生儿,再根据新生儿出生后的情况决定是否需要转诊治疗。

三、特殊情况的处理

1. **胎粪吸入** 出生时羊水粪染且新生儿没有活力,立即进行气管插管,并进行气道胎粪吸引后拔除气管导管,继续复苏新生儿,如需气管插管时则更换气管导管,完成气管插管给予机械通气。

2. **气胸** 气胸患儿听诊时一侧呼吸音减弱,可通过 X 线检查或透光试验明确诊断。如出现呼吸困难、发绀等表现时,需进行胸腔穿刺抽出空气或采用胸腔闭式引流的方法进行引流,如果患儿病情危重,需要转运到 NICU 进行治疗,则可以在转运的过程中持续给予胸腔闭式引流。

3. **膈疝** 明确膈疝诊断后,应立即插入大口径胃管(10F 或 12F)抽出胃内气体,以防由于胃肠的扩张,导致呼吸困难和影响心功能,如需机械通气则进行气管插管,避免气囊面罩加压给氧,以免胃肠道扩张加剧,影响呼吸功能。

4. **气管食管瘘或食管闭锁** 应抬高新生儿头部,以防吸入胃内容物;轻轻插入胃管到遇到阻力后连接吸引器进行低压间断吸引;同时给予患儿禁食,如腹部 X 线显示胃肠胀气,应避免经面罩通气和持续气道正压给氧。如果需要气管插管,导管远端应尽可能超过瘘口远端,尽量减少加压气体进入食管远端。

5. **腹裂或脐膨出** 腹裂是造成患儿低体温和低血糖的高危因素。在无菌操作下处理膨出的器官,包裹膨出的器官,减少热量和体液的丢失,用无菌生理盐水敷料覆盖,保持湿润;推荐转运患儿时取侧卧位,适当支撑外露的肠管,以避免腹壁紧张或肠扭转。

6. **后鼻孔闭锁** 若出现呼吸窘迫可使用人工口咽部气道或经口气管插管。

7. **皮埃尔 - 罗班综合征** 调整患儿体温以保持气道开放或用人工口咽部气道及气管插管;注意患儿可能合并腭裂。

8. **胃肠道梗阻** 禁食,持续静脉营养支持,插入大口径胃管(10F 或 12F)进行胃肠减压。

9. **新生儿停药综合征** 转运前每 2 小时评估症状的严重程度,减少刺激,建立静脉通道输注 10% 葡萄糖液,暂禁食,必要时予药物干预;如果患儿出现呼吸抑制且已明确或怀疑产妇曾使用过兴奋性药物,应禁用纳洛酮,避免诱发新生儿惊厥。

四、病情稳定后出发前的处置

1. 转运前应禁食、胃管引流、排空胃部,建立可靠的输液通道。

2. 记录患儿情况,收集围产资料及当地医院检查结果。

3. 与家属解释及交代病情,并将医院的地址告诉家属。

4. 向接收医院报告患儿目前的情况及处理,到达后需要的准备,并报告出发的时间。

第六节　转运途中的监护与管理

一、转运途中病情的观察

在转运途中,应尽量减少因环境因素对新生儿造成的不良影响,尽量避免声音、光线、振动、温度等变化对新生儿不良影响。患儿上车后,应妥善固定转运温箱,确保温箱及呼吸机电源的仪器已连接车载电源,转运呼吸机运作正常,机械通气新生儿的气管导管位置没有发生移位,使用转运温箱内的安全带把新生儿固定在温箱内。在转运过程中应做好各种生命体征的监测和记录,以便及时发现新生儿病情的变化,确保患儿安全。转运过程中应重点注意以下问题。

1. **体温管理**　在转运过程中,尽可能使用体温监护感应器,持续监测患儿体温,根据患儿体温情况,适当调整温箱的温度;如没有配备相应体温监测器,则根据患儿的出生体重、胎龄设置温箱的温度,注意温箱温度与实际箱温是否存在较大差异,根据差异情况,上调或下调温箱温度,以确保患儿在温箱内保持恒定的合适的体温。

2. **呼吸管理**　转运的危重新生儿大多存在程度不等的呼吸问题。患儿在温箱内需保持头正中位,保持气道开放,避免过屈或过伸,必要时可以使用小毛巾或水袋适当固定患儿头部,避免在行车过程中头部晃动对患儿造成影响。持续观察患儿呼吸频率、节律和经皮血氧饱和度变化情况,如为气管插管的新生儿,若出现病情变化,需注意气管导管有无移位、堵管、气胸、机器故障,根据患儿病情及时做出处理。如出现意外脱管的情况,可先采用气囊面罩正压通气,如果可能,则在运输的过程中进行重新插管,如无法完成插管,则继续气囊面罩通气,待妥善停车后再给予气管插管,也可考虑使用喉罩通气道。目前喉罩通气道可用于晚期早产儿或体重超过 2 000g 的足月儿,也有在产房使用喉罩通气道成功复苏体重为 1 000~1 500g 早产儿的报道,但在转运中应用喉罩通气道的文献报道较少,其安全性和有效性有待进一步研究。对于在气管插管机械通气情况下进行转运,且转运过程中对氧浓度要求较高或转运时间较长的新生儿,需注意转运呼吸机中氧气可能耗尽,需提前做好更换氧气的准备。

3. **循环管理**　转运过程中放置心电监护电极,持续监测三导联心电图、血压,同时通过肤温、肤色、毛细血管再充盈时间,了解患儿循环灌注情况,适当的调节输液速度或血管活性药物的用量。对于一些病情危重且循环不稳定的新生儿,可考虑使用便携的无创心输出量监测仪,在转运过程中动态地监测患儿心输出量的变化情况,指导液体的使用、血管活性药物的应用等。

4. **其他**　转运过程中可能出现各种各样的突发情况,例如:有神经系统病变的新生儿可能突然出现抽搐发作,机械通气的新生儿可能突然出现肺出血、气胸、脱管等情况。转运过程中,患儿出现病情急剧恶化,转运医护人员应积极组织抢救,如在车辆行驶过程中,无法顺利完成一些重要的操作,必要时应按交通规则妥善停车处理患儿后再行转运。转运过程中,随时与 NICU 保持联系,通知值班医生做好抢救新生儿的准备。

二、填写转运记录单

转运人员需填写转运记录单,主要内容包括患儿的一般情况、生命体征、重要的实验室检查结果,转运过程中生命体征的变化情况,转运过程中的病情变化及处理措施。同时记录转运开始和结束时间、转运里程及转运小组成员。

三、转运到院后的处理

1. 患儿到达接收医院后,应由绿色通道直接入住 NICU,转运人员需与 NICU 值班人员进行交接,将当地医院所有病历资料交给 NICU 值班人员,详细介绍患儿转运经过及转运过程中的处理情况。把新生儿转运单填写完毕并签名后归档。

2. NICU 值班人员应先对患儿进行必要的处置,待患儿病情稳定后,协助家长办理入院手续。再进一步详细询问病史,完成各种知情同意书的告知签名。

3. 详细检查已使用过的转运设备,并进行清洁和消毒;补充必要的急救用品,完毕后将转运设备放回待转运处,以备下次使用。

四、转运安全保障

在转运过程中必须避免因救护车造成不必要的伤害,要求做到以下几点:①救护车需定期保养和维护;②合理安排救护车司机工作和作息,避免疲劳驾驶;③强化医护人员的安全意识,每次转运都应系好安全带,在转运过程中,如非特殊情况,不建议医护人员直接怀抱新生儿进行转运,以防发生交通意外时伤及患儿;④确保车内的急救设备,尤其是转运温箱在转运前已妥善固定,避免因车辆颠簸行驶时在车内发生移动。

五、转运过程中的情感关怀

在新生儿转运的过程中,大多数患儿父母或其他的直系亲属可能参与到转运的过程中。由于患儿家属多不具备对危重新生儿疾病的认知,且对患儿出生后突如其来的病情危重会感到非常焦虑和不安,这个时候转运医生需对患儿家属所面临的问题给予高度关注,适当对患儿家属进行关于患儿治疗相关知识及预后的宣教,缓解家属的焦虑情绪,同时也有利于为患儿家属提供心理支持及促进家属配合医生对患儿进行相应的治疗。

第七节　转运后的效果评估与反馈

一、转运结束后的评估和质量控制

（一）转运后质量评估

1. **转运时间**　从开始准备到患儿转运结束所花费的所有时间。包括，①准备时间：即转运队员接到转运通知到出发的时间；②稳定时间：从抵达转出医疗机构到离开的时间，其受患儿病情严重程度和必须采取的医疗措施的影响；③运送时间：转运途中花费的时间，主要取决于距离、交通状况。

2. **转运规范程度**　转运各环节执行管理规范的情况和治疗的完整准确性。

3. **转运有效性**　通过转运前后的危重评分以及转运途中的病死率作出评估。

4. **转运满意度**　通过对患儿家属的满意度调查及转出医疗机构接受反馈表后的反应作出评估。

（二）转运质量控制与持续改进

转运中心应制订转运的质控标准和质控计划，以保证转运质量。质控计划应包括实施督导和不良事件报告制度。重点核查：①转运规范程度，记录转运过程中转运管理规范的情况及资料的完整性和准确性；②核查转运设备，是否按照医疗设备安全要求定期检测和维保；③评估和考核转运队员独立实施重症患儿转运的能力。转运危重症新生儿的过程中，患儿病情随时都有恶化的可能，同时转运过程中的环境也是重要的危险因素，设施问题、转运团队决策和疾病处理能力等，都直接影响转运的效果，因此定期召开转运质量会，对转运过程中发生的不良事件进行评估并持续改进，优化转诊流程，以保证转运的质量与安全。此外，随着国家医疗分级诊疗制度的完善，双向转诊有可能逐渐得到实施，即转运至 NICU 救治的危重症新生儿在出院前可以转运返回基层医院继续治疗，既可以充分利用社区的医疗资源，促进以家庭为中心护理模式的推行，还可以降低医疗费用，减轻优质 NICU 资源负担，把优质 NICU 治疗资源集中用于救治危重症患儿。

二、转运患者的诊疗情况反馈

患儿出院后及时向转出医疗机构反馈患儿的诊疗经过和诊疗效果，并将患儿的出院记录及信息反馈单寄回转出医疗机构。

三、转运过程中存在的法律问题

在转诊过程中存在许多法律问题，相关的法律法规问题应在转运过程中实施：①不应在公共场所讨论病情。②在转运前应征得家属的知情同意并签名。转运医生应根据患儿的实际情况选择合适的转运模式。如果患者的病情不稳定,而转出医院有稳定患儿的救治能力,此种情况不适合转运;如果患儿病情不稳定,且转出医院不能为患者提供所需的治疗,需让家属了解转运可能存在的风险与益处,征求家属同意并签字后方可进行转运。③一些疾病由于个体差异和实际情况的影响,对于最佳治疗方案的选择,医生间可能存在分歧,不宜在患儿家属面前争论患儿的治疗方案。④由于不同单位和地区医疗机构之间诊疗水平存在较大差异,缺乏同质化。基层医院对于疾病的诊断和处理可能存在不规范之处,须避免在家属面前评论基层单位救治过程的规范性和合理性,以免引起不必要的误解和纠纷。

(孟琼 张红)

参 考 文 献

［1］周伟. 危重新生儿转运 [M]. 北京: 人民军医出版社, 2010: 410-423

［2］陈孟雨, 高喜容, 吴运芹. 危重新生儿转运的进展 [J]. 中国小儿急救医学, 2017, 24 (7): 541-545.

［3］中国医师协会新生儿科医师分会. 新生儿转运工作指南 (2017 版)[J]. 发育医学电子杂志, 2017, 5 (4): 193-197.

［4］邵肖梅, 叶鸿瑁, 邱小汕. 实用新生儿学 [M]. 5 版. 北京: 人民卫生出版社, 2019: 99-104.

［5］童笑梅, 韩彤妍, 朴梅花. 新生儿重症监护医学 [M]. 北京: 北京大学医学出版社, 2019: 856-861.

［6］张爱梅, 陈雪莉, 刘明耀. 区域性危重新生儿转运的进展 [J]. 医学综述, 2010, 16 (13): 1998-2001.

［7］中国医师协会新生儿专业委员会. 中国新生儿病房分级建设与管理指南 (建议案)[J]. 中华实用儿科临床杂志, 2013, 28 (3): 231-237.

［8］BRENNAN G, COLONTUONO J, CARLOS C. Neonatal respiratory support on transport [J]. Neoreviews, 2019, 20 (4): e202-e212.

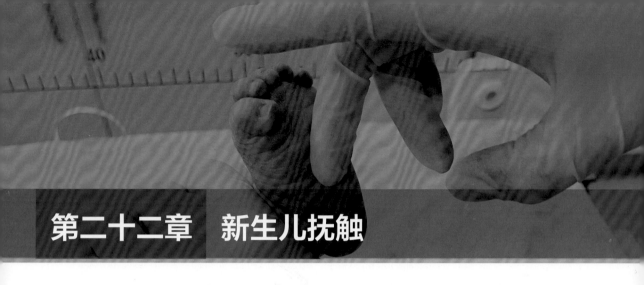

第二十二章 新生儿抚触

抚触（touch）即通过抚触者的双手对新生儿皮肤进行有序的、有手法技巧的科学抚摸，让大量温和良好的刺激通过皮肤感受器传入到中枢神经系统，从而产生良好的心理生理效应，有效促进新生儿生理和情感健康发育的一种医疗方法。抚触能使新生儿感到安全舒适，能够安定新生儿的情绪，减少焦虑和烦躁等生理效应，是一种科学育婴新方法，逐渐成为新生儿护理的重要组成部分。

抚触一词最早源于英文"touch"。1938年，Harlow博士在试验中偶然发现饥饿的小猕猴宁可要可以抚摸的母猴替身品也不要食物。幼猴若不能与母猴接触，就会停止对外界环境的探索，导致其无法适应外界环境，并影响以后的适应能力，为婴儿抚触奠定了基础。1940年，Dr Ribblo在临床上发现，若婴儿在出生后数周经常得到母亲的抚摸，其呼吸及循环功能会增强，婴儿浅表而不完全的呼吸也会变得比较平稳。1991年，美国迈阿密大学Field博士建立了世界上第一个抚触科研中心（TRI）。1995年，婴儿抚触这一全新的婴儿护理概念进入中国，随即1997年得到中华医学会儿科学分会、中华医学会围产医学分会及中华护理学会的认可和推荐，在中国范围内积极推广了抚触项目的开展。目前婴儿抚触的概念已被广泛接受，并得到积极的推广，取得了良好的效果。世界上不少国家和地区都有按摩研究所，并在抚触的培训和机制的研究方面取得了一定成果。

第一节　抚触对新生儿的影响

1. 促进新生儿体格发育，包括身长、体重及头围的发育　抚触有助于新生儿的生长发育，尤其对早产儿生长发育效果明显，能促进成熟的习惯、定向力、运动能力。接受抚触的新生儿觉醒及睡眠节律更好，反应更灵敏。抚触能增加迷走神经的张力，促进胃肠道内胰岛素和胃泌素分泌、增强胃肠蠕动，使新生儿食欲增加、进奶量增加，从而促进糖原、脂肪和蛋白质合成，有利于营养的吸收，促进新生儿生长发育。

2. **有利于促进新生儿神经行为、语言、认知及智能发育**　0~2岁婴幼儿处于脑发育的关键期,是脑细胞增殖、神经突触良好发育以及形成有效神经传导通路的重要时期。皮肤是人体最大的感觉器官,约为体重的6%,内有大量感觉神经末梢和各种触觉小体,是神经系统的外在感受器。抚触可以刺激皮肤感受器,有利于刺激传入中枢神经系统,使大脑皮质对这些冲动进行分析判断,做出相应的反应,并可刺激神经系统发育。传统医学认为按摩能充分利用这个身体最大的感觉器官,刺激皮肤上分布最广泛的不同感受器,兴奋中枢感受点,刺激神经细胞的形成及其与触觉间的联系,逐渐促进神经系统的发育。新生儿出生时已具有视、听、嗅、味、触等感觉的基本功能,并能对照顾他的方式、环境等种种刺激有所应答。抚触动作本身是对婴儿的一种行为刺激,使婴儿得到安全和舒适,同时抚触时与婴儿的对话、室内播放的音乐等都可对婴儿听觉构成刺激。这些刺激的综合作用促进了神经系统的发育,降低了机体的应激状态。抚触可调动和提高机体功能使异常的神经系统功能转为正常。因此抚触可促进新生儿各种神经行为和心理发育。

3. **增强新生儿免疫功能**　抚触能使应激激素(去甲肾上腺素及肾上腺素)水平下降,5-羟色胺水平升高,新生儿儿茶酚胺、肾上腺素、5-羟色胺等分泌平衡,增强免疫反应性,并调节肾上腺糖皮质激素水平,降低机体的应激状态,减轻婴儿的焦虑,提高其自然杀伤细胞的活性,从而增强免疫功能,增强应付环境压力的能力。另外温和的抚触可刺激淋巴系统,加快免疫系统的完善,并且可增加新生儿免疫力及其抗病能力。

4. **促进婴儿与父母的情感交流,减少婴儿哭闹,增加睡眠**　胎儿在母体子宫内,皮肤被羊水浸泡,新生儿出生后脱离原先所熟悉的那个温暖而有限的空间,因生存空间的改变而产生恐惧不安和焦躁。饥饿、身体不适等刺激也会使新生儿产生恐惧等否定情绪,如此时给予抚触会增加新生儿的安全感和依附感。抚触后能减轻机体对刺激的应激反应,如新生儿足跟采血之前做抚触,新生儿哭闹时间缩短。抚触有利于脑电波的改变,减少紧张和焦虑,改善入睡困难、易惊醒、睡眠方式多变等,改善新生儿的睡眠质量。接受抚触的新生儿,表现安静,情绪稳定,入睡快且睡眠时间延长。通过母婴肌肤的接触,母亲的语言、眼神的关注、愉悦的情绪和表情都会给婴儿带来被关爱的满足,这不仅有利于婴儿语言和认识能力发育,还可增加母子情感,使母婴间的亲情进一步加深。另外母婴之间的交流可以促进母亲分泌催乳素,促使乳汁分泌增多,从而促进母乳喂养成功。

5. **抚触对新生儿其他方面的影响**　改善血液循环,促进新陈代谢。加速胎便排出,促进肠蠕动,减少胆红素肠肝循环,促进胆红素排出,降低高胆红素血症发生率,减轻新生儿生理性黄疸程度,促进新生儿母乳性黄疸的消退。能促进缺氧缺血性脑病新生儿神经行为的康复。能有效预防呼吸暂停。经过抚触以后的新生儿,其感觉系统(视、听、触觉)与运动系统之间建立了神经网络联系,抚触可提高正常新生儿的智商及促进智能方面的发展。

第二节　抚触的适应证和禁忌证

一、抚触的适应证

1. **足月正常分娩的新生儿及剖腹产新生儿**　正常足月新生儿一般在出生后36~48小时就可以开始做抚触，一直延续4~7个月，婴儿开始爬行后，可以有更多的活动，这期间可以减少抚触的次数。剖腹产新生儿，抚触可以消除剖宫产后与母亲的隔阂，密切母婴关系。

2. **有黄疸的新生儿**　抚触可以使迷走神经的活动更旺盛，改善胃肠道功能，增加胃肠蠕动，增加排便次数，从而减少胆红素的肠肝循环，促进胆红素的排泄，减少高胆红素血症的发生，降低发生胆红素脑病的风险。

3. **早产儿和低体重儿**　早产儿与足月儿有同样的生理和情感发育需要，但因为早产儿往往需要静脉补液、胃管营养和机械通气等治疗，所以不能经常得到搂抱和爱抚。由于早产儿的情感发育要求没有得到足够的满足，因而他们可能会出现各种焦虑或紧张的迹象，比如失神、异常的哭泣以及对照料和关注眼神的反感等。临床观察研究已经证明对早产儿进行抚触能有效促进婴儿神经系统发育，增加机体免疫力，刺激消化功能，减少婴儿的焦虑、哭闹，增加睡眠，改善早产儿喂养不耐受，使婴儿得以健康成长。早产儿脑的功能结构具有很强的可塑性和适应性，在适宜的视、听、触等感知觉刺激下，新生脑细胞能够修复神经系统受损部位，恢复脑功能，所以早期的干预治疗可以提高早产儿的生活质量。早产儿无特殊治疗的情况下，一般出生后48小时就可以进行抚触。由于早产儿脂肪组织发育尚不完全，较易受寒冷刺激而导致酸中毒、耗氧量增加、窒息、低血流灌注等。所以应尽量在适宜的环境中进行早产儿抚触。

4. **缺氧缺血性脑病或其他脑损伤恢复期的新生儿**　抚触可促进血液循环，增加血氧供应促进代谢，缓解增高的肌张力，从而调节低级神经中枢的兴奋性，促进高级神经中枢损伤的修复和发育。抚触治疗缺氧缺血性脑病可以改善患儿的预后，减少神经系统后遗症的发生，使各种神经行为的发育形成一种或多种综合的增强功能，有利于婴儿视力、听力、定向力和认识能力的不断形成与发展，提高小儿智商与生活质量。

二、抚触的禁忌证

1. 皮肤有破损。
2. 患有严重疾病，病情尚未稳定。
3. 超早产儿生后1周内。
4. 寒冷损伤综合征。

抚触所需的器材和用品

一、抚触前的准备

1. **房间准备** 理想的室温应控制在 26~28℃,将婴儿放在床上或柔软的棉垫上,在医院婴儿,特别是早产儿,应在远红外辐射台或暖箱内进行。环境湿度最好保持在 50%~60%。避免声光刺激,可播放轻松柔和的音乐,以帮助母(或操作者)婴彼此放松。

2. **用物准备** 一块干净柔软的棉垫、浴巾、免洗手消毒液、消毒湿巾、婴儿润肤油、爽身粉、纸尿裤或尿片、清洁衣物、包被(薄厚各一个)等(图 22-1)。

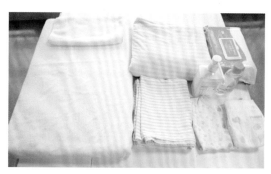

图 22-1 用物准备

抚触前给婴儿身体抹油,婴儿润肤油有助于操作者的手掌平滑地在婴儿身体上移动,便于进行长距离的、稳定的、连续的按摩时减少些摩擦力。婴儿尤其是初生新生儿,由于其皮肤缺少角质层的保护,需要加倍的呵护,任何粗糙的触摸,都会导致婴儿的不适、惊恐,甚至皮肤破损而致病菌感染。而婴儿润肤油可以滋润皮肤,防止皮肤干燥和减轻干燥症状。婴儿润肤油应使用天然油料,比如杏仁油或葡萄籽油(不要使用精炼油,如掺有芳香剂的油料)。这些油料味轻,易被皮肤吸收,能够滋养皮肤。与合成油料相比,天然油料对皮肤的刺激更小。首次使用某种润肤油前要先进行皮肤试验,即在新生儿的手腕内侧或踝关节内侧部位涂少许准备选用的按摩油,观察 20~30 分钟看是否出现不良反应;而确定是否会引起过敏,则需观察 12~24 小时。典型的不良反应症状是出现皮疹或红斑。经观察没有出现过敏或炎症反应,便可以使用这种油料进行抚触。如果出现不良反应立即停止使用。当抚触结束后抱起婴儿时,为防止滑落,要用毛巾将婴儿包裹后才能抱起。

3. **操作者准备** 操作前按照七步洗手法进行手卫生并温暖双手,剪短指甲,无倒刺,不戴首饰,并能够及时正确地处理各种突发事情(如呕吐、脐出血等)。抚触融合了生理和心理的交流,新生儿的家庭成员都能参与。

二、时间选择

1. 生后 2 天后可开始抚触。

2. 最方便做抚触的时候是在婴儿沐浴后,午睡及晚上睡觉前,两次进食中间或进食后 1 小时,婴儿清醒时。

3. 每天抚触 2~3 次,每次 15~20 分钟。

第四节　抚触的方法

将婴儿面向操作者安放在操作者的正前方,双腿应尽可能靠近操作者。将按摩油涂在手指上,双手摩擦至发热(图 22-2)。每阶段都是以整个手指和手掌进行长距离的滑动抚摸开始,可以将操作者按摩油涂于婴儿身体上,使其肌肤发热。开始时轻轻抚触,在婴儿肌肤上轻轻滑动,然后逐渐增加压力,使婴儿逐渐适应抚触。开始的同时看着婴儿的眼睛微笑,说说话,使其消除疑虑,然后按一定的顺序开始抚触。

(一)抚触顺序和体位

最常用的为头部→面部→胸部→腹部→四肢→手足→背部→臀部。也有其他抚触顺序如:①前额→下颏→头部→胸部→腹部(若是新生儿,避开脐部)→上肢→下肢→背部→臀部;②改良简易法,对婴儿头部、腹部、手腕与踝部进行按摩;③有研究建议在全裸状态下将婴儿置于仰、俯卧位,分别将其头面部、胸部、腹部、背部、下肢和上肢进行抚触。

传统的抚触体位为新生儿先仰卧位抚触头面部、胸腹部、四肢、手足,然后再俯卧位抚

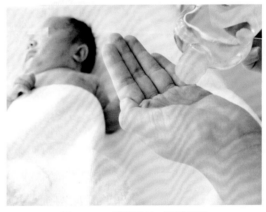

图 22-2　倒润肤油,揉搓双手

触背部。近年临床推荐改良后的抚触体位,即先俯卧位抚触背部,再仰卧位依次抚触头面部等。俯卧时,新生儿腹部和四肢紧贴在床上类似胎儿在宫内的姿势,更符合新生儿的心理需要,有助于稳定情绪,增进健康。

(二)抚触手法

抚触没有固定的模式,操作者可以根据婴儿的情况进行调整,以适应婴儿的需要。动作开始要轻柔,慢慢增加力度,每个动作要重复 4~6 次。

(三)抚触的作用和具体方法

1. **抚触头面部**　从前额中心处用双手拇指往外推压,划出一个微笑状。眉弓、眼窝、人中、下巴,同样用双手拇指往外推压,划出一个微笑状(图 22-3)。可舒缓脸部紧绷感,辅助患

儿放松面部肌肉。

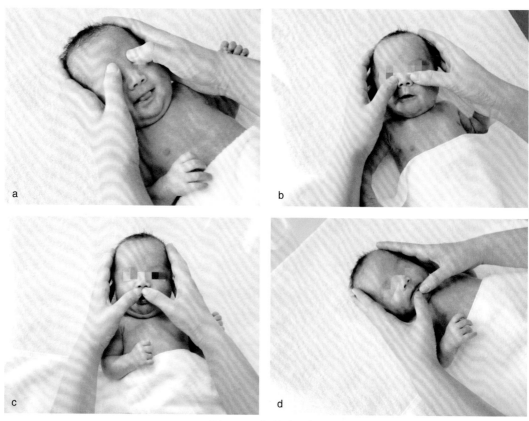

图 22-3　抚触头面部
a. 抚触眉弓；b. 抚触眼窝；c. 抚触人中；d. 抚触下巴。

2. 抚触胸部　两手分别从胸部的外下方（两侧肋下缘）向对侧上方交叉推进，至两侧肩部，在胸部划划一个大的交叉，避开新生儿的乳头（图 22-4）。可使婴儿呼吸循环更加顺畅。

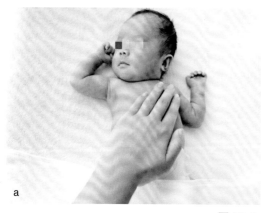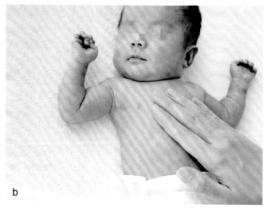

图 22-4　抚触胸部
a. 左侧；b. 右侧。

3. **抚触腹部**　顺时针方向按摩腹部,用手指尖在婴儿腹部从操作者的左边向右按摩,操作者可能会感觉气泡在指下移动。可做"I LOVE YOU"亲情体验,用右手在婴儿的左腹由上往下画一个英文字母"I",再依操作者的方向自左至右画一个倒写的"L",最后由左至右画一个倒写的"U"。在做上述动作时要用关爱的语调说"我爱你",传递爱和关怀(图 22-5)。可促进婴儿肠胃运动和食物消化,排气舒解便秘。

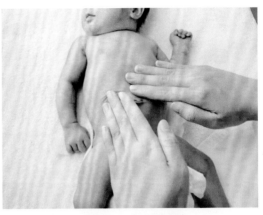

图 22-5　抚触腹部

4. **抚触上肢**　①两手交替,从上臂至腕部轻轻地挤捏新生儿的手臂;②双手夹住小手臂,上下轻轻搓滚肌肉群至手腕;③从掌心按摩至手指,逐指抚触、捏拿婴儿手指;④同样方法抚触另一上肢(图 22-6)。可增强上肢和手的灵活反应,增加运动协调功能。

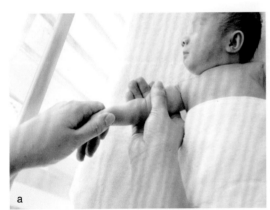

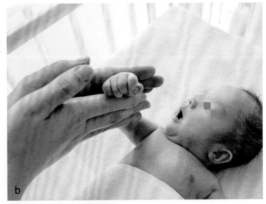

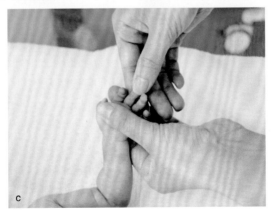

图 22-6　抚触上肢
a. 挤捏手臂;b 搓滚手臂;c. 抚触手掌

5. **抚触下肢**　①双手交替握住新生儿一侧下肢，从大腿到膝、小腿、踝、足、趾轻轻挤捏；②双手夹住婴儿小腿，上下轻轻搓滚肌肉群至脚踝；③从足后跟到足趾按摩足底，逐趾抚触、捏拿婴儿足趾；④同样方法抚触另一下肢（图22-7）。可增加下肢和足的运动协调功能。

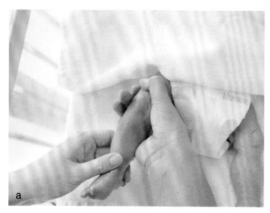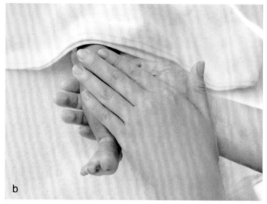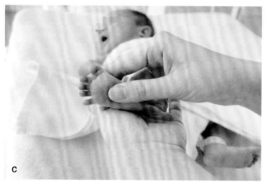

图 22-7　抚触下肢
a. 挤捏下肢；b. 搓滚下肢；c. 抚触脚掌。

6. **抚触背部和臀部**　①将婴儿趴在垫子上（注意婴儿脸部，使其呼吸顺畅），双手轮流从婴儿头部开始沿颈顺着脊柱向下按摩至臀部；②再用双手指尖轻轻从脊柱向两侧按摩，然后再次从颈部向脊柱下端迂回运动；③双手示、中、无名指腹从两臀的内侧向外侧作环行滑动。将双手分别放在婴儿臀部上，同时旋转双手，画圈按摩几次。右手按顺时针方向旋转，左手按逆时针方向旋转。每次旋转时双手在臀部上稍移动一点位置（图22-8）。可舒缓背部肌肉，放松背部。

（四）伸展活动

完成抚触的主要动作后，婴儿的肌肉已经发热、放松了，这时可给婴儿做做伸展活动，有助于锻炼柔韧性。做这套活动时，让婴儿平躺着，双足朝向操作者，不用涂按摩油。

1. **上肢伸展活动**

（1）伸展双臂：用操作者的四指分别握住婴儿的手腕，拇指按住婴儿手掌或腕内侧。将两臂伸向两侧，高度与肩部齐平，与躯干成直角。轻轻拉扯以伸直双臂，持续数秒钟（图22-9a）。

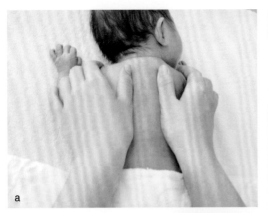
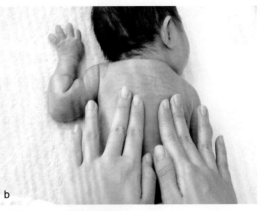
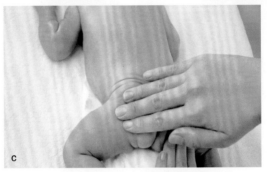

图 22-8　抚触背部和臀部
a. 背部平行抚触；b. 背部垂直抚触；c. 抚触臀部。

（2）交叉两臂：将婴儿两臂交叉放在胸前，注意这时操作者的手臂也呈交叉状。持续数秒钟，然后换另一手臂在上完成交叉动作（图 22-9b）。

（3）手臂上旋：将婴儿双臂向两侧伸展，保持上臂位置不变，将双手弯向头部。这时，婴儿的臂与肘之间弯曲，前臂与上臂形成直角。注意臂部用毛巾垫底（图 22-9c）。

（4）手臂下旋：婴儿上臂保持姿势不变，前臂提起到空中，将操作者的手腕放在婴儿的肘关节上方，然后将婴儿的前臂朝操作者的方向弯下，靠在毛巾上。前臂与躯干平行，手掌放在毛巾上。重复第 3 步骤和第 4 步骤动作数次（图 22-9d）。

2. **下肢伸展活动**　交叉两腿：两手分别握住婴儿的踝关节，将两小腿交叉，然后用一只手在小腿交叉处握牢它们，将双膝朝上推向腹部，足趾靠近臀部。轻压两腿使它们贴近腹部，形成小幅度的"反弹"运动。反复数次后，交换两腿前后位置，重复上述动作（图 22-10）。

3. **手臂和腿部交替伸展活动**

（1）伸展肢体：操作者左手握住婴儿的右腕，右手握住婴儿左踝关节，两手朝相反的方向轻轻拉扯手臂和腿，这时两肢体形成对角线。持续数秒钟（图 22-11a）。

（2）肢体交叠——足至臀部：将左足带向右臀部（足跟朝前），将右手带向左臀部大腿上方。持续数秒钟（图 22-11b）。

（3）伸展肢体：重复第 1 步骤动作，两手朝相反方向轻轻地拉扯婴儿的右臂和左腿。持续数秒钟（图 22-11c）。

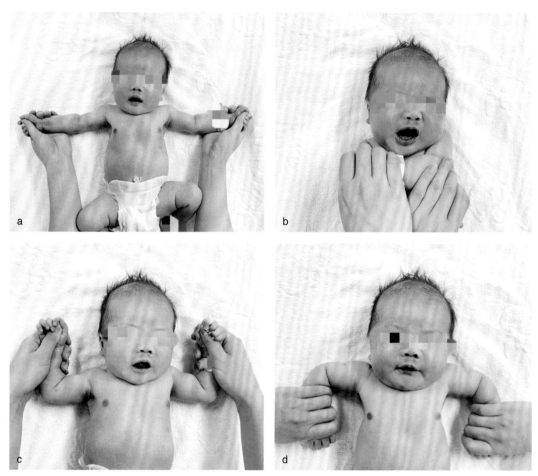

图 22-9 上肢伸展活动
a. 伸展双臂;b. 交叉两臂;c. 手臂上旋;d. 手臂下旋

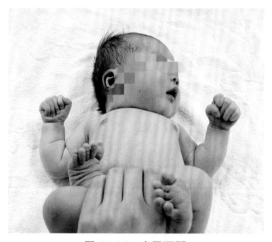

图 22-10 交叉两腿

（4）肢体交叠——腿至臀部：将婴儿的右臂伸直向右臀部，将左足提起带向右臂，足跟朝前。在不为难的情况下，尽可能拉到较远的位置。但如果婴儿的足不能达到肩部，千万不要勉强拉扯。重复第1至第4步骤动作，然后转换另一条腿和手臂，重复上述动作两遍（图22-11d）。

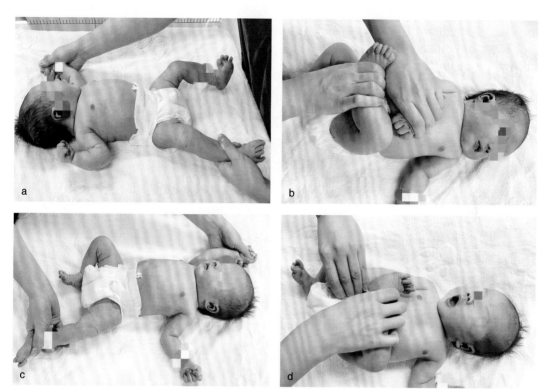

图 22-11　手臂和腿部交替伸展

a. 伸展肢体；b. 肢体交叠——足至臀部；c. 伸展肢体；d. 肢体交叠——腿至臀部。

第五节　抚触中的监护和注意事项

一、抚触中的监护

1. 抚触过程要注意观察患儿的反应，若出现哭闹、肌张力提高、兴奋性增加、肤色改变等，应暂停抚触；如果反应持续1分钟以上应停止抚触。

2. 抚触过程中要注意患儿的体温变化，若四肢有冰凉感，应立即停止抚触，包裹好婴儿，促进体温恢复。

3. 抚触过程中注意观察婴儿面部变化，如出现脸色苍白，嘴唇发绀，应立即停止抚触，包裹好并安抚患儿，必要时呼叫医生抢救。

二、抚触注意事项

1. 建议游泳后、洗澡后，在两次喂奶之间，新生儿情绪稳定，没有哭闹或身体不适的时候进行抚触；半空腹、沐浴后 20 分钟为最佳时间。每日 1~3 次，从每次 5 分钟逐渐增至每次 20 分钟。因婴儿的注意力不能长时间集中，所以每个抚触动作不能重复太多，以 4~6 次为宜。切忌在新生儿过饱、过饿、过疲劳的时候抚触。

2. 抚触前操作者暖和双手，将婴儿润肤油倒在掌心，天气炎热时也可使用爽身粉，不要让婴儿的眼睛接触婴儿润肤油，且不要将油直接倒在婴儿皮肤上。操作者双手涂上足够的润肤油，轻轻在婴儿肌肤上滑动，开始时轻轻按摩，渐渐增加压力以便婴儿适应。

3. 要求动作到位，抚触适当用力，整套动作要连贯熟练。手法的力度要根据婴儿的感受做具体调整。通常的标准是：做完之后如果婴儿的皮肤微微发红，则表示力度正好；如果皮肤不变颜色，则说明力度不够；如果只做了两三下，皮肤就红了，说明力量太强。另外随着婴儿月龄的增大，力度也应有一定的增加。在抚触中，可以打乱抚触操的顺序，也可以节选其中的几节对婴儿进行抚触按摩。边抚触边与婴儿进行情感、语言和目光交流。

4. 抚触过程中注意保暖。保持适宜的房间温度（26~28℃），用薄被覆盖非抚触部位。保持环境安静，光线柔和，可以播放音乐。

5. 抚触的时候要按照顺时针的方向，有利于婴儿胃肠消化。新生儿的脐带还未脱落时，抚触要注意避开。

6. 双手捧起婴儿头部时，要注意其脊柱和颈部的安全。注意千万不要把润肤油滴到婴儿眼睛里。俯卧时将婴儿头偏向一侧，避免堵塞鼻腔。

7. 关节处是新生儿最容易感到疼痛的地方，所以要自如地转动新生儿的手腕、肘部和肩部的关节。不要在新生儿关节部位施加压力。

（熊小云　何振娟）

参 考 文 献

［1］周伟. 实用新生儿治疗技术 [M]. 北京：人民军医出版社，2010：424-436.

［2］唐佩玲. 新生儿早期实施抚触护理的效果 [J]. 世界最新医学信息文摘，2019，19（90）：304-306.

［3］张桂珍. 新生儿抚触的研究进展 [J]. 内蒙古民族大学学报（自然科学版），2007（4）：464-466.

［4］丁晓薇，沐艳君，周漪晴. 转变体位护理联合抚触对新生儿肺炎患者肺功能、心理运动功能及智能发育的影响 [J]. 国际护理学杂志，2021，40（9）：1617-1620.

［5］赵冰清. 游泳联合抚触对缓解新生儿神经系统发育迟缓的相关性研究 [J]. 中国妇幼保健，2021，36（2）：354-356.

［6］杨春雪，赵瑶. 中医循经抚触联合复方丹参注射液对新生儿缺血缺氧性脑病脑电图、NBNA 评分和 Tau 蛋白的影响 [J]. 湖北中医杂志，2020，42（10）：16-18.

［7］吴琼. 皮肤抚触联合音乐疗法对产妇及新生儿的影响分析 [J]. 当代护士（上旬刊），2020，27（8）：97-99.

［8］金玉梅. 抚触护理联合早期游泳对新生儿黄疸患儿体重、黄疸指数及胆红素水平的影响 [J]. 河北医药, 2019, 41 (14): 2230-2233.

［9］迟春昕, 侯海萍, 陆丽华, 等. 经络抚触对新生儿高胆红素血症患儿治疗依从性和生长发育的影响 [J]. 海南医学, 2018, 29 (4): 589-592.

［10］GARG BD, KABRA NS, BALASUBRAMANIAN H. Role of massage therapy on reduction of neonatal hyperbilirubinemia in term and preterm neonates: a review of clinical trials [J]. J Matern Fetal Neonatal Med, 2019, 32 (2): 301-309.

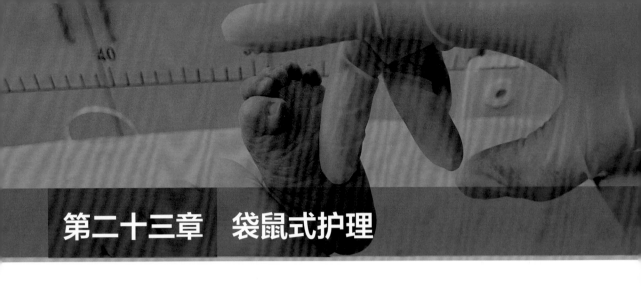

第二十三章　袋鼠式护理

　　1979年，Thomson等在哥伦比亚提出的"肌肤接触"是当代袋鼠式护理（kangaroo care）的起源。直至1998年，袋鼠式护理首次作为一个专业名词被定义。袋鼠式护理是针对新生儿，特别是住院或较早出院的低出生体重儿的照护模式，让父亲或母亲将孩子拥抱在胸前，借由皮肤与皮肤的接触，让孩子感受到父亲或母亲的心跳以及呼吸声，仿照宫内环境，让新生儿可以在父母的拥抱和关爱中成长。

第一节　作用及机制

　　1. **袋鼠式护理可降低新生儿操作性疼痛**　袋鼠式护理也是一种缓解婴儿疼痛的非药物干预措施。新生儿在受到疼痛刺激时实施袋鼠式护理可减轻疼痛反应，对胎龄30~34周之间，排除吸氧及呼吸支持，生命体征稳定的早产儿，每日实施袋鼠式护理30分钟能减轻早产儿疼痛与哭泣时间。袋鼠式护理对新生儿不仅可缓解注射所致疼痛，还可减轻疼痛刺激对新生儿的血氧饱和度和心率的影响，缩短其恢复时间。新生儿在足跟采血时实施袋鼠式护理疼痛持续时间和哭泣持续时间均会减少。袋鼠式护理配合非营养性吸吮，可缓解采集微量血糖所致的新生儿疼痛。袋鼠式护理简便易操作，且不需要增加额外费用和设备，对新生儿疼痛干预有良好的结局与临床价值。袋鼠式护理对缓解新生儿疼痛和促进新生儿体格发育有良好的效果，是一种有效、科学、投入成本低及人性化的护理模式。

　　2. **袋鼠式护理促进早产儿生长发育**　早产儿占所有活产婴儿中的10%左右，如果体重不能稳定增长，可能会导致早产儿住院时间长，神经发育缺陷和再住院，因而增加医疗保健系统及其家庭的经济负担。袋鼠式护理能促进早产儿体重增加，缩短住院时间，降低死亡率。研究随访表明，对早产儿实施袋鼠式护理1年后，对其智商和家庭环境的影响仍然存在，20年后，相比同期早产儿有较少的旷课率、攻击性和年轻人的社会越轨行为，袋鼠式护理有显著、持久的社会和行为干预保护作用,因此有人提出袋鼠式护理这种有效和科学的卫生保健干预覆盖范围应扩大到每年所有出生的婴儿。袋鼠式护理能促进早产儿每日体重增长,提高早产儿神经测评分数,促进早产儿神经与体格发育。

3. 袋鼠式护理促进新生儿母乳喂养　母乳喂养对新生儿有积极作用,已得到医护人员共识。中国医师协会新生儿科医师分会营养专业委员会指出,应用初乳启动肠内喂养,初乳喂养为母乳喂养的第一个关键期。由于母乳具有无法替代的优势,新生儿在生后即应开始母乳喂养。母乳与配方奶粉相比,早产儿的整体耐受性更好。由于产后母婴分离、母亲母乳喂养知识缺乏、焦虑、新生儿重症监护室设施缺乏等众多因素,早产儿、尤其是极低/超低出生体重儿的母乳喂养一直面临极大的挑战。袋鼠式护理作为促进母乳喂养的有效措施,能提高极低出生体重儿的母乳喂养率,促进极低出生体重儿行为及体格发展,袋鼠式护理过程中不良反应较少、安全性高。袋鼠式护理是一种天然的人类护理形式,可稳定体温,改善母乳喂养并防止新生儿感染和其他疾病。在早产儿喂养过程中进行袋鼠式护理有助于促进早产儿消化系统成熟,早出院,改善早产儿的健康状况,减轻家庭负担。袋鼠式护理使早产儿安静的睡眠时间更长,能得到更充足的母乳,减少败血症的发生,加强母婴交流,减少母亲压力,降低早产儿死亡率。袋鼠式护理能提高出院早产儿纯母乳喂养率,医疗保健提供者应该将袋鼠式护理用于基于证据的决策中,以提高母乳喂养率。

4. 袋鼠式护理可缩短住院期间早产儿达到完全肠内喂养时间　早产儿由于消化系统发育不成熟,极易出现各种喂养问题。早产儿,尤其极低/超低出生体重儿尽快达到完全肠内喂养可以更早地拔除血管导管,减少败血症和其他与导管相关的并发症。袋鼠式护理可缩短早产儿肠外营养时间并更早达到全肠内喂养。袋鼠式护理时婴儿呈大于30°俯卧位,有利于胃排空,且母亲与婴儿产生的紧密接触和令人愉悦的触觉刺激可唤起催产素释放,催产素可调节婴儿母亲的神经系统变化。研究显示袋鼠式护理使极低出生体重儿喂养不耐受持续时间缩短,能更快达完全胃肠内喂养,缩短极低出生体重儿恢复正常出生体重时间及住院时间。此外,在袋鼠式护理期间,母亲的心跳,有节奏的呼吸,所有这些都提供了对听觉、触觉、前庭和热感觉系统的温和刺激,这些组合能对婴儿产生镇静作用,使生理参数稳定并刺激神经体液反应。袋鼠式护理体位较俯卧位喂养的婴儿心率更低,舒适度更高,喂养后不适感更少。

5. 袋鼠式护理减少早产儿呼吸暂停　呼吸暂停是早产儿、尤其是极低/超低出生体重儿最常见的临床症状,严重反复的发作可导致神经系统缺血缺氧性损害。积极预防呼吸暂停,可提高早产儿存活率、减少并发症的发生。袋鼠式护理可降低极低/超低出生体重儿呼吸暂停次数。袋鼠式护理时早产儿体位由卧位变成直立俯卧位,该体位能改善其肺氧合功能。母亲(父亲)的心跳及呼吸能温柔的刺激早产儿的运动感觉;通过母亲(父亲)的胸腔运动刺激早产儿前庭;通过直接的皮肤与皮肤接触以及温暖抚触起到触觉刺激;通过皮肤的气味和母亲的气味刺激嗅觉;通过母亲的声音,母亲的呼吸和心跳声刺激听觉。从直立的位置进行视觉刺激,从而减少了早产儿呼吸暂停的发生。袋鼠式护理体位可对早产儿呼吸暂停事件具有保护作用,从而减少相关的死亡或长期残疾风险。

6. 袋鼠式护理可缩短极低/超低出生体重儿无创辅助通气时间　极低/超低出生体重儿肺发育极不成熟,需要长时间无创通气辅助呼吸及氧气支持,袋鼠式护理能促进早产儿心肺功能稳定,对需要呼吸支持的早产儿能稳定其生理功能,缩短无创辅助通气持续时间和辅助氧气支持时间。

7. 袋鼠式护理改善亲子关系,减轻母亲(父亲)焦虑　早产后母婴分离是婴儿和父母的主要压力,袋鼠式护理可最大限度地减少父母与婴儿之间的分离,改善父母的睡眠质量,较少的分离会增加父母与婴儿互动的可能性。对于早产儿母亲,袋鼠式护理可以改善情绪,减轻压力和产后抑郁症状。目前国内 NICU 大多采用封闭式管理,这种无陪护的管理模式,对母亲(父亲)而言极易产生焦虑,感觉在孩子无助时自己不能帮助他(她),从而产生负疚感。早产儿住院期间母亲希望参与到早产儿的护理中去。对于早产儿而言,父母参与护理有利于早产儿早期情绪表达。袋鼠式护理实施过程中,早产儿趴在母亲(父亲)胸前,母子(父子)情结得到满足,稳定了母亲(父亲)情绪,增强了家庭参与照护早产儿的信心,降低了由于母婴分离导致的焦虑情绪。母亲(父亲)希望能有更多时间与早产儿在一起,可以目睹医护人员如何护理宝宝的同时能得到更多的指导。袋鼠式护理使父母参与到护理过程中,极大地满足了父母的需要,增强了父母与早产儿的亲密感与成就感,育儿信心增强、焦虑感减轻。袋鼠式护理时婴儿和母亲的微笑,凝视和发声的时间及持续时间更长,袋鼠式护理促进了高质量的母婴沟通。袋鼠式护理母亲的婴儿以连续的方式哭泣的可能性较小,更有可能建立良好的睡眠,母亲的焦虑降低。

第二节　适应证和禁忌证

一、适应证

袋鼠式护理理论上适应所有新生儿,可以生后立即进行袋鼠式护理,也可以在家庭中进行。

二、禁忌证

1. 出生胎龄<28 周的超早产儿,入院后 1 周内。
2. 需要有创通气支持且病情不稳定。
3. 患有先天性心脏病,消化道畸形,新生儿期进行各种外科治疗,颅内出血三级或以上;有脐动脉、脐静脉置管。
4. 新生儿父母咳嗽、感冒、传染病、精神疾病、胸前区皮肤感染。

父母的准备和环境要求

一、执行袋鼠式护理人员

可以是新生儿母亲或父亲,甚至是其他亲属。

二、父母的准备

1. 新生儿母亲(父亲)进入新生儿病房,由护士培训袋鼠式护理的相关事宜及优点,如何开展,注意要点,实践操作,培训其准确判断新生儿生理状态并考核合格。

2. 操作前新生儿母亲(父亲)洗净身体,七步洗手法,消毒手机,戴口罩,以防止新生儿院内感染。

3. 母亲(父亲)操作前完成饮水、进食、如厕等,避免操作中断。尽量穿绸制、吸汗、宽松干净前开襟的长袍、罩衫或其他衣物,避免穿有毛刺、紧绷、纤维粗糙衣服。

4. 父母亲的情绪是会感染新生儿的,故应保持轻松愉悦的心情。

5. 出院后回家也可执行袋鼠式护理,护士做好出院宣教。

三、环境要求

1. 室温保持 24~26℃。避开有通风口的地方和太阳直射处,避免新生儿体温下降。

2. 准备一张舒适有靠背及扶手的躺椅和脚凳,以便父母在进行袋鼠式护理时肢体能有支托。

3. 最好为隐秘且独立的空间,因为父母亲须有身体上的暴露,若无法做到,至少需要使用屏风或围帘。

4. 可以放一些轻柔的音乐,帮助父母和新生儿更放松。

第四节 袋鼠式护理体位与方法

1. **用物准备**　婴儿床旁备躺椅、屏风(必要时)、毛毯及手持镜子(图 23-1)。准备好氧源、面罩、复苏囊、负压吸引装置等急救设备(图 23-2)。

2. 给婴儿更换尿裤或尿布。可给婴儿戴上小帽子、穿上袜子以保暖。

3. 协助婴儿父 / 母取舒适半卧体位,斜靠于躺椅上(图 23-3)。

4. 解开父 / 母衣服的前襟,露出胸口皮肤。

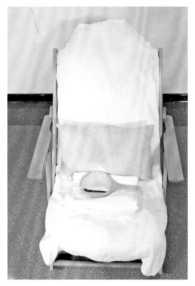

图 23-1 用物准备

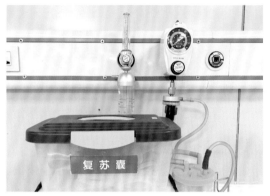

图 23-2 急救用品准备

5. 脱去新生儿的衣服,新生儿呈 60° 或 90°,直立式趴着紧贴在父 / 母的胸前(图 23-4,图 23-5),充分皮肤接触,新生儿头戴帽子偏向一侧,保持气道通畅。

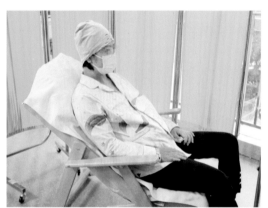

图 23-3 协助父 / 母取半坐卧位

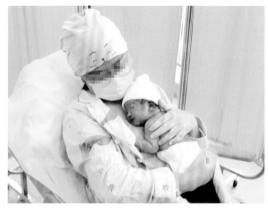

图 23-4 将婴儿放于父 / 母胸前

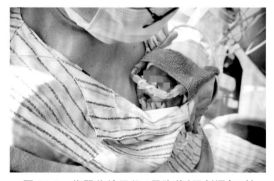

图 23-5 将婴儿放于父 / 母胸前(无创通气时)

6. 指导父 / 母以手臂轻托婴儿臀部、背部,使患儿身体自然屈伸(图 23-6、图 23-7)。

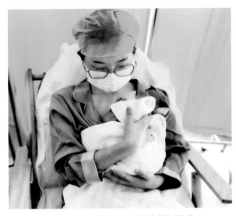

图 23-6　指导父 / 母托抱婴儿

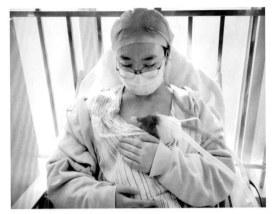

图 23-7　指导父 / 母托抱婴儿(无创通气时)

7. 固定好无创通气鼻塞及各种管道(如果有的话),将加热过的毛毯盖在婴儿身上(图 23-8)。

8. 给父 / 母一面镜子,以便通过镜子观察婴儿面色(图 23-9)。

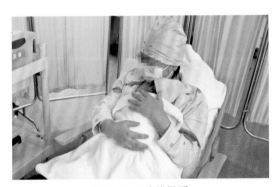

图 23-8　毛毯保暖

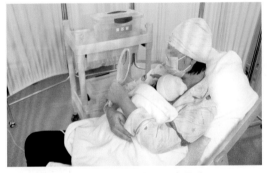

图 23-9　使用镜子观察婴儿

9. 围好屏风,将监护仪置于屏风外供护士观察(图 23-10)。

10. 观察并评估婴儿与婴儿父 / 母情况。评估婴儿父 / 母耐受情况,经干预仍不能耐受则暂缓此次袋鼠式护理;评估婴儿状态、体温、脉搏、呼吸、经皮血氧饱和度(或肤色),必要时监测血压,若婴儿情况不稳定及时干预,若持续不缓解则暂缓此次袋鼠式护理,并做好婴儿父 / 母的解释及安抚。

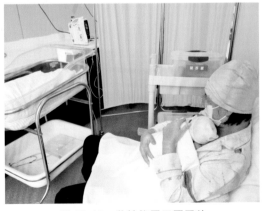

图 23-10　监护仪置于屏风外

11. 操作结束后,将新生儿抱入暖箱,给予舒适的体位,密切观察新生儿生命体征及反应;整理环境、用物。

第五节　护理期间的监测与注意事项

一、护理期间的监测

1. 认真记录新生儿基本情况如胎龄、日龄、体重，每日开始及结束时间、记录吸氧方式、浓度及流量等。

2. 开始前后 10 分钟、结束前测量新生儿体温、心率、呼吸和血氧饱和度。袋鼠式护理过程中密切观察患儿血氧饱和度、面色、心率变化，如有异常及时处理，不能缓解的血氧饱和度下降，心率增快，面色青紫应立即停止袋鼠式护理，将新生儿置暖箱或辐射台，待生命体征稳定后重新评估，再予以实施。

3. 记录事件和处理过程或终止袋鼠式护理原因，如插管意外脱落（静脉、呼吸、胃管、其他），呼吸暂停，吐奶等。

二、注意事项

1. 将尿布包裹的区域尽可能减少，露出较多的皮肤与父 / 母亲接触。但应注意保暖。

2. 母乳喂养的母亲可使用护垫或毛巾，以防乳汁大量流出而弄湿婴儿。

3. 实施过程中，若新生儿有不适状况，应马上终止；如果婴儿入睡，头部下滑，需重新调整姿势；实施时可与新生儿说话，给予轻柔的抚触，增加彼此的互动。

4. 初次可从 10~15 分钟开始，之后再逐渐增加时间（通常 1~2 小时）。

5. 进行袋鼠式护理时，要将早产儿抱离保温箱，贴在母（父）亲的胸口，在这样的搬运过程中，很可能会对早产儿造成额外的伤害。再者，早产儿的体温控制系统尚不成熟，若是在病况不稳定的状态下，暴露于温差较大的环境中，可能会使病情恶化；在国外，即使是插着气管内管使用呼吸机，都可以进行袋鼠式护理，但是绝大多数的母（父）亲并非医疗专业人员，对她（他）们来说，在这样的状态下进行，会有很大的心理负担，而且必须冒着气管插管滑脱、移位对早产儿造成伤害的风险。因此，在国内大多数医院不建议在这样的状态下进行袋鼠式护理。

（熊小云）

———————————— 参 考 文 献 ————————————

［1］郭敏, 王翠, 张楠, 等. 袋鼠式护理对早产儿生长发育影响的系统评价 [J]. 护理学报, 2018, 25 (16): 27-33.

［2］胡建新, 李萍, 刘明秀. 袋鼠式护理促进新生儿母乳喂养的 Meta 分析 [J]. 护理学报, 2016, 23 (5): 9-13.

［3］张燕, 卢碧君, 沈阳, 等. 袋鼠式护理对喂养不耐受的极低出生体重早产儿生长发育及母亲护理满意度的影响 [J]. 广州医科大学学报, 2019, 47 (2): 138-140.

［4］熊小云, 谢小华, 杨传忠, 等. 袋鼠式护理改善无创辅助通气超未成熟儿喂养的效果评价 [J]. 护理学杂志, 2019, 34 (15): 1-4.

［5］中国医师协会新生儿科医师分会营养专业委员会, 中国医师协会儿童健康专业委员会乳库学组, 中华儿科杂志编辑委员会. 新生儿重症监护病房推行早产儿母乳喂养的建议 [J]. 中华儿科杂志, 2016. 54 (1): 13-16.

［6］张玉侠. 实用新生儿护理学 [M]. 北京: 人民卫生出版社, 2015: 647-648.

［7］ARYA S, NABURI H, KAWAZA K, et al. Immediate "kangaroo mother care" and survival of infants with low birth weight [J]. N Engl J Med, 2021, 384 (21): 2028-2038.

［8］WANG Y, ZHAO T, ZHANG Y, et al. Positive effects of kangaroo mother care on long-term breastfeeding rates, growth, and neurodevelopment in preterm infants [J]. Breastfeeding medicine: the official journal of the Academy of Breastfeeding Medicine, 2021, 16 (4): 282-291.

［9］PANDYA D, KARTIKESWAR G, PATWARDHAN G, et al. Effect of early kangaroo mother care on time to full feeds in preterm infants-A prospective cohort study [J]. Early Human Development, 2021, 154: 105312.

［10］MBUTRUILLE L, BLOUIN A, DE JONCKHEERE J, et al. Impact of skin-to-skin contact on the autonomic nervous system in the preterm infant and his mother [J]. Infant Behavior and Development, 2017, 11 (49): 83-86.

［11］EVEREKLIAN M, POSMONTIER B. The impact of kangaroo care on premature infant weight gain [J]. J Pediatr Nur, 2017, 5 (34): 10-16.

［12］CHARPAK N, TESSIER R, RUIZ JG, et al. Twenty-year follow-up of kangaroo mother care versus traditional care [J]. Pediatrics, 2017, 139 (1): e20162063.

［13］VITTNER D, MCGRATH J, ROBINSONson J, et al. Increase in oxytocin from skin-to-skin contact enhances development of parent-infant relationship [J]. Biological Research For Nursing, 2017, 20 (1): 54-62.

［14］BISANALLI S, NESARGI S, GOVINDU R M, et al. Kangaroo mother care in hospitalized low birthweight infants on respiratory support: A feasibility and safety study [J]. Advances in Neonatal Care, 2019, 19 (6): 21-25.

［15］MARULLI A, KAMLIN C, DAWSON JA, et al. The effect of skin-to-skin care on cerebral oxygenation during nasogastric feeding of preterm infants [J]. Acta Paediatrica, 2018, 107 (3): 430-435.

［16］XIE X, XUEYU C, SUN P, et al. Kangaroo mother care reduces noninvasive ventilation and total oxygen support duration in extremely low birth weight infants [J]. American Journal of Perinatology, 2021, 38 (8): 791-795.

［17］KARIMI F Z, SADEGHI R, MALEKI-SAGHOONI N, et al. The effect of mother-infant skin to skin contact on success and duration of first breastfeeding: A systematic review and meta-analysis [J]. Taiwanese Journal of Obstetrics and Gynecology, 2019, 58 (1): 1-9.

［18］BUIL A, SANKEY C, CAEYMAEX L, et al. Fostering mother-very preterm infant communication during skin-to-skin contact through a modified positioning [J]. Early human development, 2020, 141 (2): e104393.

［19］SHATTNAWI KK, AL-ALI N. The effect of short duration skin to skin contact on premature infants′ physiological and behavioral outcomes: A quasi-experimental study [J]. J Pediatr Nur, 2019, 46 (5): 24-28.